Reine Arzneimittellehre

Von Dr. med. Samuel Hahnemann

Unveränderter Nachdruck der Ausgabe letzter Hand

Mit einer Einführung von Dr. med. Klaus-Henning Gypser

Band 1

5. Nachdruck

Karl F. Haug Verlag · Heidelberg

CIP-Titelaufnahme der Deutschen Bibliothek

Hahnemann, Samuel:
Reine Arzneimittellehre / von Samuel Hahnemann. –
Unveränd. Nachdr. d. Ausg. letzter Hand, Studienausg. /
mit e. Einf. von Klaus-Henning Gypser. – Heidelberg : Haug.
ISBN 3-7760-1059-2 kart.
ISBN 3-7760-0515-7 Hldr.

Unveränd. Nachdr. d. Ausg. letzter Hand, Studienausg. /
mit e. Einf. von Klaus-Henning Gypser
Bd. 1. – 5. Nachdr. - 1991

© 1979 Karl F. Haug Verlag GmbH & Co., Heidelberg
Alle Rechte, insbesondere die der Übersetzung in fremde Sprachen, vorbehalten. Kein Teil dieses Buches darf ohne schriftliche Genehmigung des Verlages in irgendeiner Form – durch Photokopie, Mikrofilm oder irgendein anderes Verfahren – reproduziert oder in eine von Maschinen, insbesondere von Datenverarbeitungsmaschinen, verwendbare Sprache übertragen oder übersetzt werden.
All rights reserved (including those of translation into foreign languages). No part of this book may be reproduced in any form – by photoprint, microfilm, or any other means – nor transmitted or translated into a machine language without written permission from the publishers.

1. Nachdruck 1955
2. Nachdruck 1979
3. Nachdruck 1983
4. Nachdruck 1989
5. Nachdruck 1991
Titel-Nr. 2059 · ISBN 3-7760-1059-2
Gesamtherstellung: Weihert-Druck GmbH, 6100 Darmstadt

Inhalt

Abhandlungen

	Band u. Seite
Vorrede	I/3
Geist der homöopathischen Heil-Lehre	II/3
Vorerinnerung	II/27
Nota bene für meine Recensenten	III/3
Beleuchtung der Quellen der gewöhnlichen Materia medica	III/11
Eine Erinnerung	IV/3
Der ärztliche Beobachter (Ein Bruchstück)	IV/21
Wie können kleine Gaben so sehr verdünnter Arznei, wie die Homöopathie sie vorschreibt, noch Kraft, noch große Kraft haben?	VI/V
Tabellarische Übersicht über die Arzneimittel und die Zahl ihrer Prüfungssymptome in der Reinen Arzneimittellehre	I/IX
Verzeichnis von Hahnemanns Mitprüfern	I/XI
Zahl der von anderen Schriftstellern entlehnten Symptome	I/XIII

Arzneimittel
(Bezeichnung nach Hahnemann)

Ambra (Ambra grisea)	VI/1
Angustura (Cortex Angusturae)	VI/27
Arsenik (Arsenicum album)	II/41
Augentrost (Euphrasia officinalis)	V/5
Belladonne (Atropa Belladonna)	I/11
Bilsenkraut (Hyoscyamus niger)	IV/29
Bitterklee (Menyanthes trifoliata)	V/15
Bittersüß (Solanum dulcamara)	I/95
Braunstein, essigsaurer (Magnesium)	VI/53
Chamille-Mettram (Chamomilla)	III/63
Chinarinde (Cinchona officinalis)	III/98
Cinasamen (Semen Cinae)	I/119
Eisen (Ferrum)	II/119

	Band u. Seite
Erdscheibe-Schweinsbrod (Cyclamen europaeum)	V/41
Fingerhut (Digitalis purpurea)	IV/67
Flieder, Hollunder (Sambucus nigra)	V/61
Gold (Aurum)	IV/98
Goldauflösung	IV/106
Blattgold	IV/108
Guajak-Gummi (Guajacum officinale)	IV/135
Hanf (Cannabis sativa L.)	I/139
Haselwurzel (Asarum europaeum)	III/225
Ignazbohne (Ignatia amara)	II/139
Ipekakuanha (Ipecacuanha)	III/248
Kalkerde, essigsaure (Terra calcarea acetica)	V/74
Kampher (Laurus Camphora)	IV/149
Kapsikum (Capsicum annuum)	VI/83
Kochsalzsäure (Acidum muriaticum)	V/98
Kockelsamen (Menispermum Cocculus)	I/160
Kohle, Holzkohle (Carbo vegetabilis)	VI/120
Kohle, Thierkohle (Carbo animalis)	VI/161
Königskerze (Verbascum Thapsus)	VI/105
Koloquinte (Cucumis Colocynthis)	VI/173
Krähenaugen (Nux vomica)	I/192
Lebensbaum (Thuya occidentalis)	V/122
Löwenzahn (Leontodon Taraxacum)	V/166
Magnet (Magnes artificialis)	II/191
Südpol des Magnetstabes	II/227
Nordpol des Magnetstabes	II/247
Meerzwiebel-Squille (Scilla maritima)	III/265
Mohnsaft (Opium)	I/264
Moschus (Bisam)	I/314
Oleander (Nerium Oleander)	I/326
Operment (Auripigmentum)	II/118
Phosphorsäure (Acidum phosphoricum)	V/188
Porst (Ledum palustre)	IV/176
Pulsatille (Anemone pratensis)	II/273
Quecksilber (Mercurius)	I/348

Inhalt

	Band u. Seite
Schwarzes Quecksilberoxyd	I/357
Versüßtes Quecksilber	I/422
Quecksilber-Sublimat	I/422
Essigsaures Quecksilber (Acetas mercurii)	I/425
Zinnober	I/426
Verschiedne Quecksilbermittel	I/429
Raute (Ruta graveolens)	IV/199
Rhabarber (Rheum)	II/343
Röst-Schwamm (Spongia marina tosta)	VI/195
Sassaparille (Smilax Sarsaparilla)	IV/223
Schierling (Conium maculatum)	IV/237
Schöllkraut (Chelidonium majus)	IV/261
Schwarz-Christwurzel (Helleborus niger)	III/203
Schwefel (Sulfur)	IV/275
Schwefelleber, kalkerdige	IV/319
Schwefelleberluft in Mineralwassern	IV/336
Silber (Argentum foliatum)	IV/337
Sonnenthau (Drosera rotundifolia)	VI/227
Spigelie (Spigelia Anthelmia)	V/238
Stechapfel (Datura Stramonium)	III/287
Stephanskörner (Delphinium Staphisagria)	V/291
Sturmhut (Aconitum Napellus)	I/436
Weiß-Nießwurzel (Veratrum album)	III/325
Wismuth (Bismuthum)	VI/250
Wohlverleih (Arnica montana)	I/469
Wütherich (Cicuta virosa)	VI/261
Wurzel-Sumach (Rhus toxicodendron)	II/357
Zaunrebe (**Bryonia** alba)	II/417
Zinn (Stannum)	VI/280

Arzneimittel
(Lateinische Bezeichnung)

Acidum muriaticum	V/98
Acidum phosphoricum	V/118
Aconitum	I/436

Inhalt

	Band u. Seite
Ambra	VI/1
Angustura	VI/27
Argentum	IV/337
Arnica montana	I/469
Arsenicum album	II/41
Asarum	III/225
Auripigmentum	II/118
Aurum	IV/98
Belladonna	I/11
Bismutum	VI/250
Bryonia	II/417
Calcium aceticum	V/74
Camphora	IV/149
Cannabis sativa	I/139
Capsicum	VI/83
Carbo animalis	VI/161
Carbo vegetabilis	VI/120
Chamomilla	III/63
Chelidonium	IV/261
China	III/98
Cicuta virosa	VI/261
Cina	I/119
Cocculus	I/160
Colocynthis	VI/173
Conium	IV/237
Cyclamen	V/41
Digitalis	IV/67
Drosera	VI/227
Dulcamara	I/95
Euphrasia	V/5
Ferrum	II/119
Guajacum	IV/135
Helleborus niger	III/203
Hyoscyamus	IV/29
Ignatia	II/139

	Band u. Seite
Ipecacuanha	III/248
Ledum	IV/176
Magnesium	VI/53
Magnet	II/191
Menyanthes	V/15
Mercurius	I/348
Moschus	I/314
Nux vomica	I/192
Oleander	I/326
Opium	I/264
Pulsatilla	II/273
Rheum	II/343
Rhus toxicodendron	II/357
Ruta	IV/199
Sambucus nigra	V/61
Sarsaparilla	IV/223
Scilla	III/265
Spigelia	V/238
Spongia	VI/195
Stannum	VI/280
Staphisagria	V/291
Stramonium	III/278
Sulfur	IV/275
Taraxacum	V/166
Thuja	V/114
Veratrum album	III/325
Verbascum	VI/105

Tabellarische Übersicht über die Arzneimittel und die Zahl ihrer Prüfungssymptome in der Reinen Arzneimittellehre*)

Arzneimittel	1. Auflage Hahnemann	Andere	2. Auflage Hahnemann	Andere
Acidum muriaticum	57	217	61	218
Acidum phos.	160	411	268	411
Aconitum	206	108	246	183
Ambra	—	—	141	349
Angustura	93	209	96	203
Argentum	48	152	64	175
Arnica	175	55	278	314
Arsenicum	294	368	431	517
Asarum	14	254	16	254
Aurum	110	203	173	205
Belladonna	176	474	380	1042
Bismuth	4	97	11	97
Bryonia	408	102	537	244
Calcarea acetica	—	255	34	236
Camphora	104	240	105	240
Cannabis	15	54	42	266
Capsicum	277	69	275	69
Carbo animalis	—	—	159	32
Carbo vegetabilis	—	—	276	447
Causticum	99	176	106	201
Chamomilla	448	33	461	33
Chelidonium	23	128	28	128
Cicuta	36	205	36	205
Cina	33	15	40	247

*) Aus Richard Haehl, Samuel Hahnemann, Verlag Dr. Willmar Schwabe, Leipzig, 1922, II, S. 112-114.

Arzneimittel	1. Auflage Hahnemann	1. Auflage Andere	2. Auflage Hahnemann	2. Auflage Andere
Cocculus	224	6	330	224
Cinchona	391	691	427	716
Colocynthis	17	210	26	224
Conium	87	286	89	286
Cyclamen	3	197	5	197
Digitalis	63	355	73	355
Drosera	124	155	132	155
Dulcamara	31	92	52	297
Euphrasia	25	90	37	90
Ferrum	228	36	249	41
Guajacum	26	116	29	116
Helleborus	90	108	92	196
Hepar sulphuris	182	24	282	24
Hyoscyamus	103	436	104	478
Ignatia	570	54	620	54
Ipecacuanha	144	87	146	87
Ledum	182	130	186	152
Magnet -Süd und -Nord	716	113	861	372
Manganum	89	242	89	242
Menyanthes	28	269	28	267
Mercurius	232	110	663	761
Moschus	—	39	2	150
Nux vomica	908	53	1198	69
Oleander	10	18	16	336
Opium	114	464	119	519
Pulsatilla	971	102	1046	117

Tabellarische Übersicht

	1. Auflage		2. Auflage	
	Hahnemann	Andere	Hahnemann	Andere
Rheum	79	115	94	115
Rhus	409	334	575	361
Ruta	23	201	26	262
Sambucus	19	97	20	99
Sarsaparilla	34	111	34	111
Scilla	85	201	86	202
Spigelia	95	543	130	542
Spongia	89	227	156	235
Stannum	95	457	204	456
Staphisagria	210	398	283	438
Stramonium	83	463	96	473
Sulphur	112	49	755	62
Taraxacum	—	209	—	264
Thuja	222	287	334	300
Veratrum	307	404	315	401
Verbascum	32	143	32	141

Verzeichnis von Hahnemanns Mitprüfern

Ahner	Hartmann	Mossdorf
Anton	Hartung	Rosazewsky
Baehr	Haynel	Rückert (zwei)
Becher	Hempel	Stapf
Clauß	Herrmann	Teuthorn
Cubitz	Hornburg	Urban
Franz	Kummer	Wagner
Groß	Langhammer	Wahle
Günther	Lehmann (zwei)	Walther
Gutmann	Meyer	Wenzel
Fried. Hahnemann	Michler	Wislicenus
Harnisch	Möckel	

Zahl der von anderen Schriftstellern entlehnten Symptome

Acidum muriaticum	22	Helleborus	34
Aconitum	110	Hepar sulphuris	10
Argentum nitricum	8	Hyoscyamus	355
Arnica	47	Ignatia	15
Arsenicum	382	Ipecacuanha	41
Asarum	6	Ledum	4
Aurum	6	Magnet	195
Belladonna	475	Manganum	1
Camphora	93	Menyanthes	3
Cannabis	47	Mercurius	139
Capsicum	4	Moschus	39
Carbo animalis	3	Nux vomica	48
Chamomilla	3	Oleander	10
Chelidonium	6	Opium	518
Cicuta	37	Pulsatilla	25
Cina	11	Rheum	11
Cinchona	141	Rhus	49
Cocculus	6	Ruta	3
Colocynthis	29	Sambucus	1
Conium	155	Sarsaparilla	4
Cyclamen	1	Scilla	30
Digitalis	131	Spigelia	17
Drosera	3	Stannum	17
Dulcamara	83	Stramonium	383
Euphrasia	2	Sulphur	10
Ferrum	37	Veratrum	247
Guajacum	3		

Zur Einführung

Hahnemann vollzog mit seinem „Versuch über ein neues Prinzip zur Auffindung der Heilkräfte der Arzneisubstanzen nebst einigen Blicken auf die bisherigen", veröffentlicht 1796 in *Hufelands* „Iournal der praktischen Arzneykunde", die Wende von der empirischen zur wissenschaftlichen Arzneimedizin und belegte letztere mit dem Namen „Homöopathie". „Die Homöopathie . . . lehret, wie man . . . mit voraus zu bestimmender Gewißheit, Krankheiten schnell, sanft und dauerhaft in Gesundheit umwandeln könne." [„Reine Arzneimittellehre", III, 100] Um im Einzelfall wissenschaftlich (nicht: naturwissenschaftlich), nach „mathematischer Gewißheit" [II, 25] heilen zu können, wurde die Erfüllung mehrerer Bedingungen notwendig. Eine von diesen ist die genaue Kenntnis der krankmachenden Wirkungen der Arzneien, **bevor** sie bei Kranken zur Anwendung gelangen [II, 10 u. VI, 196]. So wurde eine »reine Arzneimittellehre« erforderlich, deren Anliegen *Hahnemann* folgendermaßen umriß [III, 58]: „Diese verbesserte Heilkunst, das ist die homöopathische, schöpft nicht aus jenen **unreinen Quellen der bisherigen Materia medica**, geht nicht jene uralten, träumerischen Irrwege, die wir hier erzählt haben, sondern den naturgemäßen Weg. Sie wendet die Arzneien **nicht eher** gegen das Uebelbefinden des Menschen an, als bis sie ihre reinen Wirkungen, nämlich das, was jede im Befinden des gesunden Menschen ändern kann, erst in Erfahrung gebracht hat – **reine Arzneimittellehre.**" Wie man zu dieser gelangt, d. h. die Technik der Arzneimittelprüfung, ist den Paragraphen 105–145 der sechsten Auflage des Organon zu entnehmen.

Verfolgt man die Entstehungsgeschichte der „Reinen Arzneimittellehre", so ist die Aufmerksamkeit zunächst auf ihre Vorstufe, *Hahnemanns* „Fragmenta de viribus medicamentorum positivis sive in sano corpore humano observatis" (1805), zu richten. Dort werden auf 269 Seiten die Wirkungen von 27 verschiedenen Arzneien abgehandelt, die von ihm seit 1790 geprüft worden waren, als ihn erstmals die Ahnung [III, 99], wie Gewißheit in der Heilkunde erzielt werden könne, überkommen hatte. Darin schließt er an seine eigenen Beobachtungen diejenigen anderer („observata aliorum"), die dem medizinischen Schrifttum entnommen sind, an. Von 1811–1821 erschien dann die „Reine Arzneimittellehre" in sechs Bänden, der 1822–1827 eine zweite und 1830–1833 eine dritte Auflage folgte, von letzterer allerdings nur der erste und zweite Band. Der vorliegende Nachdruck letzter Hand umfaßt also die Bände eins und zwei der dritten sowie die Bände drei bis sechs der zweiten Auflage.

Betrachtet man die „Fragmenta", so ist zu fragen, weshalb *Hahnemann* daraus die Mittel Acris tinctura, Cantharis, Copaiva,

Zur Einführung

Cuprum, Mezereum und Valeriana nicht in die „Reine Arzneimittellehre" übernommen hat. Acris tinctura begegnet uns später, obgleich chemisch nicht vollkommen identisch, als Causticum in den „Chronischen Krankheiten" [CK III, 84–149, 2. Aufl., 1835–1839], ebenso Cuprum [CK III, 212–229] und Mezereum [CK IV, 240–269]. Cantharis und Valeriana finden sich im „Archiv für die homöopathische Heilkunst" [ACS 13 (1833), 1, 157–164 bzw. ACS 2 (1823), 2, 153–187] wieder. Die Copaiva-Symptome erachtete *Hahnemann* keiner Aufnahme in weitere Publikationen wert. Trotzdem scheint er sich des Mittels bei Tripper noch in späteren Jahren bedient zu haben, wie aus einer Fußnote aus dem Jahre 1835 hervorgeht [CK I, 105].

Die letzte Fassung der „Reinen Arzneimittellehre" beinhaltet 65 Mittel (die verschiedenen Gold-, Merkur- usw. Präparate sind nur einmal gezählt worden) mit zusammen etwa 32000 Symptomen. Hätte *Hahnemann* weiter nichts als diese Prüfungen geschaffen, gebührte ihm deswegen schon größte Bewunderung. Aber sie bilden nur einen Teil seines Gesamtwerkes.

Aus der „Reinen Arzneimittellehre" sind folgende 16 Arzneien in die zweite Auflage der „Chronischen Krankheiten" eingegangen: Arsenicum, Aurum, Calcarea, Carbo animalis, Colocynthis, Conium, Digitalis, Dulcamara, Guajacum, Manganum, Muriaticum acidum, Phosphoricum acidum, Sarsaparilla, Stannum und Sulphur. Ob *Hahnemann* alle Symptome dieser Arzneien übernommen hat, ob er sie wörtlich wiedergegeben hat und inwieweit neue Symptome hinzugekommen sind, bleibt späteren Studien vorbehalten.

Von großer Bedeutung sind jedoch nicht nur die Arzneimittelprüfungen selbst, sondern auch *Hahnemanns* Vorworte zu den einzelnen Bänden beziehungsweise Mitteln. Eine zentrale Stellung innerhalb dieser nimmt die Abhandlung „Geist der homöopathischen Heil Lehre" [II, 3–26] ein. Ferner ist die Bryonia-Kasuistik der „Vorerinnerung" [II, 31–34] interessant, in der dargelegt wird, welchen Stellenwert in der Behandlung die Potenzfrage besitzt, worüber nicht selten Unklarheit besteht. Sonst könnte die naturwissenschaftlich begrenzte Medizin nicht immer die Hochpotenzen bei der Aburteilung der Homöopathie in die Waagschale werfen. Daß ihr dabei das Eigentliche der homöopathischen Arzneizubereitung entgeht und sie damit nur ihre Unkenntnis exhibiert, muß ihr wieder einmal gesagt werden. Betrachtet man *Hahnemanns* Bryonia-Fall, ist ersichtlich, daß *Hahnemann* aufgrund seines damaligen Erfahrungsstandes noch „einen vollen Tropfen ganzen Zaunrebenwurzelsaftes" verabreicht und erst später die „decillionfache (x) Kraft-Entwicklung", also die C 30, als „völlig hinreichend" erachtet [II, 33] hat.

Zur Einführung

Die homöopathische Behandlung ist somit nicht primär an die Verwendung sogenannter »Hochpotenzen« geknüpft. Die Anwendung der C 30, die *Hahnemann* ab 1820–1822 verordnete und später zur zweckdienlichen Potenz erklärte, beruhte vielmehr auf langjährigen Versuchen [I, 12; II, 359; V, 240; VI, 227]. Übrigens bediente sich *Hahnemann* auch noch der C 60 [V, 123].

Weitere bemerkenswerte Passagen sprechen davon, daß z. B. „kein Arzneimittel die Stelle des andern ersetzen kann" [I, 11], daß „nur chronische Krankheiten . . . der Prüfstein ächter Heilkunst" sind [I, 272; II, 16] und Arzneimittelprüfungen an Tieren unternommen werden müssen, um auch **diese** „dauerhaft und mit Gewißheit heilen" zu können [II, 117].

Der zeitgenössischen Homöopathie gab die gelegentliche Verwendung des Sperrdrucks in den Symptomenlisten Rätsel auf, bis *Klunker* der Nachweis gelang, daß es sich dabei um häufig beobachtete Symptome handelt [ZKH 31 (1987) 156]. In Klammern gesetzte Symptome sind nach *Hahnemanns* Angabe „nicht entschieden rein" und damit bis zur Bestätigung durch Nachprüfungen oder Heilungen mit gewisser Zurückhaltung zur Arzneiwahl heranzuziehen [I, 5]. Hinsichtlich der in den Vorbemerkungen zu den einzelnen Mitteln aufgeführten Arzneiwirkungsdauer ist zu sagen, daß sich diese nur auf Beobachtungen bei Arzneimittelprüfungen bezieht, man mithin die Wiederholung desselben oder die Verordnung eines anderen Mittels nicht danach ausrichten kann [I, 5].

Nun soll die eigentliche Bestimmung der „Reinen Arzneimittellehre", nämlich ihre Anwendung in der homöopathischen Praxis, erörtert werden.

Der homöopathische Arzt muß mit den Wirkungen der Arzneien vertraut sein, nicht nur um das der Patientensymptomatik ähnlichste Mittel leicht und sicher finden, sondern auch um die entscheidenden Symptome schon während der Befragung des Patienten wahrnehmen zu können. Letzteres wird in seiner Bedeutung für die Mittelfindung allgemein unterschätzt.

I. Das Studium der Materia medica

Bei der ersten Annäherung an die Materia medica homoeopathica überwältigt einen zunächst deren Fülle. Hier hatten es die alten Homöopathen leichter; denn anfangs gab es nur die „Reine Arzneimittellehre", die Band für Band erschien, womit genügend Zeit blieb, jedes Mittel eingehend durchzuarbeiten. Als dann nach und nach weitere Arzneimittelprüfungen, meist im „Archiv für die homöopathische Heilkunst", veröffentlicht wurden, mußte auf dem sicheren Grund des Bekannten nur aufgebaut werden. Der heutige

Zur Einführung

Anfänger hingegen wird auf einen Schlag mit einer Vielzahl gut geprüfter Arzneien konfrontiert, mit deren Symptomatik er sich vertraut zu machen hat.

Um die Methodik des Arzneimittelstudiums kennenzulernen, wählt man am besten ein Mittel mit wenigen Prüfungssymptomen aus, z. B. Sambucus nigra [V, 61–73]. Das im folgenden beschriebene Vorgehen ist nur eine von zahlreichen Möglichkeiten und kann nach eigenen Erfahrungen abgewandelt werden. Sehr zu empfehlen ist das von *Hering* favorisierte vergleichende Arzneimittelstudium [ACS 11 (1832), 3, 76–83], das allerdings bereits Grundkenntnisse der Materia medica voraussetzt.

Den ersten Schritt bildet das einfache Lesen der Vorbemerkung. Man erfährt, daß der Flieder vielfach als Hausmittel mißbraucht wurde. Aufgrund der wenigen beobachteten Symptome kann das Mittel noch nicht als ausgeprüft gelten.

Dann verschafft man sich einen Überblick über die Prüfer, die Zahl der Symptome sowie ihre mögliche Herkunft aus der medizinischen Literatur. Von *Hahnemann* stammen 20 Symptome, von seinen Schülern 98, darunter 36 von *Franz*, 12 von *Gross*, 11 von *Hartmann*, 12 von *Langhammer* und 27 von *Wislicenus;* ein Symptom geht auf die Arzneimittellehre *Albrecht von Hallers* zurück.

In einem dritten Schritt liest man alle Symptome durch und exzerpiert dabei unter Hinzufügung der Symptomennummern (H. = Hahnemann; A. = Andere) jene, die ihrem Bedeutungsgehalt nach besonders auffallen. Es kommt hierbei nicht auf das Festhalten am Wortlaut des Symptoms an, denn wörtlich werden nur wenige sich diesen merken können. Wichtig ist das Erfassen des Inhalts, der im konkreten Fall an das Mittel denken läßt, wo das betreffende Symptom dann wörtlich nachgelesen werden kann.

Bei Sambucus können etwa die Symptome ins Auge springen: Durstlosigkeit als Begleitsymptom [H. 6, 16, 19; A. 24, 92, 94]
– Empfindung, als wäre Wasser im Kopf [A. 2]
– Schweregefühl in der Nasenspitze, als wollte sie bluten [A. 16]
– Empfindung, als würde der Oberarm beim Aufstützen zerbrechen [A. 60]
– Pulssynchrones Stechen [A. 38, 55, 64]
– Jucken der Kniescheibe [A. 70]
– Empfindung in den Unterschenkeln, als würden sie von kalter Luft angeweht [A. 71]

Der vierte Schritt befaßt sich mit den **Leibbereichen und Seitenbeziehungen.** Man geht wiederum alle Symptome durch und gelangt dabei zu folgender, bereits nach dem Kopf-zu-Fuß-Schema geordneter Aufstellung:

Gemüt [H. 6, 11, 20; A. 98, 99]
Schwindel/Benommenheit [H. 1; A. 1, 2]
Kopf [H. 6; A. 1, 2, 3, 4, 5, 6, 7, 8, 9, 10, 11, 12, 13, 94]
   Stirn [A. 4, 9, 13]
   Schläfe [A. 5, 6, 8]
   Scheitel [A. 12]
   Hinterkopf [A. 3]
   Gehirn [A. 9]
Gesicht [H. 2, 3, 18, 19; A. 15, 18, 19, 21, 86, 92, 94, 95]
   Oberkiefer [H. 3; A. 18]
   Unterkiefer [H. 3]
   Wangen [H. 2, 3; A. 18, 19]
   Lippen [A. 21]
Augen [H. 3, 6; A. 4]
   Pupillen [A. 14]
Ohren [H. 4; A. 20]
Nase [A. 16, 17]
   Nasenrücken [A. 17]
   Nasenspitze [A. 16]
Mund [H. 6; A. 24]
   Gaumen [A. 24]
Zähne [H. 3]
   Schneidezähne [H. 3]
Magen [H. 5; A. 25, 26, 27, 28, 48]
   Epigastrium [A. 26, 48]
Bauch [A. 29, 30, 31, 32, 33, 34, 35, 36, 37, 38]
   Bauchmuskeln [A. 34, 35, 36]
Harnorgane [A. 39, 40, 41, 42, 43, 44]
   Harnröhre [A. 44]
Männliche Geschlechtsorgane [A. 45, 82]
Kehlkopf [A. 46]
Atmung [H. 6, 11]
Brust [H. 6; A. 47, 48, 49, 50, 51]
   Brustbein [A. 48]
   Rippen [A. 49, 50, 51]
Hals [H. 4; A. 23, 94]
   Halsmuskeln [A. 23]

Rücken [A. 22, 23, 52, 53, 54, 55, 56, 57, 94]
  Nacken [A. 22]
  Schulterblatt [A. 55, 56, 57]
  Kreuz [A. 52, 53]
  Darmbein [A. 52]
  Wirbelsäule [A. 54]
Obere Extremitäten [H. 6, 7, 17; A. 58, 59, 60, 61, 62, 63, 64, 76, 87, 88, 89, 90]
  Achselgrube [A. 58]
  Oberarm [A. 59, 60]
  Ellenbogengelenk [A. 61]
  Speiche [A. 62]
  Hand [H. 6; A. 76, 87, 88, 89]
  Handgelenk [A. 64]
  Handknöchel [A. 63]
  Handwurzelknochen [A. 62]
  Handinnenfläche [H. 17]
  Finger [A. 90]
  Fingergelenk [H. 7]
Untere Extremitäten [H. 17; A. 65, 66, 67, 68, 69, 70, 71, 72, 73, 74, 87, 88, 91, 92]
  Hüftgelenk [A. 65]
  Oberschenkel [A. 66, 67, 68]
  Knie [A. 87]
  Kniekehle [A. 69]
  Kniescheibe [A. 70]
  Unterschenkel [A. 71, 74]
  Schienbein [A. 72, 73]
  Füße [A. 87, 88, 91, 92]
  Fußknöchel [A. 74]
  Fußsohlen [H. 17]
Schlaf [H. 6, 8, 10, 11; A. 80]
Träume [H. 9; A. 81, 82]
Puls [A. 83, 84, 93]
Frost/Kälte [H. 12; A. 73, 85, 86, 87, 88, 89, 90, 91, 92]
Fieber/Hitze [H. 6, 14, 15, 16, 17, 18, 19; A. 92, 94, 95]
Schweiß [H. 18, 19; A. 95, 96, 97]
Haut [H. 2; A. 21]
Seiten
  Links [H. 3; A. 3, 5, 18, 21, 34, 37, 38, 47]
  Rechts [A. 20, 36, 55, 57, 67, 73, 74]

Zur Einführung

Sieht man die Aufstellung durch, verwundert zunächst das Fehlen von Stuhl-, Husten- und Herzsymptomen. Bestimmte Regionen, wie Kopf, Bauch, Rücken, obere und untere Extremitäten, weisen mehr Symptome auf als andere, was jedoch nicht merkwürdig ist, da dies vielen Prüfungen gemeinsam ist. Betrachtet man die Seitenbeziehungen näher, wird ersichtlich, daß vorwiegend der linke Oberkörper betroffen ist. Zu merken wäre noch die Lokalisation „Bauchmuskeln", die nicht oft in den Prüfungen erwähnt wird.

Der fünfte Schritt wendet sich den **Empfindungen und Befunden** zu. Das Vorgehen umfaßt wiederum das Lesen aller Symptome, was sich in alphabetisch geordneten Exzerpten niederschlägt:

Absterben, Empfindung von [A. 73]
Beklemmung [A. 47, 48]
Betäubende Empfindung [A. 10, 11]
Bläuliche Verfärbung [H. 6]
Blutwallung [H. 13]
Bollheitsgefühl [A. 17]
Brennen [H. 2; A. 92]
Drücken [A. 4, 5, 7, 8, 9, 10, 11, 18, 22, 28, 33, 48, 52, 54]
Drückende Schwere [A. 22]
Dumpfe Empfindung [A. 3]
Eingeschlafenheit, Empfindung von [A. 73]
Hinfälligkeit, Empfindung von [A. 48]
Jucken [H. 4; A. 13, 17, 44, 68, 70]
Juckendes Kriebeln [H. 4]
Kalte-Luft-anwehen, Empfindung von [A. 71]
Klammartiges Ziehen [A. 66]
Klammschmerz [A. 20]
Kneipen [A. 30, 32, 36, 49, 58]
Kollern [A. 29]
Krampfhaftes Reißen [A. 35]
Kratzige Empfindung [A. 70]
Kriebeln [H. 4; A. 90]
Lähmige Schwere [A. 61]
Laulichte Empfindung, wie beim Erröten [A. 15]
Müdigkeitsempfindung [A. 71]
Nadelstichen, Empfindung von dumpfen [A. 38]
Nagendes Drücken [A. 18]
Pochen [A. 55]
Pochendes Stechen [A. 55]
Pressen [A. 7]
Pulssynchrone Empfindung [A. 38, 55, 64]
Rauhe Empfindung [A. 70]

Zur Einführung

Reißen [H. 3, 7; A. 3, 4, 5, 6, 35, 37, 65, 74]
Rucken, schmerzhaftes [A. 9]
Scharfe Stiche [A. 20, 57, 63, 72]
Schneiden [A. 23, 49, 50, 53, 56, 64]
Schneidende Stiche [A. 23, 56, 64]
Schneidende Stöße [A. 53]
Schneidendes Kneipen [A. 49]
Schwellung, Empfindung von [H. 3; A. 19]
Schwerheitsgefühl [A. 16]
Spannen [A. 18, 19, 53]
Stechen/Stiche [H. 3; A. 3, 20, 23, 27, 34, 38, 47, 55, 57, 59, 63, 64, 67, 68, 72, 87]
Stechendes Jucken [A. 68]
Stechendes Krabbeln [A. 87]
Stumpfer Druck [A. 28]
Taubheitsempfindung [A. 19]
Trockenheit [A. 24]
Verkürzung, Empfindung von [A. 69]
Vordrängen [A. 16]
Wasser, Empfindung von [A. 2]
Wässrige Geschwulst [A. 79]
Wühlen [A. 12]
Zerbrechen, Empfindung von [A. 60]
Zerschlagen, Empfindung wie [A. 31]
Ziehen [A. 52, 62, 66, 67, 75]
Ziehendes Drücken [A. 52]
Zittern [H. 11; A. 76]
Zittern, Empfindung von [H. 13]
Zusammenraffen [A. 51]

Diese Auflistung orientiert sich an der Einteilung des „Therapeutischen Taschenbuchs" von *Bönninghausen* und umfaßt nur Empfindungen und Befunde, die in verschiedenen Leibregionen auftreten können. So wurden beispielsweise „Atemnot" [H. 6, 11] und „dünner Harnstrahl" [A. 43] hier nicht aufgelistet, sondern der ersten Abteilung „Leibbereiche", zugeordnet.

Überblickt man die Aufstellung, so fallen einige häufig auftretende Empfindungen ins Auge: Drücken, Reißen, Stechen. Diese unbedingt als charakteristisch für Sambucus auszugeben, sollte man sich hüten, denn sie zählen zu denjenigen Empfindungen, die bei der Prüfung der meisten Mittel auftreten und zahlenmäßig den ersten Rang einnehmen. Halten wir hier die Empfindung von Anwehen kalter Luft [A. 71] als merkwürdig fest, die schon beim ersten Lesen auffiel.

Zur Einführung

Der sechste Schritt führt zum Extrahieren der **Modalitäten,** also der Umstände, die ein Symptom verschlimmern oder bessern. Dabei werden auch die Faktoren berücksichtigt, die ein Symptom auftreten lassen, ebenso wie die Zeiten, zu denen es sich einstellt oder vergeht.

Verschlimmerung
Nachmittags [A. 95]
Abends [H. 13, 19; A. 35, 74]
Nachts [H. 6, 19; 41, 45, 96]
  24–4 Uhr [H. 6]
Bett, im [A. 74]
Bewegung [A. 22, 23, 35, 50, 78]
Bücken [A. 5]
Druck [A. 27]
Erwachen, beim [A. 97]
Essen, beim [A. 25]
Essen, nach [A. 25]
Gehen, [A. 65, 66, 77]
Reiben [A. 68]
Ruhe [A. 56, 57, 62, 67, 78]
Schlaf [H. 19]
Schreiben [A. 76]
Sichanlehnen [A. 32, 33]
Sichaufstützen [A. 60]
Sichniederlegen [H. 13, 16; A. 35]
Sichvorbeugen [A. 53]
Sitzen [A. 34, 55, 75]
Stehen [A. 34, 52, 69, 71, 73]

Besserung
Bewegung [A. 64, 72, 78]
Reiben [A. 13]
Zunge (Berührung mit der) [H. 4]

Beim Erstellen der Übersicht ergab sich ein Zuordnungsproblem. Das Symptom A. 22 lautet: „Drückende Schwere im Nacken; das Bewegen des Kopfs erfordert mehr Anstrengung, als gewöhnlich." Hier ist nicht die Rede davon, daß die „drückende Schwere im Nacken" durch „Bewegen des Kopfs" verschlimmert wird. Trotzdem erfolgt die Nennung unter „Verschlimmerung, Bewegung", damit dieser Sachverhalt nicht verlorengeht.

Beim Überschauen der Modalitäten sind die Verschlimmerungen abends und nachts sowie in Ruhe, was sich auch in der Ver-

Zur Einführung

schlimmerung durch Sichniederlegen und Sitzen ausdrückt, festzuhalten.

Ein vollständiges Symptom besteht per definitionem aus Ort, Empfindung und Modalität. Dementsprechend wurde die Ausarbeitung vorgenommen, die nicht zuletzt den Vorzug besitzt, daß sich später beim Patienten erhobene Symptome leicht auffinden und dann im Originalwortlaut in der „Reinen Arzneimittellehre" nachlesen lassen. Darüber hinaus kann das vollständige Symptom um Begleitsymptome erweitert werden, wie oben mit „Durstlosigkeit" geschehen, schließlich noch um Ausdehnungen, also Empfindungsverläufen von einem Ort zum anderen, z. B. „Risse und Stiche in den Zähnen des Ober- und Unterkiefers linker Seite... der Schmerz zog sich bis zum Auge" [H. 3].

Hat man sich mit der Symptomatik eines Mittels in der beschriebenen Weise vertraut gemacht, stehen weitere Wege offen, um das Erarbeitete zu vertiefen. So lassen sich systematisch die Orte mit den Empfindungen oder den Modalitäten kombinieren und auch die Empfindungen mit den Modalitäten. Dabei könnte sich herauskristallisieren, daß gewisse Empfindungen bestimmte Leibbereiche bevorzugen, manche Modalitäten eher bei Kopf-, andere bei Extremitätensymptomen auftreten. Alles dient dem Zweck, durch wiederholtes Lesen und Betrachten aus unterschiedlichen Blickwinkeln immer mehr über das Mittel im Gedächtnis zu behalten. Wem die reichhaltige, insbesondere alte, internationale homöopathische Zeitschriftenliteratur zur Verfügung steht, der kann anhand publizierter Kasuistiken ersehen, was das Mittel bislang in der Praxis geleistet hat. Schließlich bleibt noch die Möglichkeit, die Mittelsymptome mit ähnlichen Symptomen anderer Arzneien zu vergleichen, um zu erfassen, welche feinen Unterschiede bestehen und welche Mittel dem vorliegenden am nächsten kommen.

II. Der Materia medica-Vergleich

Die zweite Bestimmung der Materia medica homoeopathica erstreckt sich auf den Symptomenvergleich, was ein Beispiel aus meiner Praxis illustrieren soll:

Die 31jährige Patientin M.I. klagte über heftige Steißbeinschmerzen, die sich vor zwei Tagen ohne erkennbaren Anlaß eingestellt hatten. Nachts wußte sie in keiner Lage Entspannung zu finden, wachte wiederholt auf und erfuhr nur durch Gehen und Stehen mit leicht nach vorn geneigtem Oberkörper Erleichterung. Die Repertorisation ließ an Belladonna, Carbo animalis und Graphites denken. Unter Belladonna fand sich folgendes Symptom [I, 63,

Zur Einführung

Nr. 874]: „Aeußerst schmerzhafter Klamm-Schmerz im ... Steissbeine ... liegen kann er nicht gut, er wacht die Nächte öfters davon auf, und muss sich unter heftigen Schmerzen auf eine andre Seite wenden; auf dem Rücken kann er gar nicht liegen; am meisten wird er erleichtert durch Stehen und langsames Herumgehen..." Nach der Einnahme von Belladonna in der 200. Korsakoff-Potenz zur Mittagszeit konnte die Patientin bereits in der folgenden Nacht ungestört schlafen und spürte sowohl am anderen Morgen als auch später keinerlei Schmerzen mehr.

In dieser Weise sind die Patientensymptome mit den Prüfungssymptomen zu vergleichen, um sich im voraus des Mittels sicher sein zu können. Sich hier allein auf ein Repertorium zu verlassen, birgt große Gefahren in sich; denn bedingt durch seinen Aufbau mußten notwendigerweise die Originalsymptome rubrikengerecht verändert werden, was nicht zwangsläufig eine sachgerechte Übereinstimmung mit den Patientensymptomen gewährleistet. So konnte denn auch *Hahnemann* sagen [CK I, 150]: „Mit großer Gewissenhaftigkeit... muß der Homöopathiker... zuerst den ganzen Zustand des Kranken... auszuspähen und hierauf ein... passendes Arzneimittel im Buche von den chronischen Krankheiten selbst, so wie in der reinen Arzneimittellehre u.s.w. aufzusuchen sich befleißigen, nicht aber mit den vorhandnen Repertorien zu dieser Absicht sich begnügen – ein sehr häufiger Leichtsinn, indem die letztern Bücher nur leichte Winke auf dies oder jenes, etwa wählbare Mittel zu geben bestimmt sind, nie aber das Nachschlagen in den Quellen entbehrlich machen können. Wer jenen Weg daher nicht in kritischen und verwickelten Krankheits-Fällen mit aller Geduld und Umsicht einzuschlagen sich die Mühe nimmt, sondern, mit den vagen Andeutungen der Repertorien in der Wahl der Arznei sich begnügend, schnell einen Kranken nach dem andern abfertigt, verdient den Ehrennamen eines ächten Homöopathikers nicht – eher den eines Sudlers..."

Wer „eine so einfache Lehre, wie die Homöopathie ist, vorurtheillos zum Segen für die Menschheit" [III, 7–8] ausüben möchte, lasse sich nicht „von den Irrlichtern... gefeierter Autoritäten" [III, 10] davon abhalten. Allein, man bedenke, daß es dem heutigen, naturwissenschaftlich verbildeten Menschen große Anstrengungen abverlangt, sich zu dieser Einfachheit durchzuringen. Schließlich ist immer fest im Blick zu halten, daß „das Hauptgeschäft des Arztes im Vorauskennen derjenigen Arznei besteht, welche mit möglichster Gewißheit die Heilung erwarten läßt" [IV, 16]. Diesem Zweck dient das vorliegende Werk.

Glees, im Frühjahr 1989　　　　　　　　　*Dr. med. Klaus-Henning Gypser*

Reine Arzneimittellehre,

von

Samuel Hahnemann.

Erster Theil.
Dritte, vermehrte Auflage.

Dresden und Leipzig, 1830,
in der Arnoldischen Buchhandlung.

Vorrede.

Ich schreibe keine Kritik der bekannten Arzneimittellehren, sonst würde ich umständlich die bisherigen vergeblichen Bemühungen vorlegen, die Kräfte der Arzneien aus der Farbe, dem Geschmacke und Geruche zu beurtheilen, oder sie durch die Chemie zu eruiren, in wässeriger und trockner Destillation, um aus ihnen Phlegma, ätherische Oele, bränzlichte Säure und bränzlichte Oele, Salz - Anflüge, und aus dem Todtenkopfe fixe Salze und Erden (*fast gleichförmig*) zu ziehen, oder, nach dem neuern chemischen Verfahren, durch Auflösung ihrer auflöslichen Theile in verschiednen Flüssigkeiten, Eindickung der Auszüge oder durch Zusatz mancherlei Reagenzen, Harz, Gummi, Kleber, Stärkmehl, Wachs- und Eiweisstoff, Salze und Erden, Säuren und Alkaloiden daraus zu scheiden, oder sie in Gasarten zu zersetzen. Es ist bekannt, daſs die Arzneistoffe nach allen diesen technischen Torturen doch nie zum Geständnisse zu bringen waren, mit welcher Heilkraft jedes einzelne der unzähligen Arzneimittel individuell beseelet sey; die wenigen ausgeschiednen materiellen Stoffe waren nicht der, jeden einzelnen Arzneistoff zur Heilung besondrer Krankheitszustände beseelende individuelle Geist — dieser läſst sich nicht mit Händen betasten, sondern ist bloſs aus seinen Wirkungen im lebenden Körper erkennbar.

Der Tag für die wahre Erkenntniſs der Arzneimittel, und für die wahre Heil- und Gesundmachungs - Kunst wird anbrechen, wenn man nicht mehr so unnatürlich verfahren wird, Arzneien, die man nur nach vermutheten Tugenden und vagen Lobsprüchen, das ist, im Grunde *gar nicht* kennt, vielfach unter einander zu mischen, um mit solchen Gemengen*) die (nicht individuell nach allen ihren Zeichen

---

*) Die gewöhnliche Arztwelt mag noch so fort, so lange sie's nicht einsieht, ihre mehrfach zusammengesetzten Recepte in die Apotheke verschreiben. Dazu braucht sie den Umfang der Wirkungen und die genaue und vollständige Be-

und Symptomen ausgeforschten) Krankheits-Fälle, nach jenen selbstgemachten Krankheits-Formen und Krankheits-Namen, die die Pathologie ausgedacht hat, blindhin zu behandeln, und so weder zu erfahren, welcher einzelne Arzneistoff unter so vielen half oder schadete, noch auch in der Kenntnifs der Heil-Tendenz jedes einzelnen Mittels weiter zu kommen.

Der Tag für die wahre Kenntnifs der Arzneimittel und für die wahre Heil- und Gesundmachungs-Kunst wird anbrechen, wenn man einem einzelnen Arzneistoffe zutrauen wird, ganze Krankheits-Fälle allein heilen zu können, und wenn man, unrücksichtlich auf bisherige Systeme, jedem einzelnen, nach allen seinen Symptomen erforschten Krankheits-Falle blofs einen einzigen von den nach ihren positiven Wirkungen gekannten Arzneistoffen zur Auslöschung und Heilung entgegensetzen wird, welcher in seinen Symptomen-Reihen eine dem Krankheits-Falle sehr ähnliche Symptomengruppe aufzuweisen hat.

---

deutung jedes einzelnen Ingredienzes gar nicht zu wissen; die Vermischung mehrerer hebt ohnehin alle Einsicht in die Wirkung des Gemisches auf, wenn man auch mit der Kraft der Dinge, einzeln gegeben, genau bekannt gewesen wäre.

Sie nennen das Curiren und dabei mögen sie bleiben, bis ein Geist der Besserung in ihnen erwacht, der sie treibe, nun auch bald zu heilen anzufangen, was blofs mit einfachen Arzneisubstanzen möglich ist.

Blofs dieser ihre reine Wirkung läfst sich genau erforschen, folglich voraus bestimmen, ob diese im gegebenen Falle helfen könne, oder jene andere.

Welcher gewissenhafte Mann wollte aber wohl ferner auf das wankende Leben, auf den Kranken, mit Werkzeugen, welche Kraft zu schaden und zu zerstören besitzen, ohne diese Kraft genau zu kennen, blindlings hinein arbeiten!

Kein Zimmermann bearbeitet sein Holz mit Werkzeugen, die er nicht kennt; er kennt jedes einzelne derselben genau und weifs daher, wo er das eine, und wo er das andre anzuwenden hat, um das gewifs zu bewirken, was die Absicht erfordert. Und es ist doch nur Holz, was er bearbeitet, und er ist nur ein Zimmermann!

Bei den fremden, hier mit beigefügten Beobachtungen sind einige, die an schon kranken Personen aufgezeichnet wurden. Da es aber chronische Kranke waren mit bekannten Krankheits-Symptomen, die man nicht mit unter die neuen Effecte von der zum Versuche genommenen Arznei mischte, wie wenigstens Greding sorgfältig gethan zu haben scheint, so sind diese Beobachtungen doch nicht ohne Werth, dienen wenigstens hie und da zur Bestätigung, wenn ähnliche, oder dieselben Symptome bei reinen Versuchen an gesunden Personen erscheinen.

Bei meinen eignen Versuchen und denen meiner Schüler ward alles in Acht genommen, was nur irgend zu ihrer Reinheit beitragen konnte, damit sich die wahre Wirkungskraft des jedesmaligen Arzneistoffs durch die wahrzunehmenden Erfolge klar aussprechen konnte. Sie wurden an möglichst gesunden Personen und bei möglichst gleichen und gemäfsigten äufsern Verhältnissen angestellt.

Wenn aber zu dem Versuche ein aufserordentlicher Umstand von aufsen hinzukam, welcher auch nur wahrscheinlich den Erfolg hätte abändern können, z. B. Schreck, Aergernifs, Furcht, eine beträchtliche äufsere Beschädigung, eine Ausschweifung in irgend einem Genusse, oder sonst ein grofses, wichtiges Ereignifs, — so ward von da an kein Symptom mehr bei diesem Versuche aufgeschrieben; sie wurden alle unterdrückt, um nichts Unreines in die Beobachtung eingehn zu lassen.

Nur wenn ein kleines Ereignifs dazwischen kam, von welchem man eine gewisse Abänderung des Arzneierfolgs nicht erwarten konnte, wurden die erfolgenden Symptome, als nicht entschieden rein, in Klammern eingeschlossen.

Was die bei jedem einzelnen Arzneistoffe angegebene Wirkungsdauer anlangt, die ich durch vielfältige Versuche zu bestimmen suchte, so mufs ich erinnern, dafs sie nur in Versuchen an möglichst gesunden Personen erfahren ward, in Krankheiten aber, je nachdem der zu behandelnde Krankheits-Fall mehr oder weniger akut, mehr oder weniger chronisch ist, um Vieles schneller verläuft oder um Vieles länger anhält, als hier angegeben worden, überhaupt aber nie zutreffen kann, wenn man die Arznei in grofser Gabe (oder in unpassenden Krankheits - Fällen) reicht. In dem einen, so wie in dem andern Falle kürzt sie sich nämlich ungemein ab, indem die Arznei sich dann durch erfolgende Ausleerungen (durch Nasenbluten, und andre Blutungen, durch Schnupfen, Harnflufs, Durchfall, Erbrechen oder Schweifs) gleichsam entladet, und so ihre Kraft schnell aushaucht. Der lebende Körper spuckt sie, so zu reden, auf diese Weise schnell von sich, wie er oft mit dem Miasm der ihn ansteckenden Krankheiten zu thun pflegt, wo er auch durch Erbrechen, Durchfall, Blutflüsse, Schnupfen, Convulsionen, Speichelflufs, Schweifs und andere dergleichen Bewegungen und Ausleerungen das Feindselige entkräftet und zum Theil von sich stöfst. Daher kömmt's, dafs man, in der gewöhnlichen Praxis, z. B. weder die eigenthümlichen Wirkungen, noch die Wirkungsdauer des tartatus emeticus, noch der Jalappe erfährt, weil man alle diese Dinge blofs in Gaben reicht, deren Uebergröfse den Organism zur schnellen wieder von sich Stofsung reizt; — nur dann, wenn der Körper diefs zuweilen nicht thut, d. i., wenn diese zur heftigen Ausleerung gereichten Mittel nicht ausleerten, sondern, wie der gemeine Mann sagt, stehen blieben, erfolgen die reinen, oft sehr bedeutenden und langdauernden Zufälle (die eigenthümliche Arzneiwirkung), welche man aber der Beobachtung und Aufzeichnung höchst selten gewürdigt hat.

Das Erbrechen, was 2, 3 Gran Brechweinstein, oder 20 Gran Ipekakuanhe; das Purgiren, was 30 Gran Jalappe, und der Schweifs, den eine Hand voll Holder-Blumen, als Thee getrunken, erregen, sind weniger eigenthümliche Wirkung dieser Substanzen, als vielmehr ein vom Organism ausgehendes Bestreben, die eigenthümlichen Arzneiwirkungen dieser Stoffe möglichst schnell zu vernichten.

Vorrede.

Daher haben die ganz kleinen Gaben, die die homöopathische Heillehre vorschreibt, eben jene ungemeine Wirkung, weil sie nicht die Gröfse haben, dafs der Organism sich genöthigt sieht, sie auf eine so revolutionäre Weise, wie jene Ausleerungen sind, von sich zu spucken. Und auch diese ganz kleinen Gaben reizen noch die Natur zu Ausleerungen (die ihre Wirkungsdauer verkürzen), in Krankheits-Fällen, wo das Mittel unpassend und nicht genau homöopathisch gewählt war.

Wer die in meiner Heillehre (Organon der Heilkunst) enthaltene Wahrheit, dafs die dynamisch wirkenden Arzneien blofs nach ihrer Symptomen-Aehnlichkeit Krankheiten auslöschen, begriffen hat, und einsieht, dafs wenn irgend eine Arzneistofflehre mit Sicherheit die Bestimmung der Heilwerkzeuge an den Tag legt, es eine solche seyn müsse, welche alle leere Behauptung und Vermuthung über die angeblichen Tugenden der Arzneien ausschliefst, und blofs angiebt, was die Medikamente von ihrer wahren Wirkungs-Tendenz in den Symptomen aussprechen, die sie für sich im menschlichen Körper erregen, der wird sich freuen, hier endlich einen Weg zu finden, auf welchem er die Krankheits-Leiden der Menschen mit Gewifsheit, schnell und dauerhaft heben und ihnen das Glück der Gesundheit mit ungleich gröfserer Sicherheit verschaffen könne.

Hier ist der Ort nicht, Anleitung zu geben, wie nach der vorgefundenen Symptomen-Gruppe des jedesmaligen Krankheits-Falles ein Heilmittel auszuwählen sey, welches die möglichst ähnliche Gruppe von eigenthümlichen Symptomen in seiner reinen Wirkung gezeigt hat. Diefs wird im Organon gelehrt, so wie das, was über die Gaben zu homöopathischem Behufe im Allgemeinen zu sagen war.

Die möglichste Kleinheit derselben in potenzirter Ausbildung reicht zu dieser Absicht hin.

Ich habe die Symptome der vollständiger beobachteten

in einer gewissen Ordnung aufgeführt, wodurch die Aufsuchung des verlangten Arzneisymptoms vor der Hand ziemlich erreicht wird, wiewohl in den komponirten Symptomen sich nicht selten einige befinden, auf die an ihrer eigentlichen Stelle wenigstens mit Parallelcitationen hätte hingewiesen werden sollen, wenn es meine Zeit verstattet hätte.

Die gewönliche Ordnung der Symptome ist folgende:
Schwindel,
Benebelung,
Verstandes-Mängel,
Gedächtnifs Mängel,
Kopfweh, inneres, äufseres,
Stirne, Haare,
Gesicht überhaupt (vultus) } oder { *visus,*
Augen und Gesicht (visus) } { *vultus.*
Ohren, Gehör, (Kiefer-Gelenk),
Nase, Geruch,
Lippen,
Kinn,
Unterkiefer, (Unterkieferdrüsen),
Zähne,
Zunge, (Sprachfehler),
Speichel,
Innerer Hals, Rachen,
Schlund, Speiseröhre,
Geschmack,
Aufstofsen, Sood, Schlucksen,
Uebelkeit, Erbrechen,
Efs- und Trink-Lust *), *Hunger,*
Herzgrube, (Magengrube), Magen,
Unterleib, Oberbauch, Lebergegend, Hypochondern, (Unterribbengegend),
Unterbauch,
Lendengegend **),
Schoofs, Bauchring,
Mastdarm, After, Mittelfleisch,
Stuhlgang,

---

*) Durst steht zuweilen hinter dem Schlucksen, und kömmt zum Theil auch unten bei den Fiebern mit vor.
**) Zuweilen beim Rücken und den Lendenwirbeln mit eingeschaltet.

Vorrede.

Harn, Harnblase, Harnröhre,
Geschlechtstheile,
Geschlechtstrieb,
Geschlechtsvermögen, Samenerguſs,
Monatreinigung, Scheideflnſs,

Nieſsen, Schnupfen, Katarrh, Heiserkeit,
Husten,
Odem,
Brust,
Herz - Bewegung,
Kreuz - Gegend, Lendenwirbel,
Rücken,
Schulterblätter,
Nacken,
Aeuſserer Hals *),
Schultern, (Achseln),
Arme, Hände,
Hüften, Becken,
Hinterbacken,
Ober - Unter - Schenkel, Unterfüſse,
Die gemeinsamen Körper-Beschwerden und Hautübel,
Beschwerden in freier Luft,
Ausdünstung., Körpertemperatur, Verkältlichkeit,
Verheben, Paroxysmen,
Krämpfe, Lähmung, Schwäche, Ohnmacht,
Gähnen, Schläfrigkeit, Schlummer, Schlaf, Nachtbeschwerden, Träume,
Fieber, Frost, Hitze, Schweiſs,
Aengstlichkeit, Herzklopfen**), Unruhe, Zittern,***)
Gemüthsveränderungen, Seelenkrankheiten.

Köthen, im Jenner 1830.

Samuel Hahnemann.

---

*) Der äuſsere Hals kömmt zuweilen nach dem Unterkiefer mit vor.
**) Das nicht ängstliche Herzklopfen kömmt unter den Brust-Beschwerden vor.
***) Unruhe und Zittern, was bloſs körperlich ist, und woran das Gemüth keinen Antheil nimmt, kömmt gewöhnlich bei den Gliedern oder unter den gemeinsamen Körper-Beschwerden vor.

Inhalt.

Belladonne.
Bittersüfs.
Cinasamen.
Hanf.
Kockelsamen.
Krähenaugsamen.
Mohnsaft.
Moschus.
Oleander.
Quecksilber.
Sturmhut.
Wohlverleih.

Belladonne, Atropa Belladonna.

(Der frisch ausgeprefste Saft der ganzen Pflanze zu Anfange ihrer Blüthe, mit gleichen Theilen Weingeist vermischt.)

Die im Garten (doch auf etwas trocknem Boden und am besten am Abhange eines Hügels) gezogne Pflanze steht der wild wachsenden an Arzneikräften wenig oder gar nicht nach, obgleich mehrere Aerzte, nach Vermuthungen, das Gegentheil haben behaupten wollen.

Man wird aus dieser vervollständigten Reihe von Symptomen der Belladonne leicht ersehen, dafs sie einer Menge nicht selten im Leben vorkommender Krankheitszustände in Aehnlichkeit entspricht und sie daher auch eine öftere homöopathische Anwendung beim Heilen findet, wie ein Polychrest.

Die ihre Giftigkeit verschreienden kleinlichen Seelen müssen eine Menge Kranke ohne die Belladonne hinsterben lassen, und ihre abgedroschene Phrase, dafs man erprobte, gelinde Mittel dafür habe, dient blofs zum Beweise ihrer Unwissenheit, indem kein Arzneimittel die Stelle des andern ersetzen kann.

Wie oft werden nicht von ihnen, z. B. die schlimmern Arten von Bräune (besonders die mit äufserer

Halsgeschwulst verbundenen) bei aller Anwendung von Aderlässen, Blutigeln, Blasenpflastern, Gurgelwassern, erweichenden Umschlägen, Kühlpulvern, Duftmitteln (diaphoretica) und Laxanzen dem Tode überliefert, die, ohne alle diese Quälereien, durch eine einzige, kleinste Gabe Belladonne in wenigen Stunden in Gesundheit hätten verwandelt werden können.

Und welche wahre Arznei wäre wohl nicht schädlich, gefährlich und giftig in den Händen des Unwissenden? Gewiſs, eine jede kräftige Arznei ist es, welche im unrechten Krankheitsfalle angewendet wird und in unverhältniſsgroſsen Gaben, — also bloſs durch die Schuld des sogenannten Arztes. Und hinwiederum werden selbst die an sich stärksten und heftigsten Arzneien zu den mildesten durch hinreichende Verkleinerung der Gabe und zu den heilsamsten werden sie, selbst für die schwächlichsten und empfindlichsten Körper, wenn, bei der angemessen kleinsten Gabe, die man zu reichen versteht, der Krankheitsfall aus sehr ähnlichen Leiden besteht, als die Arznei für sich in gesunden Menschen erzeugen zu können bewiesen hat. Bei so kraftvollen Arzneien, als die Belladonne ist, muſs man freilich die gehörige Sorgfalt bei der homöopathischen Wahl anzuwenden nie unterlassen, was bekanntlich dem mit etlichen auswendig gelernten Recepten Alles behandelnden Schlendrianisten nicht in den Kopf will.

Durch hundertfache Versuche bei Kranken belehrt, habe ich mich in den letzten acht bis zehn Jahren zur decillionfachen Verdünnung herabzustimmen nicht unterlassen können, und finde davon den kleinsten Theil eines Tropfens *) zur Gabe so eben hinreichend, um

---

*) Indem ein Mohnsamen groſses Streukügelchen (deren 300 nur einen Gran wiegen) damit befeuchtet zur Gabe gereicht wird, giebt man weniger als $\frac{1}{1000}$ eines Tropfens der decil-

Belladonne.

jede mit dieser Arznei zu erreichende Heilabsicht zu erfüllen.

Zwei Tropfen des mit Weingeist zu gleichen Theilen gemischten Saftes als Einheit angenommen (wie bei andern Pflanzensäften) und mit 99 bis 100 Tropfen Weingeist durch zwei abwärts geführte Schläge des Arms (in dessen Hand das Mischungsglas befindlich ist) geschüttelt, giebt eine hundertfache potenzirte Verdünnung; hievon ein Tropfen mit abermals 100 Tropfen frischen Weingeistes auf gleiche Art geschüttelt giebt eine 10000fache Verdünnung und hievon wieder ein Tropfen mit 100 Tropfen Weingeist geschüttelt, eine millionfache. Und so wird in dreifsig solchen Gläsern die potenzirte Verdünnung bis zur decillionfachen gebracht, womit der homöopathische Arzt seine von Belladonne zu erwartenden Heilungen verrichtet.

(Diefs ist die auch für die Verdünnung und Potenzirung der übrigen Pflanzensäfte anzuwendende Weise.)

In gedachter kleinsten Gabe ist die Belladonne, wenn der Krankheitsfall sie homöopathisch erheischt, selbst für die akutesten Krankheiten (in denen sie mit gleicher Schnelligkeit, der Natur des Uebels angemessen, ihre Wirkung vollführt) heilsam, so wie sie auf der andern Seite nicht weniger in den langwierigsten Uebeln dient, wo ihre Wirkungsdauer selbst in der kleinsten Gabe, auf drei Wochen und darüber steigt *)

---

lionfachen, durch Schütteln vergeistigten (potenzirten) Arznei-Verdünnungen, weil mit einem einzigen solchen Tropfen weit mehr als 1000 solche feine Kügelchen befeuchtet werden können.

*) Die gewisseste Vorbauung der Hundswuth besteht in der kleinsten Gabe Belladonne. Anfangs den dritten, vierten Tag und dann in immer längern Zeiträumen wiederholt.

Fast alle Schriftsteller haben den Essig als Antidot der Belladonne aufgestellt, blofs aus Vermuthung und weil es Einer dem Andern nachschrieb auf Treue und Glauben, und dennoch ist nichts weniger wahr als diefs. Meine öftere Erfahrung lehrt, dafs Essig die widrigen Wirkungen grofser Gaben Belladonne nur noch mehr verschlimmert *).

Die lähmigen Zufälle und Bauchschmerzen von Belladonne stillt Mohnsaft, obschon nur antipathisch und palliativ, höchst wahrscheinlich hebt er auch die Schlummersucht davon, in sehr kleinen Gaben gereicht.

Doch werden der betäubte Zustand, der Wahnsinn und die Wuth von Belladonne am schnellsten und gewissesten durch eine oder ein paar kleine Gaben Bilsen homöopathisch gehoben, die Trunkenheit allein aber schon durch Wein, wie ich nächst *Trajus* und *Moibanus* erfahren habe.

Wenn eine kleine Gabe Belladonne, unhomöopathisch gewählt, Weinerlichkeit mit Frost und Kopfweh hervorgebracht hat, so hilft eine eben so kleine Gabe Pulsatille.

Am nöthigsten aber ist zweckmäfsige Hülfe, wo von Belladonne beträchtlich viel Substanz, z. B. Beeren verschluckt worden sind. Da erleichtert starker Kaffeetrank in Menge getrunken, welcher die Unreizbarkeit und die tetanischen Krämpfe, obgleich nur antipathisch aufhebt, das Ausbrechen der Beeren am zuverlässigsten, während der Schlund mit der Fahne einer langen Feder hinreichend zur Entleerung des Magens gereizt wird.

---

*) Auch Stapf beobachtete, dafs bei den heftigen Kopfschmerzen von Belladonne um die Stirne gelegter Essig sie bis zum Unerträglichen erhöhete, so dafs er abgenommen werden mufste.

Belladonne.

Die rothlaufartigen Geschwülste von Belladonne werden von etwas kalkartiger Schwefelleber bald beseitigt. Auch Kampfer zeigt gegen einige Krankheits-Zustände von Belladonne viel antidotische Kraft.

Die von mir gefundene Schutzkraft der Belladonne (in der kleinsten Gabe aller 6, 7 Tage gereicht) gegen das wahre, rothlaufartige, glatte S c h a r l a c h f i e b e r, wie es *Sydenham, Plencitz* und Andre zeichnen, ward 19 Jahre hindurch verlästert und verhöhnt durch eine Menge Aerzte, die diese eigenartige Kinder-Krankheit nicht kannten und unbesonnen genug das seit 1801 aus Belgien eingewanderte r o t h e F r i e s e l (P u r - p u r f r i e s e l, R o o d v o n k) *) dafür nahmen, es fälschlich mit dem Namen „Scharlachfieber" belegten und mein für das wahre Scharlachfieber empfohlne Schutz- und Heilmittel an diesem rothen Friesel **),

---

*) m. s. T h o m a f s e n a T h u e s s i n k, o v e r d e R o o d - v o n k, 1816. aus seinen g e n e e s k u n d i g e W a a r n e - m i n g e n besonders abgedruckt.

**) Als eine höchst verschiedene Krankheit will das rothe Friesel (Roodvonk) auch ganz anders behandelt seyn. Da bringt Belladonne natürlich nichts gutes und der andre, gemeine Cur-Schlendrian muſs auch die meisten Kranken daran sterben lassen, da sie doch sämmtlich geheilt werden könnten durch abwechselnden Gebrauch von Sturmhut und der Tinktur des rohen Kaffees, erstern gegen die Hitze und die steigende Unruhe und agonisirende Aengstlichkeit, letztere gegen überheftige Schmerzen mit weinerlicher Laune gegeben, — den Sturmhut in decillionfacher Verdünnung des Saftes und die rohe Kaffeetinktur in millionfacher Verdünnung, beides im kleinsten Theile eines Tropfens zur Gabe, alle 12, 16, 24 Stunden das eine oder das andre, so wie das eine oder das andre angezeigt ist. In den neuesten Zeiten scheinen beide so sehr verschiedne Krankheiten (glattes Scharlachfieber und Purpurfriesel) in einigen Epidemien sich zu kompliciren, und daher bei einem Theile der Kranken mehr Belladonne, bei einem andern mehr Akonit hülfreich zu seyn.

wie natürlich, vergeblich versuchten. Nun freue ich mich, dafs andre Aerzte in den letztern Jahren das alte, eigentliche Scharlachfieber wieder beobachteten, die Schutzkraft der Belladonne dagegen vielfach bestätigten und mir nach so langem, ungerechtem Hohne endlich wieder Gerechtigkeit angedeihen liefsen.

Belladonne.

Schwindel [*Sicelius*, Observ. Dec. IV. Cas. 4. — *Ziegler*, Beob. Leipz. 1787. S. 21 — 38. — *R. Buchave*, in Samml. br. Abh. f. pr. Aerzte, XIV. iv. — *Henning*, in Hufel. Journ. XXI, 1. — *Eb. Gmelin*, in Acta Nat. Cur. VI, App.]

Schwindel; es ist ihm, als schwankten die Gegenstände hin und her. [*Ws.*]

Drehen im Kopfe, Schwindel mit Uebelkeit, wie nach schnellem Drehen im Kreise, oder wie nach dem Früh-Schlafe auf eine Nacht-Schwärmerei. [*Hbg.*]

Drehen im Kopfe und zugleich ein ähnliches Drehen in der Herzgrube; nach Aufstehen ward es beim Gehen so schlimm, dafs sie nichts mehr unterscheiden konnte, es schwand alles vor den Augen. [*Kr.*]

5. Schwindel, als drehete sich alles im Kreise herum (n. 1 St.) [*Hrn.*]

Er geht in einem Kreise herum [*de St. Martin*, Journal de Med. XVIII. Août.]

Dumm und drehend im Kopfe, in freier Luft ist's ihr besser, in der Stube schlimmer (n. ½ St.) [*Stf.*]

Anfälle von Schwindel, in Ruhe und Bewegung [*Gfs.*]

Eine Schwindel ähnliche Taumel-Empfindung im ganzen Kopfe, während des Sitzens [*Htn.*]

10. Schwindel und Zittern der Hände, dafs sie nichts damit verrichten konnten [*Baldinger*, Neues Magazin f. Aerzte, I. 1. St. S. 30.]

Beim Gehen taumelt er, hielt sich an die Wände an, klagte über Beängstigung und Schwindel und redete oft ohne Vernunft wie ein Betrunkener [*Baldinger* a. a. O.]

Sie steht früh aus dem Bette auf und wankt wie trunken hin und her [*Greding* in *Ludw.* Adversar. med. pr. I, P. IV. S. 670.]

Schwindlichtes Schwanken [*Mardorf*, Diss. de maniacis Giefsensibus, Giesae 1691. — *Lottinger*, med. chirurg. Wahrnehm. Altenb. II. S. 326. — *Tib. Lambergen*, lectio inaug. sist. eph. pers. carcin. Groning. 1754.]

Anfälle von Schwindel mit Stumpfsinnigkeit, einige Minuten lang. (n. 12 St.)

15. Den ganzen Tag über Verwirrung der Sinne, er weifs nicht, was er thut [*Lr.*]

Stumpfsinn.

Benebelung des Kopfs, mit Drüsen-Geschwülsten im Nacken. (n. 6 St.)

Trunkenheit.

Gleich nach der Mahlzeit wie betrunken.

20. Beim mindesten Trinken des Bieres, sogleich Trunkenheit.

Benebelter Kopf und Trunkenheit, wie von Weinsaufen, mit dickem, rothem Gesichte [Commercium liter. Nov. 1731.]

Der ganze Kopf ist ihm wüste viele Tage lang [*Stf.*]

Benebelung wie in Trunkenheit [*Höchstetter*, Obs. med. Fft. 1674. obs. 7. — *May*, im Hannöver. Mag. 1773. Nro. 97. — *Sicelius*, a. a. O. — *de Launay d'Hermont*, in hist. de l'acad. des sc. 1756. — *Albrecht*, in Commerc. lit. Nov. 1731. — *Buc'hoz*, bei Vicat, Plantes venen. de la Suisse, S. 183. — [*Rt.* d. j.]

Benebelung des Vorderhauptes, als wenn ein drückender Nebel besonders unter dem Stirnbeine hin und her zöge [*Gfs.*]

25. Benebelung des Kopfs wie von vielem Branntwein und Tabakrauchen [*Hbg.*]

Benebelung und Eingenommenheit des ganzen Kopfs, wie vom widrigen Gefühle eines anfangenden Rausches [*Gfs.*]

Eingenommenheit des Kopfs; bei Bewegung heftiger [*Hrn.*]

Unaufgelegtheit zu allen Geistes-Geschäften [*Hbg.*]

Abspannung des Geistes und Körpers [*Hrn.*]

30. Geistes-Schwäche [*Wierus*, de praestig. daemonum, III. Cap. 17.]
Betäubung [*Wagner*, Miscell. Nat. cur. Dec. II. ann. 10. obs. 108. — *Buchave* — *Wierus*, a. a. O.]
Geistes-Verwirrung [*Sicelius*, a. a. O.]
Geistes-Verwirrung, so daſs er nicht weiſs, ob er träumt oder wacht [*Moibanus* bei *Schenck* VII. Obs. 164.]
Verwirrung der Sinne; schläfrig und dennoch wachend, glaubt er zu träumen [*Moibanus*, a. a. O.]
35. Die Sinne täuschen ihn [*Ackermann* bei *Struve*, Triumph d. H. III. S. 303.]
Erhöhete, getäuschte Phantasie zaubert ihr eine Menge schöner Bilder vor [*Kr.*]
Er glaubt Gespenster und verschiedne Insekten zu sehen [*Moibanus*, a. a. O.]
Ihre Nase kömmt ihr durchsichtig vor [*Kr.*]
Er glaubt, abwesende Dinge zu sehen [*Wiedemann* in *Hufel.* Journ. XXII, 1.]
40. Es ist ihr, als ob eine Stelle auf der linken Seite des Kopfs durchsichtig und braungefleckt wäre [*Kr.*]
Er glaubt, auf einem Ochsen zu reiten [*G—ch* in *Hufel.* Journ. XVII, 1.]
Er kennt seine eignen Anverwandten nicht [*Wierus*, a. a. O.]
Besinnungslosigkeit; er saſs wie im Traume [*Hbg.*]
Unbesinnlichkeit [*Stf.*]
45. Er lag oft ohne Besinnung, ohne Bewuſstseyn [*Stf.*]
Verlorne Besinnung und Krämpfe im Arme, Nachts [*Greding*, a. a. O. S. 672.]
Höchste Sinnen-Betäubung [*Ollenroth* in *Hufel.* Journ. VII, 4.]
Sinnlosigkeit [*Hasenest* in Acta Nat. Cur. III, obs. 35. — *Grimm*, in Acta Nat. Cur. Vol. II, Obs. 60. — (n. 2 St) *Rau*, in Acta Nat. Cur. X, obs. 24. — *Eb. Gmelin*, a. a. O. — *Höchstetter*, a. a. O.]
Sinnlosigkeit mit Convulsionen der Gliedmasen [*Buchave*, a. a. O.]
50. Völlige Sinnlosigkeit, sie ist ihrer unbewuſst [*Henning*, a. a. O.]

Gänzliches Verschwinden des Verstandes [*Sauter* in *Huf.* Journ. XI, 1. S. 125. — *Buchave*, a. a. O.]

Verstandlosigkeit, einige Wochen lang [*Rau*, a. a. O.]

Unempfindlichkeit [*Vicat*, Plantes venen. de la Suisse, S. 181.]

Stupidität [*Wagner*, a. a. O.]

55. Während des Kopfwehs vergehn ihr die Gedanken; sie vergifst, was sie kurz zuvor dachte und kann sich nicht besinnen [*Baehr*].

Zerstreutheit des Geistes; er versieht sich leicht bei seinen Geschäften, und vergifst Dinge, die er sich eben vorgenommen hatte [*Ws.*]

Bald fiel ihm diefs, bald jenes ein; er konnte nichts ordentlich denken und er vergafs gleich alles, was er eben gedacht oder gelesen hatte [*Lr.*]

Vermindertes Gedächtnifs.

Sehr schwaches Gedächtnifs; er vergifst, was er vorhatte, augenblicklich, und kann sich an nichts erinnern.

60. Wiederkehr des verlornen Gedächtnisses [*Greding*, in *Ludwigii* Adversariis med. I. T. IV. S. 650.]

Er erinnert sich längst vergangner Dinge [*Wiedemann*, a. a. O.]

Er erinnert sich an Dinge, die vor drei Jahren geschehen sind [Med. chir. Wahrnehmungen aus verschiednen Sprachen übersetzt, Altenb. VII, S. 69.]

Lebhaftes Gedächtnifs (Heilwirkung) (n. 24 St.)

Heftiges Kopfweh [*Lambergen* — *Greding*, a. a. O. S. 669.]

65. Kopfschmerz, wie taub im Gehirne.

Der ganze Kopf ist ihm schwer, wie von Trunkenheit [*Stf.*]

Eine Schwere im obern Theile der Stirne, welche Schwindel verursacht und wie Trunkenheit (n. 14 Tagen).

Der Kopf ist ihm so schwer, als sollte er einschlafen; er ist zu nichts aufgelegt.

Kopfweh blofs über den Augen, wie eine Schwere im Kopfe, früh beim Erwachen und wenn er das Auge berührt, so thut's weh.

70. Schwerheits-Empfindung mit heftigem Drücken im ganzen Hinterhaupte (n. 21 St.) [*Htn.*]

Schwere des Kopfs, als wenn er herunterfallen wollte [*Ln.*]

Früh, Kopfweh, als wenn sich etwas über den Augenbraubogen in der Stirne herabsenkte, welches das Eröffnen der Augen hindert (n. 4 St.) [*Lr.*]

Ein drückendes Gefühl von Schwere, vom Mittelpunkte des Gehirns nach den Schläfen zu, mit Gehör Verminderung in beiden Ohren [*Mkl.*]

Drücken im rechten Scheitel, später abwechselnd im linken und dann wieder im rechten [*Mkl.*]

75. Drückendes Kopfweh, besonders in der Stirne (n. 2 Tagen) [*Hrn.*]

Unabgesetzt, still drückendes Hauptweh in einer der beiden Kopf-Seiten (n. 5. 24 St.).

Schmerzlich drückendes Gefühl im Kopfe, besonders am untern Theile der Stirne, gleich über der Nase, beim Auftreten unleidlich [*Rt. d. j.*]

Kopfschmerz über den Augenhöhlen, als ob das Gehirn eingedrückt wäre, so dafs er die Augen zuziehen mufste [*Hbg.*]

Drückender Schmerz unter dem rechten Stirnhügel, der bald darauf die ganze Stirne einnimmt (n. 10 Minuten) [*Gfs.*]

80. Heftiger Druck unter dem rechten Stirnhügel [*Gfs.*]

Der drückende Schmerz unter dem Stirnbeine nimmt nur bisweilen ab, um desto heftiger wieder zurück zu kehren [*Gfs.*]

Drückender Schmerz unter den Stirnhügeln, früh bald nach dem Erwachen, beim Aufstehen [*Gfs.*]

Heftig drückender Schmerz im linken Stirnhügel nach aufsen [*Htn.*]

Heftiges Drücken in der linken Schläfe nach innen, welches durch Aufstützen des Kopfs auf dieser Seite sich der ganzen vordern Gehirn-Hälfte mittheilt (n. ½ St.) [*Htn.*]

85. Heftiges Drücken nach aufsen in der ganzen linken Gehirn-Hälfte, besonders heftig in der Stirne (n. 2¼ St.) [*Htn.*]

Drückender Schmerz in der rechten Schläfe-Gegend, der beim Aufstützen des Kopfs auf die Hand in einen zersprengenden übergeht und sich bis in den rechten Stirnhügel erstreckt (n. 8 St.) [*Htn.*]

Druck im Kopfe bald hie, bald da, der jedesmal grofse Flächen einnimmt [*Hrn.*]

Drückendes Kopfweh in der Stirne, bei Bewegung so schlimm, dafs es ihm die Augen zuzog, im Sitzen gelinder; er mufste sich legen, worauf es sich verlor; beim Aufstehn kam es sogleich wieder, zwei Tage lang, weder durch Essen noch durch Trinken verschlimmert; so bald er in die freie Luft geht, will es ihm die Stirne eindrücken, gleich als wenn ein schwerer Stein auf derselben läge; den dritten Tag verschwand es beim Sitzen in der Stube gänzlich [*Hbg.*]

Ein Drücken tief im Gehirne über den ganzen Kopf, bei und nach dem Gehen in freier Luft.

90. Wie ein Stein drückendes Kopfweh in der Stirne, durch Auflegen des Kopfes und durch Vorbücken erleichtert, bei erweiterten Pupillen und winselnder Verdriefslichkeit über Kleinigkeiten (n. 8 St.).

Spannender Druck in der rechten Seite der Stirne [*Hrn.*]

Spannender Druck im linken Scheitel und in der Stirne (n. 24 St.) [*Hrn.*]

Kopfschmerz, als ob der Kopf von beiden Seiten zusammengeschraubt und dadurch dünner wäre [*Baehr*]

Ein anhaltendes Auftreiben des ganzen Gehirns [*Ln.*]

95. Heftiges Pressen im ganzen Kopfe nach aufsen, als ob er zersprengt werden sollte (n. 3 St.) [*Htn.*]

Kopfweh, als wenn das Gehirn herausgedrückt würde, dicht über den Augenhöhlen in der Stirn, welches die Augen aufzuschlagen hindert, und zum Niederliegen zwingt mit höchster Verengerung der Pupillen und sehr leiser Sprache (n. 5. 24 St.).

Beim Vorbücken Schmerz, als wollte alles zur Stirne heraus [*Stf.*]

Empfindung, als ob das Gehirn nach der Stirne zu prefste, was sogleich verging, wenn er den Kopf etwas rückwärts bog (n. 1½ St.) [*Htn.*]

Beim Husten ist die Empfindung des aus einander Pressens im Kopfe weit heftiger (n. 3½ St.) [*Htn.*]

100. Im Freien ist die Empfindung von Zersprengen im Kopfe sehr heftig, und er fürchtet sich zu husten, wegen Erhöhung des Schmerzes (n. 4 St.) [*Htn.*]

Klopfendes Pressen in der linken Seite des Hinterhauptes (n. 5 St.) [*Htn.*]

Für Kopfschmerz in der Stirne muſs er im Gehen oft stehen bleiben, bei jedem Schritte ist's, als senke und hebe sich das Gehirn in der Stirne; durch starkes darauf Drücken minderte es sich (n. 6 Tagen) [*Hbg.*]

Starkes Pulsiren der Blutgefäſse in der Stirne und Schmerz, als würde der Knochen ausgehoben [*Hbg.*]

Beim Erwachen Schlagen der Adern im Kopfe und in den meisten Theilen des Körpers [*Kr.*]

105. Heftiges Klopfen im Gehirne von vorne nach hinten und nach beiden Seiten; äuſserlich endigt es sich in schmerzhafte Stiche [*Ws.*]

Drückend nagendes Kopfweh rechts im Oberhaupte bis zum Ohre herab, durch bald vorübergehenden nagenden Schmerz im hohlen Zahne veranlaſst (n. 9 St.) [*Ws.*]

Drückendes Stechen in den Schläfen von innen heraus (n. ½ St.) [*Ws.*]

Schneidendes Drücken in den Schläfen von innen heraus, das immer heftiger wird, sich durch das Gehirn verbreitet und da in ein starkes Klopfen übergeht, anhaltend in allen Lagen [*Ws.*]

Reiſsender Druck im Kopfe, bald hie, bald da, besonders in der Stirne und Schläfen-Gegend [*Hrn.*]

110. Reiſsender Druck in der rechten Schläfe und dem Scheitel, der sich nach verschiednen Gegenden ausbreitet [*Hrn.*]

Reiſsender Druck im Kopfe hie und da (n. 5 St.) [*Hrn.*]

Ziehend drückender Kopfschmerz [*Hbg.*]

Ein Ziehen im Kopfe nach der Stirne zu, als wollte sich das Gehirn erweitern [*Ln.*]

Ziehender Schmerz von der Schläfe bis über die rechte Augenhöhle herüber.

115. Ein Herabziehen an den Schläfen und in der rechten Augenhöhle.

Bohren und Klopfen in der rechten Kopf - Seite, ähnlich wie im Backen, bei jeder Bewegung vermehrt [*Kr.*]

Bohrender und drückender Kopfschmerz am Tage an verschiednen Stellen, am Abend Stechen [*Kr.*]

Bohrender Schmerz unter dem rechten Stirnhügel früh bald nach dem Aufwachen [*Gfs.*]

Unaufhörlich ziehender und ausdehnender Kopfschmerz, als wenn etwas darin ruckweise wiegete oder wuchtete.

120. **Ruckendes Kopfweh, das beim schnellen Gehen und schnellen Treppen-Steigen äuſserst heftig wird und bei jedem Auftreten wie eine Last im Hinterhaupte herabzuckt** (n. 48 St.) [*Ws.*]

Der ganze Kopf ist stechend schmerzhaft, mehr in der Stirne [*Stf.*]

Stumpfe Stiche in der linken Schläfe von innen heraus [*Ws.*]

In der ganzen Stirne gelind stechendes Kopfweh (n. 1½ St.) [*Stf.*]

Scharfe Stiche zu beiden Stirnhügeln heraus (n. 2 St.) [*Ws.*]

125. Ungeheurer Kopfschmerz von stumpfen oder drückenden Stichen, welche das Gehirn von allen Seiten durchfahren.

In der rechten Schläfe heftig stechender Schmerz, ¼ Stunde lang (n. 25 St.) [*Stf*]

Einige stumpfe Stiche in der linken Seite des Hinterhaupts [*Ln.*]

Im rechten Stirnhügel starkes Stechen, beim Vorbücken stärker, beim Berühren gelinder (n. 5 Min.) [*Stf.*]

Stechen durch den Kopf wie mit einem zweischneidigen Messer, des Abends [*Kr.*]

130. Stiche wie mit einem Messer von einer Schläfe zur andern [*Baehr*]

Abends, einige groſse Stiche im Hinterhaupte, gleich hinter dem Ohre, schnell wie ein Blitz, daſs er hätte schreien mögen. (n. 6 Tagen)

In der rechten Kopf-Seite schneidende Stiche, wie mit einem zweischneidigen Messer, welches dann in den Vorderkopf, dann in den Scheitel und dann in den Hinterkopf zieht, so dafs sie auf keiner Seite liegen kann [*Kr.*]

Drei heftige, starke Stiche durch den Kopf von der Stirne bis ins Hinterhaupt, worauf plötzlich alles frühere Kopfweh verschwindet (n. 3¾ St.) [*Stf.*]

Stechendes Reifsen im Kopfe über der rechten Augenhöhle [*Hrn.*]

135. Schneidend reifsender Schmerz im Kopfe, der sich von einer Stelle zur andern zieht [*Hrn.*]

Brennend reifsender Schmerz im linken Stirnhügel (n. 4 St.) [*Htn.*]

Reifsender Schmerz im rechten Scheitel bei Bewegung heftiger [*Hrn.*]

Reifsen in der Stirne äufserlich.

Reifsen in der Stirne [*Hbg.*]

140. Reifsen über den Augenbrauen [*Hbg.*]

Heftige Kopfschmerzen reifsender Art im Vorderhaupte (n. 8 St.) [*Gfs.*]

Kopfschmerz auf dem Scheitel, ein Drehen, bald auch wühlend, bald reifsend; von äufserm Drucke ward der Schmerz viel heftiger; die Hirnschale deuchtete ihr ganz dünn zu seyn zum Durchdrücken [*Kr.*]

Kälte-Empfindung im Gehirne, in der Mitte der Stirne.

Ziehen in der Stirne [*Kr.*]

145. Ziehender Schmerz im Stirnbeine und im Nacken, in Ruhe und Bewegung [*Cfs.*]

Ein die Näthe des Kopfs zu zerreifsen scheinender Kopfschmerz und als setzte man einen Hebel an, um den Kopf zu zersprengen [*Ln.*]

Gefühl im Gehirne, wie von schwapperndem Wasser [*Buchholz* in *Hufel.* Journ. V. 1. S. 252.]

Beim Vorbücken schiefst das Blut nach der Stirne vor [*Baehr*]

Beim Bücken steigt das Blut in den Kopf und er wird schwer und wie schwindlicht.

150. Wallung des Blutes nach dem Kopfe, ohne innere Kopf-Hitze; wenn er den Kopf rückwärts

lehnte, deuchtete es ihn, als schösse das Blut hinein [*Hbg.*]

Hitze im Kopfe (heifs vor dem Kopfe) (n. ⅓ St.) [*Stf.*]

Aeufserer Schmerz am ganzen Kopfe, wie der von starkem Zausen und Raufen an den Haaren, in der Kopfhaut zurückbleibende Schmerz [*Ht. d. j.*]

Nagendes Kopfweh auf den Stirnhügeln äufserlich [*Ws.*]

Fein stechendes Brennen auf dem linken Stirnhügel (n. ⅓ St.) [*Htn.*]

155. Ein schneidender Kopfschmerz links neben der Hervorragung am Hinterhaupte [*Gfs.*]

An der rechten Kopf-Seite und zugleich im rechten Arme, ziehender Schmerz, in der Ruhe (nach Tische) [*Hbg.*]

Schnell vorüber gehender Klamm-Schmerz auf der rechten Seite des Oberhauptes (n. 11 St.) [*Ws.*]

Klamm-Schmerz an der Nasenwurzel [*Ws.*]

Starker Klamm-Schmerz am Stirnhügel, der sich über das Jochbein bis zum Unterkiefer herabzieht [*Ws.*]

160. Aeufsere Empfindung von Zusammenziehung der Stirn- und Augen-Muskeln [*Ln.*]

Kratzendes Jücken an der Stirne (n. 1 St.) [*Ws.*]

Ein schmerzhafter Blutschwär an der Schläfe.

Rothe, unschmerzhafte Blüthchen brechen an der Schläfe, am rechten Mundwinkel und am Kinne aus und beim Kratzen kömmt blutiges Wasser hervor (n. 13 St.) [*Lr.*]

Kopf-Geschwulst [*Kummer*, a. a. O. — *Münch* über die Belladonne — *Horst*, Opera II. S. 488.]

165. Starke Geschwulst des Kopfs und Röthe über den ganzen Körper *) [*Münch* in *Richter's* Biblioth. V. S. 387.]

Ausfallen der Kopfhaare, eine Stunde lang. (n. 24 St.)

Die vorher idioelektrischen Kopfhaare sind es nicht mehr. (n. 24 St.)

Der äufsere Kopf ist so empfindlich, dafs die geringste Berührung, ja schon der Druck des Haares ihr Schmerzen verursacht [*Kr.*]

---

*) Bei zwei Knaben.

Belladonne.

Unruhige Mienen [*Boucher* in Journ. de Med. XI. Août]
170. Zerstörte Gesichtszüge [*Boucher*, a. a. O.]
Gesichts - Blässe [*Sicelius*, a. a. O.]
Gesichts - Blässe mit Durst [*Greding*, a. a. O. S. 650.]
Gesichts - Blässe mit vermehrtem Appetite [*Greding*, a. a. O. S. 650.]
Schnelle Gesichts - Blässe einige Zeit lang [*Greding*, a. a. O. S. 677.]
175. Oft höchste Gesichts - Blässe augenblicklich in Gesichts - Röthe verwandelt, mit kalten Wangen und heifser Stirne [*Greding*, a. a. O. S. 662.]
Hitz - Empfindung im Gesichte ohne äufsere Röthe (n. 8 St.) [*Wislicenus*, a. a. O.]
Brennende Hitz - Empfindung im ganzen Gesichte, ohne Backen - Röthe und ohne Durst, bei mäfsig warmem Körper und bei kalten Füfsen (n. 4 St.) [*Htn.*]
Kriebelnde Hitz - Empfindung im Gesichte unter der Haut (n. ½ St.) [*Ws.*]
Brennende Hitze über das Gesicht, ohne Durst (n. 10 St.) [*Lr.*]
180. Ungewöhnliche Röthe des Gesichts [*Ln.*]
Starke Röthe und Hitze im Gesichte, ohne Schweifs (n. 24. 30 St.) [*Mkl.*]
Sehr rothes, heifses Gesicht, bei eiskalten Gliedmasen [*Stf.*]
Glühende Gesichts - Röthe bei heftigen, unnennbaren Kopfschmerzen [*Stf.*]
Blofs am Kopfe Hitze und Röthe.
185. Schweifs blofs im Gesichte.
Drang des Blutes nach dem Kopfe, rothe Backen [*Buchhave*, a. a. O.]
Grofse Hitze und Röthe der Wangen [*Buchhave*, a. a. O.]
Gesicht ist sehr geschwollen und heifs [*Buchhave*, a. a. O.]
Röthe und Hitze im ganzen Gesichte, als wenn er viel Wein getrunken hätte [*Hbg.*]
190. Hitze im Gesicht den ganzen Tag, als wenn vom Wein das Blut nach dem Kopfe getreten wäre. (n. 12 St.)

Dunkelrothes Gesicht [*Sauter* in *Huf.* Journ. XI.]
Verdickte Haut im Gesichte, als wenn ein Ausschlag hervorbrechen sollte [*Sauter*, a. a. O.]
Gesicht bläulichroth bei grofser Hitze des Körpers, Abends [*Wiedemann* in *Hufel.* Journ. XXII, 1.]
Scharlachröthe des Gesichts und der Brust während des Schlafes [*Schäffer* in *Hufel.* Journ. VI.]

195. Scharlachröthe der Haut des Körpers, besonders des Gesichts mit besonders hervorstechender Gehirn-Thätigkeit [*Wetzler*, in Annalen der Heilkunde, 1811. Febr.]
Sehr rothe scharlachfarbne Flecken im Gesichte, bei starkem Pulse [*Wiedemann*, a. a. O.]
Unter plötzlichem Schauder, grofse Benebelung des Kopfs und Gesichts, rothe Augen und mit sehr kleinen, ungleichförmigen, dunkelrothen Flecken, besonders an der Stirne, angefülltes, geschwollenes Gesicht [*Greding*, a. a. O. S. 685.]
Früh beim Erwachen, ein kleiner blaurother Fleck auf dem linken Backen, der sich allmälig vergröfsert, bis die blaurothe Geschwulst den ganzen Backen einnimmt, mit Brennen und Stechen in der eigentlichen Röthe und Bohren und Klopfen im ganzen Backen, durch Bewegung unmäfsig erhöhet; nach einigen Tagen schwoll auch der andre Backen an und die Geschwulst dauerte 8 Tage [*Kr.*]
Rothes geschwollenes Gesicht [*May*, a. a. O.]

200. Rothes geschwollenes Gesicht mit stieren Augen [*Justi* in *Hufel.* Journ. VII, 4. S. 65.]
Aufgeschwollenes Gesicht.
Das Gesicht war roth und geschwollen, der übrige Körper aber blafs [*Grimm*, a. a. O.]
Geschwulst der Backen mit brennendem Schmerze [*Fr. H-n.*]
Harte, grofse Geschwulst im Gesichte bei der Nase und dem Auge, mit Geschwulst der Ohrdrüse, von fünftägiger Dauer [*Greding*, a. a. O. S. 668.]

205. Geschwulst der linken Backe bei der Nase und dem Auge, welche Nachmittag entsteht, den andern Tag mit Hitze wächst und fünf Tage dauert [*Greding*, a. a. O. S. 667.]

Geschwollenes Gesicht [*Münch*, a. a. O.]
Geschwulst des Gesichts und vorzüglich der Lippen [*Lambergen*, a. a. O.]
Ein ununterbrochnes Fippern (und Blinzeln) der beiden Augenlider *) [*Ln.*]
Ein ununterbrochnes, den ganzen Tag anhaltendes Zittern und Fippern des rechten obern Augenlides, zuletzt schmerzhaft [*J. C. Hartung*, in einem Aufsatze.]

210. Erweiterte Augenlider, weit offen stehende Augen.

Pochender Schmerz im untern Augenlide, nach dem innern Winkel zu, mit starker Entzündungs-Geschwulst auf diesem Punkte, mit vielem Thränen, eine halbe Stunde lang (n. 32 St.) [*Mkl.*]
Die Augen fallen ihm zu und werden wässerig [*Rt. d. j.*]
Schwere in den Augen, besonders dem obern Augenlide [*Rt. d. j.*]
Nach dem Erwachen des Morgens fallen ihr die Augen von selbst wieder zu; sie kann sie nicht aufbehalten, bis sie aus dem Bette kömmt [*Kr.*]

215. Jückende Stiche in den innern Augenwinkeln, die durch Reiben nur auf kurze Zeit vergehen (n. 1 St.) [*Ws.*]

Der innere Winkel des linken Auges ist sehr schmerzhaft, selbst bei leiser Berührung [*Gfs.*]
Beifsen in beiden Augen [*Hbg.*]
Unwillkührliches Thränen der Augen.
Salziges Wasser läuft beständig aus den Augen [*Hbg.*]

220. Thränen der Augen [*Mkl.*]

Trockenheit in den Augen, (der Nase, dem Munde, dem Schlunde) [*Wasserberg* bei *Stoll*, Ratio medendi, III, S. 403.]
Brennendes Trockenheits-Gefühl in beiden Augen,

---

*) Lid nennt man ein Thürchen, womit man eine Oeffnung verschliefsen kann (verwandt mit Laden). So nennt man einen Fensterflügel ein Lid und das bewegliche, eisenblechne Thürchen am Heitz- oder Aschloche eines Ofens wird ebenfalls ein Lid genannt. Die Schreibung „Augenlied" kann keine Herleitung aufweisen.

abwechselnd in dem einen oder dem andern stärker (n. 7 St.) [*Mkl.*]

Schmerz und Brennen in den Augen [*Greding*, a. a. O. S. 644.]

Vermehrte Hitze und Hitz-Gefühl in den Augen [*Mkl.*]

225. Gefühl von Hitze in den Augen; es war, als wenn sie mit einem heifsen Dunste umgeben wären.

Lichtscheue; er vermeidet, ins Licht zu sehen [*Justi*, a. a. O.]

Brennen der Augen mit empfindlichem Jücken verbunden; wenn aber die Augen nach oben gedrückt wurden, hörte beides auf (n. 28 St.) [*Mkl.*]

Früh das Weifse im Auge rothstreifig; mit drückendem Schmerze.

Entzündung der Augen, Strotzen der Venen der weifsen Augenhaut, mit einer kitzelnden Empfindung.

230. Augenentzündung; die Bindehaut ist mit rothen Adern durchzogen, mit stechendem Schmerze; die Augen wässern [*Hbg.*]

Stechen in den Augen nach innen zu [*Kr.*]

Gilbe des Weifsen im Auge.

Früh sind die Augen ganz mit Eiter zugebacken [*Mkl. Kr.*]

Geschwulst und Vereiterungs-Entzündung des linken Thränenpunktes, anfänglich mit brennendem Schmerze, nachgehends mit drückendem Schmerze, drei Tage lang (n. 4 Tagen) [*Mkl.*]

235. Ein allgemeines Drücken in beiden Augen, als wenn hartes Brunnenwasser in die Augen gekommen wäre [*Ln.*]

Wenn sie die Augen zumacht, ein drückender Schmerz tief im Augapfel [*Stf.*]

Ein nebelichtes Drücken kömmt in die rechte Augenhöhle und geht von da abwechselnd wieder in die Stirne und wieder zurück [*Gfs.*]

Drücken in den Augen und Wässern derselben, besonders früh [*F. H-n.*]

Kriebelnd drückender Schmerz in den Augen, als wenn sie voll Sand wären; sie mufste reiben. (n. 1 St.)

Belladonne.

240. Drücken in den Augen, als wenn Sand hineingerathen wäre (n. 2½ St.) [*Lr.*]
Drücken in den Augen, wie von einem Sandkorne [*Greding*, a. a. O. S. 650. — *Mkl.*]
Schmerz in den Augenhöhlen; manchmal ist es, als würden die Augen herausgerissen, zuweilen (und zwar anhaltender), als drücke man sie in den Kopf hinein, wozu noch ein Schmerz kömmt, der aus der Stirne auf die Augen drückt [*Gfs.*]
Ein von den innern Augenwinkeln ausgehendes Reifsen im Auge [*Rt. d. j.*]
Ziehender Schmerz unter dem linken Auge, aufwärts.
245. Verengerte, schwer zu erweiternde Pupillen.
Sehr verengerte Pupillen den ganzen Tag; dann erst (Abends) erweiterten sie sich [*Stf.*]
Verengerte Pupillen (n. 10 Min.) [*Gfs.*]
Verengerte Pupillen (n. 1¼ St.) [*Ws.*]
Verengerte Pupillen (n. 2½ St.) [*Lr.*]
250. Die Pupillen-Erweiterung fing nach ½ Stunde an und stieg dann allmälig [*Gfs.*]
Erweiterte Pupillen nach 3¼ St. [*Sauter — Ln.*]
Die Pupillen sind Abends, auch bei nahe an das Auge gehaltenem Lichte, sehr erweitert (n. 12 St.) [*Gfs.*]
Erweiterte Pupillen (n. 14. 15 St.) [*Lr.*]
Die Pupillen sind späterhin, vom dritten Tage an, mehr erweitert [*Stf.*]
255. Erweiterte, unbewegliche Pupillen [*May*, a. a. O.]
Höchst erweiterte Pupillen [*Boucher*, a. a. O.]
Ein weifses Blättchen im linken, höchst erweiterten Sehloche [*Hbg.*]
Höchst erweiterte Pupillen (von Auflegung eines frischen Belladonne-Blattes auf ein Geschwür unter dem Auge) [*Ray*, histor. plant. lib. 13. Cap. 23.]
Bald ganz erloschenes, bald nur vermindertes Sehvermögen, bei ungeheuer erweiterten und ganz unbeweglichen Pupillen. [*Elfes*, in *Rust's* Magaz. T. XXI. Heft 3.]
260. Gänzliche Erweiterung der Pupille des rechten Auges und dreiwöchentliche Blindheit (von ins Auge gespritztem Safte der Pflanze) [*Daries*, Diss. de Belladonna, Lips. 1776. S. 34. 35.]

Verdunkelung des Gesichts von erweiterten Pupillen [*Buchave*, a. a. O]

Gesichts - Verdunkelung bei äufserst erweiterten Pupillen [*Greding*, a. a. O. S. 324.]

Blindheit, die Pupille des rechten Auges äufserst erweitert und unfähig, sich zu verengern [*Greding*, a. a. O. S. 662.]

Grofse Gesichts - Verfinsterung [*Justi*, a. a. O.]

265. Vor den Augen wie trübe, dunkel und schwarz (n. 1½ St.) [*Stf.*]

Blindheit [*Hasenest*, Acta Nat. Cur. Cent. III, obs. 35.]

Schwarzer Staar drei Tage lang, er kann Gedrucktes nicht lesen [*Hasenest*, a. a. O]

Er erwacht blind [*El. Camerarius*, in seinen Obs. und bei *Wepfer*, hist. Cic.]

Die Augen sind erblindet und stehen offen [*El. Camerarius*, a. a. O.]

270. Höchste Blödsichtigkeit [*Ollenroth*, a. a. O]

Ueberhingehende Blindheit mit Kopfweh [*Greding*, a. a. O. S 679.]

Trübsichtigkeit abwechselnd mit Krämpfen an den Händen und Füfsen, Kopfbenebelung und Mattigkeit in den Gliedern [*Greding*, a. a. O. S. 683.]

Trübsichtigkeit, Mund - Trockenheit und Leibweh [*Greding*, a. a. O. S. 606.]

Stumpfheit des Gesichts drei Stunden lang [*Greding*, a. a. O. S. 679.]

275. Bei Stumpfheit des Gesichts, Zittern an allen Gliedern [*Greding*, a. a. O. S 643.]

Langsichtigkeit (Presbyopie) wie im Alter [*Lottinger*, a. a. O.]

Nur ganz entfernte Gegenstände und völlig parallele Strahlen (z. B. einen Stern am Himmel) sieht er deutlich (von Belladonnesaft ins Auge gespritzt) [*Charles Wells* in *Gilberts* Annalen 1813, II. St. S. 133. — und *James Ware*, ebendaselbst 1816, XI. St.]

Langsichtigkeit, wie im Alter (Presbyopie); er konnte nur grofsen Druck lesen [*Lambergen*, a. a. O.]

Nebel vor den Augen, Blindheit [*Sauter*, a. a. O. — *Buchholz*, a. a. O.]

280. Als ob Nebel vor den Augen wäre, Verdunkelung [*Ln.*]

Er kann beim Lesen nichts im Buche erkennen, als den weifsen Rand, welcher schwarze, in Ringe umgestaltete Buchstaben umfliefst [*Moibanus* bei *Schenk* VII, obs. 164.]

Gefühl, als könne er nichts sehen und dennoch sah er, wenn er etwas zu sehen sich vornahm und die Augen dazu anstrengte [*Rt. d. j.*]

Die Buchstaben zittern und flimmern goldfarbig und blau, beim Lesen [*Buchholz*, a. a. O.]

Vor den Augen ein grofser bunter Ring um das Licht, vorzüglich von rother Farbe; zuweilen scheint sich das Licht ganz in Strahlen aufzulösen (n. 15 St.) [*Mkl.*]

285. Vor den Augen sieht sie Flammen, wenn sie die Hand auf den geschwollenen Backen legt und die Luft erscheint ihr wie Nebel [*Kr.*]

Sie sieht an der Decke des Zimmers einen weifsen Stern von der Gröfse eines Tellers und von links nach rechts leichte Silberwölkchen an demselben vorüberziehen — mehrmals und an verschiedenen Orten [*Kr.*]

Grofse helle Funken vor den Augen.

Er sieht Funken vor den Augen [*Ziegler*, a. a. O.]

Bei Bewegung der Augenlider sieht er Funken, wie von Elektrisität [*Ziegler*, a. a. O.]

290. Sieht die Gegenstände doppelt [*Henning — Sicelius*, a. a. O. *Stf.*]

In der Nähe sieht er gar nichts, in der Entfernung alles doppelt [*Stf.*]

Er sieht die Gegenstände vielfach und dunkel [*Sauter*, a. a. O.]

Er sieht die Gegenstände verkehrt [*Henning*, a. a. O.]

Gefühl in den Augen, als lägen sie weiter heraus [*Stf.*]

295. Hervorgetretene Augen, mit erweiterten Pupillen (n. 6 St.) [*Mkl.*]

Stiere Augen [*Müller*, in *Horn's* Archiv, IX.]

Stierer Blick [*Dumoulin* in Journ. de Med. XI. Août.]

Die Augen sind stier und funkeln [*Grimm*, a. a. O.]

Glänzende (gläserne) Augen [*Ziegler*, a. a. O.]

300. Glänzende (gläserne) Augen, bei ganz erweiterten Pupillen (n. 20 St.) [*Boucher*, a. a. O.]
Die Augen sind roth, glänzend (gläsern) und drehen sich im Kopfe herum [*Sauter*, a. a. O.]
Die Augäpfel drehen sich krampfhaft im Kreise herum [*Boucher*, a. a. O.]
Die Augen verdrehen sich [*Greding*, a. a. O. S. 657.]
Krämpfe der Augen [*Schreck*, in Commerc. lit. Nor. 1743]
305. Augen und Hände sind in beständiger, krampfhafter Bewegung [*Boucher*, a. a. O.]
Unstätigkeit des Kopfs und der Hände (n. 6 St.)
Die Augen sind verdreht, bei Röthe und Geschwulst des Gesichts [*Buchave*, a. a. O.]
Klemmender Druck auf dem linken Jochbeine [*Ws.*]
Ein Reifsen und Ziehen unter dem rechten Jochbeine (n. ¼ St.) [*Gfs.*]
310. Druck unter dem rechten Jochbeine [*Gfs.*]
Beim Kauen, im rechten Kiefer-Gelenke ein heftiges Stechen bis ins Ohr, das auch nach dem Kauen, doch mehr als Zucken, fortdauert [*Stf.*]
Feine Stiche in der Gelenkhöhle des Kiefers (n. 1 St.) [*Ws.*]
Stiche aus der Oberkiefer in das innere Ohr.
Stiche in der Ohrdrüse.
315. Heftiger Stich in der rechten Ohr-Speicheldrüse bis ins äufsere Ohr, wo er klammartig verschwindet (n. 2 St.); den folgenden Tag gleichfalls um dieselbe Stunde (n. 26 St.)
Reifsender Schmerz an der hintern Seite des linken Ohrknorpels [*Ws.*]
Reifsender Druck an der untern Hälfte des rechten Ohrknorpels [*Hrn.*]
Reifsen im äufsern rechten Ohre, welches hinterwärts zog [*Hbg.*]
Reifsen im innern und äufsern Ohre unterwärts.
320. Reifsender Schmerz im äufsern rechten Ohre und der ganzen Gesichts-Seite, abwärts (n. 24 St.)
Stiche im äufsern Gehörgange [*Rt. d. j.*]
Kneipen in den Ohren, erst im rechten, dann im linken, gleich nach dem Schlucksen [*Kr.*]

Ein unangenehmes Drücken im Gehörgange, als ob man mit dem Finger hineinbohrte [*Ln.*]

Gefühl im äufsern Gehörgange, als ob jemand darauf drückte [*Rt.* d. j.]

325. Ein sehr unangenehmes Gefühl im rechten Ohre, als würde es gewaltsam aus dem Kopfe gerissen [*Gfs.*]

Abwechselnd herausreifsender und hineindrückender Schmerz in den Ohren und Schläfen, mit einem ähnlichen Schmerze in den Augenhöhlen abwechselnd [*Gfs.*]

Ohrenzwang im linken Ohre (n. 5 Tagen) [*Hbg.*]

Im innern Ohre scharfe Stöfse, mit Klemmen, wie Ohrenzwang [*Ws*]

Neben dem rechten Ohre, bohrender Schmerz [*Kr.*]

330. Drückendes Reifsen hinter dem rechten Ohre (n. ½ St.) [*Htn.*]

Hinter dem linken Ohre schmerzen die Muskeln bis zum Halse, als würden sie stark gedrückt, und eben so in den Stirnmuskeln [*Hbg.*]

Ein flüchtiger Stich fährt vom Ohre bis zum Kinne (n. 1 St.) [*Ws.*]

Stiche im innern Ohre, mit Taubhörigkeit desselben.

Stiche im innern Ohre beim Aufstofsen aus dem Magen nach dem Geschmacke des Genossenen. (n. 12 St.)

335. Ziehender Schmerz von den Ohren bis in den Nacken [*Hbg.*]

Heftiger Druck an den Warzenfortsätzen unterm Ohre [*Gfs*]

Schneidende Stöfse durch den Warzenfortsatz nach innen (n. 12 St.) [*Ws.*]

Eiterartige Feuchtigkeit geht aus den Ohren, 20 Tage lang [*F. H-u.*]

Erhöhete Empfindlichkeit des Gehörorgans [*Sauter,* a. a. O.]

340. Erst Getös, wie von Trompeten und Pauken in den Ohren und wie Sausen (sogleich); nachgehends Summen und Brummen, am schlimmsten beim Sitzen, besser beim Stehen und Liegen, noch besser beim Gehen.

Ohrenbrausen [*Vicat,* plantes veneneuses de la Suisse, S. 181.]

Ohrenbrausen, Schwindel und dumpfes Leibweh [*Greding*, a. a. O. S. 658.]

Es fährt Wind zu den Ohren heraus [*Greding*, a. a. O. S. 658.]

Früh, gleich nach dem Aufwachen, ein Flattern und Blubbern vor den Ohren.

345. Taubheit, als wenn ein Fell vor die Ohren gespannt wäre.

Schweres Gehör [*Greding*, a. a. O. S. 694.]

An der Nasenwurzel ein Paar kleine, blofs bei Berührung wie unterschworen schmerzende, rothe Buckeln (n. 16 Tagen) [*Ws.*]

Blüthen brechen auf den Backen und an der Nase aus, füllen sich schnell mit mit Eiter und bedecken sich mit einer Kruste.

Sehr kalte Nase [*Greding*, a. a. O. S. 664.]

350. Geruch vor der Nase wie faule Eier, ¼ Stunde lang (n. 4 St.) [*Lr.*]

Drückender Schmerz in den Nasenbeinen [*Gfs.*]

In der Nase über dem Nasenflügel Schmerz vom äufsern Befühlen wie Zerschlagenheit.

Allzu empfindlicher Geruchssinn; der Geruch des Rauchs von Tabak und Rufs ist ihm unerträglich (n. 1 St.)

Nasenbluten (sogleich).

355. Nasenbluten die Nacht.

Nasenbluten früh.

Schmerzhaftes Ziehen über die linke Nasenhälfte [*Hbg.*]

Kriebeln in der Nasenspitze, das durch Reiben vergeht [*Ws.*]

Feine Stiche in der Nasenspitze von Abend an, die Nächte hindurch.

360. Jählinge Röthe der Nasenspitze, mit brennender Empfindung.

Ein sehr schmerzhaftes, früh zuschwärendes linkes Nasenloch (n. 6 Wochen) [*Stf.*]

Unter der Nase feine Stiche (n. ½ St.) [*Ws.*]

Starke Geschwulst der Oberlippe; sie spannt beim Oeffnen des Mundes.

Schmerzhafte Geschwürigkeit der Nasenlöcher an der Seite, wo sie sich mit der Oberlippe vereinigen.

365. Die Nasenlöcher und die Lippenwinkel sind geschwürig, jücken aber weder, noch schmerzen sie.

Ziehen in der Oberlippe mit darauffolgender, rother Geschwulst [*Kr.*]

Lippen-Geschwür, welches aufbricht [*Lambergen*, a. a. O.]

Ein weifsköpfiges Blüthchen unter dem linken Nasenflügel, ohne Schmerz.

Geschwürige Mundwinkel, gerade, wo sich beide Lippen vereinigen, mit ungemein reifsenden Schmerzen, ringsum, selbst in der Ruhe und für sich (n. 5 St.)

370. Wundheitsgefühl in den Mundwinkeln, als wollten sie geschwürig werden (n. 5, 6, 7 Tagen) [*Stf.*]

Kleine Blüthchen, eins an der Oberlippe neben dem rechten Nasenflügel, mit einem Schorfe bedeckt, ein andres unter dem Rande der Unterlippe und an der innern Haut der Unterlippe, alle beifsenden Schmerzes wie von Salzwasser [*Hbg.*]

Kleine, blafsrothe Blüthchen an den Mundwinkeln, ohne Empfindung; sie vergehen ohne Eiterung bald [*Hrn.*]

Auf der Oberlippe ein Blüthchen, für sich von kriebelnder Empfindung, bei Berührung aber ein jückendes Stechen darin.

Im Lippenwinkel ein Geschwür mit rothem Rande und fressenden Jücken.

375. Am untern, äufsern Lippenrande brennender Schmerz und kleine Bläschen (n. 24 St.) [*Stf.*]

Die Lippen und am meisten die Oberlippe springen auf in ihrer Mitte beim Niefsen und Husten.

Eine Blüthe am Lippenrande, gleichweit von der Mitte und dem Winkel entfernt, welche sich in ein mit Kruste bedecktes Geschwür verwandelt und wie ein entzündeter Theil schmerzt.

Krampfhafte Bewegungen der Lippen [*Müller*, a. a. O.]

Der rechte Mundwinkel ist auswärts gezogen [*Groding*, a. a. O. S. 662.]

380. Krampf zieht den Mund schief (risus sardonius) [*Weinmann* in *Gmelin* Pflanzengifte, S. 296.]

Von Krämpfen schief gezogener Mund [*de St. Martin*, a. a. O.]
Blutiger Schaum vor dem Munde (kurz vor dem Tode) [Commerc. lit. Nor. 1731.]
Blutiger Schaum vor dem Munde, Wackeln mit dem Kopfe und Zähneknirschen von früh bis Mittag [*Greding*, a. a. O. S. 691.]
Blüthchen zwischen Lippe und Kinn, mit Eiter gefüllt, brennend beifsenden Schmerzes, vorzüglich Nachts schmerzend (n. 6 Tagen) [*Stf.*]
385 Ein Blüthchen von beifsend fressendem Schmerze äufserlich, seitwärts unter der Lippe.
Ein Blüthchen an der Seite des Kinnes, mit jückendem Stechen, doch mehr Stiche als Iücken; durch Kratzen vergeht diese Empfindung.
Mehrere kleine Blüthchen am Kinne.
Eine Menge kleiner frieselartiger Blüthchen am Kinne, beim Befühlen brennender Empfindung (n. 3 Tagen) [*Hbg.*]
Scharfe Stiche am Kinne (sogleich) [*Ws.*]
390. Eine nistelnde, krampfhafte Empfindung im Kinne.
Kinnbackenzwang; ein Unvermögen die Kinnbacken zu öffnen, wegen schmerzhafter Steifheit der Kaumuskeln (am Tage)
Verschliefsung der Kinnbacken, Mundsperre [*Hasenest — May*, a. a. O.]
Sie bifs die Zähne zusammen, dafs man sie mit grofser Gewalt nicht von einander bringen konnte, bei Zuckungen in allen Gliedern und Frost [*Münch* in *Richters* Biblioth. V. S. 566.]
Sie bifs die Zähne so fest zusammen, dafs man ihr einen Zahn ausbrechen mufste, um ihr Flüssigkeiten einzuflöfsen [*Baldinger*, a. a. O.]
395. Stiche und Spannen im Unterkiefer nach dem Ohre hin [*Rt. d. j.*]
Es ist ihr, als ob der Unterkiefer mehr zurückgezogen wäre, das Vorziehen verursacht grofse, das Beifsen ungeheure Schmerzen [*Kr.*]
Am Winkel des Unterkiefers eine rothe Beule, welche hart und für sich unschmerzhaft, beim Daraufdrücken stichartig schmerzt.
Am untern Rande des rechten Unterkiefers scharfe Stiche [*Ws.*]

Glucksen am untern Rande des Unterkiefers (n. ⅜ St.) [Ws.]
400. Im Unterkiefer (in den Drüsen?) (ein zuckend ziehender?) Schmerz, der schnell hineinfuhr und schnell verging [Stf.]
Angeschwollene Halsdrüsen, die die Nacht schmerzen; beim Schlingen schmerzen sie nicht [Baehr.]
In einer Drüse an der Seite des Halses Stiche.
Auf der linken Seite des Halses, in den Halsmuskeln, eine klammartige, spannende Empfindung, auch ohne Bewegung (n. ⅜ St.) [Htn.]
Es zieht ihr den Kopf rückwärts, er wühlt sich die Nacht tief ins Bett hinein [Baehr.]
405. Steifheit des Halses, dafs sie den Kopf nicht auf die Seite legen kann [Kr.]
Steifheit des Nackens [Baehr.]
Ziehen in den Halsmuskeln [Hbg.]
In den rechten Halsmuskeln ziehend drückender Schmerz [Hbg.]
Feine Stiche im Halsgrübchen [Ws.]
410. Drückende Empfindung auf der linken Seite des Kehlkopfs, die durch äufsern Druck erhöhet wird (n. ⅜ St.) [Htn.]
Fühlbares Schlagen der Halsarterien [Kr.]
Drückender Schmerz im Nacken, dicht am Hinterhaupte, der sich nicht durch Bewegung ändert (n. 3 St.) [Htn.]
Heftige, sich oft erneuernde Stiche im Nacken, in der Gegend des zweiten und dritten Halswirbels, beim Emporhalten des Kopfs (n. ⅜ St.) [Htn.]
Heftiges Zähneknirschen [Münch, a. a. O.]
415. Zähneknirschen mit vielem Schaume vor dem Munde vom Geruche fauler Eier [Greding, a. a. O. S. 692.]
Zähneknirschen und Krampf des rechten Arms [Greding, a. a. O. S. 687.]
Zähneknirschen mit häufigem, aus dem Munde laufendem Speichel [Greding, a. a. O. S. 653.]
Höchst schmerzhafte Zahnfleisch-Geschwulst rechter Seite, mit Fieber und Frost-Gefühl [Greding, a. a. O. S. 686.]
Bläschen am Zahnfleische unter einem der Vorderzähne, schmerzhaft wie verbrannt.

420. Das Zahnfleisch ist bei Berührung wie geschwürig schmerzhaft.

Hitze im Zahnfleische; es jückte und pochte darin.

Höchst beschwerliches Jücken am Zahnfleische, bei Schmerzen im Halse [*Baldinger*, a. a. O.]

Das Zahnfleisch blutet an einem hohlen Zahne (n. 6 Tagen) [*Ws.*]

Beim Ziehen mit der Zunge an den hohlen Zähnen fliefst Blut aus ihnen, ohne Schmerz [*Ws.*]

425. Ein Ziehen in den vordern Backzähnen auf der rechten Seite des Oberkiefers, unter allen Umständen sich gleich bleibend [*Gfs.*]

Reifsender Schmerz im untern hohlen Zahne und dem gesunden Backzahne daneben; bei Berührung von Luft oder Speise ist der Schmerz ungeheuer (n. 4 Tagen) [*Hrn.*]

Mehr ziehender als stechender Zahnschmerz.

Zahnweh mit Ziehen im Ohre.

Mit heftigem Reifsen (?) in den Zähnen wacht er nach Mitternacht auf.

430. Beim Zugange der freien Luft, ein dem Wundheits-Schmerze ähnelnder, gleicher, einfacher Zahnschmerz (n. ¼ St.)

Nicht beim Essen, sondern erst mehrere Minuten nach dem Essen entsteht das Zahnweh, erhöhet sich allmälig zu einem hohen Grade und mindert sich eben so allmälig wieder; nach Trinken erfolgt es nicht.

Zahnweh, Abends nach dem Niederliegen und bei Geistesarbeiten; ein stiller Schmerz im Nerven der Zahnwurzel, fast wie Wundheits-Schmerz und im schlimmern Falle, wie ein anhaltendes Schneiden.

Zahnweh; ein scharfes Ziehen vom Ohre herab in die hohlen Zähne des Oberkiefers, worin der Schmerz bohrend ward, während des Essens gelinder, nach dem Essen stärker, am Tage nie ganz aufhörend, aber die Nächte am stärksten und gänzlich am Schlafe hindernd (nach Kaffee-Trinken ward's ein dumpfes Rucken und Bohren) [*H. Hempel*, in einem Aufsatze.]

Dumpfes Ziehen in der obern, rechten Zahn-Reihe, die ganze Nacht hindurch;

der Schmerz liefs nicht schlafen; die schmerzhafte Stelle war etwas geschwollen (mit brennendem Schmerze) und heifs anzufühlen; zuweilen schmerzhafte Rucke in den Zähnen [*Hbg.*]

435. Ein fein stechender Schmerz in einem obern, hohlen Backenzahne den ganzen Tag hindurch, wovor er die Nacht nur wenig schlafen kann, mit darauf folgender Backen-Geschwulst.

(Ein (kurz dauernder) wühlender Zahnschmerz.)

(Die Vorderzähne sind wie zu lang.)

Zähne beim Beifsen schmerzhaft, als wenn die Wurzeln geschwürig wären und gleich abbrechen wollten.

Einzelnes, sehr schmerzhaftes Zucken oder Glucksen in den Wurzelnerven eines oder mehrerer Zähne.

440. Im Munde ein Gefühl von Weite, gleich als ob die Zunge weiter unten wäre, als gewöhnlich [*Kr.*]

Gefühl auf der Zunge wie eingeschlafen, todt und pelzig, des Morgens [*Kr.*]

Gefühl von Kälte und Trockenheit auf der vordern Hälfte der Zunge [*Kr.*]

Die ganze Zunge ist schmerzhaft, vorzüglich beim Berühren [*Stf.*]

Rissige, weifs belegte Zunge, mit vielem Speichel-Zuflufs [*Hbg.*]

445. Auf der Mitte der weifsbelegten Zunge stark beifsender Schmerz, wie von einem Bläschen (n. 3 Tagen) [*Stf.*]

An der Zungenspitze Gefühl, als wäre ein Bläschen daran, welches bei Berührung brennend schmerzt, zwei Tage lang [*Hbg.*]

Die Zungenwarzen sind hochroth, entzündet und stark geschwollen (n. 3 Tagen) [*Stf.*]

Zittern der Zunge [*Weinmann,* a. a. O.]

Stammeln der Zunge [*Rau,* a. a. O.]

450. Stammelnde Schwäche des Sprech-Organs, bei voller Besinnung und erweiterten Pupillen (n. 2, 3 St.)

Er stammelt wie ein Trunkener [*Buchave,* a. a. O.]

Ueberhingehende Sprachlosigkeit (aphonia) [*Sauvages*, Nosol. II. 2. S. 338.]
Lähmungs-Schwäche der Sprach-Werkzeuge.
Sprachlosigkeit; er giebt keinen Laut von sich (aphonia) [*Wagner*, a. a. O.]
455. Stummheit [*Hasenest*, a. a. O.]
Schwere Sprache, schwerer Athem und grofse Mattigkeit, nach der Beängstigung.
Das Sprechen wird ihm so schwer; seine Sprache ist so piepig.
Sehr leise Sprache, mit Kopfweh, als wenn das Gehirn herausgedrückt würde, dicht über den Augenhöhlen, in der Stirne, welches das Aufschlagen der Augen hindert und zum Niederlegen zwingt, mit höchster Verengerung der Pupillen.
Zunge mit vielem zähen, gelblich weifsen Schleime überzogen [*Justi*, a. a. O.]
460. Zäher Schleim im Munde [*Mkl. Greding*, a. a. O. S. 648.]
Zäher Speichel hängt lang aus dem Munde [*Greding*, a. a. O. S. 687.]
Starker Speichelflufs [*Ollenroth*, a. a. O.]
Speichelflufs.
Wundheit innerhalb der Backe; die Mündung der Speichelgänge ist wie angefressen.
465. Er spuckt oft zähen Schleim aus [*Greding*, a. a. O. S. 684.]
Er hat viel Schleim im Munde, besonders früh nach dem Aufstehen, bisweilen fauligen Geschmacks [*Hrn.*]
Der Speichel war im Halse verdickt, zäh, weifs und wie Leim an der Zunge angebacken, so dafs sie immer etwas Nasses in den Mund nehmen mufste [*Sicelius*, a. a. O.]
Schleimiger Mund, mit dem Gefühl, als röche es ihm übel aus dem Munde, wie bei Magen-Verderbnifs.
Früh, der Mund voll Schleim; er mufs ihn von Zeit zu Zeit auswaschen; nach dem Essen vergeht der Schleim.
470. **Schleimiger Mund, früh beim Erwachen, mit drückendem Kopfweh (beides von kurzer Dauer.)**

Belladonne.

Es riecht ihm früh beim Erwachen sehr übel aus dem Munde.
Grofse Trockenheits-Empfindung im Munde, mit sehr reizbarem Gemüthe; dennoch ist der Mund und die Zunge feucht anzusehen.
Grofse Trockenheits-Empfindung im Munde; es war sehr wenig zäher Schleim auf der Zunge und die Lippen waren heifs und schälten sich ab.
Zäher Schleim im Munde mit Trockenheits-Empfindung [*Hrn.*]

475. Trockenheit im Munde [*Ziegler*, a. a. O.]
Grofses Trockenheits-Gefühl im feuchten Munde, mit Klebrigkeit und grofsem Durste [*Stf.*]
Starke Trockenheit im Halse [*Cullen*, Arzneimittellehre II. S. 307.]
Trockenheit im Munde mit Durst [*Ln.*]
Dürre des Mundes, als wenn die innere Haut von etwas Beifsendem oder Scharfem abgegangen wäre [*Lottinger*, a. a. O.]

480. Kaum zu tilgende Trockenheit im Munde [*de Meza*, in Samml. br. Abh. f. A. XIV. 3.]
Trockenheit im Halse [*Wienholt*, Heilkr. d. thier. Magnetismns, I. S. 310.]
Ungeheure Trockenheits-Empfindung im Munde und doch war die Zunge stets feucht [*Stf.*]
Ungeheure Trockenheit im Munde, die ihm die Kehle zuschnürte [*Stf.*]
Es schnürte ihm die Kehle und den Rachen zu, wegen zu grofser Trockenheit im Munde; es war kein Bischen Schleim da, und nur mäfsiger Durst; doch konnte er, da er Milch trank, sie schlucken [*Stf.*]

485. Trockenheit im Munde, dem Rachen und der Nase [*Buchave — Lambergen*, a. a. O.]
Er kann wegen Trockenheit im Munde, dem Rachen und der Nase nicht schlucken [*Buchave*, a. a. O.]
Blutflufs aus dem Munde *) [*Cullen*, a. a. O.]

---

*) Es endigte sich mit dem Tode. Auch nach dem Tode lassen die Leichen der an Belladonne Verstorbenen Blut aus Nase, Mund und Ohren fliefsen; sie werden entweder blofs im Gesichte, oder auf der einen Körperseite, oder über und über schwärzlich violet, oder mit Brandflecken bedeckt;

Blutflufs aus dem Munde und der Nase [*Wagner*, a. a. O.]

Scharrendes Kratzen am Gaumen, so für sich [*Ws.*]

490. An dem Gaumen alles wie roh und wund, vorzüglich bei Berührung mit der Zunge und beim Kauen schmerzhaft, als wäre da die Haut abgelöst (nach 6 Tagen mehrere Tage lang dauernd) [*Stf.*]

Schmerzen im Halse [*Baldinger*, a. a. O.]

Feines Reifsen an der innern Fläche des Winkels des linken Unterkiefers, in der linken Mandel und hinter derselben, unverändert durch Berühren; beim Schlingen heftigeres Reifsen (n. 2 Tagen) [*Hrn.*]

Trockenheit im Rachen und Brennen auf der Zunge [*Ollenroth*, a. a. O.]

Brennende Empfindung im Rachen [*Henning*, a. a. O.]

495. Bei gehörig feuchtem Munde, heftiges Brennen im Halse, welches durch Trinken gar nicht, durch etwas Zucker aber, doch nur auf Augenblicke, gelindert wird [*Baehr.*]

Lang dauernder brennender Schmerz im Rachen; Speisen und Getränke brennen im Munde, wie Weingeist [*Remer* in *Hufel.* Journ. XVII. 2.]

Entzündung des Halses und im Rachen [Acta Nat. Cur. Vol. X. S. 90. — *Rau* und *Göckel* in Fränkische Samml. III. S. 44.

Beständiger Drang und Bedürfnifs zu schlingen; es war als wenn er ersticken sollte, wenn er nicht schlang.

Halsweh; Stiche im Schlunde und Schmerz wie von innerer Geschwulst, blofs beim Schlingen und beim Drehen des Halses so wie beim Anfühlen desselben an der Seite, fühlbar, nicht aber in der Ruhe oder beim Reden.

500. Der Hals ist inwendig geschwollen [*Rau*, a. a. O.]

Der Hals thut beim Schlingen und Ausspucken weh, eine Empfindung wie von Geschwulst, mehr auf der linken Seite [*Kr.*]

---

die Oberhaut löset sich bald ab, der Unterleib läuft auf und sie gehen zuweilen schon binnen 12 Stunden in Fäulnifs über, wie *Eb. Gmelin* und *Faber* berichten.

Schmerz im Halse und Leibweh [*Greding*, a. a. O. S. 652.]
Halsweh mit jeder Stunde verschlimmert, Hitze, Kratzen, Verengerung und Wundheits-Gefühl [*Kr.*]
Schweres und schmerzhaftes Schlucken [*Vicat*, a. a. O.]

505. Ein heftiger stechender Schmerz im Halse beim Schlucken und Athmen [*Stf.*]
Stiche im Halse auf der linken Seite, aufser dem Schlingen und während desselben gleichförmig [*Htn.*]
Entzündung der Mandeln im Halse, die nach vier Tagen in Eiterung übergingen, während welcher er keinen Tropfen hinunterschlingen konnte [*Greding*, a. a. O. S. 321.]
Beschwerliches Schlucken [*May — Greding*, a. a. O. S. 694.]
Verhindertes Schlingen.

510. Schmerzloses Unvermögen zu schlingen.
Verhindertes Schlucken [*Remer*, a. a. O. — *Greding*, a. a. O. S. 648.]
Starke Zusammenschnürung des Schlundes [*Cullen*, a. a. O.]
Kurz dauerndes, aber oft wiederkehrendes Zusammenziehen der Speiseröhre, mehr beim Schlingen, als aufserdem, und jedesmal darauf ein kratzender Schmerz in der Gegend des Kehldeckels wie in etwas Rohem und Wundem [*Ln.*]
Halsweh; beim Schlingen, kratzig in der Gaumendecke und wie wund gerieben daselbst.

515. Halsübel; Verengerung (Zusammenziehung) des Schlundes, wodurch das Schlingen verhindert wird (n. 8 St.)
Schmerzhafte Verengerung und Zusammenziehung des Schlundes; bei der Bewegung zum Schlingen spannt und dehnt es, wenn auch nichts verschluckt wird; beim Schlingen selbst ist's nicht stärker schmerzhaft; für sich ist schon das Gefühl von Verengerung im Schlunde schmerzhaft (n. 60 St.) [*Ws.*]
Beim Schlingen, im Halse Gefühl, als wäre da alles zu enge, wie zusammen-

gezogen, als wollte nichts recht hinter (n. 2 St.) [*Stf.*]

Sie konnten feste Speisen nicht niederschlingen [*Sicelius*, a. a. O.]

Er kaut die Speisen, ohne sie niederschlingen zu können, weil ihm der Hals zusammengezogen zu seyn schien [*Baldinger*, a. a. O.]

520. Sie steckt oft in ihrer Unbesinnlichkeit den Finger tief in den Hals, kratzt sich am Zahnfleische und drückt mit beiden Händen den Hals [*Baldinger*, a. a. O.]

Er schluckt mit der gröfsten Beschwerlichkeit Wasser und kann nur höchst wenig davon hinunterbringen [*El. Camerarius*, a. a. O.]

Abscheu vor allem Flüssigen, so dafs sie sich fürchterlich dabei geberdet [*Baldinger*, a. a. O.]

Eingeschüttetes Getränk macht sie wüthend [*Baldinger*, a. a. O.]

Unmöglichkeit zu schlingen [*de Launay d'Hermont — Manetti* Viridarium florentinum. Florent. 1751.]

525. Lähmungsartige Schwäche der innern Theile des Mundes [*Lottinger*, a. a. O.]

Es stieg ihr aus dem Unterleibe heran und drückte im Halse mit Würgen, ohne Uebelkeits-Gefühl und ohne Erbrechen [*Stf.*]

Verlorner Geschmack [*Lottinger*, a. a. O.]

Fader Geschmack im Munde [*Hbg.*]

Verdorbner Geschmack im Munde [*Greding*, a. a. O. S. 657.]

530. Ekelhafter Geschmack im Munde, bei reiner Zunge.

Verdorbener Geschmack des Speichels [*Vicat*, a. a. O.]

Fauliger Geschmack im Munde, wenn sie gegessen hat.

Fauliger Geschmack im Munde, wie von faulem Fleische, zwei Stunden nach dem Essen (n. 8 St.) [*Mkl.*]

Fauliger Geschmack kömmt aus dem Rachen herauf, auch beim Essen und Trinken, obgleich Speisen und Getränke ihren richtigen Geschmack haben [*Ws.*]

Belladonne.

535. Ein weichlich süfser Geschmack im Munde [*Hbg.*]
Klebriger Geschmack im Munde.
Salzig säuerlicher Geschmack im Munde [*Stf.*]
Salziger Geschmack der Speisen, als wäre alles versalzen (n. 25 St.) [*Stf.*]
Im Anfange der Mahlzeit richtiger Geschmack der Speisen, auf einmal aber schmeckte ihr alles theils zu salzig, theils wie nichts und lätschig, mit Gefühl im Halse (dem Halsgrübchen), als sollte sie das Genossene wieder von sich geben [*Stf.*]
540. Brod riecht ihm sauer und schmeckt ihm sauer.
B r o d s c h m e c k t i h m s a u e r.
Das Brod schmeckt ihr sauer [*Hbg.*]
Abscheu vor Milch, die sie sonst gewöhnlich und sehr gern trank; sie hat ihr einen ekeln, sehr widrigen Geruch und (bitterlich säuerlichen) Geschmack, der sich doch bei fortgesetztem Trinken verliert [*Stf.*]
Abends schmeckt ihm das Butterbrod, wenigstens das letzte davon, sehr sauer, worauf gewöhnlich einiges Soodbrennen erfolgte, was 2 Stunden anhielt (acht Abende hinter einander) (n. 4 Tagen.)
545. (Bitterer Geschmack des Brodes und der Aepfel, Abends.)
Kaffee ist ihr zuwider [*Baehr.*]
Ekel vor Kampher [*Baehr.*]
Wohl Hunger, aber keine Neigung zu irgend einer Speise [*Hbg.*]
Abneigung vor Speisen [*Grimm — Lottinger*, a. a. O.]
550. Gänzliche Abneigung gegen alle Speisen und Getränke, mit häufigem, schwachem Pulse [*Greding*, a. a. O. S. 677.]
Gänzliche Appetitlosigkeit [*Lambergen*, a. a. O.]
Appetit-Mangel mit Kopfweh [*Greding*, a. a. O. S. 659.]
Verringerter Appetit; vorzüglich sind Fleisch-Speisen ihm zuwider [*Ws.*]
Widerwille gegen Bier.
555. Widerwille gegen Saures.
Langdauernde A b n e i g u n g g e g e n S p e i s e n.
Kein Appetit; es ekelt ihm alles an.

(Er bekömmt Verlangen nach diesem und jenem; wenn er es aber geniefst so schmeckts ihm nicht.)
Nach Tabackrauchen fällt aller Appetit weg.

560. Appetitlosigkeit mit Leerheits-Gefühl und Hunger; fängt er an zu essen, so schmeckt's ihm und er ifst wie gewöhnlich [*Hrn.*]

Vermehrter Appetit (Heilwirkung).

Appetit auf Wassersuppe und Butterbrod, sonst zu nichts [*Kr.*]

Nach wenigem Essen ein eignes, zusammenziehendes Gefühl im Magen [*Mkl.*]

Nach dem Essen Husten und grofser Durst [*Greding*, a. a. O. S. 665.]

565. Gleich nach der Mahlzeit, wie Trunkenheit (n. 6½ St.) [*Lr.*]

Nach dem Essen heftiges Kneipen unter dem Nabel, dicht unter den Bauchbedeckungen (n. 2½ St.) [*Htn.*]

Nach dem Genusse von Biere, innere Hitze [*Ws.*]

Kein Verlangen nach Getränke, Durstlosigkeit.

Durstlosigkeit [*Hrn.*]

570. Begierde nach Getränke, ohne Appetit zu trinken; er brachte das Trink-Geschirr kaum an den Mund, als er es schon wieder hinsetzte (n. 8 St) [*Lr.*]

Erstaunlicher Durst des Abends mit wässerigem Geschmack, aber alles Getränke ekelt sie an [*Kr.*]

Starker Durst nach kaltem Getränke, ohne Hitze (n. 7 St.) [*Lr.*]

Mittags heftiger Durst (mehrere Tage zu derselben Zeit wiederkehrend) [*Kr.*]

Aufstofsen mit Geschmack des Genossenen.

575. Bitteres Aufstofsen nach dem Essen.

Oefteres Aufstofsen aus dem Magen [*Ln.*]

Aufstofsen mit Appetit-Mangel [*Greding*, a. a. O. S. 679.]

Aufstofsen und Schwindel [*Greding*, a. a. O. S. 673.]

Vergebliche Neigung zum Aufstofsen.

580. Halb unterdrücktes, unvollständiges Aufstofsen.

Faules Aufstofsen [*Greding*, a. a. O. S. 657.]

Brennend saures Aufstofsen, wobei auch eine ätzend

Belladonne.

saure Feuchtigkeit in den Mund kam, mit einer Art Würgen [*Stf.*]

Soodbrennen (beim Tabakrauchen); es bleibt lange eine kratzige, brennend beifsige Empfindung am Eingange des Schlundes und am meisten am obern Rande des Kehlkopfes zurück (n.2.St.)

Zusammenlaufen des Wassers im Munde, Abends, ½ Stunde lang [*Kr.*]

585. Uebelkeit und Brecherlichkeit im Halse (nicht in der Herzgrube) mit bisweilen bitterm Aufstofsen, Abends [*Stf.*]

Nach dem Frühstücke Wabblichkeit.

Vormittags, öftere Anfälle von Uebelkeit (n. 72 St.)

Brecherlichkeit beim Gehen in freier Luft.

Uebelkeit im Magen [*Hrn.*]

590. Ekel mit Neigung zum Erbrechen, besonders wenn er essen will [*Sicelius*, a. a. O.]

Oefters Ekel und Würgen [*Greding*, a. a. O. S. 645.]

Uebelkeit, Brecherlichkeit und so heftiger Durst, dafs sie ungeheuer viel Wasser trinken mufsten [*Baldinger*, a. a. O.]

Erbrechen, Abends [*Greding*, a. a. O. S. 650.]

Erbrechen, Schwindel und fliegende Hitze [*Greding*, a. a. O. S. 643.]

595. Erbrechen und starker Schweifs [*Greding*, a. a. O. S. 675.]

Ungeheures Erbrechen [*Göckel*, a. a. O.]

Schleim-Erbrechen gegen Mittag [*Greding*, a. a. O. S. 672.]

Gallicht schleimiges Erbrechen [*de Meza*, a. a. O.]

Erbrechen zwölf Stunden vorher genossener, unverdauter Speisen [*Grimm*, a. a. O.]

600. Erbrechen (n.6St.) und dann gleich Schlaf von mehreren Stunden [*El. Camerarius*, a. a. O.]

Neigung zum Erbrechen, vergebliches Würgen [*May*, a. a. O.]

Bis das Gesicht blau wird, gähnt er und würgt sich, indefs er die eine Hand über den Kopf streckt, mit der andern aber unbändig auf den Unterleib schlägt [*Greding*, a. a. O. S. 668.]

Vergebliche Brecherlichkeit [*Hbg.*]

Er erwacht dreimal um Mitternacht; es hebt ihn

dreimal zum Erbrechen mit Angst-Schweifs, aber vergeblich.

605. Vergebliche Brecherlichkeit, leeres Würgen.

Er kann sich nicht erbrechen, Unreizbarkeit des Magens [*May*, a. a. O.]

Er erbricht sich auf 14 Gran Brechweinstein nicht und hat nicht einmal Uebelkeit davon [*Baldinger*, a. a. O.]

Mehrmals heftiger Schlucksen [*Ln.*]

Heftiger Schlucksen, der sie in die Höhe warf, worauf sie bis zum nächsten Anfalle taub ward [*Kr.*]

610. Heftiger Schlucksen um Mitternacht [*Greding*, a. a. O. S. 653.]

Ein Mittelding zwischen Aufstofsen und Schlucksen.

Schlucksendes Aufstofsen; ein aus Aufstofsen und Schlucksen zusammengesetzter Krampf.

Nachts Schlucksen mit heftigem Schweifse [*Greding*, a. a. O. S. 669.]

Nach Schlucksen, Konvulsionen des Kopfs und der Gliedmasen, dann Uebelkeit und Müdigkeit [*Greding*, a. a. O. S. 672.]

615. Schlucksen mit abwechselnder Konvulsion des rechten Arms und linken Beines, darauf starker Durst mit Röthe und Hitze des Kopfs [*Greding*, a. a. O. S. 670.]

Unschmerzhaftes Klopfen und Pochen in der Herzgrube.

Heftige Schmerzen in der Gegend der Herzgrube [*Wagner*, a. a. O.]

Harter Druck im Magen, besonders nach dem Essen (n. 24 St.) [*Hrn.*]

(Nachts, periodenweise Schmerz in der Herzgrube mit Zittern.)

620. Wenn er gegessen hat, drückt's ihn im Magen.

Ein Drücken in der Herzgrube, zum Theil nagend.

(Drückend stechender Schmerz in der linken Seite unter den Ribben.)

Vollheit unter den kurzen Ribben; beim Bücken ist die Herzgrube wie voll und es wird ihm schwarz vor den Augen (n. 4 Tagen.)

Belladonne.

Heftiges Magendrücken nach Tische und später auch nach dieser Zeit (n.5 St.) [*Hrn.*]
625. Schmerzhaftes Drücken in der Herzgrube blos heim Gehen; es zwingt ihn, langsam zu gehen (n. 48 St.) [*Ws.*]
Unter dem Brustbeine schien sich Luft angesammelt zu haben, die durch Poltern im Bauche verging, worauf die Uebelkeit immer stärker ward [*Kr.*]
Magenkrampf [*Manetti*, a. a. O.]
Magenkrampf wie Klamm [*El. Camerarius*, a. a. O.]
Langwieriger Magenkrampf jedesmal während der Mittagsmahlzeit.
630. Nach etwas wenigem Essen ein eignes, zusammenziehendes Gefühl im Magen [*Möckel.*]
Nach dem Niederlegen, Abends im Bette, aufgetriebener Oberbauch, mit spannendem Schmerze im Magen.
Zusammenziehender Schmerz in der Herzgrube [*Mkl.*]
Brennen im Magen [*Henning*, a. a. O.]
Stiche in der Herzgrube [*Hbg.*]
635. Stiche in der Herzgrube.
Ungeheurer, stechend schneidender Schmerz in der Herzgrube, welcher den Körper rückwärts zu biegen und den Athem an sich zu halten zwingt.
Entzündung des Magens [*Göckel*, a. a. O.]
Entzündung des obern Theils des Zwölffingerdarms [*Göckel*, a. a. O.]
Brennen im Unterleibe [*Albrecht*, a. a. O.]
640. Immerwährendes Bauchweh [*Greding*, a. a. O. S. 644.]
Bauchweh, Verstopfung, Harnflufs mit Aufstofsen und Brecherlichkeit [*Greding*, a. a. O. S. 666.]
(Nach Milch-Genusse, Bauchweh, einige Stiche.)
(Bauchschneiden, Abends, einige Stunden vor Schlafengehen.)
Leibweh, krampfhafte Spannung von der Brust an, bis tief in den Unterbauch, welche den Körper auch nicht im mindesten zu bewegen verstattet (n. ½ St.)

645. Bauchweh und weifser Flufs [*Greding*, a. a. O. S. 672.]

Abends Drücken im Unterleibe wie von einem Steine, mit Lendenschmerzen [*Greding*, a. a. O. S. 681.]

Leibweh, wie von einer harten Last, blos beim Gehen und Stehen, welches im Sitzen jedesmal vergeht.

Ganz unten im Unterbauche Drücken, wie von einer schweren Last [*Greding*, a. a. O. Vol. II. P. II. S. 323.]

Im rechten Schoofse, im Bauchringe, beim vorgebogenen Sitzen, ein Gefühl, als drückte ein harter Körper heraus, ohne dafs die Stelle hart anzufühlen war (n. 6 Tagen) [*Ws.*]

650. Bei vorgebogenem Sitzen ein Gefühl im rechten Schoofse, als drückte da ein harter Körper heraus [*Stf.*]

Im Unterbauche, gleich unter dem Nabel, Gefühl, als ob die Eingeweide nach aufsen drängten, am meisten im Stehen (n. 6 Tagen) [*Ws.*]

Bei einem Drucke auf die Herzgrube, thut's in der Bauch-Seite herauspressend weh.

Auftreibung des Unterleibes [*Göckel*, a. a. O.]

Aufgetriebener, doch weder harter, noch schmerzhafter Unterleib [*Boucher*, a. a. O.]

655. Aufgetriebener, harter Unterleib [*Justi*, a. a. O.]

Unter Empfindung von Auftreibung des Unterleibes, ein zusammenschnürendes Bauchweh unter dem Nabel, welches ruckweise kommt und nöthigt, sich vorwärts zusammen zu krümmen (n. 4 St.)

Unterleib um die Ribben herum gespannt [*El. Camerarius*, a. a. O.]

Ein Auftreiben des Unterleibes, nebst Kollern oder Knurren in den Gedärmen linker Seite [*Ln.*]

Ein Einziehen des Unterleibes mit Druck-Schmerz (im Liegen) [*Hbg.*]

660. Klemmender, zusammenschnürender Schmerz in den ganz tief im Unterbauche liegenden Gedärmen, abwechselnd mit stumpfen Stichen oder Rucken nach dem Mittelfleische zu (n. 36 St.)

Ein Zusammenschnüren des Bauches um die Nabel-

Gegend, als wollte sich ein Knaul oder Klumpen bilden [*Ln.*]

Früh, gleich nach dem Aufstehen aus dem Bette, ein heftig spannend drückender Schmerz im ganzen Unterbauche, doch besonders in der Schambein-Gegend; es ist als wäre der Unterbauch (selten der Oberbauch) krampfhaft zusammengeschnürt, bisweilen als wäre er aufgetrieben (obgleich nicht wirklich ausgespannt); Schmerzen, die, allmälig erhöhet, allmälig abnehmen (n. 24 St.) [*Gfs.*]

Ein Zusammenziehen des Unterleibes in der Nabel-Gegend [*Ln.*]

Zwängen und Greifen um den Nabel herum, so dafs er sich vorbücken mufste [*Hbg.*]

665. Zusammenziehender Unterleibs-Schmerz; sie mufs sich zusammenkrümmen für Schmerz.

Leibweh, als wenn eine Stelle im Unterleibe mit den Nägeln gepackt würde, ein Grapsen, Krallen, Greifen.

Ein Zusammenzwängen in der Nabel-Gegend, mehr Mittags und Nachmittags.

Beim Gehen starkes Zusammenraffen in der rechten Bauch-Seite, nebst scharfem Stechen von da durch die rechte Brust-Seite herauf und bis zur Achselhöhle heraus [*Ws.*]

Ein äufserst schmerzhaftes Zusammenraffen in der Nabel-Gegend, was von den Seiten herkommend, im Nabel zusammenkömmt [*Stf.*]

670. Kneipendes Bauchweh, wobei er mit zusammen gekrümmtem Leibe zu sitzen genöthigt ist, mit vergeblichen Durchfalls-Regungen und nachfolgendem Erbrechen.

Kneipen in den Gedärmen [*Hbg.*]

Kneipen in der Bauch-Seite, der Leber-Gegend, so dafs, als er vom Sitze aufstehen wollte, er vor Schmerz nicht konnte [*Hbg.*]

Kneipen querüber im Oberbauche und abwärts wie im Grimmdarme [*Mkl.*]

Heftiges Kneipen tief im Unterleibe, was durch Einziehen desselben und durch Biegung des Oberkörpers auf die linke Seite weit heftiger wird (n. 6 St.) [*Htn.*]

675. Grofse Stiche in den Schoofsdrüsen.
Feine Stiche im linken Schoofse [*Mkl.*]
Stumpfe Stiche in der rechten Seite des Unterleibes an den letzten Ribben [*Ws.*]
Heftiges Stechen wie mit einem stumpfen Messer zwischen der rechten Hüfte und dem Nabel (n. 12 St.) [*Gfs.*]
Von der Nabel-Gegend an, über die linke Hüfte herum bis an die Lendenwirbel ein stechender Schnitt, wie in einem einzigen Zuge, in welcher letztern Gegend er sich am schmerzhaftesten endigte (n. ¼ St.) [*Gfs.*]
680. Stumpfe Messer-Stiche links unter dem Nabel [*Gfs.*]
Ein drückend stechender Schmerz in der Nabel-Gegend (n. 24 St.) [*Ln.*]
Früh im Bette, in der linken Bauch-Seite auf der er ruhig liegt, ein drückendes Schneiden, welches verschwindet, sobald er sich auf die andre Seite legt (n. 11 Tagen) [*Ws.*]
Heftig schneidender Druck im Unterbauche, bald hie, bald da (n. 1 St.) [*Hrn.*]
Schneiden im ganzen Unterbauche, heftiger jedoch in der linken Seite [*Gfs.*]
685. Jückende Stiche am Nabel, die durch Reiben vergehen (n. 1 St.) [*Ws.*]
Bängliche Hitze im Bauche, in der Brust und im Gesichte, bei verstopfter Nase [*Ws.*]
Hitze von unten herauf, dafs ihr der Angst-Schweifs ausbrach, darauf Uebelkeit mit entsetzlicher Angst verbunden, bis sich dann die Uebelkeit immer weiter nach unten zog [*Kr.*]
Schmerzhaftigkeit des ganzen Unterleibes, als wäre alles wund und roh, langdauernd (n. 1 St.) [*Stf.*]
Heftiges wiederholtes Kollern im Unterleibe [*Grofs, a. a. O.*]
690. Lautes Kollern im Unterleibe, mit dem Gefühle, als ginge da alles unter einander (n. ¼ St.) [*Stf.*]
Ein Kollern und Kneipen im Bauche [*Ln.*]
Sehr oft abgehende Blähungen fast ohne Geruch [*Ln.*]
Häufiger Abgang geruchloser Blähungen.
Beim Stuhlgange, Schauder.

695. Beim Stuhlgange überlief das Kind ein Schauder.
Beim Nöthigen zum Stuhle, Gefühl im Unterleibe, als wollte Durchfall entstehen, nebst innerer Hitze im Unterleibe (n. 1 St.) [*Ws.*]
Breiartiger Stuhlgang mit Schleim gemischt [*Hbg.*]
Mit Durchfall abwechselnde Kopf-Hitze [*Greding*, a. a. O. S. 672.]
Durchfall, Brecherlichkeit und Magen-Drücken [*Greding*, a. a. O. S. 672.]
700. Körniger, gelber, etwas schleimiger Stuhl. (Stuhlgänge sehr sauern Geruchs.)
Stühle so weiſs wie Kalk [*Weinmann*, a. a. O. S. 138.]
Grüne Stühle [*Greding*, a. a. O. S. 320.]
Grüne Stühle mit Harnflusse und doch dabei Schweiſs [*Greding*, a. a. O. S. 319.]
705. Mehrere wässerige Stühle gleich nach starkem Schweiſse [*Justi*, a. a. O.]
Anfangs weicher, durchfälliger Stuhl, späterhin aber öfteres Nöthigen zum Stuhle, wobei sehr wenig oder gar nicts abgeht [*Ws.*]
Ungewöhnlich verminderter Stuhl, nur kleine Ausleerungen erfolgten mehrere Tage [*Hornburg*, a. a. O.]
Drängen zum Stuhle, welcher dünner als gewöhnlich, doch in gehöriger Menge abgeht [*Hrn.*]
Oeftere dünne Stühle mit Stuhlzwang; es that ihm oft Noth, er muſste alle viertel Stunden zu Stuhle gehen (n. 48 St.)
710. Es nöthigt ihn beständig zu Stuhle.
Zwängen zum Stuhle; es geht zwar Durchfälliges, doch nur wenig ab, und gleich darauf folgt sehr vermehrtes Zwängen (n. 3 St.) [*Stf.*]
Oefterer Drang zum Stuhle, ohne Stuhlgang, oder mit sehr wenigem und hartem [*Hrn.*]
Stuhlzwang und Bauchweh [*Fabri*, Strychnomania, S. 13. Obs. 5.]
Vergebliches Drängen zum Stuhle.
715. Nach vergeblichem Drange zum Stuhle, Erbrechen.
Eine Art Stuhlzwang, ein beständiges Drücken und Drängen nach dem After und den Geschlechts-

theilen zu, abwechselnd mit schmerzhafter Zusammenziehung des Afters (n. 12 St.)
Drücken im Mastdarme nach dem After zu [*Mkl.*]
Verstopfter Leib [*Fr. Hoffmann*, Medicina ration. S. 273.]
Verstopfter Leib, Auftreibung des Unterleibes und Kopf-Hitze [*Greding*, a. a. O. S. 673.]
720. Er kann nicht drücken beim Stuhlgange [*F. H-n.*]
Zusammenziehender Schmerz im Mastdarme, dann Wundheits-Schmerz im Oberbauche, darauf schneller Abgang schleimigen Durchfalls, zuletzt leeres Zwängen.
Stark jückende und zugleich zusammenschnürende Empfindung im After [*Gss.*]
Jücken unten im Mastdarme.
Heftiges, jählinges, schmerzhaftes Jücken im Mastdarme und After.
725. Jücken, äufserlich, am After (beim Gehen im Freien).
Ein wohlthätiges Kitzeln im untern Theile des Mastdarmes.
Einzelne, schnelle, grofse Stiche im Mastdarme (bei Bewegung) (n. 3 St.)
Mehrtägiger Goldader-Blutflufs.
Unwillkührlicher Abgang des Stuhls. Lähmung des Afterschliefsmuskels [*Dumoulin*, a. a. O.]
730. Unwillkürlicher Abgang der Exkremente [*Greding*, a. a. O. S. 690.]
Kleine, schnelle unwillkürliche Stuhlgänge.
Unterdrückter Stuhl- und Harn-Abgang, zehn Stunden lang.
Unterdrückte Stuhl- und Harn-Ausleerung bei aufserordentlichem Schweifse [*Baldinger*, a. a. O.]
Beschwerliches Harnen.
735. Unterdrückter Harn [*de Launay d'Hermont*, a. a. O. — *Sicelius*, a. a. O.]
Zurückhaltung des Harns, der nur tropfenweise abgeht [*Lottinger*, a. a. O.]
Oefterer Harndrang [*Greding*, a. a. O. S. 658.]
Oefterer Trieb zum Harnen, der Harn ging aber in auffallend geringer Menge ab, obwohl von natürlicher Farbe [*Gss.*]

Belladonne.

Oefteres Drängen zum Harnen mit wenigem Urin-Abgange (n. 1 St.) [*Lr.*]
740. Unaufhörlicher Harndrang [*Buchave*, a. a. O.]
Gelber, trüber Harn [*Ackermann*, a. a. O.]
Klarer, citronfarbiger Harn [*Justi*, a. a. O.]
Goldgelber Urin [*Hbg.*]
Hellgelber, klarer Urin (n. 4 St.)
745. (Weifslicher Harn.)
Harn mit weifsem, dickem Bodensatze (n. 12 St.)
Der Harn wird trübe, wie Hefen, mit röthlichem Satze.
Häufiges Uriniren [*Hbg.*]
Oefteres Harnen häufigen Urins [*Sauter*, a. a. O.]
750. Harnflufs (enuresis) [*Sauter*, a. a. O. — *Greding*, a. a. O. S. 644. 648. 650. 652. 675. 686.]
Oefteres Harnen eines häufigen, blassen, dünnen, wässerigen Urins [*Grimm*, a. a. O.]
Abgang einer Menge wässerigen Harns mit Schweifse [*Baylie*, pract. essays on med. subjects, S. 37.]
Bei Abgang einer grofsen Menge Harns und bei vermehrtem Appetite ist er ganz kalt anzufühlen [*Greding*, a. a. O. S. 694.]
Nachts Harnflufs mit starkem Schweifse [*Greding*, a. a. O. S. 689.]
755. Bei stetem Harnflusse starker Nacht-Schweifs [*Greding*, a. a. O. S. 688.]
Vorzüglich früh Harnflufs, Durst und Gesichts-Verdunkelung [*Greding*, a. a. O. S. 670.]
Harnflufs bei Schweifse, guter Efslust und Durchfälligkeit [*Greding*, a. a O. S. 667.]
Harnfluls bei starkem Schweifse [*Greding*, a. a. O. S. 684.]
Harnflufs, Durchfall und Efslust [*Greding*, a. a. O. S. 661.]
760. Allzu starker Harnflufs [*Horst*, a. a. O.]
Harnflufs unter Erscheinung der Monatreinigung [*Evers* in *Schmuckers* vermischten Schr. I. S. 185.]
Unwillkürliches Harnen [*Boucher*, a. a. O.]
Unwillkürlicher Abgang des Harns, Lähmung des Blasenhalses [*Dumoulin*, a. a. O.]
In tiefem Schlafe (am Tage) entging ihm der Urin.
765. Er kann den Urin nicht halten.

Empfindung von Winden und Drehen in der Blase, wie von einem grofsen Wurme, ohne Drang zum Harnen.

In der Nacht, stumpfes Drücken in der Blasen-Gegend.

Gleich nach dem Harnen, ein beifsender Schmerz am äufsern Rande der Vorhaut.

Vorne in der Eichel ein jückender Kitzel auf Art eines Floh-Stichs [*Hbg.*]

770. Vor dem Einschlafen Abends im Bette einige Mal wiederholtes Reifsen aufwärts im linken Samenstrange [*Mkl.*]

Die Vorhaut wird hinter die Eichel zurückgezogen und davon unangenehme Empfindung an der entblöfsten Eichel (n. 4 St.) [*Mkl.*]

Langer Stich längs der Harnröhre hin, der am Harnröhrknollen anfing und sich bis zur Mündung derselben erstreckte, während des Gehens (n. 3 St.) [*Htn.*]

Ein heftiges Zwängen und Drängen nach den Geschlechts-Theilen, als sollte da alles herausfallen; beim krumm Sitzen und Gehen schlimmer, bei Stehen und gerade Sitzen besser (n. 10 St.) [*Stf.*]

Aufser dem Harnen, stumpfe Stiche in der Harnröhre, hinter der Eichel, vorzüglich bei Bewegung.

775. Während des Harnens, Ziehen im Samenstrange.

Ausflufs des Vorsteherdrüsen-Saftes aus schlaffer Ruthe.

An der Eichel ein weicher unschmerzhafter Knoten.

Schweifs der Zeugungs-Theile, die Nacht.

In aufwärts gezogenen Hoden, grofse Stiche (n. 12, 18, 30 St.)

780. **Nächtlicher Samenergufs bei schlaffer Ruthe.**

Zweimaliges Entgehen des Samens in einer Nacht.

Bei jedem Tritte heftige Stiche in der Scham-Gegend, wie in den innern Geschlechts-Theilen (n. 10 St.) [*Stf.*]

Nächtliche Samenergiefsung ohne geile Träume (die erste Nacht) [*Lr.*]

Gleichgültig beim Gedanken an den Unterschied beider Geschlechter; es können ihm keine geilen,

Belladonne.

lüsternen Gedanken einfallen; der Geschlechts-Trieb in der Phantasie ist wie erloschen,

785. Die wollüstigsten Bilder und Erzählungen reitzen weder seine Phantasie, noch seine Geschlechts-Organe; er bleibt gleichgültig dabei (n. 20 St.)

Vor der Monatreinigung Müdigkeit, Bauchweh, Appetit Mangel und Trübsichtigkeit [*Greding*, a. a. O. S. 679.]

Während der Monatreinigung nächtlicher Brust-Schweifs, nächtliches Gähnen und über den Rücken laufender Frost [*Greding*, a. a. O. S. 671.]

Während der Monatreinigung Herzens-Angst [*Greding*, a. a. O.]

Während der Monatreinigung grofser Durst [*Greding*, a. a. O. S. 672.]

790. Während der Monatreinigung ein klammartiges Reifsen bald hie und da im Rücken, bald in den Armen.

Erscheinung der Monatreinigung.

Monatreinigung vier Tage zu früh.

Vermehrte Monatreinigung [*Lambergen*, a. a. O.]

Verstärkung und Verspätigung der Monatreinigung bis zum 32sten, 36sten und 48sten Tage [*Greding*, an verschiedenen Stellen.]

795. (Früh, ein Pressen, als wollte alles zu den Geburts-Theilen herausdrängen, (bei Auftreibung des Unterleibes); nach dem Pressen zog sich der Unterleib zusammen und es ging ein weifser Schleim aus der Mutterscheide ab,)

Uebelriechender Mutterblutflufs [*Evers*, in den Berliner Samml. IV.]

Weifsflufs und Leibweh [*Greding*, a. a. O. S. 672.]

Mehrmaliges Niefsen [*Ln.*]

Bald ist die Nase verstopft, bald fliefst Wasser heraus [*Baehr.*]

800. Katarrh, oder Husten mit Schnupfen.

Fliefs-Schnupfen blofs in der einen Nasen Seite und aus dem einen Nasenloche.

Schnupfen mit stinkendem Geruche in der Nase wie von Heringslake, vorzüglich beim Ausschnauben [*Kr.*]

Heiserkeit [*Vicat*, a. a. O.]
Rauhe, heisere Stimme.
805. Geräusch und Röcheln in den Luftröhrästen [*Rau*, a. a. O.]
Jedes Einathmen erregt Reiz zum (trocknen) Hüsteln.
Mehrere Tage nach einander, um Mittag, heftiger Husten, mit Ausfluſs vielen zähen Speichels [*Greding*, a. a. O. S. 691.]
Husten-Anfall mit darauf folgender Hitze [*Kr.*]
Nacht-Husten, der sie oft aus dem Schlafe weckt, worauf sie aber gleich wieder einschläft [*Kr.*]
810. Husten-Anfall, wie wenn man Staub eingeathmet hätte, Nachts davon aufgeweckt, mit Schleim-Auswurfe [*Hbg.*]
(Vormittags) arger, trockner Husten, als wenn ihm etwas Fremdes in die Luftröhre gefallen wäre, mit Schnupfen (n. 3 St.) [*Lr.*]
Abends, nach dem Niederlegen im Bette, ein jückender Kitzel im hintern Theile des Luftröhrkopfes zum unvermeidlichen, trocknen, kurzen Husten.
Es ist, als ob etwas in der Herzgrube läge, was immer zum Husten reizt.
Es liegt ihm fest auf der Brust, wie trockner Katarrh und reizt ihn zu trocknem Husten.
815. Es liegt ihm auf der Brust (im obern Theile der Luftröhre); er hustet eine Materie aus, wie alter Katarrh-Schleim, von eiterigem Ansehen (früh, im Bette und nach dem Aufstehen) (n. 16 St.)
Husten fängt Abends (um 10 Uhr) an und kömmt alle Viertelstunden und öfter, von 3, 4 Stöſsen.
Husten mit Blut-Geschmack im Munde.
Früh, beim Husten, blutiger Schleim-Auswurf.
(Husten, hohl und kratzig.)
820. Heftiger Husten während des Schlafs, mit Zähneknirschen. (n. 10 St.)
Husten mit Nadel-Stichen in der Seite unter den linken Ribben (n. 6 St.) [*Lr.*]
Beim Husten ein heftig drückender Schmerz im Nacken, als ob er zerbrechen sollte (n. 8½ St.) [*Htn.*]
Trocknes Hüsteln, wobei es im Halse kratzt [*Stf.*]
Brust-Beklemmung[*Schmucker*,chirurg.Wahrnehm.II.]

Belladonne.

825. Schweres Athmen [*Rau*, a. a. O.]
(Beim Husten prefst das Kind sehr und ist verdriefslich.)
(Vor jedem Husten-Anfalle ward das Kind still und gleich ehe der Husten eintrat, weinte es.)
(Husten-Anfälle endeten mit Niefsen.)
(Beim Husten wendet sich der Magen um, zum Erbrechen, wenn er auch nüchtern ist.)

830. Sehr schweres Athmen [*de Launay d'Hermont*, a. a. O.]
Heftige, kleine, öftere, ängstliche Odemzüge (n. 18 St.) [*Grimm*, a. a. O.]
Ein Drücken in der Herz-Gegend, was den Athem versetzt und ängstlich macht.
Drücken auf der Brust (es kam ihm ans Herz).
Es kam ihr ans Herz (die Herzgrube), wie Herz-Drücken; sie konnte nicht recht athmen; dabei Uebelkeit, die nach dem Halse steigt, als sollte sie sich übergeben, und so Herz-Drücken und Uebelkeit absatzweise etwa aller 7 Minuten (n. ¼ St.) [*Stf.*]

835. Auf (Kaffee-) Trinken kurzer Athem (Nachmittags) (n. 3 Tagen) [*Hbg.*]
Während des Gehens öfters eine Beklemmung in der Herzgrube, eine Art krampfhafter Empfindung, die ihn nöthigt, tiefer Odem zu holen (n. 1 St.) [*Htn.*]
Ueber die Brust heftige Beklemmung, als ob sie von beiden Seiten nach innen zu gedrückt würde (n. 5 St.) [*Htn.*]
Engbrüstigkeit [*Vicat*, a. a. O.]
Abends im Bette ein so beklommenes Wesen auf der Brust, was auch durch willkührlichen Husten nicht vergeht; er konnte nur schwer den Odem einziehen, gleich als wenn ihn der Schleim in der Luftröhre hinderte; dabei zugleich ein Brennen in der Brust. (n. 60 St.)

840. Bald athmete er, bald schien er den letzten Hauch von sich gegeben zu haben, in während einer Viertelstunde viermal zurückkehrenden Anfällen [*El. Camerarius*, a. a. O.]
Brennen in der rechten Brust [*Hartung.*]

Aus dem Unterleibe steigt plötzlich Hitze herauf in die Brust und vergeht sehr schnell (n. $\frac{1}{2}$ St.) [*Ws.*]

Stiche im Brustbeine beim Husten und während des Gähnens.

Während des Gehens, feine Stiche unter dem Schlüsselbeine von vorne nach hinten (n. 4 Tagen) [*Ws.*]

845. Feine Stiche in der linken Brust-Seite vom Brustbeine nach der Achselhöhle zu, bei Bewegung heftiger, ohne Bezug auf Athmen [*Ws.*]

Fein stechender Schmerz in der Brust [*Greding, a.a.O. S. 661. 681.*]

Auf der rechten Brust-Seite ein tief eingreifender und anhaltender Stich, ohne Bezug auf Athmen (n. 72 St.) [*Ws.*]

Stiche in der Brust-Seite, unter dem rechten Arme, welche den Athem hemmen, gegen Abend.

In der rechten Seite, Stiche hie und da unter der Haut, einigermafsen äufserlich.

850. Stiche in einer von den Brüsten. (n. 3 St.)

Schmerzhafte Stiche auf der linken Brust-Seite, ohne Bezug auf Athmen [*Ws.*]

Schnell vorüber gehendes Stechen, wie mit einem stumpfen Messer unter den beiden letzten Ribben, neben dem Schwerdtknorpel und über den falschen Ribben (n. 8 Min.) [*Gfs.*]

Stechend kneipender Schmerz in der Brust zu beiden Seiten des obern Theils des Brustbeins [*Ws.*]

Absetzendes, drückendes Schneiden auf der rechten Brust-Seite, ohne Bezug auf Ein- oder Ausathmen (n. $\frac{1}{2}$ St.) [*Ws.*]

855. Anhaltend drückendes Stechen in den linken Ribbenknorpeln, heftiger noch und fast in eine brennende Empfindung übergehend beim Ausathmen (n. 8 St.) [*Htn.*]

Scharfes Drücken in der Gegend der sechsten wahren Ribbe von innen heraus (n. $\frac{1}{4}$ St.) [*Ws.*]

Ein scharf drückender Schmerz im Brustbeine, gleich über dem Schwerdtknorpel [*Gfs.*]

Ein drückender Schmerz unter der rechten Brustwarze [*Gfs.*]

Drückender Schmerz in der Brust und zwischen den Schultern.

Belladonne.

860. Drückender Schmerz in der Brust mit kurzem Athem, zugleich zwischen den Schultern, im Gehen und Sitzen [*Hbg.*]
Drückend klemmender Schmerz in der linken und rechten Brust [*Hbg.*]
Ein klopfender Schmerz unter dem Brustbeine über der Herzgrube [*Gfs.*]
Drücken in der rechten Brust, was Aengstlichkeit verursacht.
Starke Unruhe und Klopfen in der Brust.

865. (In der Ruhe, Herzklopfen, als wenn die Erschütterung bis an den Hals ginge, bei Bewegung stärker, mit schwierig langsamem Odem.)
Wenn sie die Treppe steigt, glukst das Herz, eine Art Herzklopfen. [*Stf.*]
Ein ätzend fressender Schmerz unter den letzten rechten Ribbenknorpeln (n. 2 St.) [*Gfs.*]
Wasser enthaltende, schmerzhafte Blasen am Brustbeine [*Lambergen*, a. a. O.]
Die Brust und die Oberschenkel mit dunkelrothen, ungleichförmigen, sehr kleinen Flecken übersäet [*Greding*, a. a. O. S. 685.]

870. Es tritt Milch in die Brüste (bei einer Nichtschwangern) und läuft aus; auf der linken Brust entstanden kleine, zerstreute Blüthchen, welche kriebelnd jückten und an welchen das Reiben wohl that.
Die Sitzknochen thun weh; es ist ihr, als ob sie kein Fleisch daran hätte, doch ist es ihr besser, wenn sie ganz hart sitzt, als weich [*Kr.*]
Ein düstres (nebelartiges), empfindliches Ziehen im ganzen Umfange des Beckens; doch wandelt dieser Schmerz dann auch abwechselnd vom Kreutzbeine zum Schambeine [*Gfs.*]
Krampfhafte Empfindung in der linken Lenden-Gegend [*Hbg.*]
Aeufserst schmerzhafter Klamm-Schmerz im Kreutze und Steifsbeine; er kann nur kurze Zeit sitzen, wird durch Sitzen ganz steif und kann dann für Schmerz nicht wieder aufstehen; selbst liegen kann er nicht gut, er wacht die Nächte öfters davon auf, und mufs sich unter heftigen Schmer-

zen auf eine andre Seite wenden; auf dem Rücken kann er gar nicht liegen; am meisten wird er erleichtert durch Stehen und langsames Herumgehen, aber schnell zu gehen ist ihm auch nicht möglich (8 Tage lang) [*Ws.*]

875. Wenn er nach dem Sitzen aufsteht, so bekömmt er am Rande des Darmbeins über den Hüften einen Schmerz, als ob ein scharfer Körper da heraus schnitte [*Ws.*]

Rheumatischer Schmerz im Rücken [*Greding*, a. a. O. S. 674.]

Links am Rückgrate, unter den falschen Ribben, drückender Schmerz [*Hbg.*]

Nagen im Rückgrate und Husten.

Stechender und nagender Schmerz im Rückgrate.

880. In den Rückgratknochen, Stechen von aufsen nach innen wie mit einem Messer [*Kr.*]

In der rechten Rücken-Seite und dem Rückgrate, Schmerz wie verrenkt.

Klammartige, drückende Empfindung in der Mitte des Rückgrats, die spannend wird, wenn er den Rücken gerade machen will (n. ⅓ St.) [*Htn.*]

Der Rücken, vorzüglich die Schulterblätter sind mit grofsen, rothen Blüthen bedeckt; die ganze Haut sieht roth und schmerzt bei Berührung wie wund, die Spitzen der Blüthen aber fein stechend (n. 10 Tagen) [*Ws.*]

In die Schulterblätter übergehender Schmerz des Kopfs [*Greding*, a. a. O. S. 656.]

885. Blutschwär auf der Schulter.

Drückender Schmerz unter dem linken Schulterblatte, mehr nach der äufsern Seite zu [*Gfs.*]

Ziehender Druck zwischen dem rechten Schulterblatte und dem Rückgrate [*Hn.*]

Schmerz zwischen den Schulterblättern, wie vom Verheben.

Heftiges Ziehen zwischen den Schulterblättern, am Rückgrate herab, Abends.

890. Klamm-Schmerz, fast wie Kneipen, zwischen dem rechten Schulterblatte und dem Rückgrate [*Ws.*]

(Ein kitzelndes Jücken auf dem linken Schulterblatte) [*Ln.*]

Belladonne.

Jückendes Stechen am rechten Schulterblatte, das zum Kratzen reitzt [*Ws.*]
Stechendes Jücken an den Schulterblättern, das durch Kratzen vergeht [*Ws.*]
Feine Stiche am rechten Schulterblatte [*Ws.*]
895. Wiederholte Stiche, wie von Elektrisität, von dem linken Schulterblatte nach dem rechten hin (n. 1 St.) [*Mkl.*]
Stechendes Drücken auf der linken Schulterhöhe (n. 3 St.) [*Htn.*]
Schmerzhafte Steifigkeit zwischen den Schulterblättern und im Nacken beim Hin- und Herdrehen des Halses und Kopfes, früh (n. 16 St.)
Aeufserlich am Halse, drückender Schmerz, beim Zurückbiegen des Kopfes und beim Betasten.
Drüsen-Geschwülste am Nacken mit Kopfbenebelung. (n. 6 St.)
900. Blüthchen brechen am Nacken und am Arme aus, füllen sich schnell mit Eiter, und bedecken sich mit einer Kruste.
Schmerzhafte Geschwulst der linken Achseldrüse. (n. 5 St.)
Geschwulst des leidenden Arms und Fufses [*Münch* in *Richters* Biblioth. V. S. 558.]
Ein Ausdehnen und Renken der obern Gliedmasen [*Ln.*]
Rheumatische Schmerzen des Arms mit Kriebeln verbunden, darauf Konvulsionen dieses Arms [*Greding*, a. a. O. S. 671.]
905. Arm wie betäubt und schmerzhaft [*Sauter*, a. a. O.]
Geschwulst des Arms [*Münch*, a. a. O.]
Grofses Mattigkeits-Gefühl in den Armen, mehr noch in den Händen, als müfste sie sie hängen lassen [*Stf.*]
Schwere in beiden Armen.
Schwere des linken Arms [*Greding*, a. a. O. S. 694.]
910. Lähmung des rechten Arms [*Greding*, a. a. O. S. 662.]
Eine Schwere und Lähmung der obern Gliedmasen, doch mehr des linken Arms [*Ln.*]
Schwäche wie Lähmung erst im rechten Oberarme, später auch im Vorderarme (n. 5 St.) [*Mkl.*]

Lähmiger Druck am linken Oberarme mit lähmiger Empfindung und Schwäche im ganzen linken Arme [*Hrn.*]

Lähmig ziehender Druck, mit Schwäche im rechten Ober- und Vorderarme (n. 4 Tagen) [*Hrn.*]

915. Lähmig reifsender Druck an der vordern Fläche des linken Oberarms (n. 5 Tagen) [*Hrn.*]

Krampf des rechten Arms mit Zähneknirschen [*Greding*, a. a. O. S. 687.]

(Schmerzhaftes) Zucken in den Armen, mehr im rechten als im linken [*Stf.*]

Er hebt den rechten Arm unwillkürlich und ohne sein Wissen über den Kopf [*Greding*, a. a. O. S. 692.]

Ein Herunterziehen in den Muskeln des rechten Oberarms und wenn es herab war, so zuckte es etliche Mal zurück in der Gegend des rechten Ellbogen-Gelenks, heraufwärts nach den Achseln zu und dann war's auf ein Weilchen weg.

920. Konvulsive Erschütterung der Arme, wie vom höchsten Schauder.

Erschütternde Krämpfe der Arme [*Greding*, a. a. O. S. 644.]

Beständiges Einwärtsdrehen (intorsio) der Arme und Hände [*Boucher*, a. a. O.]

Arme und Hände streckt er zuweilen vor, als wollte er etwas haschen [*Boucher*, a. a. O.]

Ein heftig stechender Schmerz wie mit einem stumpfen Messer unter dem Kopfe des Oberarmknochens nach aufsen zu [*Gfs.*]

925. Im rechten Arme, worauf sie nicht gelegen, (früh um 3 Uhr) eine Steifigkeit (sie konnte ihn nicht krumm machen), mit dem Gefühle, als sei er kürzer als der andre und einem reifsenden Schmerze darin [*Stf.*]

Ziehender Schmerz in der Inseite des linken Oberarms [*Hbg.*]

Reifsender Schmerz im Oberarmknochen [*Hbg.*]

Zerschlagenheits-Schmerz in den Oberarmen (n. 6 St.) [*Ws.*]

Reifsender Schmerz im Oberarmknochen.
930. Ein langsames Laufen heraufwärts am linken Arme, als wenn eine Fliege auf der Haut kriecht, wogegen öfteres Reiben nichts hilft.
Eine Blüthe am linken Arme unter dem Ellbogen-Gelenke, dunkelroth, ohne Empfindung oder Eiterung, beim Befühlen wundartig schmerzend (n. 9 Tagen) [*Hrn.*]
Unter dem rechten Ellbogen eine Blüthe, die bei Berührung stechend schmerzt [*Ws.*]
(Der Ellbogen schmerzt bei Bewegung und Berührung, als ob er verbrannt wäre.)
Ein Kollern im linken Arme in der Ellbogen-Beuge, als wenn Wasser oder eine schwere Flüssigkeit durch die Adern liefe [*Hbg.*]
935. Schneidender Schmerz im linken Ellbogen-Gelenke innerlich, im Gehen [*Ws.*]
Scharfe Stiche aufsen am linken Ellbogen-Gelenke (n. 72 St.) [*Ws.*]
Lähmig ziehender Schmerz im Ellbogen.
Lähmig ziehender Schmerz in dem Ellbogen und den Fingern der linken Hand [*Hbg.*]
Feine Stiche auf dem linken Vorderarme (n. 24 St.) [*Ws.*]
940. Stumpfes Stechen in der Mitte des innern Vorderarms, welches allmälig schlimmer und endlich sehr heftig wird [*Gfs.*]
Schneidendes Reifsen in den untern Muskeln des rechten Vorderarms (in der Ruhe) (n. $5\frac{1}{2}$ St.) [*Htn.*]
Schneidendes Reifsen in den untern Muskeln des linken Vorderarms (n. $\frac{1}{4}$ St.) [*Htn.*]
Lähmiges Reifsen in den Handwurzelknochen [*Hrn.*]
Stechendes Reifsen in den Mittelhandknochen der linken Hand [*Htn.*]
945. Reifsender Druck in den Mittelhandknochen und dem vordersten Gelenke des linken Zeigefingers [*Hrn.*]
Häufiger, kalter Schweifs der Hände.
Beide Handrücken sind mit kleinen, rothen Flecken besetzt, die schnell wieder verschwinden [*Ws.*]
Geschwulst der Hände [*Wienholt*, Heilkr. d. thier. Magnet. I. S. 310.]

Starke Geschwulst der Hand [*Münch*, a. a. O. S. 390.]

950. Steifigkeits-Gefühl in der rechten Hand und den Fingern; sie konnte sie nicht biegen [*Stf.*]

Er kann die Hand nicht in ungehindertem, freiem Zuge um ihre Achse drehen (z. B. beim Tröpfeln aus einem Glase), blofs ruckweise kann er es, gleich als wenn's an Gelenk-Feuchtigkeit des Handgelenkes fehlte; doch ist diese gehinderte Bewegung unschmerzhaft. (n. 4 St.)

Schmerzhaftes Ziehen in den hintersten Gliedern der linken, mittlern Finger, wie in der Beinhaut [*Hrn.*]

Lähmiges Reifsen im mittelsten Gelenke des rechten Zeigefingers [*Hrn.*]

Das vorderste Gelenk des Mittelfingers ist wie steif und schmerzt beim Einbiegen, einfach (wund?).

955. Reifsendes Schneiden in den Muskeln des rechten kleinen Fingers [*Htn.*]

Am Mittelhandknochen des Daumens scharfe Stiche (n. 1 St.) [*Ws.*]

Die Fingerspitzen der linken Hand schmerzen wie eingeklemmt [*Hbg.*]

Bei Körper-Frost, Stiche zu den Fingerspitzen heraus, am meisten beim Anfassen.

In der Spitze des Mittelfingers Schmerz, als wäre etwas hineingestochen und geschworen, bei Berührung am schlimmsten [*Ws.*]

960. Am Finger eine Blase mit schmerzhafter Entzündung [*Lambergen*, a. a. O.]

Eine dicht am Nagel des rechten Zeigefingers ausbrechende Pustel gab viel Feuchtigkeit von sich [*Greding*, a. a. O. S. 703.]

Er kann sich leicht den Finger verknicken.

An der innern Seite des Oberschenkels, Wundheits-Schmerz.

Schmerz der Ober- und Unterschenkel wie zerschlagen überhaupt und wie morsch, nach den Knochenröhren zu fein stechend und nagend, nebst starkem Reifsen in den Gelenken; der Schmerz steigt allmälig von den Fufs-

Belladonne.

Gelenken bis zu den Hüften herauf, nöthigt, im Sitzen, die Füſse immer zu bewegen und herumzusetzen und wird durch Gehen gemildert (n. 4 St.) [*Ws.*]

965. In den Füſsen zuweilen Mattigkeit, mit ziehendem Schmerze darin.

Eine Art Dehnen, er ist genöthigt, die Schenkel auszustrecken (n. 11 Tagen.)

Beim Gehen, Schwere in den Ober- und Unterschenkeln, nebst Steifigkeit der Knie-Gelenke (n. 12 St.) [*Ws.*]

Vermehrte Schwere der Ober- und Unterschenkel (und Ausfluſs gelben Nasenschleims bei erhöhetem Durste) [*Greding*, a. a. O. S. 321.]

Lähmiges Ziehen im rechten Ober- und Unterschenkel [*Hrn.*]

970. Lähmung der Füſse (Untergliedmasen), sie muſste liegen, bei Uebelkeit, Zittern, Aengstlichkeit und Schwindel [*Baldinger*, a. a. O.]

Lähmung der untern Gliedmasen [*Dumoulin*, a. a. O.]

Klamm-Schmerz in den Gesäſsmuskeln, nebst Spannen, beim Bücken des Körpers [*Ws.*]

Auf der rechten Hüfte drei, vier heftige Stiche in Ruhe und Bewegung [*Stf.*]

Am rechten Hüft-Gelenke (schnell vergehendes) Kälte-Gefühl (n. 1 St.) [*Ws.*]

975. Schmerz der linken Hüfte mit Hinken [*Greding*, a. a. O. S. 687.]

Wenn sie auf der rechten Hüfte liegt, thut's in der linken weh, legt sie sich aber auf die linke, so wird alles ruhig (n. 8. 9 Tagen.)

Beim Gehen, ein lähmiges Spannen in den Hüft-Gelenken, als wären sie verrenkt [*Ws.*]

Schneidend zuckendes Reiſsen in den hintern Muskeln des linken Oberschenkels im Sitzen (n. ¾ St.) [*Htn.*]

Schneidendes Stechen in den äuſsern Muskeln des rechten Oberschenkels, dicht über dem Knie, blos im Sitzen (n. 2¼ St.) [*Htn.*]

980. In den Oberschenkeln ungeheure Schwere und Steifheit, beim Gehen [*Kr.*]

Schwere in den Oberschenkeln auch im Sitzen [*Hbg.*]
Ein auswärts nach der Haut hin ziehender Schmerz an einer kleinen Stelle am linken Oberschenkel innerer Seite (n. 1 St.) [*Gfs.*]
Harter Druck in der Mitte der vordern Fläche des rechten Oberschenkels [*Hrn.*]
Ein Messer-Stechen in der Mitte des Oberschenkels mehr nach der hintern Seite zu (gleich nach Tische) [*Gfs.*]

985. Ein schwankend klopfender Schmerz oben am innern linken Oberschenkel (n. 29 St.) [*Gfs.*]
Dröhnend sumsende Empfindung über dem rechten Knie im Sitzen (n. ¼ St.) [*Htn.*]
Klammartiger Schmerz im rechten Knie, neben der Kniescheibe, nach aufsen, im Sitzen [*Htn.*]
Heftige Schmerzen im Knie [*Stf.*]
Bei der Bewegung Straffheit und wie zu kurz in der äufsern Flechse der linken Kniekehle, abwechselnd auch in der innern, doch immer stärker in der äufsern [*Mkl.*]

990. In der rechten Kniekehle klemmender und drückender Schmerz [*Hbg.*]
Stumpfe Stiche in der linken Kniekehle (n. ¼ St.) [*Gfs.*]
Ein Zucken in der rechten Kniekehle (n. 4 St.) [*Ln.*]
Zittern der Kniee [*Müller, a. a. O.*]
Eine unangenehme Empfindung in den Gelenken der Untergliedmafsen, vorzüglich der Kniee, als wenn sie knicken wollten, besonders beim Gehen und am meisten beim Herabsteigen.

995. Ein Zucken in der Kniekehle, heraufwärts in die Oberschenkel-Muskeln.
Ein Glucksen im Fufse, als wenn Tropfen darin tröpfelten. (n. 54 St.)
Sehr schnelles Glucksen vorne am linken Knie, im Sitzen (sogleich) [*Ws.*]
Nadel-Stiche unter der linken Kniescheibe, im Sitzen [*Gfs.*]
Drückendes Stechen in der rechten Kniescheibe (während des Sitzens) (n. 3½ St.) [*Htn.*]

1000. Beim Auftreten mit dem linken Fufse fahren schmerzhafte Stiche bis zum Knie herauf (n. 38 St.) [*Ws.*]

Belladonne. 71

Schneidendes Ziehen auf einer kleinen Stelle an den Füfsen, das sich von unten nach oben, erst durch die Unter - und Oberschenkel, dann durch's Kreutz bis in die Schultern verbreitete [*Kr.*]
Lähmige Müdigkeit in beiden Unterschenkeln [*Mkl.*]
Beim Treppen - Steigen Müdigkeit der Füfse, vorzüglich der Waden [*Stf.*]
In den Unterschenkeln eine heraufziehende Empfindung, äufserlich blos Krabbeln, innerlich unzählbare Stiche [*Ws.*]

1005. Im Unterschenkel, Schmerz, als wenn er eingeklemmt wäre und ein Toben (dumpfes Reifsen) und Handthieren darin, vorzüglich die Nacht, durch freies Hängen des Unterschenkels gemildert (n. 10 St.)
Ein brennendes Reifsen den Unterschenkel herauf durch die innere Fläche der Kniekehle.
Zitterige Schwerheit der Unterschenkel.
Dumpfes Reifsen in den Unterschenkeln [*Hbg.*]
Ungeheurer Schmerz der Unterschenkel, der den Fufs auszustrecken nöthigt [*Lambergen,* a. a. O.]

1010. Empfindliche Schwerheits - Empfindung des rechten Unterschenkels beim über einander Schlagen desselben über den linken (4 Stunden) [*Htn.*]
Eine ziehende Schwerheit der Unterschenkel.
Reifsender Schmerz im Schienbeine.
Empfindung im rechten Unterschenkel wie beim Wachsen, eine mit Schwere verbundene Steifheits- Empfindung [*Htn.*]
Ziehend reifsender Schmerz im rechten Schienbeine mit einer auseinander pressenden Empfindung darin (n. 4 St.) [*Htn.*]

1015. Scharfe Stiche in der linken Wade, die von unten heraufkommen [*Ws.*]
Klamm in der Wade beim Biegen des Schenkels, Abends im Bette, welcher durch Ausstrecken des Schenkels vergeht. (n. 72 St.)
Reifsender Druck in der Mitte der Inseite des Unterschenkels, ohne Bezug auf Bewegung und Berührung [*Hrn.*]
Vorne am linken Schienbeine ein Drücken im Stehen [*Hbg.*]

Schweifs der Unterfüfse ohne Wärme, im Sitzen [*Hbg.*]

1020. Fressendes Jücken an den Unterfüfsen und Fufsrücken [*Hrn.*]

Stumpfe Stiche auf dem linken Fufsrücken im Sitzen, durch äufsern Druck nicht geändert [*Ws.*]

Beim Gehen im Freien, Spannen im rechten Fufs-Gelenke.

Beim Gehen und Einbiegen des Unterfufses Schmerz in den Mittelfufs-Knochen wie verrenkt.

Reifsender Schmerz in dem Mittelfufs-Knochen der grofsen Zehe.

1025. Klamm in der Fufssohle, Abends im Bette, beim Heranziehen der Kniee.

Brennen und Wühlen in den Fufssohlen [*Kr.*]

Heftiges Jücken der Füfse.

Kriebeln in den Füfsen aufwärts. (n. 20 St.)

Geschwulst der Füfse.

1030. Hitze besonders in den Füfsen.

In den Fufssohlen bohrender, wühlender Schmerz. (n. mehr. St.)

Stechender Schmerz in den Fufssohlen. (n. $\frac{1}{2}$ St.)

Zerschlagenheits-Schmerz im Ballen der Ferse, beim Auftreten.

Eine Art unschmerzhaftes Ziehen oder Laufen von der Ferse bis zu den Zehen um die Knöchel herum. (n. 30 St.)

1035. Bohrende oder reifsende Stiche in der Achillsehne.

(Beim Gehen) Reifsen in der linken Fufssohle, mit untermischten Stichen, eine Viertelstunde lang [*Mkl.*]

S p a n n u n g a u f d e r r e c h t e n F u f s s o h l e i n d e r F e r s e - G e g e n d, d i e d a n n i n s p a nn e n d e n D r u c k ü b e r g i n g; b e i m d a r a u f D r ü c k e n v e r l i e r t s i c h d i e s e r S c h m e r z a u f e i n i g e Z e i t (n. $\frac{1}{4}$ St.) [*Hrn.*]

Klage über sehr schmerzhaften Krampf im linken Arme und im Rücken, der sich Abends bis in die Schenkel erstreckt [*Greding*, a. a. O. S. 652.]

Abends wollte sie sich dehnen, konnte aber vor Schmerzen nicht [*Kr.*]

Belladonne.

1040. Gewöhnlich, wenn ein Schmerz auf den höchsten Grad gestiegen war, verschwand er plötzlich und augenblicklich entstand dafür ein Schmerz an einer andern Stelle [*Gfs.*]

Schmerzhafte Empfindlichkeit der Haut bei jeder Berührung [*Kr.*]

Krabbelndes Jücken über den ganzen Körper, flüchtig, bald hie, bald da [*Ws.*]

Rothschuppiger Ausschlag an den untern Theilen des Körpers bis an den Unterleib [*Ziegler*, a. a. O.]

In der Handfläche und am Schienbeine (leicht zerplatzende) Wasserblasen [*Lambergen*, a. a. O.]

1045. Im Gehen, bei jedem zweiten, dritten Schritte, ein Stich in dem leidenden Theile bis in den Kopf, gleich als wenn man sich unvermuthet sticht; nicht im Sitzen.

(Die Stellen, wo der stechende Schmerz gewesen war, sind bei äufserer Berührung äufserst schmerzhaft.)

Bohrender Schmerz in den Drüsen.

Nagender Schmerz in der leidenden Stelle. (n. 1 St.)

Die äufsere Anwendung der Belladonne macht den Theil empfindlich gegen die freie Luft.

1050. Kalte, schmerzhafte, langdauernde Knoten und Geschwülste (scheint Nachwirkung).

Reifsendes Jücken hie und da, vorzüglich nach dem Niederlegen Abends im Bette; nach dem Reiben bleibt blofs der reifsende Schmerz übrig, aber verstärkt.

Geschwür schmerzt fast blofs die Nacht (von 6 Uhr Abend bis 6 Uhr früh) brennend, als wenn etwas herausdrücken wollte und der Theil wie gelähmt und steif wäre. (n. 48 St.)

(Geschwür wird mit einer schwarzen, wie aus Blut zusammengebackenen Kruste bedeckt.)

Geschwür giebt fast blofs blutige Jauche von sich.

1055. Geschwür wird bei Berührung schmerzhaft, fast brennenden Schmerzes. (n. 4 St.)

Im Geschwüre heftiges Jücken. (n. 1 St.)

Im Geschwüre schneidender Schmerz in der Ruhe, und reifsender Schmerz bei Bewegung des Theiles. (n. 20 St.)

74 *Belladonne.*

Im Umkreise des Geschwüres, Wundheits-Schmerz. (n. 4 St.)
(Wundheit in den Gelenk-Biegungen.)

1060. **Plötzlich befallender, ungeheurer, klammartiger Schmerz in einer der Brust-Seiten, in einer Bauch-Seite, in einer Lende, oder dem einen Ellbogen, vorzüglich im Schlafe, wobei man den schmerzhaften Theil einwärts zu biegen und zu krümmen genöth gt ist.** (n. 8, 16, 30 St.)

(Ein ziehender Schmerz in den Füfsen aufwärts bis in die Schulterblätter und von da in die Finger, endlich in die Zähne, welche davon stumpf und wackelig werden.)

(Ziehender Schmerz in allen Gliedern.)

Abends im Bette jückende Stiche hie und da in der Haut, wie von Flöhen.

Vorzüglich Nachmittags (um 3, 4 Uhr) sind alle Beschwerden schlimmer, Vormittags leidlicher.

1065. Arger Lachkrampf.

Gelinde, konvulsive Bewegungen der Gliedmasen [*Dumoulin*, a. a. O.]

Krampfhafte Bewegung der Glieder [*Rau*, a. a. O. — *Greding*, a. a. O. S. 671]

Sennenhüpfen [*Elfes*, a. a. O.]

Zucken in den Gliedmasen [*Ziegler*, a. a. O.]

1070. Nach einer kleinen Aergernifs, die heftigsten Krämpfe, die ihn antrieben, die Wände hinanzulaufen [*Stf.*]

Krämpfe der Gliedmasen mit Schlucksen [*Greding*, a. a. O. S. 671.]

Bei Krämpfen der Gliedmasen, Müdigkeit und Aengstlichkeit [*Greding*, a. a. O. S. 672.]

Konvulsionen [*Eb. Gmelin*, a. a. O.]

Konvulsivische, augenblickliche Ausstreckung der Gliedmasen beim Erwachen aus dem Schlafe.

1075. Wiederholte Konvulsionen und grausame Krämpfe vorzüglich der Beugemuskeln [*Grimm*, a. a. O.]

Starke Zuckungen und sehr lautes Irrereden [*Baldinger*, a. a. O.]

Epileptische Konvulsionen [*Wagner*, a. a. O.]

Ungeheure, der Fallsucht ähnliche Krämpfe [*Grimm*, a. a. O.]

Konvulsionen, Verdrehungen aller Muskeln [*de St. Martin*, a. a. O.]

1080. Krämpfe aller Glieder [*Münch*, a. a. O.]
In den von Krämpfen freien Zwischenzeiten stöfst er das heftigste Geschrei aus, als wenn er grofse Schmerzen litte [*Grimm*, a. a. O.]

Kopf und übriger Körper ganz nach der linken Seite hinterwärts gezogen, dafs er nicht gehen konnte [*Greding*, a. a. O. S. 662.]

Gefühllos, röchelnd, mit Zuckungen an Händen und Füfsen [*Baldinger*, a. a. O.]

Bald wunderbare Verdrehung der Glieder, bald gänzliche Unbeweglichkeit [*El. Camerarius*, a. a. O.]

1085. Verlust aller Empfindung, Steifheit der untern Gliedmasen, äufserste Aufgetriebenheit aller Blutgefäfse der Haut, bei ungemein rothem, aufgeschwollenem Gesichte, höchst vollem und geschwindem Pulse und übermäfsigem Schweifse [*Baldinger*, a. a. O.]

Oeftere Steifheit und Unbeweglichkeit der Glieder; er konnte z. B. den linken Fufs nicht rühren [*Stf.*]

Steifigkeit aller Glieder unter dem Scheine einer Müdigkeits-Empfindung.

Steifigkeit des ganzen Körpers [*Ehrhardt*, Pflanzenhistorie, X. S. 126.]

Krampfhafte Ausdehnung der Gliedmasen mit Verdrehung der Augen [*Greding*, a. a. O. S. 664.]

1090. Früh Morgens müde und unruhig in den Gliedern vor Schmerzen, sie hätte jedes Glied immer wo anders mögen hinlegen [*Kr.*]

Arge Unruhe in allen Gliedern, so dafs er nicht zu bleiben wufste.

Unstätigkeit des Kopfs und der Hände.

Körperliche Unruhe; er war genöthigt, den ganzen Körper stets hin und her zu bewegen, besonders die Hände und Füfse; er kann in keiner Lage lange ausdauern, bald liegt, bald sitzt, bald steht er, wo er immer noch seine Lage auf diese oder jene Art verändert [*Hrn.*]

Zittern mit konvulsivischer Erschütterung.

1095. Zittern in allen Gliedern, Unvermögen zu gehen, aufgetriebene Adern am ganzen Körper und unangenehm reizende Empfindung im Halse, mehrere Tage lang [*Baldinger*, a. a. O.]
Zittern am Herzen, Vormittags.
Zittern und Müdigkeit der Gliedmasen [*Greding*, a. a. O. S. 644.]
Müdigkeit der Gliedmasen [*Sicelius*, a. a. O.]
Abends so müde, dafs er kaum gehen kann. (n. 50 St.)

1100. Trägheit in allen Gliedern und Unlust zur Arbeit [*Gfs.*]
Abneigung und Abscheu vor Arbeit, vor Bewegung. (n. 1, 5 St.)
Schwere in den Händen und Füfsen [*Baehr*, a. a. O.]
Schwäche des Körpers [*Wierus*, a. a. O.]
Sinken der Kräfte [*Wagner*, a. a. O.]

1105. Grofse Schwäche [*Carl*, Acta Nat. Cur. IV. obs. 86.]
Müdigkeit alle Tage hindurch und Nachmittags-Schlaf [*Hbg.*]
Vorzüglich Abends sehr hinfällig und kurzäthmig dabei.
Allgemeine Schwäche.
Schwäche, unfester Tritt, die Kniee wollen zusammenbrechen; er kann nicht gehen.

1110. Häufig wiederkehrende, kurze Anwandlungen von grofser Schwäche; alles ist ihr zu schwer und zieht sie nach unten, als sollte sie zusammensinken [*Baehr.*]
Lähmungähnliche Schwäche aller Muskeln der obern und untern Gliedmasen (n. 6 Tagen) [*Hbg.*]
Lähmungähnliche Schwäche aller Muskeln, vorzüglich der Füfse.
Lähmung bald an diesem, bald an jenem Theile [*Greding*, a. a. O. S. 703.]
Lähmung des rechten Arms und rechten Unterschenkels [*Greding*, a. a. O. S. 661. 663.]

1115. Die linke Seite, besonders Arm und Schenkel sind ganz gelähmt [*Greding*, a. a. O. S. 662.]
Anfälle von Ohnmacht [*Greding*, a. a. O.]
Apoplektischer Zustand [*Wagner*, a. a. O.]

Er lag vier Tage, ohne etwas zu geniefsen und bewegungslos, wie ein Todter [*J. B. Porta*, Magia natur. VIII.]

Lethargischer, schlagflufsartiger Zustand; Tag und Nacht über lag er ohne Bewegung irgend eines Gliedes; nach Kneipen öffnete er wohl die Augen, gab aber keinen Laut von sich [*Wagner*, a. a. O.]

1120. Schlafsüchtiger Zustand [*Hasenest*, a. a. O.]

Sehr tiefer Schlummer.

Tiefer Schlaf [*Dillenius*, Misc. Nat. Cur. Dec. III. ann. 7. 8. Obs. 161.]

Tiefer, vier und zwanzigstündiger Schlaf [*Wierus*, a. a. O.]

Ganz tiefe Schlafsucht, mit Sennenhüpfen, blassem, kaltem Gesichte und kalten Händen und hartem, kleinem, geschwindem Pulse [*May*, a. a. O.]

1125. Betäubung, die ihn zum Schlafe nöthigt, Vormittags; er schlief ganz tief anderthalb Stunden; nach dem Erwachen starker Hunger, mit heftig brennender Hitze und Trockenheit im Munde, ohne Durst; darauf beim Hüsteln stinkender Odem, wie von Menschenkoth [*Hartung.*]

Vor Mitternacht unruhiger Schlaf; das Kind wirft sich herum, strampelt und redet zänkisch im Schlafe.

Gleich beim Einschlafen träumt er.

Nach langem Schlafe heftiger Durst [*Greding*, a. a. O. S. 684.]

Traumvoller Schlaf; sie hat es mit vielen Menschen zu thun; sie will weggehen, kömmt aber nicht dazu [*Kr.*]

1130. Sie träumt ungewöhnlich viel, doch nur ruhig von Haus-Geschäften [*Stf.*]

Sehr fester Schlaf, ohne viele Träume, bis gegen Morgen (n. 5 Tagen) [*Hbg.*]

Nacht-Schlaf mit nicht erinnerlichen Träumen; er schlief zeitiger als gewöhnlich ein, und wachte zeitiger auf und nicht ohne Stärkung, welche jedoch immer nach einigen Stunden der aufser dieser Zeit beständigen Trägheit in den Gliedern Platz machte [*Gfs.*]

Er träumt von Feuersgefahr und wacht darüber auf (n. 548t.)

Schreckliche, lebhaft erinnerliche Träume.

1135. Nachts, sehr betäubter Schlaf, ängstliche Träume von Mördern und Strafsenräubern; er hörte sich selbst einmal laut aufschreien, ohne defshalb zur Besinnung gekommen zu seyn [*Mkl.*]

Abends öfters Aufschrecken aus dem Schlafe beim Einschlafen; die Füfse wurden aufwärts gezuckt und der Kopf vorwärts [*Ws.*]

Unerträglicher Schlaf wegen ungeheuer erhöhter Schmerzen und fürchterlicher Träume.

Er schreckt auf und erwacht, wenn er eben einschlafen will.

Voll Erschrecken und Furcht erwacht sie die Nacht; es war ihr, als gäbe etwas unter ihrem Bette einen Laut von sich; sie hatte trockne Hitze beim Erwachen.

1140. Sie erschrack in übrigens ruhigem Schlafe, als wenn sie tief fiele, wobei sie heftig zusammenfuhr [*Stf.*]

Im Schlafe fährt er erschrocken auf und erwacht [*Hbg.*]

Angst verhindert den Schlaf.

Nächtliche Schlaflosigkeit wegen Angst, mit ziehendem Schmerze in allen Gliedmasen.

Schreck im Traume, worüber er aufwacht und auf der Stirne und in der Herzgrube schweifsig ist.

1145. Er wird beständig aus dem Schlafe aufgeweckt durch fürchterliche Träume und Zuckungen [*Ziegler*, a. a. O.]

Er schlägt in der Schlaf-Betäubung die Augen auf, sieht sich wild um und fällt wieder in röchelnden Schlummer [*Baldinger*, a. a. O.]

Er hatte die Nächte den Geist sehr anstrengende Träume, und war früh ganz matt, wenn er aufstehen sollte [*Rt. d. j.*]

Zur Zeit des Einschlafens wufste er nicht, ob er träumte oder wachte [*Hbg.*]

Lebhafte, aber unerinnerliche Träume [*Lr.*]

Belladonne.

1150. Abends im Bette liegend, kömmt's ihm vor, als ob er mit seinem Lager fortschwämme; zehn Abende nach einander glaubte er, gleich nach dem Niederlegen, in seinem Bette zu schwimmen [*F. H.-n.*]

Früh kann er sich nicht aus dem Schlafe ermuntern; beim Erwachen ist er sehr verdriefslich [*Ws.*]

Singen im Schlafe und lautes Reden.

Sie schläft viel, und wenn auch der Husten sie weckt, so schläft sie doch gleich wieder und dennoch ist sie am Morgen taumlicht und müde [*Kr.*]

Oefteres Aufwachen aus dem Schlafe, und ob er sich gleich bald auf diese, bald auf jene Seite wendet, so findet er doch keine Ruhe und kann nicht wieder einschlafen [*Lr.*]

1155. Die Nacht, im Schlafen und Wachen, absetzender Athem; das Einziehen und Ausstofsen des Athems dauert nur halb so lange, als das Pausiren bis zum künftigen Einathmen; das Ausathmen erfolgte stofsweise und war lauter als das Einziehen; das Einziehen dauerte nur wenig länger, als das Ausathmen.

(Im Schlafe erstickendes Schnarchen beim Einathmen.)

Oefteres Aufwachen die Nacht aus dem Schlafe, gleich als hätte er ausgeschlafen (die erste Nacht) [*Lr.*]

Vergebliches Haschen nach Schlaf [*Grimm,* a. a. O]

Er kann die Nacht nicht schlafen; die Phantasie, als ob er etwas nöthiges zu besorgen hätte, hält ihn vom Schlafe ab.

1160. Sehr geringer Schlaf [*Ln.*]

Schlaflosigkeit einige Tage über [*Hoyer* in Misc. Nat. Cur. Dec. III. ann. 7, 8. Obs. 176.]

Immerwährende Schläfrigkeit mit Drang zum Ausstrecken der Glieder, Abends von 5 bis 9 Uhr (n. 11 St.) [*Mkl.*]

(Schlaflosigkeit mit Nachlafs der Schmerzen, Nachts.)

Schlaflosigkeit.

1165. Anhaltende Benebelung und Schläfrigkeit (n. 4 St.) [*Gfs.*]

Schläfrigkeit. (n. ⅓ St.)
Gegen Abend, schon bei der Dämmerung, Schläfrigkeit mit Gähnen, früh aber gar nicht ausgeschlafen.
Beim Erwachen aus dem Schlafe, Kopfweh und grofse Mattigkeit.
Früh, beim Erwachen, Kopfweh blofs über den Augen, wie eine Schwere im Kopfe, und wenn er dann das Auge berührt, so thut es weh.

1170. Früh, sehr müde und taumelig [*Kr.*]
Schläfrigkeit gleich nach dem Erwachen bemerkbar [*Gfs.*]
Schlummer [*Sauvages*, a. a. O. — *Valentini*, Misc. Nat. Cur. Dec. II. ann. 10. Obs. 118.]
Schlummer, mit kleinem, schwachem, ungleichem Pulse [*Boucher*, a. a. O.]
Schläfrigkeit voll Unruhe [*Mardorf*, a. a. O.]

1175. Starke Schläfrigkeit [*Sicelius*, a. a. O.]
Nachmittägiger Anfall, von öfterm Dehnen und Gähnen, wobei die Augen mit Wasser übergehen. (n. 48 St.)
Oefteres Gähnen [*Eb. Gmelin*, a. a. O.]
Gähnen, wie Trunkene zu thun pflegen [*Mardorf*, a. a. O.]
Oefteres Gähnen, als wenn er nicht ausgeschlafen hätte (n. 2¼ St.) [*Lr.*]

1180. Fieberhafte Bewegungen [*Ziegler*, a. a. O. — *Sauvages*, a. a. O.]
Fieberhafte Bewegungen einen Tag um den andern [*Sauter*, a. a. O.]
Fieber nach jeder eingenommenen Gabe [*Lentin*, Beobacht. S. 81.]
Abendfieber [*G—ch*, a. a. O.]
Heftiger Durst. (n 30 St.)

1185. Heftiger Durst nach Mitternacht und früh.
Aengstlicher Durst [*Grimm*, a. a. O.]
Höchst beschwerlicher Durst [*May*, a. a. O.]
Ungeheurer Durst auf kaltes Wasser (n. 4 St.) [*El. Camerarius*, a. a. O.]
Von brennendem Durste und von Hitze gequält verlangt er von Zeit zu Zeit zu trinken, stöfst es aber wieder von sich, wenn man es ihm darreicht [*Grimm*, a. a. O.]

Belladonne.

1190. Nach dem Schweifse wächst der Durst und die Efslust nimmt ab [*Greding*, a. a. O. S. 659.]

Die Nacht viel Durst und Trockenheit im Munde. Vorzüglich früh Durst, öfteres Harnen und Gesichts-Verdunkelung [*Greding*, a. a. O. S. 670.]

Früh, grofser Durst [*Hbg.*]

Grofser Durst, öfteres Harnen, reichlicher Schweifs [*Greding*, a. a. O. S. 690.]

1195. Sie ist todtenbleich, ganz abgestorben, und kalt wie Schnee [*Kr.*]

Früh, eiskalte Hände, mit Eingenommenheit des Kopfes und Weinerlichkeit.

Kälte des ganzen Körpers, mit blassem Gesichte.

Kalte Füfse, mit Hitze im innern Ohre, Abends.

Kalte Füfse, mit aufgeschwollenem, rothem Gesichte, mit Blutdrange nach dem Kopfe.

1200. Kälte am ganzen Körper, vorzüglich der Füfse [*Hbg.*]

Kalte Hände und Füfse, mit ziemlich starkem, kaltem Schweifse der Füfse (n. 10 St.) [*Mkl.*]

Kalte Hände und Füfse [*Ln.*]

Eine ungewöhnliche Kälte-Empfindung in den Unterschenkeln, am meisten in den Füfsen (n. 5 St.) [*Ln.*]

Frost [*Münch*, a. a. O.]

1205. Ein heftiger Frost packt sie im Rücken oder in der Herzgrube, oder an beiden Armen zugleich und verbreitet sich von da über den ganzen Körper [*Baehr.*]

(Nach dem Essen Frost.)

Im Schlafe friert sie und fühlt die Kälte im Schlafe, ist auch kalt beim Erwachen.

Frost, besonders an den Armen, mit Gänsehaut, beim Ausziehen der Kleider, zugleich Röthe und Hitze der Ohren und Nase.

Frost und Schauder mit Gänsehaut, selbst in der Nähe des warmen Ofens (n. 1 St.) [*Mkl.*]

1210. Fieberfrost mit feinstechendem Schmerze in der Brust [*Greding*, a. a. O. S. 661.]

Sobald ein kaltes Lüftchen sie anweht, gleich Schauder; übrigens ist es ihr in der freien Luft besser [*Kr.*]

Ueberempfindlichkeit gegen kalte Luft [*Sauter*, a. a. O.]

Häufiges Gähnen und dann Frösteln über den Körper, doch nur äufserlich die Haut überlaufend, Abends [*Baehr.*]

Schauder über Arme und Unterleib, nicht am Kopfe (n. 2 St.)

1215. Gleich nach Mittage leichter Schauder mit Gesichts-Verdunkelung [*Greding*, a. a. O. S. 685.]

Schauder über den einen Arm [*Hbg.*]

Schauder über den Unterleib [*Hbg.*]

Fieberschauder und kalte Hände [*Rt. d. j.*]

Gegen Abend, Fieber: erschütternder Schauder wirft ihn im Bette in die Höhe, nach 2 Stunden Hitze und allgemeiner Schweifs, ohne Durst weder während des Schauders, noch während der Hitze.

1220. In kurzen Absätzen laufen Schauder den Rücken herab, ohne darauf folgende Hitze [*Ws.*]

Sehr kleiner, langsamer Puls [*Hbg.*]

Fieber: früh Fieber-Frost, mit geringer Hitze darauf [*Greding*, a. a. O. S. 644.]

Fieber: **Ueberlaufendes Frösteln am ganzen Körper** (n. 1 St.) — **vier Stunden darauf Hitz-Gefühl und Hitze, besonders des Gesichts** [*Hrn.*]

Fieber: Nachts Fieber-Frost, wozu schnell Hitze des Körpers kam, und öfteres Harnen und Ermattung der Glieder; — in der folgenden Nacht ein doppelter dergleichen Fieber-Anfall, mit Schwindel und Durst [*Greding*, a. a. O. S. 643.]

1225. Fieber: Frost-Schauder durch den Körper, Nachmittags Hitz-Ueberlaufen [*Hbg.*]

Fieber; Abends da sie sich auszog, etwas Frost über den Körper, dann auf der ganzen linken Seite des Körpers Hitze.

(Fieber: nach dem Froste Wohlbefinden von einigen Stunden, dann Schweifs blofs des Gesichts, der Hände (?) und Füfse (?) ehe die Hitze kommt; in der Hitze kein Schlaf, fast kein Durst im Froste, und gar keiner im Schweifse und in der Hitze; blofs beim Gesichts-Schweifse etwas Kopfweh, aber keines im Froste oder in der Hitze.)

Belladonne.

(Fieber: erst fauler Geschmack im Munde, dann Hitze des Gesichts und der Hände; nach Verschwindung der Hitze vermehrte sich der Schmerz.)

Oefters des Tags wiederholte Fieber-Anfälle; auf Erschütterungs-Frost erfolgt allgemeine Hitze und Schweifs über den ganzen Körper, ohne Durst weder im Froste, noch in der Hitze.

1230. Fieber: bei äufserer Kälte, innere brennende Hitze.

Fieber: Wechsel von Frost und Hitze [Baehr.]

Fieber: plötzlicher Wechsel von Hitze und Frost, beides ohne Durst, bei Tages-Schläfrigkeit (n. 12 Tag.) [Ws.]

Mehrere Fieber-Anfälle in einem Tage, wo die Hitze dem Froste schon nach einigen Minuten bis nach einer halben Stunde nachfolgte, stets ohne Durst in Frost und Hitze und meist mit Eingenommenheit des Kopfs [Hrn.]

Fieber: Abends im Bette Frost, dann Hitze; der Frost ging vom Kreutzbeine aus, lief über den Rücken herauf und an den Schenkeln wieder herab [Kr.]

1235. Starker, schneller Puls [Ln.]

Grofser, voller, langsamer Puls.

Sehr kleiner, geschwinder Puls.

Grofser, häufiger um zehn Schläge vermehrter Puls [Gfs.]

Heftige Hitze [Rau, a. a. O.]

1240. Brennende Haut [El. Camerarius, a. a. O.]

Sehr grofse Hitze über und über mit Delirien [Commerc. lit. Nor. 1731.]

Brennende Hitze äufserlich oder innerlich [Vicat, a. a. O.]

Inneres Brennen [Carl, a. a. O.]

Allgemeine trockne Hitze an den äufsersten Füfsen und Händen, mit Durstlosigkeit und Gesichts-Blässe, zwölf Stunden lang.

1245. Innere Hitze, Brennen in der Magen-Gegend [Hasenest, a. a. O.]

Innere Hitze; alles, was sie zu sich nimmt, ist ihr zu kalt [Kr.]

Hitziges Fieber, Brennfieber [de Launay d'Hermont, a. a. O.]

Brennfieber (causus) (n. 12 St.) [*de St. Martin*, a. a. O.]

Brennende Hitze des Körpers mit hochaufgetriebenen Adern der Haut mit Wuth [*Baldinger*, a. a. O.]

1250. Bei starker Hitze, Aufgetriebenheit der Adern äuſserlich am Körper, mit unersättlichem Durste [*Baldinger*, a. a. O.]

Aufgeschwollene Hautvenen [*Hbg.*]

Die Adern der Gliedmasen sind aufgelaufen, besonders schlagen die Halsarterien, so daſs der Unterkiefer, wenn er wenig geöffnet ist, bei jedem Schlage an den Oberkiefer anschlägt und so ein leises Zähneklappen entsteht; dabei Wärme und Wärme-Gefühl am ganzen Körper, doch besonders am Kopfe. [*F. H-n.*]

Früh beim Erwachen, ein Schlagen der Adern im Kopfe und allen Theilen des Körpers [*Kr.*]

Es ist ihm die Nacht, vorzüglich gegen Morgen, allzu heiſs im Bette und doch darf er sich nicht entblöſsen; die entblöſsten Theile schmerzen, wie von Froste.

1255. Starke Hitze des Körpers, vorzüglich heftigere und häufigere Schläge an der Schläfe-Arterie, mit Dummlichkeit des Kopfs und nachgehends starker Schweiſs [*Greding*, a. a. O. II. 2. S. 319.]

Täglich nach dem Mittagsessen, groſse Hitze des Körpers, besonders des Kopfs, so daſs das Gesicht von Zeit zu Zeit sehr roth wird [*Greding*, a. a. O. I. S. 665.]

Täglich gegen Mittag, jählinge Hitze und Röthe des Gesichts und des ganzen Körpers, mit starker Gesichts-Verdunkelung und groſsem Durste, eine Stunde lang [*Greding*, a. a. O. S. 670.]

Hitz-Empfindung mit Hitze am ganzen Körper, besonders aber im Gesichte, welches roth und schweiſsig war, mit Eingenommenheit des Kopfs (n. 4 St.) [*Hrn.*]

(Abends Hitze an Händen und Füſsen, nicht aber an den Armen und Schenkeln.)

1260. Geringe Bewegung (Gehen) erregt Hitze des Körpers.

Röthe und Hitze des Gesichts, mit groſsem Durste [*Greding*, a. a. O. S. 672.]

Entzündung der Oberfläche des ganzen Körpers [*Sauvages*, a. a. O.]

Röthe des ganzen Körpers [*Münch*, a. a. O.]

Röthe des ganzen Körpers mit geschwindem Pulse [*Buchave*, a. a. O.]

1265. Hitze des ganzen Körpers mit violetter Röthe der ganzen Haut [*Wiedemann*, a. a. O.]

Rothe Geschwulst des ganzen Körpers [*Buchave*, a. a. O.]

Der ganze Körper ist geschwollen, brennend heifs und roth [*Sauter*, a. a. O.]

Allgemeiner heifser und kalter Brand (und schnelle Fäulnifs des Körpers nach dem Tode) [*Mappi*, Plant. alsat. S. 36.]

Plötzliche Entzündungen [*Mardorf*, a. a. O.]

1270. Schnell vorübergehende Entzündungen (phlogoses) und Engbrüstigkeit [*Greding*, a. a. O. S. 648.]

Röthe und Geschwulst des leidenden Theils [*Sauter*, a. a. O.]

Brickelnd beifsende Empfindung in der ganzen Haut, besonders an den Fufssohlen [*Sauter*, a. a. O.]

Kriebelnde Empfindungen [*Greding*, a. a. O. S. 672.]

Jücken des ganzen Körpers und Ausbruch rother Flohstich-Flecken (n. 4 St.) [*Sauter*, a. a. O.]

1275. Brust und Bauch sind mit kleinen rothen, etwas erhabnen, unschmerzhaften Flecken besäet, die öfters verschwinden und sich dann plötzlich wieder zeigen, bei allgemeiner Röthe der Haut [*Ws.*]

Hitziges, rothlaufartiges Fieber, von entzündeten, selbst in Brand übergehenden Geschwülsten begleitet.

Entzündete, rothe Hautstellen und vielgestaltige, scharlachrothe Flecken über dem Körper (welche jücken?) (n. 16 St.)

Blutrothe Flecken am ganzen Körper, besonders im Gesichte, am Halse und an der Brust [*Sauter*, a. a. O.]

Maserähnlicher Hautausschlag [*Buchave*, a. a. O.]

1280. Dunkelrothe, scharlachartige Flecken am ganzen Körper, mit kleinem, geschwindem Pulse, Engbrüstigkeit, heftigem Husten, Irrereden, verstark tem Gedächtnisse, Reiben der Nase, und erweiterten Pupillen [*Wiedemann*, a. a. O.]

Scharlachausschlag (die ersten Tage) [*Struve*, Triumph d. Heilk. I. S. 64.]

Haut-Ausschlag von Blasen, welche häufiges Wasser von sich geben und wegen der sehr grofsen Schmerzhaftigkeit derselben zu wimmern und zu heulen nöthigen [*Lambergen*, a. a. O.]

Starke Hitze (sogleich) und dann sehr häufiger Schweifs [*Greding*, a. a. O. II. 2. S. 320.]

Hitze des Körpers mit Schweifs (n. 2 St.) [*Ln.*]

1285. Schweifs (nach einigen Stunden) [*Ackermann*, a. a. O.]

Er schwitzt bei geringer Bewegung über und über, am meisten im Gesichte, die Nase herab.

Es ist ihm sehr heifs, er schwitzt über und über, doch ohne Durst.

Er schwitzt beim Gehen im Freien (im Winde) stark über und über und bekömmt dabei Leibweh, gleich als hätte er sich verkältet.

Nächtlicher Schweifs, welcher brandig (bränzlicht) riecht.

1290. Starke Nacht-Schweifse, die nicht schwächen [*Ackermann*, a. a. O.]

Nacht-Schweifs [*Hbg.*]

Früh-Schweifs [*Ziegler*, a. a. O.]

Starker Schweifs [*Evers* in *Schmuckers* verm. Schriften, I. S 185. — *Greding*, a. a. O. S. 652.]

Kalter Stirn-Schweifs (n. 1 St.) [*Rt.* d. j.]

1295. Jede Nacht heftiger Schweifs [*Greding*, an vielen Stellen.]

Nacht-Schweifs im Schlafe, nach Mitternacht.

Erwachen gleich nach Mitternacht im Schweifse (er konnte nicht wieder einschlafen); der Schweifs dauert während des Wachens fort (n. 54 St.)

(Im Nacht-Schlafe kein Schweifs, wohl aber beim Tages-Schlafe.)

Schweifs während des Schlafs [*Buchave*, a. a. O.]

1300. Schweifs am ganzen Körper während des Schlafs [*Sauter*, a. a. O.]

Schweifs über und über von 4 Uhr Nachmittags bis Mitternachts, dann Schlaf während des Schweifses [*Sauter*, a. a. O.]

Belladonne.

Starker Schweifs mit Harnflufs [*Ziegler*, a. a. O. — *Greding*, a. a. O. S. 688. 689.]

Sehr grofser, lang anhaltender Schweifs, der die Wäsche dunkel färbt [*Greding*, a. a. O. S. 667.]

Plötzlich überlaufender, allgemeiner und eben so schnell verschwindender Schweifs [*Ht.* d. j.]

1305. Schweifs, sobald er sich mit dem Bette bedeckt, besonders an den obern Theilen [*Hbg.*]

Nur die mit dem Bette bedeckten Theile schwitzen, Abends.

Ganz in der Frühe (um 2, 3 Uhr) nach dem Erwachen Schweifs, wenn man die Arme bedeckt, welcher nachläfst, wenn man sie entblöfst.

Früh, abwechselnd Schweifs, der aus den Füfsen herauf bis ins Gesicht stieg, welches vorzüglich schwitzte; gleich darauf aber ward es ihr wieder kühl [*Kr.*]

Während der Fieber-Hitze entsteht, wenn die Hände mit dem Bette bedeckt werden, allgemeiner Schweifs, wenn sie aber hervorgezogen werden, allgemeiner Frost.

1310. Zittern [*Horst — de Launay d'Hermont, — Eb. Gmelin*, a. a. O.]

Er erschrickt sehr leicht, besonders wenn Jemand zu ihm kömmt [*Ht.* d. j.]

Am Tage grofse Aengstlichkeit; sie hatte an keinem Orte Ruhe; es war ihr, als wenn sie entfliehen sollte.

Grofse Aengstlichkeit um's Herz [*Wagner*, a. a. O.]

Sehr ängstlich und furchtsam [*Mkl.*]

1315. Aengstlichkeit in der Herz-Gegend (n. 3 St.) [*L.n.*]

Aengstlichkeit [*Schmucker*, a. a. O. — *Lambergen*, a. a. O.]

Oefteres Stöhnen (Krunken) vorzüglich früh, ohne zu sagen warum? und welcher Schmerz den Kranken dazu bewege?

Krunken und Stöhnen bei jedem Ausathmen.

Krunken und Stöhnen im Schlafe.

1320. Stöhnen [*Eb. Gmelin*, a. a. O.]

Stöhnen, mit Hüpfen und Tanzen abwechselnd [*Mardorf*, a. a. O.]

Unter plötzlichem Geschrei zittert er an Händen und Füfsen [*Greding*, a. a. O. S. 644.]

Viel Aengstlichkeit und eine Stunde darauf Schweifs [*Henning*, a. a. O.]

Ereignisse, auf die er bisher mit Vergnügen gehofft hatte, erscheinen ihm in einem ängstlichen Lichte; er dachte es sich fürchterlich und grausig [*Rt.* d. j.]

1325. In den von Wuth freien Augenblicken Klage über unausstehliche Angst, so dafs sie zu sterben wünscht [*Baldinger*, a. a. O.]

Gegen Mittag und Abends Herzens-Angst, Kopfweh, Gesichts-Röthe und Mundbitterkeit [*Greding*, a. a. O. S. 671.]

Aengstlichkeit und Unruhe [*Eb. Gmelin*, a. a. O.]

Unruhe [*Boucher*, a. a. O.]

Grofse Unruhe, sie kann auf keiner Stelle lange sitzen bleiben; es treibt sie überall fort [*Kr.*]

1330. Unaufhörliches Hin- und Herwenden des ganzen Körpers [*Boucher*, a. a. O.]

Unaufhörliche Bewegung des Körpers, besonders der Arme, bei unverändertem Pulse [*Boucher*, a. a. O.]

Starkes Bewegen hin und her im Bette [*Boucher*, a. a. O.]

Die Reden hatten weniger Zusammenhang, Abends [*Ackermann*, a. a. O.]

Irrereden, Delirien [*Ziegler*, — *May*, — *El. Camerarius*, Med. chirurg. Wahrnehm. VII. — *Eb. Gmelin*, — *Buc'hoz*, a. a. O.]

1335. Beständiges Deliriren [*Horst*, a. a. O.]

Nach dem Essen legt sich das Delirium [*F. H-n.*]

Sie macht Anstalt zur Heimreise [*Greding*, a. a. O. S. 688.]

Er delirirt wie im Traume und schreit; er müsse zu Hause, weil da alles verbrannt sei [*Greding*, a. a. O. S. 688.]

Schwatzt von Wölfen; dabei voller Puls [*G—ch*, a. a. O.]

1340. Delirirendes Geschwätz von Hunden, die ihn umschwärmen [*Hufeland*, Journ. XVI.]

Er kömmt aufser sich, raset, spricht viel von Hunden, und Arm und Gesicht geschwillt ihm [*Münch*, a. a. O.]

Er schwatzt Nachts ungereimtes Zeug, am Tage ist er bei Verstande [*Greding*, a. a. O. S. 676.]

Nächtliches **Delirium**, welches am Tage sich legt [*Greding*, a. a. O. S. 655.]

Bald delirirt er, bald redet er vernünftig und beklagt sich [*El. Camerarius*, a. a. O.]

1345. In Paroxysmen wiederkehrendes Delirium [*Albrecht*, a. a O.]

Er murmelt wie im Schlafe [*Hasenest*, a. a. O.]

Er schwatzt ungereimtes Zeug und äufsersten Unsinn [*Grimm*, a. a. O]

Unsinniges Geschwätz [*Boucher*, — *El. Camerarius* (n. 6 St.) — *Buchave*, a. a. O. — *Greding*, a. a. O. S. 650.]

Er schwatzt schnell hinter einander unsinniges Zeug [*Sauter*, a. a. O.]

1350. Geschwätz wie von einem Wahnsinnigen, mit starren, klotzenden Augen [*Buchave*, a. a. O]

Geschwätzig, geil [*Greding*, a. a. O. S. 663.]

Nach der Geschwätzigkeit, Stummheit [*Buchave*, a. a. O.]

Lustiger Wahnsinn [*Sauvages*, a. a. O.]

Geschäftsloses Sitzen hinter dem Ofen; sie bemüht sich, Lieder zu verfertigen und singt laut Lieder lustigen, doch ungereimten und ganz unsinnigen Innhalts; auch pfiff sie mitunter, wollte aber nicht essen und nicht trinken; dabei hörte sie gar nichts, und sah nichts, bei Blässe des Gesichts und Stirn-Schweifs [*F. H-n.*]

1355. Er singt und trällert [Med. chirurg. Wahrnehm. VII.]

Ueberlustige Stimmung; er ist aufgelegt zu singen und zu pfeifen (Abends) (n. 13 St.) [*Ws.*]

Unwillkürliches, fast lautes Lachen, ohne lächerliche Gedanken zu haben [*Rt. d. j*]

Er lächelt lange vor sich hin [*Greding*, a. a. O. S. 650.]

Oefteres Lachen [*Greding*, a. a. O. S. 651.]

1360. Lachend und singend betastet sie die umstehenden Dinge den ganzen Tag [*Greding*, a. a. O. S. 690.]

Sie bricht in lautes Gelächter aus, singt und betastet die nahen Dinge [*Greding*, a. a. O. S. 679.]

Lautes Gelächter [*Grimm*, — *Dumoulin*. — *Höchstetter*, a. a. O. — Med. chirurg. Wahrnehm. VII.]

Unbändig lautes Gelächter [*Carl*, a. a. O.]

Ausgelassen und übermüthig lustig, aufgelegt zu zanken ohne Ursache, und zu beleidigen lachenden Muthes [*J. C. Hartung*,]

1365. Ueberlustigkeit nach dem Abendessen, die Lebenskraft aufserordentlich erhöhet eine Viertelstunde lang, darauf wieder Schläfrigkeit [*Mkl.*]

Lächerliche Geberden; sie betastet die Umstehenden, bald sitzt sie, bald thut sie, als wüsche sie, bald, als zählte sie Geld, bald, als tränke sie [*Hasenest*, a. a. O.]

Er zeigt bald lächerlichen Wahnsinn, bald redet er vernünftig (n. 1, 16 St.)

Er macht närrische, lächerliche Possen (n. $\frac{1}{2}$, 6, 8 St.)

Gaukelnde Geberden [*Höchstetter*, a. a. O.]

1370. Unsinnigkeit [*Höchstetter*, a. a. O.]

Unsinnigkeit; sie ziehen sich aus, laufen im blossen Hemde durch die Strafsen, machen wunderliche Geberden, tanzen, lachen laut und schwatzen und begehren närrisches Zeug [*Dillenius*, a. a. O.]

Er geht mit hochaufgehobnen Füfsen, als wenn er über im Wege liegende Dinge hinwegsteigen müfste, wie ein Trunkener [*Sicelius*, a. a. O.]

Heftiges Kopf-Schütteln [*Greding*, a. a. O. S. 653.]

Starkes Kopf-Schütteln, Schaum vor dem Munde und verlorne Besinnung [*Greding*, a. a. O. S. 673.]

1375. Sie klatscht die Hände über dem Kopfe zusammen, mit einem kurzen, äufserst heftigen und Erstickung drohenden Husten, Nachts [*Greding*, a. a. O. S. 691.]

Er klatscht mit den Händen, wackelt mit dem Kopfe nach beiden Seiten und von den Lippen hängt zäher Speichel lang herunter [*Greding*, a. a. O. S. 691.]

Sie verzerrt die Gesichtsmuskeln gräfslich, steckt die Zunge lang heraus, klatscht mit der Zunge und würgt sich zum Erbrechen, anfallsweise [*Greding*, a. a. O.]

Bald greift er hastig nach den nahe Stehenden, bald zieht er sich furchtsam zurük [*Sauter*, a. a. O.]

Weinen [*Dumoulin*, a. a. O.]

1380. Sehr aufgeregtes Gemüth, sie möchte immer gleich weinen [*Baehr*.]

Beim Gehen im Freien überfällt sie die weinerliche Angst; sie ist ihres Lebens satt und will ins Wasser gehen, sich zu ersäufen.

Weinerliche Furchtsamkeit (n. ¼ St. nach 2 und innerhalb 8 Stunden.)

Erst wehmüthiges Weinen, das dann in ungeduldiges und ungestümes Heulen übergeht (mit Frostigkeit) (n. 1 St.)

Heftiges Weinen, Wimmern und Heulen ohne Ursache, mit Furchtsamkeit verbunden (nach 2 bis 8, nach 8 bis 12, selten nach 12 bis 20 St.)

1385. Weinen und höchste Verdriefslichkeit beim Erwachen aus dem Schlafe.

Niedergeschlagenheit, Verzagtheit [*Boucher*, a. a. O.]

Er steht Nachts auf, und geht in tiefen Gedanken auf und ab [*Greding*, a. a. O. S. 682.]

Unaufgelegt, gleichgültig gegen Alles, mangelnde Thätigkeit des Körpers und Geistes [*Mkl.*]

Stundenweise Abwechslung von Weinen und ärgerlicher Laune.

1390. Höchste Gleichgültigkeit, stundenlang; man könnte ihr das Leben nehmen, es würde sie nicht rühren [*Kr.*]

Apathie; es konnte nichts auf sie Eindruck machen; nach einigen Tagen sehr empfindlichen, ärgerlichen Gemüths; sie hat keine Freude an irgend etwas.

Unheiter, verdriefslich, zu nichts aufgelegt.

Winselnde Verdriefslichkeit über Kleinigkeiten, bei Kopfweh wie Drücken von einem Steine.

Nicht aufgelegt, zu sprechen [*Hrn.*]

1395. Er wünscht Einsamkeit und Ruhe; jedes Geräusch und der Besuch von Andern ist ihm zuwider [*Hrn.*]

Stille Verdriefslichkeit (n. 8 St.), die zwei Tage darauf gewöhnliches Gemüth, den darauf folgenden Tag aber wieder verdriefslich [*Hrn.*]

Höchst verdriefslich und ernsthaft [*Hbg.*]

Er war ärgerlich auf dies und jenes.

Sehr reitzbares Gemüth mit grofser Trockenheit im Munde.

1400. Grofse Reitzbarkeit und Empfindlichkeit der Sinne; er schmeckt und riecht alles stärker; das Tast-Gefühl, das Gesicht und Gehör ist feiner und das Gemüth ist beweglicher und die Gedanken regsamer (n. 3 St.)

Aergerlichkeit, es war ihm alles nicht recht; er war auf sich selbst böse [*F. H-n.*]

Sehr aufgeregt; sie ärgert sich leicht und fängt dann zu weinen an [*Baehr.*]

Er wird leicht zum Zorne gereizt, auch durch Kleinigkeiten [*Hrn.*]

Greuliche Worte und Flüche in abgebrochnen Sylben [*Dumoulin*, a, a. O.]

1405. Entweder anfallsweise wiederkehrendes, oder anhaltendes Delirium, welches erst lustig ist und nachgehends sich in Wuth verwandelt [*Vicat*, a. a. O.]

Heulen und Schreien um Kleinigkeiten, welches durch gütliches Zureden ärger wird, bei leicht sich erweiternden und höchst leicht sich verengernden Pupillen.

Heftige Zanksucht, die sich nicht besänftigen läfst.

Delirium mit Wildheit [*Hoyer*, a. a. O.]

Wuth [*Valentini*, — *Wierus*, — *Schreck*, a. a. O.]

1410. Wuth; der Knabe kannte seine Eltern nicht*) [*Solenander* in den Abh. der königl. Acad. d. Wissensch. Breslau 1750. S. 364.]

Er tobt ganz rasend im Bette herum (n. 10 St.) [*Sauter*, a. a. O.]

Er zerreifst seine Hemden und Kleider [*Sauter*, a. a. O.]

Er schlägt sich mit Fäusten ins Gesicht [*Greding*, a. a. O. S. 664.]

Rasende, gewaltthätige Wuth.

1415. Wuth mit Zähneknirschen und Konvulsionen [*May*, a. a. O.]

Er bifs, statt das Verlangte zu essen, den hölzernen Löffel entzwei, zernagte die Schüssel und knurrte und bellte wie ein Hund [*Münch* in *Richters* Biblioth. V. S. 564.]

---

*) Von einer einzigen Beere.

Raserei, wobei der Kranke oft sehr listig war, sang und schrie, dann wieder spie und bifs [*Elfes*, a. a. O.]

Er begeht unsinniges Zeug, zerfetzt seine Kleider, reifst Steine aus der Erde und wirft die Umstehenden damit (n. 2 St.) [*Sauter*, a. a. O.]

Wuth; er verletzt sich und Andre und schlägt um sich [*Greding*, a. a. O. S. 664.]

1420. Er will die Umstehenden beifsen, Nachts [*Greding*, a. a. O. S. 682.]

Wuth; sie rauft die Umstehenden bei den Haaren [*Mardorf*, a. a. O.]

Unter brennender Hitze des Körpers, bei offenen, starren und unbeweglichen Augen, eine solche Wuth, dafs sie beständig fest gehalten werden mufste, um nicht von ihr angefallen zu werden, und wenn sie so gehalten ward, dafs sie sich nicht rühren konnte, spie sie beständig nach den Umstehenden [*Baldinger*, a. a. O.]

Nach dem Schlafe äufserste Verdriefslichkeit; er beifst die Umstehenden [*Buchave*, a. a. O.]

Er beifst, was ihm vorkömmt [*Münch*, a. a. O.]

1425. Neigung, die Umstehenden zu beifsen [*Dumoulin*, a. a. O.]

Neigung, alles umher zu zerreifsen [*Dumoulin*, a. a. O.]

Er zerreifst alles um sich her, beifst und spuckt [*Sauter*, a. a. O.]

Wirft im Wahnsinne die Bettdecke von sich [*Eb. Gmelin*, a. a. O.]

Versucht aus dem Bette zu springen [*Eb. Gmelin*, a. a. O.]

1430. So ängstlich und verwirrt, dafs sie nahen Tod befürchtet [*Timmermann*, Diss. Periculum Belladonnae.]

Er befürchtet nahen Tod [*Eb. Gmelin*, a. a. O.]

Furchsames Mifstrauen.

Furchtsamer Wahnsinn; er fürchtet sich vor einem eingebildeten, schwarzen Hunde, vor dem Galgen u. s. w. (öfterer in den ersten 12 Stunden, seltener in den nachfolgenden.)

Wahnsinn; er fürchtet sich bei lebendigem Leibe zu verfaulen.

1435. Er sucht zu entfliehen [*Sauter*, a. a. O.]

Er entflieht unter einem Vorwande ins freie Feld [*Münch*, a. a. O.]

Sie sucht sich zu erdrosseln und bittet die Umstehenden, sie umzubringen, weil sie diefsmal durchaus sterben müsse [*Greding*, a. a. O. S. 690.]

Sie bittet die Umstehenden, sie zu tödten [*Greding*, a. a. O. S. 692.]

Stürzt sich von oben herab [*Buc'hoz*, a. a. O.]

1440. Stürzt sich ins Wasser [*Sauter*, a. a. O.]

Bittersüfs, Solanum dulcamara.

Der aus den jungen Stengeln und Blättern dieser strauchartigen Pflanze vor ihrer Blüh-Zeit frisch ausgeprefste Saft, mit gleichen Theilen Weingeist vermischt. Von der hell über dem Satze stehenden Flüssigkeit werden 2 Tropfen zu 98 Tropfen Weingeist gethan, das Glas mit zwei Armschlägen geschüttelt und sofort durch noch 29 Gläschen (zu zwei Dritteln mit 100 Tropfen Weingeist gefüllt) verdünnt und mit zwei Schüttel-Schlägen jedesmal potenzirt bis zur Decillion-Kraft-Entwickelung, womit ein oder zwei feinste Streukügelchen befeuchtet zur Gabe dienen.

Höchst wahrscheinlich, wie mir auch zum Theil schon Versuche gezeigt haben, gehört diese sehr kräftige Pflanze unter die *Antipsosica*, wie auch schon folgende ihrer reinen Wirkungen anzudeuten scheinen; doch werde ich noch genauere Bestätigungen hiervon zu erlangen suchen.

Auch in einigen epidemischen Fiebern wird man sie specifisch finden, so wie in akuten Verkältungs-Krankheiten mancher Art.

Ihre lange Wirkungs-Dauer zeigt sie schon in Versuchen bei gesunden Personen.

Die Namen der Mitbeobachter nebst ihren Verkürzungs-Zeichen sind folgende: *G. A. Ahner* [*Ar.*], *Cubitz* [*Ctz.*], *Grofs* [*Gfs.*], *Müller* aus Treuen [*Mr.*], Ein Ungenannter [*Ng.*] in der reinen Arzneimittellehre von *Trinks* und *Hartlaub*, und diese selbst [*Ts. u. Hb.*], *Rückert* der ältere [*Rt. d. ä.*], *Stapf* [*Stf.*], *Gust. Wagner* [*Wr.*], *Wilh. Wahle* [*We.*]

Bittersüſs.

Ein vorübergehender leichter Schwindel [*Ng.*]
Mittags vor dem Essen, beim Gehen schwindlich, als wenn alle Gegenstände vor ihm stehen blieben, und als ob es ihm schwarz vor den Augen würde.
Augenblicklicher Schwindel [*Piquot*, in Samml. br. Abh. f. pr. A. II. 4.]
Schwindel [*Althof* bei *Murray*, Appar. Med. I. S. 621.]
5. Da er früh aus dem Bette aufstehen wollte, wäre er fast gefallen vor Schwindel, allgemeiner Schwäche und Zittern am ganzen Körper (n. 24 St.) [*Mr.*]
Betäubung [*Carrere*, über das Bittersüſs, v. Starke, Jen. 1786.]
Heftige Betäubung des Kopfs [*Starke* bei *Carrere*, a. a. O.]
Dummlicher, betäubender Kopfschmerz.
Kopfweh früh im Bette, welches sich beim Aufstehen verschlimmert [*Mr.*]
10. Kopfweh, Trägheit, Eiskälte des ganzen Körpeis und Neigung zum Erbrechen [*Mr.*]
Schwere des Kopfs [*Carrere*, a. a. O.]
Schwere in der Stirne (n. 12 St.) [*We.*]
Schwere in der Stirne mehrere Tage lang, dabei oft Stiche von innen nach auſsen in der Schläfe-Gegend [*We.*]
Schwere im Hinterkopfe, drei Tage lang [*We.*]
15. Schwere des ganzen Kopfs den Tag hindurch, als wären die Kopfbedeckungen angespannt, vorzüglich im Nacken, wo die Empfindung zu einer Art von Kriebeln ward [*We.*]
Schwerheit des Kopfes, mit herausbohrendem Schmerze in der Schläfe und in der Stirne, wie auf Nacht-Schwärmerei [*Wr.*]

Dummlichkeit im Kopfe, wie nach einem Rausche, die sich in freier Luft verlor [*Wr.*]

Dummlich und wüste im Kopfe, Abends gegen 6 Uhr [*Ng.*]

Dummlichkeit im Kopfe und leichtes Ziehen im linken Stirnhügel [*Ng.*]

20. Das dummliche Kopfweh dauerte 10 Tage lang [*Ng.*]

Taumeligkeit im Kopfe mit aufsteigender Wärme im ganzen Gesicht [*Ng.*]

Hitze im Kopfe [*Carrere, a. a, O.*]

Wühlendes Drücken im ganzen Umfange der Stirne [*Gfs.*]

Heftiges Kopfweh wie ein Wühlen in der Mitte des Gehirns, im Vorderkopfe, wie Düsterheit und Empfindung, als wäre das Gehirn aufgetrieben, ein Schmerz, der schon früh im Bette entstand, und weder durch Ruhe noch Bewegung sich minderte oder erhöhete; doch war's beim Aufstehen schlimmer [*Mr.*]

25. Herausbohrender Kopfschmerz bald in der Stirne, bald in den Schläfen (n. 15 St.) [*Wr.*]

Vor Mitternacht bohrender Kopfschmerz von innen [*We.*]

Bohrender Kopfschmerz in der rechten Schläfe (n. 28 St.) [*We.*]

Das Kopfweh nimmt den ganzen Kopf nie ein, sondern nur eine ganz kleine Stelle, wo es sich als Druck wie mit einem stumpfen Instrumente artet [*Gfs.*]

Den ganzen Nachmittag ein dumpfer Kopfschmerz, besonders am linken Stirnhügel [*Ng.*]

30. Abends wurde der dumpfdrückende Kopfschmerz heftiger mit zunehmenden Schnupfen [*Ng.*]

Schmerzhaft betäubendes Drücken im linken Oberhaupte (n. 3 St.) [*Ng.*]

Drückend betäubender Kopfschmerz im Hinterhaupte vom Nacken herauf [*Rt. d. ä.*]

In den Schläfen ein Druck wie mit einem stumpfen Instrumente bald auf der rechten, bald auf der linken Seite [*Gfs.*]

Dumpfes Gefühl in Stirn und Nasenwurzel, als wenn er ein Bret vor dem Kopfe hätte [*Gfs.*]

35. Gegen Abend beim Gehen in freier Luft Kopfschmerz wie ein Herausdrücken [*We.*]

Abends ganz spät, herausdrückender Schmerz im linken Stirnhügel [*Ng.*]

Ruckweise herausdrückender Schmerz im Vorderkopfe, bei Bewegung schlimmer [*Ng.*]

Ziehender Druck im linken Stirnhügel (d. 6. Tag.) [*Ng.*]

Drückendes Ziehen in der linken Schläfe-Gegend, Nachmittags [*Ng.*]

40. Kopfschmerz ziehend von beiden Schläfen nach innen zu [*We.*]

Drückendes Reifsen in den Schläfen, absatzweise [*Gfs.*]

Drückend pochender Schmerz in der linken Stirne, mit Drehendsein [*Ng.*]

Reifsendes Zusammendrücken im Oberhaupte [*Gfs.*]

Absetzendes Reifsen in der linken Schläfe [*Gfs.*]

45. Stiche im Kopfe, so dafs sie böse darüber ward, Abends am meisten; im Liegen erleichtert.

Ein ganz langsames Stechen im Hinterhaupte wie mit einer Nadel, die man immer wieder zurückzöge [*We.*]

Tief im Gehirne heftiges Stechen im Vorderhaupte mit Uebelkeit [*Mr.*]

Absetzendes Drücken links auf dem Scheitel, wie mit einem stumpfen Instrumente in den Kopf hinein [*Gfs.*]

Empfindung als wenn sich der Hinterkopf vergrössert hätte [*We.*]

50. Pressender Schmerz im linken Hinterhauptbeine [*We.*]

Kopfschmerz im Hinterhaupte, Abends im Bette [*We.*]

Langsam ziehender Schmerz durch das ganze Gehirn, besonders Abends (n. ¼ St.)

Abends beim Essen ein ziehender Schmerz auf dem Schädel bis in die Nasenbeine, wo er zusammenziehend wird [*We.*]

Vom Stirnhügel zieht es herunter bis in die Nasenspitze in schnellen zuckenden Zügen [*Gfs.*]

55. Ein leises Ziehen im linken Stirnhügel, besonders beim Vorbücken [*Ng.*]

Bittersüfs.

Am Kopfe, gleich über dem linken Ohre ein betäubender Schmerz, als drückte jemand mit einem stumpfen Instrumente in den Kopf hinein [*Gfs.*]
An der Stirne Buckel (Quaddeln), die beim Befühlen stechend schmerzen.
Drückend spannender Schmerz über dem rechten Auge (n. 3 St.) [*Wr.*]
Bohrender Schmerz über dem rechten Augenbraubogen von innen nach aufsen [*We.*]

60. Zusammenziehender Schmerz am Augenhöhl-Rande [*Gfs.*]
Drücken in den Augen sowohl beim Lesen als ausserdem, doch beim Lesen verschlimmert [*Rt. d. ä.*]
Wenn sie in der Sonne geht, ist's als wenn ihr Feuer aus den Augen sprühete; so auch in der Stube.
Funken vor den Augen [*Piquot, a. a. O.*]
Anfang von schwarzem Staare und solche Blödigkeit der Augen, dafs er alle Gegenstände nahe und ferne nur wie durch einen Flor sah; das obere Augenlid war wie halb gelähmt, als wenn es herabfallen wollte [*Mr.*]

65. Trübsichtigkeit [*Carrere, a. a. O.*]
Augen-Entzündung (chemosis) [*Tode — Starcke, a. a. O.*]
Unschmerzhaftes Drücken auf das linke Jochbein (sogleich) [*Gfs.*]
Klingen in den Ohren [*Rt. d. ä.*]
Ohrenklingen.

70. Helles Ohrenklingen (n. 4 bis 8 Tagen.) [*Stf.*]
Eine Art Brickeln im linken Ohre und dann im rechten, als wenn sehr kalte Luft in das Ohr gegangen wäre [*We.*]
Reifsen im linken Ohre mit untermischten Stichen von innen nach aufsen; es trommelt und bubbert vor dem Ohre, er hört nicht gut darauf; beim Oeffnen des Mundes ein Knistern im Ohre, als ob etwas darin entzwei sei [*Ts. Hb.*]
Zwängender Schmerz im linken Ohre, dabei grofse Uebelkeit [*Ts. Hb.*]
Fürchterlicher Ohrenzwang die ganze Nacht hindurch; er kann davor nicht schlafen. Früh ver-

lor sich der Schmerz auf einmal, doch dauerte ein Rauschen vor dem Ohre noch einige Zeit fort [*Ts. Hb.*]

75. Im linken Ohre, ein kneipender Stich nach dem Trommelfelle zu [*We.*]

Feine Stiche im Gehörgange und der Ohr-Speicheldrüse [*Rt. d. ä.*]

Zwängen mit kleinen Stichen begleitet, im rechten Ohre [*We.*]

Flüchtiges Ziehen im äufsern Gehörgange [*Gfs.*]

Unterhalb des linken Ohres nach dem Aste des Unterkiefers hin ein klammartiges Zusammenziehen [*Gfs.*]

80. Es erfolgte ein so heftiges Nasenbluten, dafs das Blut an 4 Unzen betrug. Es war hellroth, flofs sehr warm aus dem linken Nasenloche, bei einem Drucke in der Gegend des grofsen sichelförmigen Blutbehälters, welcher Druck auch nach dem häufigen Bluten anhielt [*Ng.*]

Nasenbluten [*Starcke*, a. a. O.]

Im innern, linken Nasenflügel, ein Blüthchen mit Geschwür Schmerz [*We.*]

In beiden Nasenwinkeln Ausschlag, ein Blüthchen.

Ziehen und Reifsen im ganzen Backen.

85. An den Backen, dicht an den Nasenflügeln, Jücken (n. ⅔ St.)

Ein feuchtender Ausschlag auf der Backe [*Carrere*, a. a. O.]

Am Innern der Oberlippe, am Vordertheile des Gaumens, auch äufserlich um den Mund herum, Blüthchen und Geschwürchen, welche bei Bewegung der Theile reifsend schmerzen.

Zuckende Bewegungen der Lippen und Augenlider (bei kalter Luft) [*Carrere*, a. a. O.]

Unten am Kinne, ein Kneipen auf einer kleinen Stelle [*Gfs.*]

90. Am Kinne, jückende Bläthen.

Ein ziehender Schmerz in den rechten Halsmuskeln [*Mr.*]

Stumpfheit der Zähne, als wären sie gefühllos [*Mr.*]

Es drückt im Halse, als wenn das Zäpfchen zu lang wäre.

Halsschmerzen [*Carrere*, a. a. O.]
95. Speichelfluſs [*Carrere*, a. a. O]
Speichelfluſs mit lockerm, schwammigem Zahnfleische [*Starcke*, a. a O.]
Ausfluſs des Speichels, was man Würmerbeseigen nennt.
Ausflieſsung vielen zähen, seifenartigen Speichels [*Starcke*, a. a, O]
Jückendes Krabbeln auf der Zungenspitze [*We.*]
100. Trockne Zunge [*Carrere*, a. a. O.]
Trockne rauhe Zunge [*Carrere*, a. a. O.]
Lähmung der Zunge, die sie am Sprechen hinderte (bei kaltfeuchter Witterung unter Bittersüſs-Gebrauche) [*Carrere*, a. a. O.]
Lähmung der Zunge nach langem Gebrauche [*Linne*, Dis. de Dulcamara. Upsal. 1753.]
Lähmung der Zunge [*Gouan*, Memoires de la Soc. de Montpellier.]
105. Viel Aufstoſsen [*Mr.*]
Sehr scharriger Schlund mit beständigem Ausrachsen eines sehr zähen Schleims [*Ng.*]
Viermaliges Aufstoſsen mit Kratzen in der Speiseröhre und Soodbrennen (n. 9 St.) [*Ng.*]
Leeres Aufstoſsen mit Schütteln wie vom Ekel [*Ng.*]
Oefteres leeres Aufstoſsen [*Gſs.*]
110. Mit Schlucksen verbundenes Aufstoſsen [*Gſs.*]
Fader, seifenartiger Geschmack im Munde und daher Appetit-Mangel [*Starcke*, a. a. O.]
Beim Essen wiederholtes Aufstoſsen, so daſs ihm die Suppe gleich nach dem Hinterschlingen wieder in den Hals heraufkömmt [*Gſs.*]
Hunger mit Widerwillen vor jeder Speise.
Er hat guten Appetit, und es schmeckt ihm auch recht gut, doch wird er, unter vielem Kollern und Poltern im Leibe, bald satt und voll [*Gſs.*]
115. Beim Essen, im Bauche wiederholtes Kneipen und Aufgetriebenheit [*Gſs.*]
Uebelkeit [*Althof*, bei *Murray*, Appar. med. I. S. 621. — *Linne*, a. a. O.]
Uebelkeit und Ekel [*Carrere*, a. a. O.]

Uebelkeit, Erbrechen, Hitze und Angst [*Starcke*, a. a. O.]

Ekel mit Schauder, als wollte Erbrechen kommen [*Ng.*]

120. Grofse Uebelkeit wie zum Erbrechen, mit einem Frösteln [*Ts. Hb.*]

Wirkliches Erbrechen blofsen, zähen Schleims, jedoch von der Arznei nichts (n. ⅓ St.) [*Ng.*]

Es kömmt ihm so warm in die Höhe und dann erfolgt Erbrechen von Schleim, des Morgens.

Würgen [*Althof*, a. a. O.]

Gefühl von erhöheter Wärme im Schlunde [*Rt.* d ä.]

125. Erbrechen [*Linné*, a. a. O.]

Nach einer mäfsigen Mahlzeit, Aufgetriebenheit des Unterleibes, als sollte er zerplatzen [*Gfs.*]

Gefühl von Auftreibung in der Herzgrube mit einem unangenehmen Leerheits-Gefühle im Unterleibe [*Ng.*]

In der linken Seite, unterhalb der kurzen Ribben, plötzliches Zusammenziehen, fast wie Schneiden [*Gfs.*]

Beim Schlafengehen beständiges Kneipen in der Magen-Gegend, bis zum Einschlafen (d. 2. T.) [*Ng.*]

130. Unruhe im Bauche, wie eine Aufblähung desselben, mit öfteren Aufstofsen nach blofser Luft (d. 3. T.) [*Ng.*]

Spannender Schmerz rechts neben der Herzgrube, als wenn er sich verhoben und sich Schaden gethan hätte [*We.*]

Ein empfindlich drückender Schmerz in der Herzgrube, als wenn er da einen Stofs mit einem stumpfen Instrumente bekommen hätte, der beim darauf Drücken noch schmerzhafter wird (n. 35 St.) [*Ar.*]

Links neben der Herzgrube ein stumpfer Stich, der schnell verschwand, kurz darauf wiederkam und dann nur allmälig verging (n. ¼ St.) [*Ar.*]

Ein stechender Schmerz in der Herzgrube (n. 9½ St.) [*Ar.*]

135. In der Nabel-Gegend ein stechender Schmerz, der nicht durch darauf Drücken verging (n. 1 St.) [*Ar.*]

Unter den Ribben, rechter Seite, stumpfe Athem versetzende Stiche [Gfs.]

In der linken Bauch-Seite, absetzende, stumpfe Stiche; beim darauf Drücken mit dem Finger just auf die schmerzende Stelle, thut es weh und das Stechen wird ärger [Gfs.]

Kurze, stumpfe Stiche links neben dem Nabel, Abends [Ng.]

Stumpfe Stiche schnell hinter einander auf einer kleinen Stelle links im Bauche herauswärts, die ihm den Athem versetzen; drückt er mit dem Finger darauf, so thut die Stelle weh; es ist, als wollte sich da von innen etwas durchdrängen [Gfs.]

140. Einzelne pulsirende Stiche unter den linken kurzen Ribben, beim Sitzen, die durch Aufstehen vergingen (n. 6 Tagen) [Ar.]

Kneipend stechender Schmerz rechts neben dem Nabel, der durch darauf Drücken nicht verging (n. 4¾ Tag) [Ar.]

Links über dem Nabel, ein feines Kneipen an einer kleinen Stelle im Bauche [Gfs.]

Heftiges Bauchkneipen, als wenn ein langer Wurm in den Eingeweiden auf und ab kröche und nage und kneipe (n. 31 St.) [Ar.]

Stumpfes Kneipen im Bauche, als wenn Durchfall entstehen wollte (n. 2 St.) [Ng.]

145. Gleich unter dem Nabel, ein kneipender Schmerz beim krumm Sitzen; dehnte er sich aber aus, so verminderte er sich und hörte dann bald auf (n. 4¾ Tag) [Ar.]

Ganz früh, ein kneipender Schmerz um die Nabel-Gegend herum, als sollte er zu Stuhle gehen, doch ohne Drang [Ar.]

Flüchtiges Kneipen und Schneiden im Bauche und der Brust, wie von aufgestauchten Blähungen [Gfs.]

Bauchweh (sogleich).

Bauchweh wie von Verkältung.

150. Knurren im Bauche (sogleich).

Bei jedem Vorbücken ein Herumgiefsen in den Gedärmen wie von genommener Purganz [Ng.]

Knurren im Bauche, als wollte Stuhlgang erfolgen, mit etwas Kreuzweh [*Ng*]

Leibweh, als wenn er sich erkältet hätte (n. 23 St.) [*We.*]

Leibweh, wie von nafskalter Witterung zu entstehen pflegt [*We.*]

155. Es geht ihm kneipend und schneidend und wühlend im Leibe herum, als sollte Durchfall erfolgen [*Gfs.*]

Schon des Morgens, ohne etwas genossen zu haben, flüchtiges Kneipen und Schneiden im Bauche mit Leib-Aufgetriebenheit [*Gfs.*]

Zuckendes Schneiden und Kneipen hie und da im Bauche, das flüchtig vorübergeht [*Gfs.*]

Ein drehender, wühlend kneipender Schmerz um die Nabel-Gegend herum (n. 10 St.) [*Ar.*]

Ein herausdrängender Schmerz links unter dem Nabel, als wenn da ein Bruch entstehen wollte [*Mf.*]

160. Ein nagend pochender Schmerz gleich über dem Nabel [*Gfs.*]

Bald in der linken, bald in der rechten Leistendrüse drückender Schmerz.

Geschwulst der linken Leistendrüse, wie eine Wallnufs grofs.

(In der Leistenbeule, arges Brennen (und etwas Stechen dabei) bei der mindesten Bewegung; beim Befühlen auch Brennen mit Stichen vermischt.)

Anschwellung der Schoofsdrüsen [*Carrere*, a. a. O.]

165. Geschwollene, harte Schoofsdrüsen von der Gröfse einer weifsen Bohne, doch ohne Schmerzen [*We.*]

Kneipender Schmerz in der Nabel-Gegend und über der linken Hüfte, der ihn zu Stuhle zu gehen nöthigt; nach Abgang einiger Blähungen geht aber trotz des starken Drückens nur wenig und harter Koth ab, doch liefs der Schmerz dann etwas nach (n. 2¼ Tag) [*Ar.*]

Unterleibsschmerz, als wenn Durchfall entstehen wollte, aber nach Abgang einer Blähung hörte das Bauchweh auf [*We.*]

Abends im ganzen Unterbauche Kneipen, mit Anregung zum Stuhle; nachdem er schon vorher den Nachmittag seinen gewöhnlichen, doch sehr har-

Bittersüfs.

ten und beschwerlichen Stuhlgang gehabt hatte, bekam er einen starken, feuchtern Stuhl, und zuletzt viel, ganz dünnen, sauerriechenden Stuhl, worauf er sich erleichtert, aber matt fühlt [*Gfs.*]

Sehr leise Kälte-Empfindung am Rücken, bei Knurren im Leibe und Schmerz in der linken Leiste, bei Berührung nicht vermehrt (n. 12 St.) [*Ng.*]

170. Spannung in der Gegend des Schambeines, beim Aufstehen vom Sitze.

Weicher, in kleinen Stücken erfolgender Stuhlgang [*We.*]

Schleimiger, abwechselnd gelber und grünlicher Durchlauf [*Carrere, a. a. O.*]

Weifser, schleimiger Durchfall [*Carrere, a. a. O.*]

Schleimiger Durchfall mit Mattigkeit [*Carrere, a. a. O.*]

175. Weicher Stuhlgang (sogleich).

Mehrere Nachmittage hinter einander Dünnleibigkeit mit Blähungen (n. 3 Tagen.)

Ordentlicher Stuhlgang, jedoch mit etwas Pressen (n. ¾ St.) [*Ng.*]

Es trieb ihn schnell zu Stuhle und er konnte es kaum aufhalten, obgleich nur wenig und harter Koth abging (n. ½ St.) [*Ar.*]

Es nöthigte ihn, unter Uebelkeit, öfters zum Stuhle und doch konnte er den ganzen Tag nichts ausleeren (n. ½ St.) [*Mr.*]

180. Es kneipt im Leibe und er mufs zu Stuhle, ist aber ganz hartleibig und es geht nur wenig ab bei starkem Drücken (n. 8 St.) [*Ar.*]

Druck im Unterleibe und Bauchweh vor dem Stuhle, bei demselben nicht, nachher wiederkehrend unter Kollern im Leibe [*Rt. d. ä.*]

Schwerer, trockner, seltner Stuhlgang [*Carrere, a. a. O.*]

Plötzlich ein ungeheures Pressen auf den Mastdarm, dafs er kaum den Stuhl aufhalten kann und wenn er auf den Stuhl kömmt, geht erst nach einer Weile, bei starkem Drücken, sehr harter Koth langsam und mit flüchtigem Kneipen und Schneiden hie und da im Bauche, ab [*Gfs.*]

Seltner, träger und harter Stuhl; wenn es ihm auch Noth thut, so ist doch kein Drang im Mastdarme und nur mit gröfster Anstrengung geht sehr dicker, harter Koth langsam ab [*Gfs.*]

185. Viel Abgang von Blähungen [*We.*]

Blähungen vom Geruche des stinkenden Asants [*Mr.*]

Trüber, weifslicher Urin [*Carrere*, a. a. O.]

Häufiger Abgang eines erst klaren und zähen, dann dicken und milchweifsen Urins [*Carrere*, a. a. O.]

Urin erst hell und zähe, dann weifs, dann trübe, dann hell, mit weifsem, klebrichtem Satze [*Carrere*, a. a. O.]

190. Trüber, übelriechender Harn und übelriechender Schweifs [*Carrere*, a. a. O.]

Urin röthlich und brennend [*Carrere*, a. a. O.]

Urin mit schleimigem, bald rothem, bald weifsem Satze [*Carrere*, a. a. O.]

Trüber Harn [*Carrere*, a. a. O.]

Trüber, weifslicher Harn [*Carrere*, a. a. O.]

195. Pulsirende in der Harnblase nach aufsen zu [*We*]

Harnstrenge, schmerzhaftes Uriniren [*Starcke*, a. a. O.]

Brennen in der Mündung der Harnröhre, während des Harnens.

Flechtenartiger Ausschlag auf den grofsen Schamlippen [*Carrere*, a. a. O.]

Hitze und Jücken an den Zeugungs-Theilen und Reiz zum Beischlafe [*Carrere*, a. a. O.]

200. Vermehrung und Beförderung des Monatlichen [*Carrere*, a. a. O.]

Verstärkter monatlicher Blutabgang [*Carrere*, a. a. O.]

Verminderte Stärke der Monatreinigung [*Carrere*, a. a. O.]

Mehrere, selbst bis 25 Tage verspätigte Monatzeit [*Carrere*, a. a. O.]

Stockschnupfen mit Eingenommenheit des Kopfs und einmaligem Niefsen [*Ng.*]

205. Sehr trockne Nase, Abends [*Ng.*]

Niefsen [*We.*]

Kurzer Kotz-Husten, der sich durch tief Athmen zu erzeugen scheint [*Gfs.*]

Bittersüfs.

Blutspeien [*Carrere*, a. a. O.]
Durch die linke Brust-Seite zieht in Absätzen ein sehr empfindlicher, wellenartiger Schmerz, fast wie reifsender Druck [*Gfs.*]

210. Betäubender, stumpfer Stich unter dem rechten Schlüsselbeine in die Brust hinein [*Gfs.*]
Links über dem Schwerdknorpel (bei vorgebücktem Sitzen) ein schmerzliches Drücken, wie mit einem stumpfen Instrumente; nachher kömmt es auch bei aufrechter Stellung des Körpers in langen Absätzen und artet sich wie tief in die Brust hinein dringende Stöfse [*Gfs.*]
Aeufserliches Spannen und Ziehen am vordern Theile der Brust [*Ng.*]
Absetzender Schmerz in beiden Seiten unterhalb der Achseln, als stiefse man die Fäuste von beiden Seiten gewaltsam da ein [*Gfs.*]
Ein zuckender Schmerz in der rechten Achselgrube (n. 3 Tagen) [*Ar.*]

215. Ein pulsirender Schmerz in der linken Achselgrube, durch Bewegung verschwindend (n. 9 St.) [*Ar.*]
Zucken und Ziehen unter dem Brustbeine [*Gfs.*]
Absetzendes Drücken unter der ganzen Fläche des Brustbeins [*Gfs.*]
Beim tief Athmen, Spannen auf der Brust [*We.*]
Oben unterm Brustbeine auf einer kleinen Stelle absetzendes Klemmen [*Gfs.*]

220. Beklommen auf der Brust [*We.*]
Schmerzhaftes Stechen auf dem Brustbeine (n. ¼ St.) [*Ar.*]
Auf das Brustbein ein stofsähnlicher, mehr stumpfer Stich (n. 8 St.) [*Ar.*]
Stumpfstechender Schmerz in der rechten Seite in der Gegend der dritten Ribbe, besonders beim darauf Drücken. Hierauf zog sich der Schmerz in's Kreuz, und stieg dann hinauf bis zwischen die Schultern: ein Stechen am innern Rande des linken Schulterblattes beim Athemholen [*Ts. Hb.*]
In der linken Ribben-Seite langsam absetzende stumpfe Stiche [*Gfs.*]

Bittersüfs.

225. Mitten auf dem Brustbeine, ein stechend reifsender Schmerz, der durch die ganze Brust bis zum Rückgrate im Sitzen ging und beim Aufstehen verging (n. 7 Tagen) [*Ar.*]

Ein wühlender Schmerz in der rechten Brust-Seite, durch darauf Drücken vergehend (n. 8½ St.) [*Ar.*]

Wehthun in der Brust, wie Wühlen, oder als hätte er sich Schäden gethan (verhoben) [*Gfs.*]

In der rechten Seite, zwischen der vierten und sechsten Ribbe, ein plötzlich entstehender und schnell verschwindender, schmerzhafter Stich (n. 8½ St.) [*Ar.*]

In der linken Brust-Seite in der Gegend der fünften und sechsten Ribbe ein schmerzhafter Stich, wie von einem etwas stumpfen Messer (n. 6½ St.) [*Ar.*]

230. Stechender Schmerz in der linken Brust-Seite, in der Gegend der sechsten Ribbe [*Ar.*]

Heftiges Stechen in der Brust bald auf der rechten, bald auf der linken Seite; er mufste viel husten und warf einen zähen Schleim aus (n. 4 Tagen) [*Ar.*]

Ein tief schneidender Schmerz in der linken Brust-Seite, dicht unter dem Schlüsselbeine, der durch darauf Drücken verging (n. 30 St.) [*Ar.*]

Kneipender Schmerz in der ganzen Brust, der durch Einathmen verstärkt ward (n. 14 St.) [*Ar.*]

Brustbeklemmung wie nach vorgebücktem Sitzen [*We.*]

235. Grofser Beklemmungs-Schmerz in der ganzen Brust, vorzüglich beim Aus- und Einathmen [*Ar.*]

Es ist, als wollte es links aus der Brust herausdrängen [*Gfs.*]

Herzklopfen; starker, äufserlich fühlbarer Pulsschlag des Herzens, besonders Nachts.

Starkes Herzklopfen; es war ihm, als fühlte er das Herz aufser der Brusthöhle schlagen [*Stf.*]

Ein wühlend stechender Schmerz links neben dem Kreuzbeine (n. 10 St.) [*Ar.*]

240. Kreuzschmerzen wie nach langem Bücken [*We.*]

Ueber dem linken Beckenkamme, ein wühlender Schmerz, der durch darauf Drücken verging (n. 6 St.) [*Ar.*]

Bittersüfs.

Beim gekrümmten Sitzen (nach einer kleinen Fufsreise), bei jedesmaligem Einathmen in beiden Lenden ein stumpfer Stich herauswärts — eine Art
Herausdrängen [*Gfs.*]
Ueber der linken Hüfte, dicht neben den Lendenwirbeln, Schmerz als wenn er da vorher einen
Stofs bekommen hätte (n. ⅛ St) [*Ar.*]
In der Lende über der rechten Hüfte, ein tief schneidender Schmerz, der durch darauf Drücken verging, nachher aber bald wieder zurückkehrte und
dann nur allmälig von selbst verschwand (n. 4 Tagen)
[*Ar.*]

245. Schmerz, als sollte der Leib in der Lenden-Ge-
gend über den Hüften abgeschnitten werden; für
Schmerz bewegt er sich hin und her, ohne still
sitzen zu können, doch ohne Linderung [*Gfs.*]
In der Lende über der linken Hüfte, ein
wühlend stechender Schmerz, der beim
Gehen verging, im Sitzen aber wieder kam (n. 4½
Tag) [*Ar.*]
Dicht neben den Lendenwirbeln, über der rechten
Hüfte, ruckweise, starke, einzelne Stiche, wie
mit einer Gabel (n. 6 Tagen) [*Ar.*]
Hinten auf der linken Seite in der Lende, gleich
über der Hüfte, bei jedem Athemzuge ein stum-
pfer Stich herauswärts [*Gfs.*]
Einzelne schmerzhafte Stiche beim Athemholen in
der Mitte des Rückgrats (n. 29 St.) [*Ahner*, a.
a. O.]

250. Absetzende, stumpfe Stiche, wie ein empfindliches Pochen, im Rücken links neben dem Rückgrate [*Gfs.*]
Absetzender Druck links gleich neben der Wirbelsäule im Anfange des Rückens, oben in der Nähe
des Nackens, früh bei der Rückenlage im Bette
[*Gfs.*]
Eine angenehm kitzelnde Empfindung am äufsern
Rande des rechten Schulterblattes [*Ar.*]
In der Mitte des rechten Schulterblattes ein kitzelnder Stich [*Ar.*]
Ziehend reifsender Schmerz am äufsern Rande des
rechten Schulterblattes (n. 6 Tagen) [*Ar.*]

255. Ziehendes Reifsen in der rechten Achsel, über dem rechten Hüft-Gelenk und über und unter dem rechten Knie-Gelenk [*Ts. Hb.*]

Absetzend ‚reifsende Stöfse auf die äufsere Seite des linken Schulterblattes [*Gfs.*]

Steifheits-Schmerz in den Nackenmuskeln beim Drehen des Kopfs auf eine von beiden Seiten [*Gfs.*]

In den Nackenmuskeln Steifigkeit [*Rt. d. ä,*]

Schmerz im Genicke, als hätte der Kopf eine unrechte Lage gehabt [*We.*]

260. In den Nackenmuskeln schnürender Schmerz, als würde ihm der Hals umgedreht [*Gfs.*]

Im ganzen rechten Arme ein dumpfer heftiger Schmerz, wie von einem erlittenen Schlagflusse, mit Blei-Schwere, Unbeweglichkeit und Kälte-Empfindung verbunden; der Arm war eiskalt anzufühlen, die Muskeln waren selbst in der Ruhe wie gespannt; der Arm war fast gänzlich gelähmt, er konnte ihn nicht von selbst biegen, ihn nicht aufheben und nicht eine Schreibfeder halten; bei dem Bestreben dazu fühlte er einen scharfen Schmerz wie von Zerschlagenheit im Ellbogen-Gelenke, welches auch beim Befühlen schmerzlich weh that, wie zerschlagen (n. ½ St.), dieselbe Eiskälte des rechten Arms kam den folgenden Morgen, nach 24 Stunden wieder [*Mr.*]

Wenn sie die Arme vorwärts oder hinterwärts bringen wollte, so konnte sie es nicht, weil dann Rucke in den Armen entstanden.

Wenn sie den Arm krumm machte und rückwärts bog, so zuckte es im Fleische des Oberarms; wenn sie ihn ausstreckte, so zuckte es nicht, dann wurden aber die Finger steif, dafs sie sie nicht zumachen konnte.

Abends im Bette und früh nach dem Aufstehen, Schmerz im Oberarme.

265. Brennendes Jücken äufserlich am rechten Oberarme, das zum Kratzen nöthigte; die Stelle war roth und ein Bläschen darauf, von brennender Empfindung [*Wr.*]

Der linke Arm schmerzt lähmig, wie von einer Quetschung, fast nur in der Ruhe, bei Bewegung

Bittersüfs.

wenig, beim Befühlen ist er unschmerzhaft; doch hat der Arm seine gehörige Kraft.
Eine lähmige Empfindung im rechten Oberarme, die durch starke Bewegung desselben verging (n. 4½ Tag) [*Ar.*]
An der äufsern Seite des rechten Ellbogens ein fressender, nagender Schmerz, in kurzen Absätzen [*Gfs.*]
Ein ziehender Schmerz im rechten Vorderarme (n. 3¼ Tag) [*Ar.*]
270. Dumpfes Ziehen vom linken Ellbogen bis zur Handwurzel, besonders bei der Pronation bemerkbar, Abends (d. 9. T.) [*Ng.*]
In der linken Ellbogenröhre ein wiederholtes, empfindliches Ziehen [*Gfs.*]
Ein plötzlich ruckend kneipendes Reifsen in der Mitte des linken Vorderarms (n. 12 St.) [*Ar.*]
Im rechten Vorderarme, vom Ellbogen - Gelenke nach der Handwurzel zu, ein langsam herabziehender, drehend bohrender Schmerz, der durch Bewegung des Arms verging, in der Ruhe aber sogleich wieder zurückkehrte (n. 4 St.) [*Ar.*]
Der linke Vorderarm kraftlos, wie gelähmt, mit einer lähmigen Empfindung im Ellbogen - Gelenke (n. 36 St.) [*We.*]
275. Unangenehmes Jücken auf der Mitte des rechten Vorderarms, das zu kratzen nöthigte und davon verging, aber bald wieder zurückkehrte (n. 36 St.) [*Ar.*]
In der Ellbogenbeuge, röthe Ausschlags-Blüthen, Früh und Abends in der Stubenwärme sichtbar, die ein feinstechendes Jücken verursachten, und nach dem Kratzen Brennen, zwölf Tage lang.
Auf der rechten Handwurzel ein Stich, wie mit einer stumpfen Spitze, der durch Bewegung verging (n. 1 St.) [*Ar.*]
Zittern der Hände (bei kaltfeuchter Witterung unter Bittersüfs - Gebrauche [*Carrere*, a. a. O.]
Vorzüglich auf den Händen flechtenartiger Ausschlag [*Carrere*, a. a. O.]
280. Viel Schweifs der hohlen Hände [*We.*]
Die Hände werden mit einer Art Warzen bedeckt, dergleichen er sonst nie hatte (n. 21 Tagen) [*Stf.*]

Auf dem Handrücken eine Röthe, welche brennend schmerzt, wenn er in freier Luft beim Gehen warm wird.

Im linken Daumballen, klammartiges Ziehen, dafs er sich kaum den Daumen zu bewegen getraut [*Gfs.*]

Klammartig zuckender Schmerz im ersten Gliede des rechten Mittelfingers [*Gfs.*]

285. Einzelne, kleine Stiche auf dem rechten Hinterbacken (n. 8⅓ Tag) [*Ar.*]

Ziehend reifsender Schmerz in der linken Hüfte (n. 14 St.) [*Ar.*]

Ziehend kneipender Schmerz in der rechten Hüfte (n. 26 St.) [*Ar.*]

Ziehend stechender Schmerz im linken Hüft-Gelenke bis in den Schoofs blofs beim Gehen, bei jedem Tritte, mit dem Gefühle, als wollte sich der Kopf des Hüftknochens ausrenken; starkes Ausstrecken minderte den Schmerz, mit der Empfindung, als würde das Schenkelbein dadurch wieder eingerenkt; doch blieb einige Zeit ein Zerschlagenheits-Schmerz in den Theilen zurück, der ihn wie lahm zu gehen nöthigte (vierzehn Tage lang). [*Ctz.*]

Schmerz im Oberschenkel.

290. Stechend reifsender Schmerz im ganzen rechten Oberschenkel, der nicht durch darauf Drücken verging [*Ar.*]

Fein stechender Schmerz auf der Hinterseite des linken Oberschenkels, dicht am Knie, wie mit Nadeln (n. 81 St.) [*Ar.*]

Immerwährender, bald stechender, bald pochender, bald kneipender Schmerz in beiden Oberschenkeln, der beim Gehen verschwand, dann aber in Müdigkeit ausartete; beim Sitzen kehrte er sogleich wieder (n. 8½ Tag) [*Ar.*]

Ein ziehend reifsender Schmerz in beiden Oberschenkeln, der beim Gehen verschwand, aber in Müdigkeit ausartete und beim Sitzen sogleich zurückkehrte (n. 12, 14 St.) [*Ar.*]

Hie und da Ziehen im Fleische der Oberschenkel. Beim Befühlen waren die Theile empfindlich [*Ng.*]

Bittersüfs.

295. Eine ziehende Empfindung auf der Vorderseite des rechten Oberschenkels (n. 36 St.) [*Ar.*]

Ein ziehend reifsender Schmerz an der Hinterseite des rechten Oberschenkels von seiner Mitte an bis in's Kniegelenke (n. ½ St.) [*Ar.*]

Eine ziehend lähmige Empfindung auf der Vorderseite des rechten Oberschenkels (n. 8½ Tag.) [*Ar.*]

Stechend reifsender Schmerz vom Knie-Gelenke an bis herauf am Oberschenkel, während des Gehens im Freien [*Rt.* d. ä.]

Brennend jückende Empfindung äufserlich auf den Oberschenkeln, die zum Kratzen zwingt (n. 7 St.) [*Wr.*]

300. Einschlafen der Schenkel und Schwäche derselben [*Carrere*, a. a. O.]

Grofse Abgeschlagenheit der Knie, wie nach einer bedeutenden Fufsreise (d. 3. Tag.) [*Ng.*]

Zucken der Beine [*Carrere*, a. a. O.]

Reifsen im Knie-Gelenke, beim Sitzen [*Rt.* d. ä.]

An der innern Seite des Kniees taktmäsiger, wellenförmig drückender Schmerz [*Gfs.*]

305. Auf der äufsern Seite des rechten Unterschenkels, Jücken, was sich in einem jückenden Stich endigte (n. ¼ St.) [*We.*]

An der äufsern Seite des linken Unterschenkels, Jücken, was durch Kratzen verging, aber bald wieder kam (n. ¼ St.) [*We.*]

Klammartig ziehender (fast schneidender) Schmerz durch den linken Unterschenkel herab [*Gfs.*]

Aufgedunsenheit und Geschwulst des Unterschenkels und der Wade (doch nicht des Unterfufses) mit spannendem Schmerze und Empfindung von äusserster Müdigkeit gegen Abend.

Gelindes Reifsen im rechten Schienbeine aufwärts, früh (d. 2. Tag.) [*Ng.*]

310. Schmerz im Schienbeine, wie von Ermüdung durch einen starken Gang (n. 36 St.) [*We.*]

Es zieht sich an der Hinterseite der linken Wade ein Schmerz herab, als ob ihn jemand innerlich ritzte (n. ½ St.) [*Ar.*]

Reifsender Schmerz in der Hinterseite der linken Wade, der durch Bewegung des Fufses verging (n. ½ St.) [*Ar.*]

Ein plötzlicher Stich wie von einer Nadel in der linken Wade und darauf Gefühl, als liefe aus der Stelle warmes Blut oder Wasser herunter [*Ar.*]

Taubheits-Empfindung in der Wade, Nachmittags und Abends.

315. Schmerzhafter Klamm in der linken Wade beim Gehen (n. 9 St.) [*Wr.*]

Brennen in den Füfsen.

Er wachte die Nacht auf über einen argen Klamm am innern rechten Fufsknöchel, er mufste aus dem Bette aufstehen, und umhergehen, worauf es sich gab.

Ziehendes Reifsen neben dem innern Knöchel des rechten Fufses (n. 12 St.) [*Ng.*]

Reifsen im linken Beine, vom äufsern Knöchel gegen den Vorderfufs [*Ng.*]

320. Ein schneidender Schmerz in der Mitte der rechten Fufssohle, der nicht durch Auftreten verging (n. 27 St.) [*Ar.*]

Pulsirend reifsender Schmerz in der grofsen und zweiten Zehe des linken Fufses [*We.*]

An den Zehen, absetzendes, stechendes Brennen [*Gfs.*]

Kleine Zuckungen an den Händen und Füfsen [*Carrere*, a. a. O.]

Konvulsionen zuerst in den Gesichtsmuskeln, dann am ganzen Körper [*Fritze*, Annal. d. K. F. III. S. 45.]

325. Klamm-Schmerz hie und da in den Gliedern, besonders den Fingern [*Gfs.*]

Die Zufälle scheinen vorzüglich gegen Abend gern einzutreten [*Ng.*]

Starkes Zittern der Glieder [*Carrere*, a. a. O.]

Stumpfe Stiche hie und da in den Gliedern und am übrigen Körper, gewöhnlich herauswärts [*Gfs.*]

Gliederschmerz.

330. An verschiedenen Theilen des Körpers Schmerzen, als wenn diese Theile verkältet wären [*We.*]

Brennendes Jücken hie und da, schnell hin und her laufend, wie Ungeziefer; er mufs heftig kratzen, wonach es sich anfangs vermehrt, dann aber vermindert; am Tage ist das Jücken wenig

Bittersüſs.

fühlbar; nur die Nacht und am heftigsten von 12 bis 3 Uhr; er erwacht nach kurzem Schlafe über dieser Empfindung (n. 14 Tagen.) [*Stf.*]
Jückend kneipende Stiche an verschiedenen Theilen des Körpers [*We.*]
Heftiges Jücken am ganzen Körper [*Carrere*, a. a. O.]
Stechendes Jücken an verschiedenen Theilen des Körpers [*Carrere*, a. a. O.]
335. Ein stark jückender Ausschlag rother Flecken mit Bläschen [*Carrere*, a. a. O.]
Ausschlag an den Armen und Oberschenkeln, wie weiſse Knoten (Quaddeln) mit rothem Hofe umgeben; blofs die Quaddeln jückten stichlicht und nach dem Reiben entstand Brennen.
Kleine Ausschlags-Blüthen an Brust und Unterleib, mit mäſsigem Jücken [*Stf.*]
Ausschlag einer flechtenartigen Borke über den ganzen Körper [*Carrere*, a. a. O.]
Hellrothe, spitzige Hügelchen auf der Haut, die sich nach 5. 6 Tagen mit Eiter füllten [*Starcke*, a. a. O.]
340. Rothe, erhabne Flecken wie von Brennnesseln [*Carrere*, a. a. O]
Rothe Stellen am Körper [*Carrere*, a. a. O.]
Rothe, flohstichartige Flecken [*Carrere*, a. a. O.]
In der Haut Trockenheit, Hitze und Brennen [*Carrere*, a. a. O.]
Trockenheit und Hitze der Haut, verstopfter Stuhl und schmerzhafte Urinverhaltung, bei weichem, vollem, langsamem Pulse mit springenden Schlägen [*Carrere*, a. a. O.]
345. Jählinge Geschwulst des Körpers und Aufgedunsenheit der Glieder, welche zuweilen schmerzhaft oder mit Gefühl von Eingeschlafenheit begleitet ist [*Starcke*, a. a. O.]
Magerkeit.
Lässigkeit; er vermeidet Bewegung.
Müdigkeit.
Lässigkeit, Schwere und Müdigkeit in allen Gliedern, die zu sitzen und liegen zwingt (n. 12 St.) [*Wr.*]
350. In allen Gliedern ein grofses Zerschlagenheits-Gefühl, fast den ganzen Tag anhaltend [*Ar.*]

Schwere in den Oberschenkeln und Armen [*Rt*. d. ä.]
Grofse, anhaltende Schwäche [*Carrere*, a. a. O.]
Anfälle von jählinger Schwäche, wie Ohnmacht.
Er mufs sich niederlegen.

355. Den ganzen Tag ist er sehr schläfrig und mufs viel gähnen [*Ar.*]
Starke Schläfrigkeit, Trägheit, Gähnen [*Mr.*]
Oefteres, starkes Gähnen [*Gfs.*]
Unruhe, Zucken, Schlaflosigkeit [*Carrere*, a. a. O.]
Schlaflosigkeit [*Carrere*, a. a. O.]

360. Unruhiger Schlaf, von verworrenen Träumen unterbrochen, mit häufigem Schweifse im Schlafe [*Wr.*]
Unruhiger, unterbrochner, ängstlicher Schlaf, voll schwerer Träume [*Starcke*, a. a. O.]
Abends, als er eben einschlafen wollte, fuhr er wie von Schreck hoch in die Höhe [*Gfs.*]
Schlaf mit starkem Schnarchen bei offenem Munde (sogleich).
Nach Mitternacht, Aengstlichkeit und Furcht vor zukünftigen Dingen.

365. Schreckhafte Träume, die ihn zum Bette herauszuspringen nöthigten (die erste Nacht) [*Wr.*]
Nach 4 Uhr früh ward der Schlaf sehr unruhig, er mochte sich legen wie er wollte [*Ar.*]
Herumwerfen im Bette die ganze Nacht, mit Dummheit des Kopfs [*We.*]
Unruhiger Schlaf; er warf sich unbehaglich im Bette herum [*Stf.*]
Er wachte sehr früh auf und konnte nicht wieder einschlafen; er dehnte sich unter grofser Müdigkeit und legte sich von einer Seite auf die andre, weil die Muskeln des Hinterkopfs wie gelähmt waren und er nicht darauf liegen konnte [*We.*]

370. Sie wacht früh auf wie von einem Rufe und sieht eine sich immer vergrößernde Gespenster-Gestalt, welche in der Höhe zu verschwinden scheint.
Gegen Morgen, eine Art Wachen mit geschlossenen Augen [*We.*]

Bittersüfs.

Gegen Morgen kein Schlaf und doch in allen Gliedern so müde, wie gelähmt, wie nach ausgestandener grofser Hitze [*We.*]
Schlaflosigkeit, Blutwallung, Stechen und Jücken in der Haut [*Carrere*, a. a. O.]
(Nachts ohne Schlaf, wegen Jücken am vordern Theile des Leibes von der Brust an über den Unterleib und die Dickbeine, wie Flohstiche; dabei war er heifs und duftete, ohne nafs zu seyn; der Duft war von unangenehmem Geruche.)

375. Schütteln wie von Uebelkeit und Frost zugleich, mit Kälte-Empfindung und Kälte am ganzen Körper; er konnte sich am heifsesten Ofen nicht erwärmen; dabei von Zeit zu Zeit Schauder und Schütteln (sogleich) [*Mr.*]
Doppelt dreitägiges Fieber [*Carrere*, a. a. O.]
Es ist ihm frostig und unbehaglich in allen Gliedern [*We.*]
Oefteres Frösteln, Schwere des Kopfs, allgemeine Ermattung (nach Verkältung beim Bittersüfs-Gebrauche) [*Carrere*, a. a. O.]
In freier Luft, vorzüglich in Zugluft, Frösteln am Rücken ohne Durst [*Ng.*]

380. Gegen Abend ein Frösteln über den Rücken, den Nacken und das Hinterhaupt, mit dem Gefühle, als sträubten sich die Haare am Kopfe (d. 3. Tag.) [*Ng.*]
Mehre Abende gelindes, aber unangenehmes Frösteln, vom Rücken über das Hinterhaupt [*Ng.*]
Das Frösteln am Rücken gegen Abend dauerte über 10 Tage fort, täglich wiederkehrend [*Ng.*]
Trockne Hitze die Nacht.
Heifse, trockne Haut, Blutwallung [*Carrere*, a. a. O.]

385. Brennen in der Haut des ganzen Rückens, als säfse er an einem heifsen Ofen, mit Schweifs im Gesichte und mäfsiger Hitze [*We.*]
Hitze, Unruhe [*Carrere*, a. a. O.]
Heftiges Fieber mit starker Hitze, Trockenheit der Haut und Phantasiren, täglich; alle 15, 16 Stunden wiederkehrend [*Carrere*, a. a. O.]
Hitze und Gefühl von Hitze über den ganzen Körper, besonders in den Händen; der Puls eben-

mäfsig langsam, aber voll; dabei Durst, nachher Frösteln [*Rt.* d. ä.]

Hitze des Körpers, Brennen im Gesichte, Verstopfung des Leibes [*Carrere*, a. a .O.]

390. Allgemeiner Schweifs, vorzüglich im Rücken.

Fünf- und mehrtägiger Schweifs [*Carrere*, a. a. O.]

Schweifs über und über die Nacht, am Tage unter den Achseln und in den hohlen Händen [*Carrere*, a. a. O.]

Früh, starker Schweifs über und über, am meisten aber am ganzen Kopfe (n. 20 St.)

Uebelriechender Schweifs und zugleich reichlicher Abgang durchsichtigen Urins [*Carrere*, a. a. O.]

395. Unruhe [*Carrere*, a. a. O.]

Irrereden [*De Haen*, Ratio medendi, IV. S. 228.]

Erhöheter Schmerz die Nacht mit Delirien [*Carrere*, a. a. O.]

Phantasiren, Delirien, eine Art Wahnwitz [*Starcke*, a. a. O.]

Früh sehr ungeduldig; er stampfte mit den Füfsen, wollte alles wegwerfen, fing an zu phantasiren; nachgehends Weinen [*Starcke*, a. a. O.]

400. Sehr mifsgestimmt, zu gar nichts aufgelegt, mehre Tage lang [*Ng.*]

Nachmittags eine eigne Gemüthsstimmung, als müfste er sich mit Jedem zanken, ohne sich dabei zu ärgern [*Ng.*]

Cinasamen, Semen Cinae, Semen Santo-
nici, Sem. Contra.

Meistens besteht, auch der beste, nur aus kleinen, länglichten, leichten, gelbgrünlichen Blüthenköpfchen, mit einigen Stielchen vermischt, von einer strauchartigen Pflanze, Artemisia Contra. Der beste kömmt über Aleppo zu uns. Man nennt ihn unrecht, blos weil sein Geruch viel Aehnlichkeit mit dem der Zitwerwurzel hat, auch Zitwersamen, Semen zedoariae.

(Die aus einem Theile der ungepülverten Blüthenknöpfchen mit zwanzig Theilen Weingeist (20 Tropfen davon auf einen Gran der Drogue) ohne Wärme, binnen einer Woche ausgezogene Tinktur.)

Man hat von dieser so viel bedeutenden Gewächssubstanz seit Jahrhunderten keinen andern Gebrauch gekannt, als zur Austreibung der Spulwürmer bei Kindern, in Gaben von 10, 20, 30, 60 und mehr Granen. Ich übergehe die nicht selten lebensgefährlichen, auch wohl tödtlichen Erfolge solcher Gaben, auch bringe ich nicht in Erwähnung, dafs ein Paar Spulwürmer bei muntern Kindern noch nicht als bedeutende Krankheit anzunehmen und dem Kindesalter (bei noch schlummernder Psora) gewöhnlich fast ohne Beschwerde, eigen sind; dagegen ist so viel wahr, dafs wo sie in Menge vorhanden waren, der Grund davon stets in einer krankhaften Beschaffenheit des Körpers, nämlich in der sich dann entwickelnden Psora lag, ohne deren Heilung die, auch in Menge mit Cina ausgetriebenen Spulwürmer, sich bald wieder zu erzeugen pflegen, daher durch solche Wurm-Austreibungen nicht nur nichts gewonnen wird, sondern solche fortgesetzte, zweckwidrige Curen sich oft mit dem Tode der gequälten Kinder zu endigen pflegen.

Diese Gewächssubstanz hat noch weit schätzbarere Heilkräfte, welche aus folgenden, eigenthümlichen Krankheitssymptomen, die sie bei Gesunden erzeugt, leicht abgenommen werden können.

Wie viel sie nur, z. B. im Keuchhusten auszurichten vermag, und in gewissen mit Erbrechen und Heifshunger vergesellschafteten Wechselfiebern, wird man mit Verwunderung in der Erfahrung wahrnehmen; die übrigen für sie geeigneten Krankheitszustände übergehe ich, da sie der eingeweihte homöopathische Arzt von selbst zu finden weifs.

Ehedem bediente ich mich einer trillionfachen potenzirten Verdünnung der Tinktur, finde aber dafs letztere gleichfalls bis zur decillionfachen Kraft-Entwickelung erhöhet, ihre Arznei-Kräfte desto vollständiger zeigt. Ein, zwei, drei feinste Streukügelchen mit dieser bsfeuchtet dienen zur Gabe.

Die Namen meiner Mit-Beobachter und ihre Abkürzungs-Zeichen sind: *Ahner* [*Ar.*], *Grofs* [*Gfs.*], *Langhammer* [*Lr.*], *Rückert* der jüngere [*Rt.* d. j.], *Stapf* [*Stf.*]

Cinasamen.

Beim Aufstehen aus dem Bette, ist's ihm schwarz vor den Augen, düselig im Kopfe und ohnmächtig; er schwankt hin und her; beim Niederlegen wird's gleich besser.

Heftiges Kopfweh [*Pelargus*, Observat. Tom. I. S. 8. 31. 275.]

Kopfschmerz mit einem Gefühl von allgemeinem Uebelbehagen [*Rt.* d. j.]

Mitten auf dem Scheitel, absetzendes Drücken, wie von einer schweren Last, als würde das Gehirn niedergedrückt; darauf Drücken mehrt und erneuert den Schmerz [*Gfs.*]

5. Ein von oben nach unten pressender Schmerz äusserlich an der Stirne, als wenn ein Druck sich da allmälig herabsenkte (n. ¾ St.) [*Lr.*]

Den ganzen Tag einiger Kopfschmerz, ein reifsendes Drücken; der auch ins Jochbein übergeht.

Drückender Schmerz im Kopfe den ganzen Tag, Abends auch in der Stirne [*Rt.* d. j.]

Beim Gehen im Freien betäubendes, inneres Kopfweh, besonders des Vorderhaupts, dann auch des Hinterhaupts (n. 3 St.) [*Lr.*]

Beim Erwachen aus dem Schlafe, ein herausdrückender Schmerz im rechten Seitenbeine und der rechten Stirn-Seite.

10. (Beim Sitzen) Drückend betäubender Schmerz äusserlich an der Stirne und den Schläfen, welcher zuletzt den ganzen Kopf einnahm (n. 36 St.) [*Lr.*]

Druck auf das Stirnbein und dabei innerlich ein Wallen, wie Wellen-Anschlagen [*Gfs.*]

Kopfschmerz, als wäre der ganze Kopf eingeschraubt, mit Benommenheit [*Gfs.*]

Schmerz, als würde das Stirnbein oben gewaltsam auf beiden Seiten zusammengepreſst [G/s.]

Gleich nach Tische und später, ein dumpfer, ziehender Schmerz im innern Kopfe, durch Lesen und Geistesarbeit vermehrt [Rt. d. j.]

15. Der Kopfschmerz mehrt sich durch Lesen und Nachdenken, mindert sich durch Bücken [G/s.]

Klammartiges Ziehen in den Schläfen, vermehrt durch darauf Drücken [G/s.]

Dehnend reiſsender Schmerz in der rechten Schläfe [Rt. d. j.]

Auf der linken Seite des Vorderkopfs ziehendes Drücken [G/s.]

Drückender Schmerz wie feines Reiſsen in der linken Schläfe - Gegend, der von Bewegung des Kopfs verging (n. 11 St.) [Lr.]

20. Verdüsterndes Ziehen vom linken Stirnhügel nach der Nasenwurzel zu [G/s.]

Im linken Stirnhügel, ein lähmiges Reiſsen, mit Betäubung des Kopfs; gleich darauf im rechten Stirnhügel [G/s.]

Ziehend reiſsender Schmerz auf der ganzen linken Seite des Kopfs [Ar.]

Eine kleine Stelle auf dem rechten Scheitelbeine deuchtet wie taub und eingeschlafen [G/s.]

Stumpfe Stiche im Gehirne, vorzüglich im linken Scheitel (n. 1½ St.) [Rt. d. j.]

25. Im Stirnbeine über der rechten Schläfe gewaltige, stumpfe Stiche bis tief in den Kopf hinein, die ihn zu betäuben drohen [G/s.]

Wenn der Kopfschmerz vergeht, entsteht ein drükkender Schmerz im Unterleibe, und wenn dieser vergeht, wieder Kopfschmerz.

Ueber dem obern Augenhöhlrande ein langsamer, stumpfer Stich bis tief in das Gehirn hinein [G/s.]

Palpitiren des Augenbrau-Muskels; eine Art Konvulsionen [G/s.]

Dumpfer Kopfschmerz mit Angegriffenheit der Augen, früh [Rt. d. j.]

30. Stumpfer Schmerz in den Augen bei Lesen und Geistesarbeit [Rt. d. j.]

Cinasamen.

Pressender Druck im Innern des Auges, gewöhnlich mit Erweiterung der Pupillen [*Rt. d. j.*]
Erweiterte Pupillen (n. ⅛ St.) [*Lr.*]
Verengerte Pupillen (n. 3½ St.) [*Lr.*]
Grofse Verengerung der Pupillen (n. 1 St.) [*Rt. d. j.*]

35. Abends, wenn er bei Lichte scharf sehen (lesen) will, sieht er alles wie durch einen Flor; wischt er in den Augen, so wird's auf kurze Zeit besser [*Gfs.*]
Beim Lesen eines Buchs ist es ihm trübe vor den Augen, so dafs er erst, nachdem er mit den Fingern stark gerieben hatte, wieder lesen konnte [*Ar.*]
(Früh) Mattigkeit in den Augen; die obern Augenlider waren so schwach, dafs er sie kaum öffnen konnte, den ganzen Vormittag anhaltend [*Ar.*]
Brenn-Schmerz im äufsern Augenwinkel mit Jücken gemischt, und am Rande des obern Augenlides (n. 2 St.)
(Brennen in den Augenlidern, besonders dem innern Winkel, Abends bei Lichte) [*Gfs.*]

40. Abends, bei Lichte, Trockenheit der Augenlider, und ein drückendes Gefühl darin, als wäre Sand hineingekommen [*Gfs.*]
Gefühl von Trockenheit im innern Auge und ziehend drückender Schmerz, wenn er die Augen zum Lesen auch nur wenig anstrengt [*Rt. d. j.*]
Kriebeln in den Augenlidern, dafs er daran reiben mufs [*Gfs.*]
Kitzelndes Jücken im rechten innern Augenwinkel, das zu reiben nöthigt (n. 1 St.) [*Lr.*]
Kitzelndes Jücken am linken äufsern Augenwinkel, das zu reiben nöthigt (n. 36 St.) [*Lr.*]

45. (Früh, nach dem Aufstehen, sind die innern Augenwinkel wie mit Eiter verklebt) [*Gfs.*]
Er sieht krank um die Augen und blafs im Gesichte [*Gfs.*]
Auf dem untern Rande der Augenhöhle, ein stumpfer Druck; vom darauf Drücken nimmt er zu und läfst sich von Neuem erregen [*Gfs.*]
Schmerz, als würden die beiden Jochbeine von einer Zange gepackt und zusammengedrückt; durch äufsern Druck vermehrt sich der Schmerz [*Gfs.*]

Klammartiges Zucken im Jochbeine, ein Schmerz, der, wenn er auch vergangen ist, durch starkes darauf Drücken sich wieder erregen läfst, nur dafs er dann als anhaltender, klammartiger oder lähmiger Schmerz erscheint [*Gfs.*]

50. Periodischer, dehnend reifsender Schmerz in den Jochbeinen, von einer Stelle zur andern wandelnd, durch darauf Drücken vermehrt [*Rt. d. j.*]

Im äufsern Ohre, klammartiges Zucken, wie Ohrenzwang [*Gfs.*]

Unterm Warzenfortsatze, stumpfes Stechen, wie ein klemmendes Drücken; beim darauf Drücken, wie von einem Schlage oder Stofse [*Gfs.*]

Weifs und blaulicht um den Mund [*Pelargus*, a. a. O. Tom. II. S. 458.]

Aufgedunsenes, blaulichtes Gesicht [*Stf.*]

55. Das Kind bohrt oft so lange in der Nase, bis Blut heraus kömmt.

Am Backen ein Schwär, mit Härte drum herum.

Drückender Schmerz in den Unterkieferdrüsen.

Stumpf stechender Schmerz im rechten Aste des Unterkiefers, durch Druck vermehrt [*Rt. d. j.*]

Einzelne feine Stiche, wie mit Nadeln, am linken Unterkiefer, durch darauf Drücken mit der Hand vermehrt [*Ar.*]

60. Zuckender Schmerz im linken Unterkiefer [*Ar.*]

Zahnschmerz wie von Wundheit.

Die eingeathmete Luft und kaltes Getränk fahren schmerzhaft in den Zahn.

Das Kind lehnt den Kopf auf die Seite.

Lähmungs-Gefühl im Genicke [*Rt. d. j.*]

65. Bohrende Stiche in den rechten Halsmuskeln, nach dem Takte des Pulsschlages, die sich bei Bewegung des Halses verlieren (n. 11 St.) [*Lr.*]

Trockenheit und Rauheit des innern Mundes, besonders des Gaumens mit übeliger Weichlichkeit (n. $3\frac{1}{2}$ St.) [*Lr.*]

Kann nicht schlingen.

Unvermögenheit zu schlingen; die Getränke kollern lange im Munde herum [*Stf.*]

Starker Hunger kurz nach der Mahlzeit [*Gfs.*]

Cinasamen.

70. Durst.
Früh' nüchtern, leeres Aufstofsen [*Gfs.*]
Nach Tische, Aufstofsen mit Geschmack des Genossenen [*Gfs.*]
Nicht lange nach der Mahlzeit, Aufschwulken einer bittersauern Feuchtigkeit in den Mund [*Gfs.*]
Wabblichkeit in der Herzgrube mit überlaufendem Schauder (sogleich) [*Gfs.*]

75. (Es kommen mehre Spulwürmer durch den Mund des Kindes herauf) [*Stf.*]
Brecherlichkeit mit Leerheit im Kopfe [*Ar.*]
Oefteres Schlucksen (n. 1½ St.) [*Lr.*]
(Nachts, ein steter Druck im Magen.)
Quer über den Oberbauch, in der Herzgruben-Gegend, ein Klemmen oder klammartiges Drücken, nach Tische [*Gfs.*]

80. In der Herzgrube, ein Athem beengender Schmerz (n. 4 St.) [*Lr.*]
Ein wühlender, wimmelnder Schmerz in der Oberbauch- (Herzgruben-) Gegend, wie von Zerschlagenheit [*Gfs.*]
Stumpfes Stechen, links unterhalb der Herzgrube, welches vom darauf Drücken stärker wird und beim tief Einathmen sich mindert [*Gfs.*]
Bohrender Schmerz über dem Nabel, durch darauf Drücken vergehend [*Ar.*]
Anhaltendes Bauchkneipen [*Pelargus*, a. a. O. T. I.]

85. Absetzende Nadelstiche in der linken Seite des Unterleibes, dem Bauchkneipen ähnelnd, während Sitzens (n. 10 St.) [*Lr.*]
Plötzliche, tiefe, scharfe, absetzende Stiche innerlich links neben dem Nabel, besonders beim Einathmen und jedesmal zugleich Stiche auf der innern Seite des Schulterblattes; gegen Abend (n. 12 St.) [*Rt. d. j.*]
Schneidendes Kneipen im Unterleibe, das nicht eher nachliefs, als bis er zu Stuhle gewesen war (n. 48 St.) [*Lr.*]
Heftiger Schmerz im Nabel und in der Nabel-Gegend, als wenn man mit Gewalt den Nabel hineindrückte, oder sich daran gestofsen hätte, erst

auf kürzere, nachgehends auf längere Zeit, wo er sich durch's Athemholen verstärkte [*Ar.*]

Um den Nabel, ein schmerzhaftes Winden, auch beim darauf Drücken auf den Nabel, Schmerz [*Gfs.*]

90. Nach Tische ein drückender Schmerz auf dem Nabel, auch beim darauf Drücken [*Gfs.*]

Leibschneiden in den dünnen Gedärmen, früh [*Gfs.*]

Widriges Wärme-Gefühl im Unterleibe, das zuletzt in Kneipen überging (n. 4 St.) [*Lr.*]

Wehenartige, oft wiederkehrende Schmerzen im Unterleibe, als ob eben das Monatliche kommen wollte. (n. 2 St.)

Im Unterbauche, gleich über dem Schamberge, ein Pulsiren, als fühlte er im Innern den Puls schlagen [*Gfs.*]

95. Blähungen schnappen leise und gehen im Leibe still herum [*Gfs.*]

Bei Blähung-Abgang heftige, einzelne Stiche unten im Mastdarme [*Ar.*]

Leerheits-Gefühl im Unterleibe mit stillem Blähung-Abgange (n. 1 St.) [*Lr.*]

(Ein wollüstiges Jücken vorwärts am After, was zum Kratzen nöthigt) (n. 4 St.) [*Lr.*]

Häufiges Drängen zum Harnen, mit vielem Urin-Abgange, den ganzen Tag über (n. 3 St.) [*Lr.*]

100. Trüber Harn (sogleich).

Harn, der alsbald trübe wird.

Bährmutter-Blutflufs so lange sie (das zehnjährige Mädchen) den Cinasamen gebrauchte [*Bergius*, Mater. med. S. 709.]

Im linken Nasenloche, tief innerlich, eine nicht unangenehme, heifs brennende Empfindung, als wollte Blut kommen, oder als hätte man Branntwein hinaufgezogen [*Gfs.*]

Im linken Nasenloche an der Nasenscheidewand, ein brennendes Wehthun, wie wenn man einen Schorf abgekratzt hätte; schlimmer beim äufsern daran Fühlen [*Gfs.*]

105. Heftiges Niefsen (n. ⅛ St.) [*Rt. d. j.* — *Lr.*]

Cinasamen.

Niefsen so heftig, dafs es ihm in den Kopf fuhr und zu den Schläfen herauspressse; der durch die Schläfen herauspressende Kopfschmerz blieb noch einige Zeit nachher [*Gfs.*]

Niefsen so heftig, dafs es ihm die Brust auf beiden Seiten zersprengen wollte; er fühlt noch nachher einen Schmerz, besonders in der rechten Seite [*Gfs.*]

Fliefs - Schnupfen (n. ¾ St.) [*Lr.*]

Eine Art Schnupfen; er mufs sich früh oft schneuzzen, die Nase ist immer voll beweglichen Schleims (nach einigen Tagen) [*Gfs.*]

110. Abgang einer eiterigen Materie aus der Nase [*Pelargus*, a. a. O. T. I.]

Abends verstopfte Nase, nachdem er Vormittag fliessenden Schnupfen gehabt hatte [*Gfs.*]

Schleim in der Kehle, den er durch willkürliches Hüsteln und Kotzen auswirft (n. 6 St.) [*Lr.*]

Beim Gehen im Freien, kurzer, röchelnder Athem, als wenn er viel Schleim auf der Brust hätte, ohne dafs er zu kotzen genöthigt war (n. 6 St.) [*Lr.*]

Schwerer, lauter Odem. (n. ½ St.)

115. Sehr kurzer, röchelnder Odem.

Sehr kurzer Athem, zuweilen mit Unterbrechungen, so dafs einzelne Odemzüge fehlten.

Sehr kurzäthmig ist das Kind, mit lautem Röcheln auf der Brust [*Stf.*]

Beim Einathmen ein lautpfeifendes Keichen in der Luftröhre, beim Ausathmen nicht hörbar (n. 12 St.) [*Lr.*]

Morgens, nach dem Aufstehen hängt in dem Luftröhrkopfe Schleim, dafs er öfters räuspern mufs, wonach er sich aber bald wieder erzeugt [*Gfs.*]

120. Früh mufs er immer kotzen und rachsen und sich räuspern wegen Schleim, der sich fortwährend hinten im Halse und am Kehlkopfe erzeugt [*Gfs.*]

Früh, grofse Trockenheit hinten im Halse (Luftröhre); ein katarrhalisches Gefühl [*Gfs.*]

Vom tief Athmen entstehen Bewegungen zum Husten [*Gfs.*]

Kitzelnder Reitz etwas tief in der Luftröhre zum Husten, und hustet er dann wirklich, so erfolgt ein weifslicher Schleim-Auswurf (n.24St.) [*Lr.*]

Kitzelnder Reitz zum Husten in der Luftröhr-Gegend, unter dem Handgriffe des Brustbeins, mit weifsem Schleim-Auswurfe. (n.16St.) [*Lr.*]

125. Vor dem Husten richtet sich das Kind jählings auf, sieht sich starr um; der ganze Körper hat etwas starres; sie ist bewufstlos, gleich als wenn sie die Fallsucht bekommen sollte und so kömmt darauf der Husten.

Nach dem Husten wimmert das Kind: Au, Au! man hört ein herabglucksendes Geräusch; sie ist ängstlich, schnappt nach Luft und wird dabei ganz blafs im Gesichte — in zweiminutigen Anfällen.

Anfälle heftigen Hustens von Zeit zu Zeit.

Heiserer Kotz-Husten von wenigen Stössen, der seinen Erregungs-Reitz nur durch eine längere Pause erhält; Abends [*Gfs.*]

Früh, nach dem Aufstehen, heiserer Kotz-Husten, der seinen Erregungs-Reitz (wie von Federstaube) nach einer längern Pause durch's Einathmen erhält [*Gfs.*]

130. Früh, nach dem Aufstehen, hohler Husten; starke Stöfse gegen den obern Theil der Luftröhre, wobei sich Schleim ablöst, obgleich mühsam (nach einigen Tagen) [*Gfs.*]

Morgens mufs er, um den nächtlichen Schleim los zu werden, so gewaltsam husten, dafs ihm Thränen in die Augen treten [*Gfs.*]

Beim Früh-Husten thut der obere Theil der Brust (oben unterm Brustbeine) weh und wenn er dann mit Mühe etwas loshustet, so schmerzt diese Stelle, als wäre da etwas losgerissen, noch lange fort, wund und brennend [*Gfs.*]

Klemmen auf der Brust beim Einathmen [*Gfs.*]

Engbrüstigkeit beim Stehen (eine halbe Stunde anhaltend) mit Aengstlichkeit, wobei er sehr auf der Brust schwitzte [*Ar.*]

135. Eine Art von Brust-Beklemmung; das Brustbein scheint zu nahe anzuliegen und der Athem wird etwas beklemmt [*Rt. d. j.*]

In der linken Brust-Hälfte, klammartiges Zusammenziehen [*Gfs.*]

Wehthun vorne unter dem Brustbeine, blofs für sich [*Gfs.*]

Beim Laufen, ein klemmender Schmerz auf dem Brustbeine [*Gfs.*]

Plötzlicher Beklemmungs-Schmerz in der linken Seite der Brust [*Ar.*]

140. Unter dem Brustbeine klammartig wühlender Schmerz, als wenn die Brust aus einander gesprengt werden sollte [*Ar.*]

Auf dem Schlüsselbeine, ein feines Klemmen, wie ein Druck von einer stumpfen Spitze [*Gfs.*]

Ein herausdrückender Schmerz bald in der linken Brust-Seite, bald im Kreutze, letzterer wie von vielem Bücken, besonders beim Ausathmen (n. 4 St.) [*Lr.*]

Schmerzhaftes Wühlen oben unter dem Brustbeine [*Gfs.*]

In der linken Brust-Seite, kneipende Schmerzen, die durch jedes Einathmen verstärkt werden (n. 30 St.) [*Ar.*]

145. Kneipender Schmerz in der linken Brust-Seite, zwischen der zweiten und dritten Ribbe [*Ar.*]

Kneipend stechender Schmerz in der linken Brust-Seite (¼ St. anhaltend) [*Ar.*]

Von Zeit zu Zeit einzelne Stiche in der Brust [*Rt. d. j.*]

Brickelnd brennende, absetzende, feine Stiche in der Seite, an einer der wahren Ribben [*Gfs.*]

Stumpfe Stiche neben dem Brustbeine auf einem Ribbenknorpel, vermehrt durch darauf Drücken und durch Ausathmen, vermindert durch's Einathmen [*Gfs.*]

150. Neben dem Brustbeine unterhalb des linken Schlüsselbeins beim tiefen Einathmen, zwei stumpfe, durchdringende Stiche, schnell hinter einander; beim Ausathmen fühlt er nichts, beim darauf Drücken thut's sehr weh [*Gfs.*]

In der rechten Brust, zwischen der sechsten und achten Ribbe zuckend stechende Schmerzen, die durch darauf Drücken und Ein- und Ausathmen nicht verändert werden [*Ar.*]

Plötzlicher, zuckender Stich in der linken Brust-Seite zwischen der fünften und sechsten Ribbe [*Ar.*]

In der Mitte der rechten Seite unter den Ribben, ein bohrend stechender Schmerz, der durch darauf Drücken verschwand [*Ar.*]

Zerschlagenheits-Schmerz im Kreuze, durch Bewegung nicht vermehrt (n. 35 St.) [*Ar.*]

155. Reifsen in der linken Hüfte und Hinterbacken.

Lähmiges Ziehen in den Lenden [*Gfs.*]

Nach Tische, Empfindung, als würde die Lenden-Gegend gleich über den Hüften mit einem straffen Bande zusammengeschnürt [*Gfs.*]

In den Lenden, ein Ermüdungs-Schmerz, als hätte er lange gestanden [*Gfs.*]

Schmerz in den Lenden und dem Rückgrate, wenn er sich zur Seite oder rückwärts beugt, als hätte er sich sehr ermüdet [*Gfs.*]

160. Reifsend zuckende Schmerzen in der Mitte des Rückgrates [*Ar.*]

Stechender Schmerz in der Mitte des Rückgrates, der durch Bewegungen des Körpers verging, in der Ruhe aber wieder zurückkehrte [*Ar.*]

Abends, im Bette, beim Liegen auf der Seite, thut das Rückgrat wie zerbrochen weh [*Gfs.*]

Bei der Rückenlage im Bette schmerzt das Rückgrat wie zerbrochen [*Gfs.*]

Ziehend reifsender Schmerz im ganzen Rückgrate hinunter (n. 29 St.) [*Ar.*]

165. Reifsend stechender Schmerz im obern Theile des Rückgrats nach dem rechten Schulterblatte zu [*Ar.*]

Stechender Schmerz am äufsern Rande des rechten Schulterblattes [*Ar.*]

In den Schulterblättern Wehthun, wenn er sie bewegt [*Gfs.*]

Auf der Schulterhöhe, ein Klemmen [*Gfs.*]

Nadelstich auf der linken Schulterhöhe [*Ar.*]

170. Stechender Schmerz auf der linken Schulterhöhe, der durch darauf Drücken und durch Bewegung des Armes nicht verging (n. 32 St.) [*Ar.*]

Einzelne Stiche in der linken Schulter vorne [*Rt.* d. j.]

Lähmiges Ziehen durch den rechten Arm herab, besonders wenn er ihn herabhängen läfst oder wenn er ihn irgendwo auflegt, besonders an der hart aufliegenden Stelle [*Gfs.*]

Lähmiger Schmerz im Arme, dafs er ihn sinken lassen mufs [*Gfs.*]

Lähmungs-Gefühl im ganzen rechten Arme; er war wie erstarrt in den Gelenken, so dafs er ihn nicht bewegen konnte (n. 29 St.) [*Ar.*]

175. Dehnend reifsender Schmerz in den Armen, mit Lähmungs-Schmerze; beim Anfühlen, Zerschlagenheits-Schmerz, wie nach starker Muskel-Anstrengung [*Rt.* d. j.]

Lähmiges Ziehen durch den Oberarm von oben bis in seine Mitte herab, dafs er sich kaum getraut, ihn zu bewegen; beim darauf Drücken auf die leidende Stelle thut's weh, als hätte er da einen Stofs oder Schlag bekommen [*Gfs.*]

Bohrend klammartiger Schmerz im linken Oberarme, nicht durch Bewegung vergehend (n. 25 St.) [*Ar.*]

Ziehend reifsender Schmerz im rechten Oberarme, durch darauf Drücken vergehend, aber sogleich wiederkehrend (n. 27 St.) [*Ar.*]

Heftiger klemmender Schmerz im rechten Oberarme, der durch Bewegung verschwand, aber in der Ruhe wieder kam [*Ar.*]

180. Am Oberarme, über dem Ellbogen-Gelenke, Schmerz wie von einem Stofse oder Schlage [*Gfs.*]

Lähmiger Schmerz in der Ellbogenbeuge nach aussen, wie ein Zucken, in Absätzen [*Gfs.*]

Reifsender Schmerz im rechten Ellbogen-Gelenke, in der Ruhe, der durch Bewegung nicht geändert ward (n. 27 St.) [*Ar.*]

Im linken Vorderarme, ein von der Handwurzel nach dem Ellbogen-Gelenke ziehend wühlender Schmerz (n. 1¼ St.) [*Ar.*]

Im ganzen rechten Vorderarme, ein ziehend reifsender Schmerz, der durch Bewegung nicht verging (n. 7 St.) [*Ar.*]
185. Klammartig drückender Schmerz in den Muskeln des Vorderarms, vorzüglich beim Biegen desselben [*Rt. d. j.*]
Lähmiges Zucken von oben herunter auf der untern Fläche des Vorderarms, doch besonders heftig an der Stelle, wo er seinen Anfang nimmt [*Gfs.*]
Früh nach dem Aufstehen, wenn er die Arme stark ausstreckt, klammartiger Schmerz in den Vorderarmen, besonders vom Ellbogen-Gelenke an; biegt er während des Ausstreckens die Hände hin und her, so schmerzt es eben so in den Hand-Gelenken [*Gfs.*]
Zusammenziehendes Reifsen, wie Klamm, in den untern Muskeln des linken Vorderarms, dicht an der Handwurzel, bei Bewegung schnell vergehend (n. 17 St.) [*Lr.*]
Ziehender Schmerz in den Gelenken der Hand (n. 12, 24 St.)
190. Hand-Gelenk wie verrenkt.
Kneipend bohrender Schmerz in der rechten Handwurzel (n. 3 St.) [*Ar.*]
Absetzendes, klammartiges Zusammenziehen der Hand [*Gfs.*]
Zuckend reifsender Schmerz in der linken hohlen Hand, der sich durch Ausstrecken der Hand vergröfserte [*Ar.*]
Einzelne Stiche in der linken Hand nach dem kleinen Finger zu [*Ar.*]
195. Einzelne, kleine, zuckende Stiche bald in der rechten, bald linken Hand (n. 33 St.) [*Ar.*]
Auf dem Rücken der linken Hand ein Jücken, das zum Kratzen nöthigt, und dadurch vergeht (n. 6½ St.) [*Ar.*]
Jückendes Kitzeln äufserlich am Rande der rechten Hand nahe beim Daumen und Zeigefinger, was zum Kratzen nöthigt (n. 35 St.) [*Lr.*]
Feine Stiche am obern Ende des Mittelhandknochens des Ringfingers; beim darauf Drücken schmerzt es wie zerschlagen [*Gfs.*]

Krampfige Zusammenziehung, mit klammartigem Schmerze, des Mittelfingers der rechten Hand; er ward einwärts gebogen [*Ar.*]

200. Schnelles Einwärtszucken der Finger der rechten Hand [*Ar.*]

Klammartiges Zucken in den Fingern [*Gfs.*]

Ziehen in den Fingern. (n. 48 St.)

Klammartiger Schmerz in den Muskeln der äussern Seite des linken kleinen Fingers, bei Bewegung vergehend (n. 12 St.) [*Lr.*]

Am obersten Gelenke des Mittelfingers, Brenn-Schmerz [*Gfs.*]

205. Lähmiges Ziehen im Ringfinger bei Ruhe und Bewegung [*Gfs.*]

Im hintersten Gelenke des Daumens ein Kriebeln, fast wie nach Eingeschlafenheit [*Gfs.*]

Kriebeln in der Spitze des Daumens wie von Eingeschlafenheit; er ist wie taub [*Gfs.*]

Im Daumenballen, Schmerzen, wie nach einem derben Schlage, wenn er daran drückt und auch, wenn er den Mittelhandknochen des Daumens nach der hohlen Hand hin bewegt [*Gfs.*]

Ein nach aussen bohrender Schmerz unterhalb der Gesäfsmuskeln, während des Sitzens, durch darauf Drücken und Bewegung vergehend, aber in der Ruhe bald wieder zurückkehrend [*Ar.*]

210. Beim Sitzen schmerzt das Gesäfs, als wäre es von langem Sitzen ermüdet [*Gfs.*]

Beim Gehen, im grofsen Trochanter Schmerz, als wäre er darauf gefallen [*Gfs.*]

Schauder überläuft die Oberschenkel [*Gfs.*]

Beim Stehen, klammartiger Schmerz in den vordern Muskeln des linken Oberschenkels (n. ½ St.) [*Lr.*]

Ziehend reissender Schmerz auf der vordern Seite des rechten Oberschenkels, durch starke Bewegung vergehend [*Ar.*]

215. **Lähmiger Schmerz im linken Oberschenkel, unweit dem Kniee** [*Rt.* d. j.]

Das Kind streckt die Füfse krampfhaft von sich [*Stf.*]

Der linke Fufs des Kindes ist in beständiger krampfhafter Bewegung; endlich bleibt er vom Körper weit abgewendet, unbeweglich liegen [*Stf.*]

Dann und wann einzelne, stumpfe Stiche in den Knieen [*Rt*. d. j.]

Einzelne Nadelstiche auf der Kniescheibe (n. 10 St.) [*Lr.*]

220. Am Knie, ein heifses Ueberlaufen mit nicht unangenehmer Empfindung, als würde ein heifser Körper, z. B. eine glühende Kohle, in die Nähe des Kniees gebracht [*Gfs.*]

Lähmiges Zucken vorne am Unterschenkel, zwischen Schienbein und Wadenbein [*Gfs.*]

Beim Gehen im Freien, klammartiger Schmerz bald in den Muskeln des rechten, bald in denen des linken Unterschenkels, beim Stehen und Sitzen bald verschwindend (n. 30 St.) [*Lr.*]

Unter dem linken Kniee auf dem Schienbeine, ein wühlender Schmerz (n. 8½ St.) [*Ar.*]

Im linken Schienbeine, dicht unter dem Knie, absetzende Stiche, wie mit einer Gabel [*Ar.*]

225. Mitten in der linken Wade reifsende Schmerzen (im Sitzen) [*Ar.*]

Zuckendes Reifsen im Innern des Unterfufses [*Rt*. d. j.]

Stiche im Ballen des rechten Fufses [*Rt*. d. j.]

Schneidender Schmerz in allen Zehen des linken Fufses, als wenn sie abgelöset würden, der durch Bewegung nicht verging (n. 2 St.) [*Ar.*]

Reifsend stechender Schmerz in der linken Ferse (im Sitzen) [*Ar.*]

230. Hie und da am Rumpfe, vorzüglich aber am Unterleibe sehr schmerzhafte Stiche; im Sitzen (n. 8 St.) [*Ar.*]

Stumpfe Stiche hie und da am Körper (nach mehrern Tagen) [*Rt*. d. j.]

Hie und da am Körper, bald an den Gliedmafsen, Armen, Füfsen, Zehen, bald in der Seite, oder am Rücken, bald am Nasenbeine, besonders aber am hintern Kamme des Beckens (an der Hüfte) stumpfe Stiche, bisweilen wie ein Klemmen, bisweilen wie Drücken, bisweilen wie Stöfse oder Rucke, bisweilen wie ein Jücken geartet; beim darauf

Cinasamen.

Drücken schmerzt die Stelle wie wund oder zerschlagen [*Gfs.*]

Brennende feine Stiche hie und da, die durch Krazzen vergehen [*Gfs.*]

Brickelnde, jückend kriebelnde Empfindung an mehrern Stellen des Körpers, die nach leichtem Krazzen bald verschwindet [*Gfs.*]

235. Arges Jücken die Nacht hie und da in der Haut. Abends, Ausschlag rother, jückender Blüthchen, welche schnell verschwinden.

Durchscheinendes Friesel [*Pelargus*, a. a. O. T. I. und T. II. a. a. O.]

(Beim Sitzen) Klammartig zusammenziehende Stiche bald in den Muskeln des rechten, bald in denen des linken Oberschenkels, bald in den Muskeln des linken, bald in denen des rechten Oberarms und bald längs dem Kreutze hinauf, wie Rückenschmerzen, die aber beim Gehen im Freien verschwinden (n. 27 St.) [*Lr.*]

Beim Sitzen, klammartiges Reifsen bald in den Muskeln des rechten, bald in denen des linken Unterschenkels, bald in den Muskeln des linken, bald in denen des rechten Vorderarms, was beim Gehen im Freien verschwand (n. 52 St.) [*Lr.*]

240. Reifsende, zum Theil scharfschneidende Schmerzen in den Gliedmafsen, dem Kopfe und den Kinnbacken, oft nur augenblicklich [*Rt. d. j.*]

Nach Tische — wo die ersten Tage die Symptome immer am heftigsten sind, — dehnend reifsender Schmerz in den Schulterblättern, in den Oberarmen, am Kopfe und Genicke, durch Betasten vermehrt [*Rt. d. j.*]

Zuckungen und Verdrehungen der Glieder [*Pelargus*, a. a. O. T. I.]

Lähmiges Zucken an verschiedenen Stellen des Körpers, besonders in den Gliedmafsen [*Gfs.*]

Fallsuchtartige Konvulsionen, mit Bewufstseyn (Eclampsie).

245. Nachmittags (4 Uhr) ein Anfall krampfhafter Ausstreckung des Körpers, dann Zittern am ganzen Körper, mit blauen Lippen und weinerlichen Kla-

gen über Schmerz der Brust, des Halses und aller Glieder.

Lähmiger Schmerz in den Armen und Beinen (mehrere Tage lang) [*Rt.* d. j.]

Das Kind ist sehr matt und krank [*Pelargus*, a. a. O. T. II.]

Krunken, Stöhnen und Krächzen (Nachmittags).

Schmerzhafte Empfindlichkeit in den Gliedern des ganzen Körpers beim Bewegen und Anfassen [*Gfs.*]

250. Früh und Abends sind die Zufälle am heftigsten [*Rt.* d. j.]

Oefteres Gähnen, als wenn er nicht ausgeschlafen hätte (n. 5 St.) [*Lr.*]

Beim Sitzen, grofse Schläfrigkeit; er mufste sich durchaus niederlegen (n. 6½ St.) [*Lr.*]

Nachmittags befällt ihn eine ungewöhnliche Schläfrigkeit [*Gfs.*]

Schläfrigkeit den ganzen Tag hindurch [*Ar.*]

255. Unüberwindliche Schläfrigkeit, Abends (mehrere Tage) [*Rt.* d. j.]

Nächtliche Unruhe, häufiges Umwenden von einer Lage in die andre, Unbehaglichkeit halber [*Gfs.*]

Unruhig wirft sich das Kind auch wachend umher [*Stf.*]

Schlaflosigkeit.

Herumwerfen im Schlafe mit jämmerlichem Heulen und Schreien über Bauchweh (n. 8 — 12 St.)

260. Erwacht unter jämmerlichem Weinen, Stöhnen und Schluchzen, mit unruhigen Bewegungen (n. 2 St.)

Viele, ungereimte Träume.

Schlaf im aufrecht Sitzen mit rückwärts oder auf die rechte Seite gelehntem Kopfe (n. 2 St.)

Oefteres Aufwachen aus unangenehmen oder geschäftigen Träumen [*Gfs.*]

Beängstigende Träume [*Gfs. — Lr.*]

265. Schlaf voll mühseliger Träume [*Gfs.*]

Nach dem Schlafe übersteigende Hitze und glühende Röthe der Wangen, ohne Durst [*Lr.*]

Beim Gähnen, Zittern des Körpers mit Schauder-Empfindung [*Gfs.*]

Cinasamen.

Schauder über den Oberkörper nach dem Kopfe herauf, als wollten sich die Haare emporsträuben, selbst am warmen Ofen (sogleich) [G/s.]
Fieber-Schauder über und über (n. ¼ St.) [Lr.]

270. Den Rumpf überlaufender Schauder, dafs er (selbst am warmen Ofen) zittert [G/s.]
Kälte des Gesichts mit warmen Händen [Stf.]
Blasses, kaltes Gesicht.
Kalte Backen.
Kalter Stirn-Schweifs.

275. Kalter Stirn- und Hände-Schweifs.
Kalter Schweifs an Stirne, Nase, Händen (n. 12, 20 St.)
Fieber: Erbrechen des Genossenen, dann Frost über und über und dann Hitze mit grofsem Durste (nach einigen St.)
Tägiges Fieber zur selbigen Stunde: Frost, dann Hitze ohne Durst. (n. 24 St.)
Tägiges Fieber zur selbigen Stunde, mit sehr kurzem Odem. (n. 48 St.)

280. Fieber: täglich Nachmittags (von 1 Uhr an) mehrere Anfälle von Frost mit Durst, bei Kälte an Händen und Füfsen; hierauf Hitze des blassen Gesichts, vorzüglich aber Hitze der Hände und Füfse, mit schneidendem Bauchweh.
Früh, selbst am warmen Ofen, kalte Hände und überlaufendes Frösteln ohne Durst [G/s.]
Starkes Fieber und Hitze [Andry, de generatione vermium S. 182.]
Fieber-Schauder über den ganzen Körper, mit heissen Wangen, ohne Durst (n. 25 St.) [Lr.]
Starke Fieber mit Erbrechen und Durchfall [Pelargus, a. a. O. T. I.]

285. Hitze Abends und die Nacht hindurch [Pelargus, a. a. O. T. II.]
Hitze im Fieber, am meisten am Kopfe, bei gelber Gesichts-Farbe und blauen Rändern um die Augen.
(Hitze mit Gesichts-Röthe, gleich mit Schweifse vergesellschaftet, ohne Durst (n. 8 St.)).
Hitz-Gefühl und Hitze mit Röthe im Gesichte (n. 2 St.) [Rt. d. j.]

Brennende Hitze über's ganze Gesicht mit Backen-Röthe und mit Durst nach kaltem Getränke (n. 35 St.) [*Lr.*]

290. Herz-Zittern [*Gſs.*]

Irrereden [*Pelargus*, a. a. O. T. I.]

Beim Gehen im Freien grofse Angst und Bangigkeit um's Herz, als hätte er etwas Böses begangen (n. 37 St.) [*Lr.*]

Höchst weinerlich und klagend ist das Kind [*Stf.*]

Weint jämmerlich, wenn man ihn anfassen oder führen will (n. 8 St.).

295. Grofse Ernsthaftigkeit und Empfindlichkeit; er konnte leicht den geringsten Spafs übelnehmen [*Lr.*]

Gleichgültigkeit; weder etwas Angenehmes noch etwas Unangenehmes konnte den mindesten Eindruck auf ihn machen [*Lr.*]

Unruhe.

Unaufhörliche Unruhe.

Begehrt viel und mancherlei.

300. Verschmäht alles Angebotene, auch was ihm sonst am liebsten war.

Läfst sich durch kein Zureden beruhigen, taub gegen Liebkosungen.

Hanf, Cannabis sativa L.

(Der frisch ausgeprefste Saft aus Krautspitzen der blühenden Hanfpflanze, der männlichen oder der weiblichen, mit gleichen Theilen Weingeist gemischt und nach etlichen Tagen das Helle oben abgegossen.)

Man hatte sich bisher blos der Samen, gewöhnlich (mit Wasser zerrieben) als Samenmilch (Emulsion) oder als Absud im entzündlichen Zustande der Tripper und in ältern Zeiten (von *Dodonaeus*, *Sylvius*, *Herliz*) bei einigen Arten von Gelbsucht mit Nutzen bedient. Im erstern Falle liegt der homöopathische Grund der Hülfe offen da in den eigenthümlich von Hanf in den Harnwerkzeugen gesunder Körper wahrzunehmenden, ähnlichen Krankheitszuständen, ohne dafs diefs je ein Arzt erkannte. Des Krautes selbst bedient man sich nur als eines Hausmittels, doch sehr hülfreich in den persischen Wirthshäusern auf dem Lande, um die Ermüdung der zu Fufse Reisenden zu heben (*Chardin*, voyage en Perse), ebenfalls rein homöopathisch, wie folgende Hanf-Symptome (269. bis 275.) zeigen.

Aber zu weit wichtigern Heilabsichten in verschiedenen Krankheiten der Zeugungstheile, der Brust, der Sinnorgane u. s. w. kann man sich des Hanfsaftes mit grofsem Erfolge bedienen, wozu schon diese Beobachtungen den homöopathischen Fingerzeig geben.

Lange Zeit hatte ich mich des weingeistigen Hanf- saftes noch unverdünnt, in der Gabe des kleinsten Theiles eines Tropfens, bedient; aber die höhere und bis jetzt höchste Verdünnung und Potenzirung (x) des- selben entwickeln die Arzneikräfte dieser Pflanze in noch weit höherm Grade.

Die Namens - Verkürzungen meiner Mit - Beobach- ter sind folgende: *Franz* [*Fz.*], *Grofs* [*Gfs.*], *Friedr. Hahnemann* [*F. H-n.*], *Hempel* [*Hl.*], *Hugo* [*Ho.*], *Stapf* [*Stf.*], *Trinks* und *Hartlaub* [*Ts. Hb.*], *Wahle* [*We.*]

[handwritten note:] Alle Hauptsymptome älterer Schriftsteller müssen angezeigt werden, da sie noch brauchbar sind. (Roth Revue critique de Hyg XVII. p 187.)

H a n f.

Schwindel im Stehen und Düseligkeit [*Gfs.*]
Schwindel im Gehen, wie zum seitwärts Fallen (n. 1 St.) [*Ho.*]
Es ist ihr drehend und dumm im Kopfe (sogleich) [*Gfs.*]
Taumlich und düster im Kopfe [*We.*]
5. Schwindel-Anfälle [*Neuhold,* in Act. Nat. Cur. III. S. 150. u. f.]
Eingenommenheit, Düsterheit des Kopfs [*Stf.*]
Schwanken und Unsicherheit des Geistes; übermannende Lebhaftigkeit der entstehenden Gedanken [*Hl.*]
Unbesinnlich, ohne Phantasie, geistlos [*Stf.*]
Die Gedanken scheinen ihm still zu stehen; er stiert vor sich hin; es ist ihm, als wäre er in höhern Gedanken versunken, ist sich ihrer aber nicht bewufst, — bei leiser Empfindung von drückendem Kopfschmerze am Scheitelbeine [*Fz.*]
10. Er kann sich zwar auf diese und jene Dinge besinnen; aber die Ideen bleiben gleich fest, wie stillstehend, unter langem Hinsehen auf den zu bearbeitenden Gegenstand [*Fz.*]
Er verschreibt sich oft [*Stf.*]
Angenehme Wärme im Gehirne [*Fz.*]
Fippern wie im Blute des Kopfs, der Brust und des Magens.
Starker Drang des Blutes nach dem Kopfe.
15. Andrang des Blutes nach dem Kopfe, welcher eine angenehme Wärme darin bewirkt, doch mit drückendem Kopfschmerze in den Schläfen [*Fz.*]
Klopfender Schmerz, der sich bis vor in die rechte Schläfe zieht; zugleich eine Wärme um den Kopf; die Backen sind roth und heifs: in der Wärme vermehrt sich die Uebelkeit [*Ts. Hb.*]

Heftige Kopfschmerzen [*Neuhold*, a. a. O.]
Sehr durchdringender Kopfschmerz [*Neuhold*, a. a. O.]
Ununterbrochner Kopfschmerz den ganzen Tag [*Fz.*]
20. Kopfschmerz immerwährend oben auf dem Kopfe, gleich als läge ein Stein darauf [*Fz.*]
Eingenommenheit des Kopfs; er ist ihr schwer und sie fühlt einen schmerzlichen Druck auf Stirn und Augenlider, dafs sie zufallen wollen [*Gfs.*]
Drücken unterm Stirnhügel bis tief durch das Hirn in den Hinterkopf hinein [*Gfs.*]
Beim Anlehnen des Kopfs an die Wand, ein Drücken in der andern Seite inwendig im Kopfe [*Gfs.*]
Druck in den Schläfen [*Ho.*]
25. Drückender Schmerz im rechten Hinterhauptbeine [*We.*]
Spannen erst im Hinter- dann auch im Vorderkopfe, endlich in den Schläfen (n. ½ St.) [*Ho.*]
Beim Bewegen des Kopfs ein schmerzhaftes Gefühl im Kopfe und im Nacken [*Stf.*]
Ziehender Schmerz im Hinterkopfe nach den Ohren zu [*Stf.*]
Schmerzliches Zusammenschnüren des Vorderkopfs [*Gfs.*]
30. Der Vorderkopf wird von den Augenhöhlrändern bis zu den Schläfen zusammengepreíst; Vorbücken erleichtert nicht [*Gfs.*]
Unterhalb des linken Stirnhügels ein heraus Pochen; gleich darauf betäubender Druck auf dieser Stelle [*Gfs.*]
Auf einer kleinen Stelle des Seitenbeins (später auch auf andern Stellen des Kopfs) ein kältendes Gefühl, als wäre ein Tropfen kalten Wassers darauf getropft [*Gfs.*]
Ein Kriechen in der Haut des Haarkopfs.
Eine Art kitzelnden Krampfs in den Schläfen (n. ¼ St.) [*Ho.*]
35. Gefühl, als würde die Augenbraue herabgedrückt [*Gfs.*]
Reifsendes Drücken auf dem obern Augenlide [*Gfs.*]

Hanf.

Wechselweise Erweiterung und Zusammenziehung der Pupillen in einem und demselben Lichte (n. 1 St.) [*Ho.*]
Gefühl von Augen-Schwäche und Schwäche im Sehen; die entfernten und die nahen Gegenstände sind undeutlich (n. 1½ St.) [*Ho.*]
Die Hornhaut des Auges wird undurchsichtig; Augenfell.

40. Ein Kreis weifsflammender Zacken rechts neben dem Gesichtskreise, so dafs er die Gegenstände nur zum Theil und undeutlich sieht [*Gfs.*]
Grauer Staar [*Neuhold,* a. a. O.]
Drücken hinten an den Augen herauswärts (n. ½ St.) [*Ho.*]
Empfindung von krampfhaftem Ziehen in den Augen (n. ¼ St.) [*Ho.*]
Leichtes Palpitiren an vielen Gesichts-Stellen, besonders im linken Backenmuskel [*Gfs.*]

45. Gesichts-Blässe [*Morgagni,* de sed. et causis morb. Epist. X. art. 13.]
Ziehender Druck auf dem linken Jochbeine [*Gfs.*]
Jücken hie und da im Gesichte.
Kriebeln, Jücken und Beifsen wie von Salz, im Gesichte.
Grofser Knoten an der Nase mit rother Geschwulst umher, wie Gesichtskupfer.

50. Jückende Geschwulst am Nasenflügel (n. einigen St.)
Trockenheit in der Nase.
Betäubender Druck wie mit einer stumpfen Spitze auf die Nasenwurzel [*Gfs.*]
Wärme-Empfindung in der Nase, als wenn sie bluten wollte [*Fz.*]
Blutsturz aus der Nase bis zur Ohnmacht [*Neuhold,* a. a. O.]

55. Nasenbluten.
Brausen vor den Ohren.
Wie ein Fell vor die Ohren gezogen [*We.*]
Augenblicklicher Schmerz, als würde das äufsere Ohr aus dem Kopfe gezogen [*Gfs.*]
Empfindlich zuckender Schmerz im rechten Trommelfelle bis in die Schulter [*We.*]

60. Schründender Schmerz im äufsern Ohrknorpel, den er beim Liegen die Nacht im Bette etwas gedrückt haben mochte [*Gfs.*]
Ohrenklingen [*Neuhold*, a. a. O.]
Ein Klopfen im Ohre [*Stf.*]
Im Ohre, ein klopfender, drängender Schmerz, der fast bis in die Backen geht, beim Vorbücken gleich verschwindet und beim wieder Aufrichten schnell wieder kömmt (n. 3 St.) [*Stf.*]
Stiche im äufsern Gehörgange beim Kauen [*Gfs.*]
65. Feine Stiche im linken Ohre von innen nach aufsen [*We.*]
Schmerz hinter dem rechten Ohre, als stiefse man da eine stumpfe Spitze gewaltsam ein [*Gfs.*]
Grofse scharfe Stiche am Warzenfortsatze [*Gfs.*]
Betäubend zusammendrückender Schmerz an der linken Seite des Kinnes, woran die diefsseitigen Zähne Theil nehmen [*Gfs.*]
Klammartiger Schmerz in den Zähnen des linken Unterkiefers [*Fz.*]
70. Mucken im linken Aste des Unterkiefers, dem bei seinem Aufhören stets ein Ziehen folgt [*Gfs.*]
Es fährt in mehrere Zähne zugleich und muckt darin [*We.*]
Ausschlag im Rothen der Lippen und im Mundwinkel.
Kneipendes Drücken in den Halsmuskeln über der Gurgel [*Gfs.*]
Die Sprache fiel ihm schwer [*Morgagni*, a. a. O. Epist. XV. art. 6.]
75. Verdorbene Sprache, mehr ein Getön (clangor) als eine Menschenstimme [*Morgagni*, a. a. O. Epist. VII. art. 13.]
Er konnte gar nicht ordentlich sprechen; bald gebrach es ihm an Worten, bald an der Stimme selbst (4 Stunden lang); gegen Abend wiederholten sich die Anfälle, es war bald ein Strom von Beredtsamkeit, als jagte man ihn, bald ein Stocken in der Rede, dafs er zuweilen dasselbe Wort zehn Mal nach einander in einem Odem aussprach, zuweilen den ganzen Gedanken ängstlich wiederholend sich ärgerte, wenn er ihn nicht mit denselben Worten wiederholen konnte [*Fz.*]

Hanf.

Die Sprache hebt sich mit aufserordentlicher Angst und Qual vor Schmerz im Rücken [*Fz.*]
Früh, brennende Trockenheit im Gaumen.
Ein Brennen im Halse [*Morgagni*, a. a. O. Epist. XV. art. 6.]

80. Trockenheit im Munde; der Speichel ist klebrig; dabei Durstlosigkeit vorzüglich Abends und heifse Hände [*Stf.*]
Beim Genusse einer Speise, die ihm recht gut schmeckt, kömmt ihm, wenn er bald satt ist, eine vorübergehende Brecherlichkeit im Halse herauf [*Gfs.*]
Aufschwulken einer bittersauern, krazzigen Flüssigkeit [*Gfs.*]
Es kömmt ihm, ohne Uebelkeit oder Würgen, geschmackloses Wasser herauf in den Hals und in die Luftröhre, so dafs er sich immer verschluckt [*Gfs.*]
Durch Aufstofsen kommt eine bittersaure Feuchtigkeit herauf in den Mund [*Gfs.*]

85. Aufstofsen nach blofser Luft [*Gfs.*]
Eine wurgende Empfindung steigt immerwährend herauf in den Hals, wie von Magensäure [*Gfs.*]
Ein Wurgen in der Herzgrube steigt von da in den Hals herauf [*Gfs.*]
Uebelkeit: es hebt sie zum Erbrechen [*Ts. Hb.*]
Erbrechen eines schleimigen, bitterlich schmeckenden Wassers; dabei ein Kratzen im Halse. Nachher Dummheit und Eingenommenheit des Kopfs, im Hinterkopfe [*Ts. Hb.*]

90. Grünes, gallichtes Erbrechen [*Morgagni*, a. a. O. Epist. VII. art. 13.]
Es wird ihr so ängstlich und bänglich in der Herzgrube mit Athem-Beklemmung und Herzklopfen; es steigt ihr warm herauf bis in den Hals und verschliefst den Odem, als wenn etwas in der Luftröhre säfse, mit fliegender Hitze [*Gfs.*]
Vollheit im Bauche, die zum tief Athmen nöthigt.
Herzdrücken [*Neuhold*, a. a. O.]
Kneipen in der Herzgrube [*Gfs.*]

95. Schneiden in der Herzgrube [*Gfs.*]

Nach dem Bücken, ein Schneiden oben über den Magen herüber [*Fz.*]

Unabgesetztes stumpf Stechen vorne, gleich unterhalb der Ribben, neben der Herzgrube, welches nur im Grade abwechselt; durch Bewegung des Rumpfes nach vorne oder hinten wird's auf Augenblicke gemindert, kehrt aber bald wieder [*Gfs.*]

Links neben dem Schwerdknorpel, brennender Stichschmerz [*We.*]

In der linken Seite gleich unter den Ribben ein stumpfes Stechen bei und aufser dem Athmen [*Gfs.*]

100. Zu verschiedenen Zeiten mehrere Anfälle vom heftigsten Magenschmerze, mit Blässe des Ge-Gesichts und Gesichts-Schweifse, fast erloschenem Pulse und röchelndem Athem wie dem eines Sterbenden [*Morgagni*, Epist. XXIV. art. 13.]

Der Magen ist äufserst schmerzhaft bei Berührung, wie schwürig, es vergeht aber auf's Essen [*Fz.*]

Es ist ihm, als hätte er sich den Magen verkältet; vorzüglich Vormittags gehts ihm im Bauche herum und kneipt, doch ohne Durchfall.

Mehrere Morgen, früh von 8 bis 10 Uhr, Empfindung unter dem Nabel, als wenn er sich verkältet hätte; es ging ihm im Leibe herum, doch ohne Durchfall.

Gleich über dem Nabel Kneipen (nach dem Essen) [*Gfs.*]

105. Kneipen im Unterbauche und Schneiden in den Lenden [*Gfs.*]

Kneipen im ganzen Bauche [*Gfs.*]

Im Oberbauche bängliches Pochen, wie starker Pulsschlag [*Gfs.*]

Rechts neben dem Nabel, Schmerz, als pochte es da von innen heraus [*Gfs.*]

In der linken Seite unter den letzten Ribben, nach dem Rücken zu, pocht es heraus wie mit einem Hämmerchen [*Gfs.*]

110. Links neben dem Nabel und zugleich hinten neben dem Rückgrat Schmerz, als würden da die Theile mit einer Zange gepackt und zusammengedrückt [*Gfs.*]

Alle Eingeweide schmerzen wie zerschlagen [*Fz.*]

Im Unterleibe, Schüttern der Eingeweide bei heftiger Bewegung der Arme, als wären die Eingeweide ganz los [*Fz.*]

Ein fast wundschmerzendes Jücken mehrere Stunden lang am Nabel, der nach Reiben empfindlicher wundhaft schmerzt.

Kitzelnde Empfindung an den Bedeckungen des Unterbauchs (n. ½ St. [*Ho.*]

115. Schauder im Unterleibe, wie von Bewegung kalten Wassers darin (n. 8 Min.) [*Ho.*]

In der Bauch-Seite ein heraus Dehnen [*Fz.*]

Im rechten Hypochonder, eine schmerzhafte, harte Geschwulst [*Morgagni*, Epist. XXIV. art. 13.]

Bauch-Sackgeschwulst, ohne Schenkel- oder Fufsgeschwulst [*Morgagni*, Epist. X. art. 13.]

Bauch und Brust sind äufserlich schmerzhaft [*Morgagni*, Epist. XV. art. 6.]

120. Ziehender Schmerz von der Nieren-Gegend an, bis in die Schoofsdrüsen, mit ängstlich übeliger Empfindung in der Herzgrube.

In der Nieren-Gegend, Schmerz wie geschwürig vor sich und beim Befühlen [*Fz.*]

In der Bauch Seite, gleich unter den Ribben, scharfe Stöfse [*Gfs.*]

Flüchtige, kneipende Stiche im Unterleibe [*Gfs.*]

Es geht ihm im Bauche herum und dann gibt's ihm in der linken Seite stumpfe Stiche bis in's Ohr hinauf [*Gfs.*]

125. Blähungen stauchen sich im Ober- und Unterbauche bis gegen Abend mit kolikartigen Schmerzen [*We.*]

Es fährt ihr mit schmerzlichen Rucken im Bauche herum von einer Stelle zur andern, als wäre etwas Lebendiges darin; dabei zieht es vom linken Hüftknochen herüber zum rechten und von da bis ins Knie; doch bleibt der Schmerz zugleich in der Hüfte, und ist wie reifsende Stöfse geartet [*Gfs.*]

Abends im Bette giebt's ihr in beiden Bauch-Seiten einige stumpfe Stiche, fährt dann den Rücken herauf und sticht eben so zwischen den Schulterblättern und geht dann wieder nach den Bauch-Seiten zurück [Gfs.]

Empfindliche Stöſse über der linken Schooſsbeuge [Gfs.]

Nadelstich an der rechten Seite des Schaamberges [We.]

130. In der Beuge des Schoofs-Gelenkes erst einige zuckende Stöſse, dann fühlt er die Gegend des Bauchringes wie zerdehnt und den Bauchring selbst, als würde er herausgepreſst [Fz.]

Im Bauchringe, ein Herauspressen und Schmerz, als würde da alles geschwürig [Fz.]

Alle Morgen Abgang vieler, fast geruchloser Blähungen [Gfs.]

Kolikartige Schmerzen im Oberbauche mit einem durchfälligen Stuhle darauf und schründendem Schmerze im After [We.]

Die ersten 5 Tage ordentlicher Stuhl, die folgenden 2 Tage gänzlich verstopft [Gfs.]

135. Im Mastdarme und Kreutze, ein Pressen, als wenn die ganzen Eingeweide sich herabsenkten und herausgepreſst würden, im Sitzen [Fz.]

Am After Gefühl, als träufelte etwas heraus an der Haut hin, was kalt wäre [Fz.]

Zusammenziehender Schmerz am After; dabei ist's, als zöge es ihr die Oberschenkel zusammen, so daſs sie dieselben schlieſsen muſs [Gfs.

Jücken im Mittelfleische.

Harndrang mit drückendem Schmerze.

140. Weiſstrüber Urin.

Urin röthlich und trübe.

Schwierigkeit zu harnen; Blasenlähmung *) [Morgagni, a. a. O. Epist. X. art. 13]

Urin voll Fasern, wie von beigemischtem Eiter [F. H-n.]

Harnfluſs; er muſs öfters, kurze Zeit hintereinander harnen, wobei eine reichliche Menge wasserähnlichen Urins abgeht (sogleich) [Gfs.]

---

*) Der Urin konnte erst nur durch den Katheter, dann aber auch nicht einmal mit diesem abgelassen werden, weil er durch Schleim und Eiter verstopft ward.

145. Ein Reifsen wie in den Fasern der Harnröhre, gleichsam in der Form eines Zickzacks [*Hl.*]

Jückende, kitzelnde Stiche vorne in der Harnröhre [*We.*]

Brennendes Stechen hinten in der Harnröhre, während des Harn-Abgangs (n. 10 St.) [*Ho.*]

Während des Harnens, Schmerz von der Mündung der Harnröhre an, bis hinter, brennend beifsend, hinten mehr stechend.

Blofs reines, aber heftiges Brennen vorne in der Harnröhre, während des Laufs des Urines.

150. Brennen in der Harnröhr-Mündung während des Urinirens.

Brennen beim Harnen, vorzüglich gleich nach demselben.

Brennen beim, vorzüglich aber nach dem Harnen und Abends am schlimmsten.

Während des Harnens, von der Eichel bis hinter, ein Anfangs brennender, und nach dem Urinlassen, beifsender Schmerz.

Auch aufser dem Harnen einiger brennender Schmerz vorne in der Harnröhre, welcher zum fast beständigen Harnen nöthigt, wenn auch kein Urin mehr vorhanden ist.

155. Stechend beifsender Schmerz beim Wasserlassen, aufser dem Uriniren ein beifsender.

Aufser dem Harnen, Drücken wie auf das Wasser, vorzüglich vorne in der Harnröhre.

Stiche längs der Harnröhre aufser dem Harnen.

Beim Stehen zuckende Stiche im Hintertheile der Harnröhre.

Brennen in der ganzen Harnröhre, doch nur zu Anfange und zu Ende des Harnens [*F. H-n.*]

160. Vorne in der Harnröhrmündung, ganz fein stechendes Picken, aufser dem Harnen [*Fz.*]

Schneidender Schmerz vorne in der Harnröhre, beim Harnen [*Fz.*]

Wässerig schleimiger Ausflufs aus der Harnröhre [*F. H-n.*]

Unschmerzhafter Ausflufs eines hellen durchsichtigen Schleimes aus der Harnröhre (Vorsteherdrüsen-Saft?) ohne Erektion [*Fz.*]

Die Harnröhrmündung klebt zusammen von einer Feuchtigkeit, die beim darauf Drücken sichtbar wird [*Hl.*]

165. Das ganze Glied ist etwas geschwollen, ohne eigentliche Erektion [*F. H-n.*]

Die Harnröhre ist wie entzündet und beim Befühlen in ihrer ganzen Länge schmerzhaft; bei Erektionen entsteht spannender Schmerz.

Strahl des Urins auseinander gespreizt.

Oeftere Steifigkeiten der Ruthe; nachgehends Stiche in der Harnröhre.

Oeftere Erektionen am Tage blofs beim Sitzen; beim Gehen nicht.

170. Während des Hustens Steifigkeiten der Ruthe, dann Schmerz in der Harnröhre.

Unschmerzhafter Schleimflufs aus der Harnröhre (eine Art Tripper?).

Anschwellen der Eichel und Ruthe; eine Art empfindungsloser Erektion [*Fz.*]

Kälte der Geschlechtstheile bei Wärme des übrigen Körpers (denselben Tag und hielt drei Tage an) [*Hl.*]

Abneigung vor Beischlaf [*F. H-n.*]

175. Geschwulst der rechten und untern Seite der Vorhaut [*F. H-n.*]

Anschwellen des Bändchens und der Vorhaut besonders da, wo sie sich in das Bändchen endigt [*Hl.*]

Angenehmes Jücken am Rande der Vorhaut und an der Mündung der Harnröhre [*We.*]

Unangenehmes Jücken an der rechten Seite der Vorhaut am vordern Rande, mehr inwendig, angenehm aber während und nach dem Kratzen [*F. H-n.*]

Ein Jücken unter der Vorhaut und am Bändchen, mit einiger Röthe und Feuchtigkeit hinter der Eichelkrone [*Hl.*]

180. Fressendes Brennen und Stechen in den äufsern Theilen der Vorhaut und in der Harnröhre an der Krone der Eichel [*Fz.*]

ie ganze Vorhaut ist dunkelroth, heifs und entzündet [*F. H-n.*]

Schründen am Rande und an der innern Seite der Vorhaut [*F. H-n.*]

Hanf.

Immerwährendes Brennen an der ganzen Vorhaut und Eichel, vier Tage lang; nach Auflegen kalten Wassers entstand Schründen [*F. H-n*]
Der Rand der Vorhaut ist wund [*F. H-n.*]
185. Die Eichel selbst ist dunkelroth, so dunkelroth als die Vorhaut selbst [*F. H-n.*]
Die Haut der Eichel ist mit linsengrofsen, hellrothen Flecken besetzt, heller als die Eichel selbst [*F. H-n.*]
Das ganze Glied schmerzt beim Gehen wundartig und wie verbrannt (es mufste in die Höhe gebunden werden) [*F. H n.*]
Rings hinter der Eichelkrone, ein Feuchten und Nässen wie Eicheltripper [*F. H-n.*]
Rechts, neben der Ruthe Schmerz, wie durchdringende Stöfse, in Ruhe und Bewegung [*Gfs.*]
190. Beim Stehen, ein spannender Schmerz im Samenstrange und Zusammenziehen des Hodensacks, mit einer zusammenziehenden Empfindung darin.
Beim Stehen eine drückende Empfindung in den Hoden, ein Zerren darin.
Geschwulst der Vorsteherdrüse (prostata).
Der Geschlechtstrieb wird sehr erregt, aber Unfruchtbarkeit erzeugt [*Olearius*, oriental. Reisebeschreib. S. 529.]
Erregt Geschlechtstrieb bei Menschen und Thieren [*Haller* bei *Vicat*, mat. med.]
195. Starkes Treiben der Monatreinigung (vom Auflegen) [*Neuhold*, a. a. O.]
Frühgeburt (im achten Monate) und schreckliche Konvulsionen dabei [*Neuhold*, a. a. O.]

Trockenheit und Trockenheits-Empfindung in der Nase (n. 5 Tagen).
Trockenheits-Empfindung und Hitze in der Nase.
Niesen und Gefühl von Stockschnupfen und dennoch Luft durch die Nase [*We.*]
200. Früh sitzt ihm zäher Schleim ganz unten in der Luftröhre; Husten und Kotsen kann ihn nicht erreichen, und er strengt sich sehr an, um nur etwas Weniges loszubringen, das doch nicht bis in den Mund kömmt, und das er verschlucken

muſs; nach dem Husten und Kotzen bleibt eine kratzige Empfindung längs der Luftröhre herab, als wenn's da roh und wund wäre; endlich löst sich der Schleim von selbst und er muſs ihn wiederholt ausräuspern [Gſs.]

Früh ist's ihr wie von Salz so kratzig auf der Brust; sie mus kotzen und das Losgekotzte, weil es nicht in den Mund kömmt, verschlucken [Gſs.]

Gegen den siebenten Tag löst sich früh der vorher zähe Schleim leicht ab und die bis dahin (gleich als läge eine Last auf der Brust) Statt gefundene Schweräthmigkeit ließ sogleich nach [Gſs.]

Athem-Beklemmung von spannend drückendem Schmerze in der Mitte des Brustbeins, was da zugleich auch beim Befühlen weh thut; dabei ist Schläfrigkeit zugegen.

Das Einathmen fällt ihr schwer; es ist als läge ihr eine Last auf der Brust [Gſs.]

205. Es ist ihr beklommen auf der Brust und bänglich im Halse; sie muſs tief Athem holen [Gſs.]

Heftiges Zusammenkneipen unter dem Brustbeine, im untern Theile der Brust, wodurch das Athmen nicht gehindert wird; beim Zurückbiegen verliert sich's und ist am heftigsten beim Vorbücken und dann schlimmer beim Einathmen [Gſs.]

In der linken Brust-Seite, ohne Odem-Beklemmung, ein Stemmen mit absetzenden, stumpfen Stichen — eine Art von Hineindrücken [Gſs.]

In beiden Seiten der Brust Stöſse oder Schläge, welche öfters wiederkommen und zugleich des Athemholen hemmen, am allerschmerzhaftesten aber in der Gegend des Herzens sind.

Bei Körper-Bewegung und Bücken, ein Paar heftige Schläge ans Herz, als wenn's herausfallen wollte; dabei ward es ihm warm um's Herz (n. 48 St.)

210. Es pocht ihr in der linken Seite an den Ribben [Gſs.]

Ein Heraushämmern unter einem Ribbenknorpel, neben dem Brustbeine [Gſs.]

Wühlen oben unter dem Brustbeine, ohne Odem-Beklemmung [Gſs.]

Hanf.

Ziehender Schmerz an der linken, letzten Ribbe [*Fz.*]
Stechen in den äufsern Brustbedeckungen [*Fz.*]
215. Schneiden über die äufsern Brustbedeckungen herüber [*Fz.*]
Spannende Eingenommenheit der linken Brust-Hälfte, mit leisen Rucken, Herzklopfen und Aengstlichkeit [*Gfs.*]
Am schwerdtörmigen Knorpel eine Erhöhung und ein Knoten, welcher unschmerzhaft zwei Jahre lang wuchs und dann Schwerathmen verursachte [*Morgagni*, Epist. X. art. 13.]
Schlagen des Herzens an einer niedern Stelle [*Morgagni*, Epist. XXIV. art. 13.]
Schmerz in der Herz-Gegend [*Morgagni*, a. a. O.]
220. Engbrüstigkeit [*Ramazzini*, Diatribe de morb. Artif. Cap. 26.]
Schweres Odemhohlen, ohne Auswurf [*Morgagni*, Epist. VII. art 13.]
Sehr behindertes Athemholen [*Morgagni*, Epist. XV. art. 6.]
Orthopnöe; nur mit aufwärts gestrecktem Halse, unter Pfeifen in der Luftröhre und mit grofser Ausdehnung des Unterleibes konnte er athmen [*Morgagni*, a. a. O.]
Beim Niederliegen, schwieriges Athemholen [*Morgagni*, Epist. X. art. 13.]
225. Sechs- bis siebenmalige Brust- und Lungen-Entzündung [*Morgagni*, a. a. O]
Lungen-Entzündung mit Erbrechen einer grünen, galligen Materie [*Morgagni*, a. a. O.]
Lungen-Entzündung mit Irrereden [*Morgagni*, a. a. O.]
Schmerz wie Nadelstich an der linken Brustwarze [*Morgagni*, Epist. VII. art. 13.]
Das Ausathmen erregte ihm Husten [*Morgagni*, Epist. XV. art. 6.]
230. Bisweilen Hüsteln vom Halsgrübchen aus, wobei eine kühle, salzige Feuchtigkeit tief hinten im Halse gespürt wird [*Stf.*]
Beständiger Husten [*Ramazzini*, a. a. O.]
Trockner, sehr heftiger Husten [*Neuhold*, a. a. O.]
Auf dem Steifsknochen, Druck, wie mit einer stumpfen Spitze [*Gfs.*]

Links neben dem Steifsbeine im Knochen, ein Schmerz, als stemmte man diesen Theil gewaltsam gegen einen harten Körper [G/s.]
235. An den untern Rückgratwirbeln der Brust ein schwer drückender und fein stechender Schmerz (50 Tage lang), welcher zuweilen hin nach den Lenden oder nach den Schulterblättern fuhr [*Morgagni*, Epist. X. art. 13.]
Langsam absetzende, stumpfe Stiche auf der linken Seite des Rückens, unter der letzten Ribbe [G/s.]
Schmerz in der Mitte des Rückens, als kneipte jemand mit einer Zange, welches vorgriff nach dem Bauche [Fz.]
Es versetzt ihm oft der Rückenschmerz den Athem [Fz.]
Rechts neben dem Schulterblatte jückende, feine Stiche, die nach Kratzen vergehen [G/s.]
240. Brennen unter dem rechten Schulterblatte [Fz.]
Am untersten Theile des Nackens Stechen, wie mit einem Messer [Fz.]
Ziehen im Nacken an den Halswirbeln herauf [Fz.]
Ziehen vom Nacken bis zum Ohre, mehr klammartig und äufserlich [G/s.]
Reifsender Druck auf der Schulterhöhe, in Absätzen [G/s.]
245. Beim Drücken zwischen dem Kopfe des Schlüsselbeins und dem Kopfe des Oberarmknochens, ein grofser Schmerz, der bis in die Finger vorstrahlt [G/s.]
Beim Ausstrecken des Arms, Empfindung an der Schulter, als wäre sie zerschlagen [Fz.]
Klammartiges, absetzendes Zusammenziehen der rechten Hand [G/s.]
(Gelenk der Hand wie abgestorben; er konnte sie nicht rühren.)
Klammartiges Zusammenziehen der Mittelhandknochen [G/s.]
250. Stumpfer Stich unten in der hohlen Hand über den Handwurzelknochen [G/s.]
Kälte und Kälte-Gefühl der Hände [Ho.]
Klamm im Daumen-Gelenk während des Schreibens [Fz.]
Eingeschlafenheits-Kriebeln in den Fingerspitzen

und als wären sie boll (gleich nach dem Einnehmen) [*Hl.*]

Eine plötzliche Lähmigkeit der Hand; er konnte beim Essen die Gabel nicht mit den Fingern halten; die ganze Hand zitterte beim Anfassen; es war wie eine Unbehülflichkeit und schmerzhafte Lähmung darin [*Stf.*]

255. Blüthen-Ausschlag am Hinterbacken und Oberschenkel; kleine weifse Bläschen mit grofsem, rothem, glattem Rande, welche wie Feuer brennen, besonders beim darauf Liegen und Betasten; sie lassen braunrothe Flecken zurück nack zwei Tagen, die bei Berührung sehr schmerzhaft sind [*Fz.*]

An der rechten Hüfte, ein klammartig zuckend wurgender Schmerz, fast bis zum Schreien.

Oben im Fleische des Oberschenkels, nahe am Schoofse, empfindliche scharfe Nadelstiche [*Gfs.*]

Die Oberschenkel überlaufender Schauder (sogleich) [*Gfs.*]

Schauder am rechten Oberschenkel, als liefe Gänsehaut auf [*Fz.*]

260. Unschmerzhafte Klamm-Empfindung hinten am rechten Oberschenkel, als wollte ein Muskel zu zucken anfangen [*Fz.*]

Anhaltendes Drücken vorne auf der Mitte der Oberschenkel, im Sitzen [*Gfs.*]

Schauder rinselt öfters die Füfse von unten heran [*Gfs.*]

Brickelndes Brennen am linken Kniee, in Absätzen [*Gfs.*]

Klamm in der Wade beim Spazierengehen.

265. Beim Gehen, ein Ziehen wie Klamm in der Kniekehle, welches längs der inne gelegenen Muskeln des Oberschenkels heraufgeht [*Fz.*]

Ueberschnappen der Kniescheibe beim Treppen-Steigen [*Fz.*]

Der rechte Unterschenkel ist erst schwerbeweglich, dann gelähmt, so dafs das Vermögen der Bewegung mehr, als das zu fühlen, fehlt [*Morgagni*, Epist. X. art. 13.]

Brennen im rechten Schienbeine beim Stehen [*Fz.*]

Schmerzhaftes Pucken auf dem Rücken des Unter-
fuſses [*Gſs.*]
270. Schmerzliches, dehnendes Spannen auf der Unter-
fuſs-Beuge [*Gſs.*]
Hin- und Herziehen im linken Unterfuſse von den
Zehen bis zum Knöchel [*Gſs.*]
Ziehen und Drücken in der Ferse, beim Sitzen [*Fz.*]
Ziehen im Ballen der groſsen, rechten Zehe [*Fz.*]
Stechendes Jücken im Ballen der linken, groſsen
Zehe [*Fz.*]
275. Bei Bewegung rheumatisches Ziehen in der Bein-
haut der Röhren aller Glieder, wie wenn sie zerschlagen wären [*Fz.*]
Hie und da im Fleische, ein oberflächliches Kneipen, als würde die Stelle mit den Fingern gefaſst [*Gſs.*]
Reiſsender, zusammenziehender Druck am linken
Knie, in der Stirne und an mehrern andern Stellen des Körpers [*Gſs.*]
Ein sehr lästiges Feinstechen, wie mit tausend
Nadelspitzen, am ganzen Körper, daſs er es nicht
ausstehen kann, Nachts im Bette, wenn er in
Schweiſs geräth bei warmem Zudecken; erst
fängt es an wenigen Stellen an und wenn er dann
kratzt und es auf Augenblicke gewichen ist, so
verbreitet es sich dagegen über viele andere Stel-
len; dabei hat er groſse Herzens-Angst und das
Gefühl, als würde er wiederholt mit heiſsem
Wasser begossen; es läſst nach, wenn er sich
entblöſst [*Gſs.*]
Reiſsende Stöſse und reiſsende tief eindringende
Stiche an verschiedenen Stellen, besonders an den
Gliedmaſsen [*Gſs.*]
280. Hysterische Zufälle [*Neuhold,* a. a. O.]
Starrkrämpfe der obern Gliedmaſsen und des Rumpfes von Zeit zu Zeit, welche eine Viertelstunde
anhielten und während welchen Erbrechen gelber
Flüssigkeit oder einige Verstandes-Verwirrung
erfolgte *) [*Morgagni,* Epist. XV. art. 6.]

---

*) Es folgte darauf Lähmung und Tod. In der Leiche: Eiter
in der Niere, verdickte Harnblasenhäute — Anfüllung der
Blutgefäſse des Zwergfells. Wasser in den Hirnwindungen,
keins in den Höhlen.

Hanf.

Nach Tische ist er matt und träge; alles, selbst Reden und Schreiben greift ihn an [*Gfs.*]
Nach Tische sind ihr die Füfse so schwer [*Gfs.*
Gleich nach Tische ist er lafs in allen Gliedern und empfindet in der linken Seite unter den kurzen Ribben ein reifsendes Pressen; beim darauf Drücken thut die Stelle weh [*Gfs.*]

285. Faul und träge im ganzen Körper [*F. H-n.*]
Er ist träge und matt, gähnt viel und dehnt sich, als wollte er schlafen [*Gfs.*]
Grofse Mattigkeit nach kleiner Bewegung; nach Treppen-Steigen lag er lange ganz erschöpft auf dem Sopha, ehe er wieder frei sich bewegen und reden konnte [*Stf.*]
Sie fühlt sich krank im ganzen Körper, kann nicht aufdauern, mufs sich niederlegen vor Mattigkeit und Schwere der Glieder [*Ts. Hb.*]
Er befürchtet zusammen zu sinken, so jähling entsteht Schwäche vorzüglich der Unter-Gliedmafsen; er taumelt bei der geringsten Bewegung des Körpers, doch scheint er im Gehen mehr Festigkeit zu haben (n. 3 St.) [*Fz.*]

290. Mattigkeit, Wanken der Kniee und wie dumpfer Schmerz darin (n. 1 St.) [*Ho.*]
Kraftlosigkeit des Körpers [*Morgagni*, Epist. X. art. 13.]
Fortwährend häufiges Gähnen eine Viertelstunde lang (n. 1½ St.) [*Ho.*]
Schläfrigkeit am Tage [*Stf.*]
Unüberwindliche Schläfrigkeit, Vormittags.

295. Schläfrigkeit den ganzen Tag [*Fz.*]
Schlaflosigkeit [*Morgagni*, Epist. XV. art. 6.]
Schlaflosigkeit nach Mitternacht.
Unruhiger Schlaf.
Er erwacht die Nacht aus Schlummer mit schreckhaften Träumen, ohne Besinnung wo er sich befinde.

300. (Aufserordentliche Furcht vor dem Bette, in welches er sich jedoch nachgehends dennoch legt) [*Fz.*]
Nachts unruhiger Schlaf, öfteres Erwachen, verwirrte, zuweilen ängstliche Träume, Samener-

giefsungen und nach denselben matter Schlaf [*Fz.*]

Träume von Unglücksfällen, die Andern begegnen.

Träume unangenehmen und schreckhaften Inhalts, wobei ihm alles mifslingt und ihn in grofse Angst versetzt [*Gfs.*]

Er hat alle Nächte verworrene Träume, die ihm nach dem Erwachen doch noch erinnerlich bleiben [*Gfs.*]

305. Sehr lebhafte Träume grausigen Inhalts, wobei er sich jedoch nicht ängstigt, sondern immer eine Art von Geistesgegenwart behält [*Gfs.*]

Früh, nach dem Erwachen aus einem fast ununterbrochenen Schlafe ist er müder, als den Abend vorher beim Niederlegen [*Gfs.*]

Sehr kleiner Puls [*Morgagni*, Fpist. XV. art. 13.]

Langsamer, kaum merklicher Puls [*Ho.*]

Frostschauder [*Morgagni*, Epist. VII. art. 13.]

310. Fieber, Schüttelfrost mit heftigstem Durste, und nach dem Trinken Schütteln, zugleich kalte Hände, Kniee und Füfse; dabei Hastigkeit, Zittern, Verzerren des Gesichts; bald weinerliche, bald fröhliche, bald wüthende Laune; alles ärgerte ihn, dafs er dagegen wüthete; während des Frostes einmal Wärme im Rücken und in den Füfsen, welche dufteten, aber nicht warm anzufühlen waren [*Fz.*]

Frost mit Durst, ohne Hitze darauf und ohne Schweifs, Nachmittags (n. 52 St.)

Der ganze Körper ist kalt, das Gesicht aber wird immer wärmer und wärmer [*Ho.*]

Wärme und Wärme-Gefühl des Gesichts [*Ho.*]

Schweifs an der Stirne und am Halse, die Nacht.

315. Den Rumpf überlaufender Schauder, mit dem Gefühle einer gewissen Unbehaglichkeit, in kurzen Absätzen [*Gfs.*]

Schauder überläuft den ganzen Körper, kömmt auch auf den Kopf und zieht die Haare gleichsam zusammen [*Gfs.*]

Mehrere Stunden lang frostig (sogleich) [*We.*]

Er ist kalt anzufühlen an den Gliedmafsen und hat Frost-Zittern [*Gfs.*]

Blutwallungen [*Neuhold*, a. a. O.]
320. Es freut ihn nichts; er ist bei Allem gleichgültig [*Fz.*]
Gemüth, Vormittags niedergeschlagen, Nachmittags heiter.
Traurigkeit.
Heiterkeit, wie von einem Rausche (n. 1 St.) [*Ho.*]
Schwanken und Unsicherheit des Gemüthes [*Hl.*]
325. Gemüth ängstlich.
Schreckhaft schon bei kleinem Geräusche (n. 1¼ St.) [*Ho.*]
Verdriefslich, vorzüglich Nachmittags [*F. H-n.*]
Theils fröhlicher, theils ernsthafter Wahnsinn [*Morgagni*, Epist. VII. art. 13.]
Ueber Kleinigkeiten heftig gekränkt und erzürnt [*Stf.*]
330. Zuweilen wüthender Wahnsinn, so dafs er den Anwesenden in's Gesicht spie *) [*Morgagni*, a. a. O.]

---

*) Nach einem Umschlage auf den Kopf, Konvulsionen, Flechsenzucken, Tod. In der Leiche, Eiterknoten und Eiter in der Lunge, Ribbenfell- und Zwergfell-Entzündung, feste Polypen in den Herzkammern.

Kockelsamen, Menispermum Cocculus.

(Die mit zwanzig Theilen Weingeist in lauer Temperatur ausgezogene Tinktur des gepülverten Samens.)

Diese bisher blos zur Vertilgung einiger schädlichen Thiere und zur Betäubung der Fische, um sie mit Händen fangen zu können, gebräuchliche Gewächssubstanz ward (so wie die Stephanskörner) zuerst von mir als Arznei angewendet, nachdem ich vorher ihre dynamischen Wirkungen am gesunden menschlichen Körper ausgeforscht hatte. Es liegen viele Heilkräfte in ihr, wie schon folgende von derselben erfahrne Symptome lehren, und die Tinktur, in hoher Verdünnung und Potenzirung nach der Wirkungs-Aehnlichkeit angewendet, ist in nicht wenigen Fällen gewöhnlicher Menschenkrankheiten zur Hülfe unentbehrlich, besonders in einigen Arten schleichender Nervenfieber, in mehrern sogenannten Krämpfen im Unterleibe und sogenannten krampfhaften Schmerzen andrer Theile, wovon das Gemüth ungemein zur Traurigkeit verstimmt wird, insonderheit beim weiblichen Geschlechte, in nicht wenigen Anfällen von Lähmung der Glieder und in Gemüthsverstimmungen, dergleichen Kockel in Aehnlichkeit selbst erregen kann.

Kampfer ist sein Hauptgegenmittel.

Die Wirkungs-Dauer richtet sich nach der Beschaffenheit der gegenwärtigen Krankheit und verläuft schnell in akuten, so wie sie in chronischen Krankheiten viele Tage anhält.

Die Namens-Verkürzungen meiner Mit-Beobachter sind folgende: *Baehr* [*Br.*], *Fläming* [*Fg.*], *Grofs* [*Gfs.*], *Haynel* [*Hnl.*], *Hornburg* [*Hbg.*], *Langhammer* [*Lr.*], *Trinks* und *Hartlaub* [*Ts. Hb.*], *Wahle* [*We.*].

Kockel.

Trunkenheits-Schwindel und dumm in der Stirne, als hätte er ein Bret vor dem Kopfe [*Gfs.*]

Schwindel-Anfall wie von Trunkenheit (im Sitzen) (n. 1¼ St.) [*Lr.*]

Neigung zu Schwindel (d. 8. Tag) [*Hnl.*]

Schwindel sechs Stunden lang.

5. Wenn er sich im Bette aufrichtet, entsteht drehender Schwindel und Brecherlichkeit, die ihn nöthigt, sich wieder niederzulegen.

Ein Brecherlichkeits-Kopfschmerz, gleich als hätte er etwas zum Brechen eingenommen, mit Uebelkeit.

Dumm im Kopfe.

Dummheit im Kopfe mit kaltem Schweifse der Stirne und der Hände und Widerwillen gegen Speise und Trank.

Zerstreutheit (Gedächtnifs-Mangel); er vergifst leicht etwas, woran er nur eben erst gedacht hat [*Gfs.*]

10. Dummheit und Eingenommenheit des Kopfs, die sich durch Lesen vermehrt, so dafs er eine Periode mehrmal lesen mufste, um sie zu verstehen [*Hnl.*]

Schwere im Kopfe [*Hnl.*]

Empfindung, als läge ihm etwas Schweres auf dem Kopfe, doch ohne Schmerz [*We.*]

Das Denken greift den Kopf sehr an [*Hnl.*]

Früh, Eingenommenheit des Kopfs; es brummt darin, wie nach einem abendlichen Rausche.

15. Schwere und Eingenommenheit des Kopfs, wie nach gestrigem Rausche.

Kopf-Benebelung, am meisten durch Essen und Trinken vermehrt.

Kopf schmerzt wie zusammen gebunden.

Kopfweh, als wenn das Gehirn zusammengeschnürt wäre.

Kopfweh in den Schläfen, als wäre der Kopf eingeschraubt.

20. (Schmerzhafte Erschütterung im Gehirne beim Gehen, bei Bewegung des Kopfs und beim Reden.)

Ein aus Zusammenschnüren, Brennen, Reifsen, Wühlen und Bohren zusammengesetzter Kopfschmerz.

Ein heftiges Drücken durch den ganzen Kopf, am meisten in der Stirne (Vormittags), welches beim Lesen und Nachdenken sich bis zur Verstandlosigkeit erhöhet (n. 60 St.).

Drückender Kopfschmerz im Vorderhaupte [*We.*]

Drückendes Kopfweh im Wirbel (n. 10 St.) [*Hbg.*]

25. Dumpfes Zusammendrücken in der rechten Stirn-Hälfte [*Gfs.*]

Drückendes Kopfweh, als wenn das Gehirn zusammengepresst würde (n. 5 St.) [*Lr.*]

In der rechten Schläfe ein Eindruck, wie von einem langsam eingedrückten, stumpfen Körper tief in's Hirn [*Gfs.*]

In der linken Schläfe, ein hinein Pressen [*Gfs.*]

Heftiges Pressen herabwärts im ganzen Kopfe, besonders in der Stirne, was sich beim Gehen vermehrt (n. 6½ St.) [*Lr.*]

30. In der linken Stirn-Hälfte ein dumpfes, wellenartiges Zusammendrücken [*Gfs.*]

Reifsend klopfendes Kopfweh in der Stirne Abends (von sieben bis neun Uhr) (n. 38 St.).

Oeftere Anfälle von einige Minuten dauerndem Kopfweh auf einer kleinen Stelle im linken Stirnhügel von erst wüthendem, klopfend stechendem Schmerze, welcher sich dann als ein Kriebeln nach dem rechten Stirnhügel zieht und daselbst erlischt.

Ein feines Stechen in den Schläfen.

Ein starker Stich im Kopfe über dem rechten Auge (n. 12 St.).

35. Mehre Stiche in der rechten Seite des Gehirns (n. 24 St.) [*Hnl.*]

Absetzende, bohrende Nadelstiche in der rechten Stirn-Gegend [*Lr.*]
Feine Nadelstiche in der linken Schläfe (n. 6 St.) [*Lr.*]
Kopfweh, als wenn die Augen herausgerissen würden.
Klammartiger Schmerz im linken Schläfemuskel (n. 1½ St.) [*Lr.*]

40. Kopfweh, als wenn etwas die Augen mit Gewalt zuschlösse.
Konvulsives Zittern des Kopfs.
Grausen auf der linken Seite des Hinterhauptes, als wollten sich die Haare emporsträuben [*Gfs.*]
Auf den äufsern Augenhöhlrand stumpfes Drücken (sogleich) [*Gfs.*]
Drücken in beiden Augen, wie von eingefallenem Staube (n. 7 St.) [*Lr.*]

45. Drückender Schmerz in den Augen mit einem Unvermögen, die Augenlider zu öffnen, Nachts.
Zerschlagenheits-Schmerz in den Augen, mit Unvermögen, die Augenlider zu öffnen, Nachts (n. 5 St.)
Stiche in den Augen von innen nach aussen (n. 24 St.), (Nach starkem, nächtlichem Kopfweh, früh Geschwulst des einen Auges und der Nasen-Hälfte.)
Trockenheit der Augenlider.

50. Trübsichtigkeit.
Es schweben wie Fliegen und dunkle Flecken vor den Augen, als wenn schwarzer Staar entstehen wollte.
Sie sieht eine schwarze Gestalt vor den Augen, die vor ihr herging; beim Umdrehen drehte sie sich mit, und doch sah sie alles hell.
Verengerte Pupillen (n. 5 St.) [*Lr.*]
Blaue Ringe um die Augen [*Br.*]

55. Druckartige, mehr betäubende, als schmerzliche Empfindung im linken Jochbeine [*Gfs.*]
Klamm am Jochbeine, in den Kaumuskeln (n. 2 St.)
Klammartiger Schmerz in den Kaumuskeln schon vor sich, doch durch Oeffnung der Kinnbacken noch vermehrt (n. 3 St.)
(Hitze im äufsern und innern rechten Ohre, früh im Bette.)

Es liegt ihm abwechselnd vor den Ohren, als wenn sie verschlossen und taubhörig wären.

60. Rauschen im Ohre, wie wenn man in eine Röhre horcht [*Hbg*.]

Getöfs in den Ohren wie Rauschen des Wassers, mit Schwerhörigkeit (n. 1 St.)

Es fällt ihm wie vor das rechte Ohr, als wenn er schwer hörte.

Geschwulst der rechten Nasen-Hälfte.

Stiche äufserlich in der Haut und in den Muskeln der Backe.

65. Fliegende Hitze der Wangen, ohne Durst (n. 27 St.) [*Lr.*]

Röthe der Backen und Hitze im Gesichte, ohne Durst, in ganz kalter Stube [*Hbg*.]

Eiterndes Blüthchen unterm rechten, äufsern Mundwinkel, mit rothem Hofe, was bei Berührung spannend schmerzt (n. 24 St.) [*Lr.*]

Geschwulst der Ohrdrüse.

Feine Stiche in den äufsern Theilen des Halses (n. 1 St.)

70. Geschwollene, harte Drüsen unter dem Unterkiefer und Knoten (Knottern) am Vorderarme, welche, wenn man auf ihnen hin streichet, schmerzen.

Unschmerzhafte Drüsen Geschwulst unter dem Kinne (n. 8 St.) [*Lr.*]

Lähmiges Ziehen an der Seite des Halses und an andern Stellen, bisweilen fast wie absetzender lähmiger Druck [*Gfs.*]

Beim Bewegen des Halses und beim Gähnen, Steifigkeits-Schmerz der Halsmuskeln [*Gfs.*]

Feiner Stich äufserlich an der rechten Hals-Seite [*Hnl.*]

75. Pulsirende Stiche äufserlich an der linken Hals-Seite [*Hnl.*]

Schwäche der Halsmuskeln mit Schwere des Kopfs mehre Tage; die Halsmuskeln schienen den Kopf nicht tragen zu können; er mufste den Kopf bald dahin, bald dorthin anlehnen, sonst schmerzten die Halsmuskeln; am erleichterndsten war das Rückwärts-Anlehnen [*Hnl.*]

Reifsend wühlender Schmerz im Unterkiefer.

Beifsende Empfindung in den obern und untern Backzähnen, wie nach Genufs von vielem Seesalze, welches ihm beim Zusammenbeifsen eine angenehme Empfindung macht [*We.*]

Die Vorderzähne sind wie herausgehoben und deuchten ihr so schwer, als müfsten sie herausfallen [*Br.*]

80. Der angefressene Zahn ist gleichsam länger geworden; er wackelt; das Zahnfleisch daran ist geschwollen (n. 12 St.)

Der hohle Zahn schmerzt blofs beim Essen selbst weicher Speisen, als wenn er ganz locker wäre, und dennoch nicht beim leeren Zusammenbeifsen aufser dem Essen.

(Das Zahnfleisch ist empfindlich und wie wund.)

(Sie bekömmt beim Reden eine Art Zusammenziehen im Munde und mufs langsamer sprechen.)

Früh, rauhe Zunge.

85. Trockenheit im Munde, die Nacht, ohne Durst.

Trockenheit der Zunge, mit weifsgelblichem Ueberzuge, ohne Durst (n. ¼ St.) [*We.*]

Trockenheits-Gefühl im Munde bei schaumartigem Speichel und heftigem Durste [*Br.*]

Das Wasser läuft ihm im Munde zusammen, ohne Brecherlichkeit (n. 1½ St.) [*Hnl.*]

Gefühl, als wenn ihm das Wasser im Munde zusammen liefe lange Zeit über, ohne Brecherlichkeit [*Hnl.*]

90. Streckt er die Zunge weit heraus, so schmerzt sie ihm hinten wie zerschlagen [*Gfs.*]

Trockenheit und Rauhigkeit im Rachen und Schlunde, vorzüglich beim Schlingen bemerkbar, ohne Durst (n. 2 St.) [*Lr.*]

Im Halse scharrig, kratzig, was beim Schlucken vergeht [*Ts. Hb.*]

Grofse Empfindlichkeit im Innern des Halses; die Speisen sind ihr alle so scharf und beifsend, als ob sie zu stark gesalzen oder gepfeffert wären [*Br.*]

Trockenheit hinten und oben im Halse und als wenn es rauh da wäre und die Zunge rauh.

95. Trockenheit im Schlunde.
Trockenheit im Halse mit Hitz-Empfindung im Schlunde und Magen (n. 2 St.)
Brennen in der Gaumdecke.
Brennen im Schlunde wie Feuer bis in die Gaumdecke, Abends, und zugleich Schauder um den Kopf herum.
Schmerz oben im Schlunde mit Empfindung von Geschwulst an der Wurzel der Zunge, welche beim Schlingen schmerzt.

100. Drückender Schmerz in den Mandeln beim leeren Schlingen des Speichels weit stärker, als beim Schlingen der Speisen.
Eine Art wurgendes Zusammenschnüren oben im Schlunde, was den Odem beengt und zugleich zum Husten reitzt (n. 1 St.)
Eine Art Lähmung des Schlundes; die Speiseröhre läfst das Schlingen nicht zu.
Geschmack im Munde, als wenn er lange gefastet hätte.
Metallischer Geschmack hinten auf der Wurzel der Zunge.

105. Kupferiger Geschmack im Munde.
Metallischer Geschmack im Munde, mit Appetitlosigkeit [*Gfs.*]
Nach dem Essen säuerlicher Geschmack im Munde [*Gfs.*]
Beim Husten bekömmt sie einen sauern Geschmack in den Mund [*Br.*]
Tabak schmeckt beim Rauchen bitter [*Hbg.*]

110. Schleimiger Geschmack im Munde; doch schmekken die Speisen richtig [*We.*]
Die Speisen haben keinen rechten Geschmack, wie ungemacht und ungesalzen [*Br.*]
Empfindung im Munde, als wenn er aus dem Munde röche (n. 6 St.)
Es kömmt ein bitterer Geschmack hinten auf die Wurzel der Zunge.
Häufiges leeres Aufstofsen (n. 3½ St.) [*Lr.*]

115. Bittres Aufstofsen (n. ½ St.) [*Hnl.*]
Sehr bittres Aufstofsen (sogleich) [*Hnl.*]

Scharfes, kratziges Aufstofsen, vorzüglich Abends [*Ts. Hb.*]

Leeres Aufstofsen, welches einen bittern Geschmack im Munde und Halse hinterläfst (n. 24 St.)

Aufstofsen nach Geschmack der Speisen (n. 18 St.)

120. Vormittag stöfst es ihm faulig auf.

Aufstofsen dumpfiger, verdorbener Luft (n. 8 St.)

Bewegungen zum Aufstofsen, die Magenschmerz verursachen (n. ¼ St.)

Bei jedesmaligem Aufstofsen, ein Schmerz in der Herzgrube, als wenn man dahin einen Schlag oder Stofs bekommen hätte.

Beim Aufstofsen, ein Schmerz in der Herzgrube, fast wie ein Stich [*Fg.*]

125. Wenn es ihr aufstöfst, drückt es ihr an der Brust.

Erst Bewegungen zum Aufstofsen und unvollkommnes, versagendes Aufstofsen, woraus ein Schlucksen entsteht, welches eine Stunde lang anhält (n. 3 St.)

Schlucksen (n. 10 Minuten) [*Hbg.*]

Schlucksen (sogleich) [*Amatus Lusitanus*, Cent. IV. Curat. 79.]

Neigung zum Schlucksen.

130. Schlucksen (n. ¼ St.)

Kein Appetit zum Frühstücke; es steht ihm bis oben heran.

Höchster Ekel vor dem Essen, schon der Geruch der Speisen erregt ihn, und dennoch Hunger dabei [*Br.*]

Hunger-Gefühl in der Herzgrube, durch Essen wenig vermindert, fast den ganzen Tag [*Hnl.*]

Grofser Durst zu allen Tageszeiten, vorzüglich aber beim Essen [*Br.*]

135. Abscheu vor Essen und Trinken.

Appetitlosigkeit und die zu geniefsenden Dinge haben keinen Geschmack.

Beim Rauchen schmeckt der Tabak bitter (n. 2 St.)

Saure Dinge sind ihm sehr empfindlich; er hat einen Widerwillen gegen Saures; Brod schmeckt ihm sauer (n. 3 St.)

Im Magen ein Gefühl, als ob ein Wurm sich darin bewegte [*Br.*]

140. Uebelkeit, wie nach Ueberfüllung [*Hbg.*]
Uebelkeit beim (gewohnten) Tabakrauchen bis zum Erbrechen (n. 4 St.) [*Lr.*]
Uebelkeit (sogleich) [*Amatus Lus.* a. a. O. — *John Hill*, hist. of the mat. med. S. 504.]
Reitz zum Erbrechen [*Hbg.*]
Wenn sie ifst, wird es ihr brecherlich übel.

145. Nach jedem Trinken Nachmittags Uebelkeit, die meist im Munde zu seyn scheint.
Oeftere Brecherlichkeit (nach mehrern St.)
Beim Fahren im Wagen ungemeine Uebelkeit und Brecherlichkeit.
Sie kann sich früh im Bette kaum aufrichten vor Schlimmseyn und Brecherlichkeit (n. 48 St.)
Wenn er kalt wird, oder sich erkältet, entsteht eine Brecherlichkeit, welche einen häufigen Zuflufs des Speichels erregt.

150. Brecherlichkeit im Zusammenhange mit Kopfweh und einem Schmerze in den Eingeweiden wie von Zerschlagenheit (n. ½ St.)
(Erbrechen gegen Mitternacht mit Erstickungs-Anfällen, er erbricht Speise und Schleim, wobei es ihm bitter und sauer im Halse schmeckt.)
Empfindung im Magen, als wenn man lange nichts gegessen und den Hunger übergangen hätte.
Gleich nach dem Essen Schmerz unter dem Magen.
Gluckern unter (in) der Herzgrube [*Gfs.*]

155. Picken und Nagen unter der Herzgrube [*Gfs.*]
Nach dem Essen, Drücken im Magen [*Hbg.*]
Drücken in der Herzgrube [*Hbg.*]
Drückender Schmerz im Magen, in der Herzgrube und den Hypochondern einige Stunden nach der Mahlzeit oder Nachts im Bette.
Ein Drücken in der Herzgrube, was den Athem benimmt (n. 1 St.)

160. Klemmen und Spannen in der Herzgrube beim Gehen.
Heftiger Magenkrampf, Magenraffen.
Magenkrampf, Magenklemmen.

Zusammenschnürender Magenschmerz, der das Einschlafen verhindert.

Ein Zusammenkneipen im Oberbauche (Epigastrium), was den Odem benimmt.

165. Klemmender, zusammenschnürender Schmerz im Oberbauche nach der Mahlzeit, welcher nach der linken Bauch-Seite und der Brust zu geht (n. 100 St.)

Drücken im Oberbauche.

Unter der letzten wahren Ribbe rechter Seite ein ungeheuer drückender Schmerz, welcher beim Vorbiegen des Körpers, durch Husten und im Athemholen sich vermehrt, aber nicht durch äussere Berührung.

(Schmerz in den Hypochondern, wie von Zerschlagenheit (n. 12 St.)

Anhaltender, feiner Stich in der Haut der linken Magen-Gegend, der beim Reiben verging [Hnl.]

170. Links, neben dem Nabel, absetzende stumpfe Stiche [Gfs.]

Rechts, über dem Nabel, feines Zwicken [Gfs.]

Kneipender Schmerz in den linken Bauchmuskeln [We.]

Es ist ihr im Unterleibe so leer und hohl, als ob sie kein Eingeweide hätte [Br.]

Klemmen im Unterleibe (n. ¾ St.) [Hbg.]

175. Hörbares Knurren im Unterbauche [Hnl.]

Ziehender Schmerz in den Gedärmen.

Ziehender Schmerz im Unterbauche von der rechten zur linken Seite (n. 4 Tagen) [Hnl.]

Heftiges Leibschneiden nach dem Mittagsessen, im Gehen, mit Gefühl von Frost und Schwindel (d. 8. T.) [Hnl.]

Schneiden im Unterbauche nach dem Oberbauche herauf, durch Stechen vermindert [Hnl.]

180. Anhaltender Stich in der rechten Seite des Unterleibes [Hnl.]

In der linken Seite des Unterleibes, mehre Nadelstiche [We.]

Stiche in mehren Theilen des Unterleibes, blofs beim Bücken (n. 15 St.) [Hnl.]

Reifsen in den Gedärmen.

Brennen im Unterleibe.

185. Starke Auftreibung des Unterleibes.
Bald nach dem (Abend-) Essen, Blähungsbeschwerden; die Blähungen treiben bald diesen, bald jenen Theil der Gedärme auf und gehen schwierig ab (n. 5 St.)
Blähungskolik um Mitternacht; er erwacht und unaufhörlich erzeugen sich Blähungen, die den Leib auftreiben, bald hie, bald da drückenden Schmerz verursachen und ohne sonderliche Erleichterung einzeln abgehen, während sich immer wieder neue erzeugen mehrere Stunden lang; er muſs sich im Bette von einer Seite auf die andre legen, um sich zu erleichtern (n. 20 St.)
In der Lenden- und Nieren-Gegend, früh im Bette, im Liegen, ein scharfer, harter Druck, der nach dem Aufstehen vergeht.
Die Blähungen stauchen sich aufwärts.

190. Ein zusammenschnürender Schmerz im Unterbauche mit Pressen nach den Geburtstheilen und zugleich Wabblichkeit in der Herzgrube mit Neigung zum Würmerbeseigen.
Aus der rechten Bauch-Seite nach dem Nabel zu, heranziehendes Uebelseyn (ohne Brecherlichkeit) (sogleich) [Gſs.]
Leibesverstopfung von mehrern Tagen.
Nur einen Tag um den andern harter Stuhl, welcher nur mit groſser Mühe erfolgt.
Nach erfolgtem Stuhlgange hinterdrein heftiger Zwang im Mastdarme, bis zur Ohnmacht.

195. Es zeigen sich Neigung und Vorboten zu einem Leistenbruche (n. 8 St.)
Erweiterung des linken Bauchringes und Neigung zum Austreten eines Leistenbruchs, mit Wundheits-Schmerze (n. 14 St.)
Anhaltender Stich in der rechten Schoofs-Gegend [Hnl.]
Schmerzhafte Neigung zu einem Leistenbruche, besonders nach Aufstehen vom Sitze [Gſs.]
Im rechten Bauchringe lähmiger Schmerz, als wollte sich da etwas durchdrängen; ein Bruch-Schmerz

blofs beim Sitzen, der durch Aufstehen vergeht [*Gfs.*]

200. Drängender Schmerz in den Weichen, wie zum Monatlichen [*Ts. Hb.*]
In den Weichen innerlich Alles voll und zu dick, wie ausgestopft; blofs in den beiden Seiten, vorn nicht, wohl aber im Vorwärtsschreiten, wo es war, als wenn sich das Dicke mit fortschöbe, und als gäbe sich alles auseinander (n. etlichen St.) [*Ts. Hb.*]
Weiche Stühle, Durchfall (n. ½ St.)
Oeftere kleine Ausleerungen durch den Stuhl (nach mehrern Stunden.)
(Täglich mehrere, hellfarbige, blasse Stühle.)

205. (Schleimige Stühle.)
Abgang heifser Blähungen vor dem Koth-Durchfalle [*Gfs.*]
Stuhldrang, dann Koth-Durchfall faulen Gestankes [*Gfs.*]
Weicher, dünner Stuhlgang (n. 1 St.) [*Hbg.*]
Zugleich Stuhl- und Blähungsdrang und dann erfolgt mit letzterm in kurzen Absätzen, schnell, in kleinen Portionen, durchfällige Kothausleerung [*Gfs.*]

210. Vergeblicher Drang zum Stuhle mit Leib-Verstopfung, drei Tage lang; den vierten Tag harter Stuhl, der nur mit Mühe abging [*Hnl.*]
Anregung im Mastdarme zum Stuhle; es fehlt aber in den obern Gedärmen an wurmförmiger Bewegung; daher 36 Stunden lang verspäteter Stuhlgang (n. ½ St.) [*Wc.*]
Kriebeln und Jücken im Mastdarme, wie von Madenwürmern [*Hnl.*]
Zusammenziehender Schmerz im After, der am Sizzen hindert, Nachmittags (n. 20 St.)
Brennendes Jücken im After.

215. (Harnverhaltung 10 Minuten lang.)
Wässeriger Harn (n. 2½ St.)
(Er läfst in sehr kurzen Zwischenräumen sehr viel wässerigen Harn, und immer drängt's wieder von Neuem, wegen Vollheit der Blase) [*Gfs.*]

Oefterer Drang zum Harnen, alle Viertelstunden, mit sehr wenigem Urin-Abgange, 30 Stunden lang (n. 4 St.) [*Lr.*]

Bei Drang zum Harnen, Schmerz in der Harnröhre [*Hbg.*]

220. Stechendes Jücken vorne in der Harnröhre (n. 13 St.) [*We.*]

Spannend drückender Schmerz in der Harnröhröffnung aufser dem Uriniren (n. 1 St.)

Stechender Schmerz in der Harnröhre (n. 12 St.)

Stechender Schmerz am Ende der Vorhaut.

Jücken am Hodensacke.

225. Jücken im Hodensacke.

Jückendes Brennen im Hodensacke [*Hnl*]

Heftige Schmerzen in beiden Hoden, wie zerschlagen, besonders bei Berührung (d. 3 T.) [*Hnl.*]

Stechender Schmerz in einem von beiden Hoden.

Ziehende Schmerzen in den Hoden.

230. Monatzeit sieben Tage zu zeitig mit Auftreibung des Unterleibes und schneidend zusammenziehendem Schmerze im Bauche bei jeder Bewegung und jedem Athemzuge; zugleich ein Zusammenziehen im Mastdarme (n. 48 St.)

Monatreinigung acht Tage zu zeitig mit Auftreibung des Unterleibes und einem Schmerze in der Oberbauchs-Gegend nicht nur bei jeder Bewegung — jeder Schritt ist schmerzhaft, — sondern auch im Sitzen, als wenn die innern Theile einen scharfen Druck von einem Steine erlitten; bei äufserer Berührung schmerzen die Theile, als wenn innerlich ein Geschwür wäre.

(Mutterblutflufs.)

Weifser Flufs.

Das ein Jahr ausgebliebene Monatliche kömmt sogleich in 2 Fällen [*Ts. Hb.*]

235. Aufreitzung der Geschlechtstheile und Trieb zum Beischlafe.

Erhöhete Empfindlichkeit der Geschlechtstheile [*Hnl.*]

Nächtliche Samenergiefsung (n. 6 St.)

In der Nacht erschlaffte Zeugungstheile und hinter die Eichel zurückgezogene Vorhaut (n. 12 St.)

Niefsen [*Gfs.* — *We.*]
240. Niefsen.
Er kann in freier Luft gehend nicht niefsen.
(Sie schnaubet blutigen Schleim.)
Schmerz des Nasenlochs im vordern Winkel an der Nasenspitze, vorzüglich beim Anfühlen.
Starker Schnupfen den ganzen Tag hindurch [*Lr.*]
245. Im linken Nasenloche Schmerz wie von einem Geschwüre, ohne Berührung.
Heftiger Schnupfen vier Tage lang.
Zäher Schleim hängt im Luftröhrkopfe und nöthigt ihn zum Kotzen und Rachsen.
Reitz zum Husten ganz oben im Luftröhrkopfe.
Sehr anstrengender Husten wegen einer Beklemmung der Brust, die jedesmal erst beim Husten entstand (in 48 St.) [*Fg.*]
250. Abends im Bette, Reitz zum Husten an der hintern Seite des Kehlkopfs; der Husten immer von zwei Stöfsen.
Im Quartantypus, jede vierte Nacht, um 12 Uhr, auch wohl um 2 Uhr, weckt ihn Husten auf, mit Trockenheit im Munde; es war beim Husten, als wenn die Kehle nicht weit genug wäre.
Eine dämpfende, den Athem versetzende und die Luftröhre verengende Empfindung, die fast beständig zum Husten reitzt.
Im Halsgrübchen Gefühl, als wäre etwas da, was ihr die Luft versetzte: es schnürt ihr die Kehle zu [*Ts. Hb.*]
Hörbares Kollern wie in der linken Seite der Brust, als wäre es von einer Leerheit darin, besonders beim Gehen fühlbar (n. 3 St.) [*Lr.*]
255. Sie hat keine Luft, mufs immer kurz athmen, gebsen [*Ts. Hb.*]
Engbrüstigkeit und schweres Athmen [*Hbg.*]
S p a n n e n d e Z u s a m m e n s c h n ü r u n g d e r r e c h t e n B r u s t - S e i t e, w e l c h e d a s A t h e m h o l e n b e k l e m m t (n. $\frac{1}{2}$ St.)
Beklemmung der Brust, vorzüglich am obern Theile des Brustbeins, welche das Athemholen hemmt (n. 4 St.)
Ein pfeifendes, schnarchendes, bis zur Erstickung gehemmtes Athmen, vorzüglich Einathmen; es

wechselt sehr langsames, zuweilen ganz aufhörendes Athmen mit einander ab und das Gesicht
ist wie beim Schlagflufs aufgetrieben.

260. (Rohheit und Wundheits - Empfindung in der
Brust.)
Drückender Schmerz in der Mitte des Brustbeins mit
Aengstlichkeit, nachgehends stechender Schmerz
im Brustbeine (n. 3 St.)
Mitten auf dem Brustbeine, ein Schmerz wie von
einem aufgedrückten stumpfen Werkzeuge [Gfs.]
Im Brustbeine, jählinger Druck, als stiefse man mit
einer Faust daran [Hbg.]
Beim Seitwärtsbiegen des Körpers nach der rechten
Seite, im Sitzen und Stehen, ein dumpf ziehen-
der Schmerz in der rechten Brust, so lange die
Biegung dauert [Hnl.]

265. Das laut Lesen ermüdete ihm die Brust so, dafs
er nicht ohne grofse Anstrengung fortlesen könnte
[Hnl.]
Stiche im Innern der Brust nach dem Takte des
Pulses, im Sitzen, wohl eine Viertelstunde unaus-
gesetzt [Br.]
Beim Gehen, ein aufserordentlich heftiger Stich
durch die linke Brust bis in den Rücken [Hnl.]
Vorne an den rechten falschen Ribben absetzende,
stumpfe Stiche [Gfs.]
Anfallweise, fein stechende Schmerzen in der lin-
ken Brust, beim Einathmen [Fg.]

270. Einige Stiche in der rechten Brust - Seite (n. 2 St.)
[Hbg.]
Fein stechender Schmerz im Brustbeine beim Gehen
(n. 48 St.)
Stiche in der rechten Seite (n. 1 St.)
Stiche in der linken Seite (n. 3 St.)
Feine Stiche in beiden Brustwarzen (n. ¼ St.)

275. Schauder über die Brüste (n. ¼ St.)
Einige Stiche in der linken Brust in der Nähe der
Herzgrube, Abends (n. 24 St.)
In den Gelenken der Brust und aller Rückgratwir-
bel ein durchdringender Schmerz, als wenn sie
verrenkt oder krampfhaft zusammengezogen würden, besonders bei Bewegung (n. 20 St.)

Ein lähmiger Schmerz im Kreutze, wie kreutzlahm.
Ein lähmiger Schmerz im Kreutze, mit krampfigem Ziehen über die Hüften vor, was sie sehr am Gehen hindert, mit ängstlichem, befürchtendem Gemüthe.

280. In der Lenden-Gegend, lähmig drückender Schmerz [*Gfs.*]

Zerschlagenheit der Knochen im Kreutze, durch Betasten nicht vermehrt.

Durch den Unterleib, zum Untertheile des Rückens heraus, mehrere Stiche, früh im Bette.

Zittern im Rücken.

Ein Jücken im Rücken, Abends nach dem Ausziehen der Kleider, mit einem rothen Blüthen-Ausschlage.

285. In der Seite nach dem Rücken zu ein ziehender Schmerz beim Reden, im Gehen und beim Bücken; im Liegen wird das Ziehen auf einige Minuten schlimmer, dann hört es aber ganz auf.

Drückende Schmerzen im Rücken, besonders auf seiner linken Seite (im Sitzen) (n. 5 St.) [*Lr.*]

Ziehende Rückenschmerzen.

Reifsende Rückenschmerzen.

Bohrende Schmerzen im Rücken.

290. Schmerz im Rücken beim Stehen, als wenn man sich zu viel bemühet oder sich verhoben hätte (n. 12 St.)

Schmerz im Rückgrate, als wenn es zerbräche.

Reifsender Schmerz zwischen der Schulter und dem Rückgrate, Abends vor dem Niederlegen (n. 36 St.)

Gleich unter dem linken Schulterblatte, ziehende Schmerzen beim Stehen und Liegen, früh am ärgsten (n. 6 St.) [*Fg.*]

Unter dem linken Schulterblatte, absetzend drückender, lähmiger Schmerz, in der Ruhe [*Gfs.*]

295. Wenn er die Schultern bewegt, so ist hinten alles wie steif und schmerzhaft [*Gfs.*]

Stechender Schmerz im Nacken beim Biegen des Kopfs nach vorne und hinten [*Hnl.*]

Stiche in den Schulterblättern vom rechten nach dem linken zu.

Druck in den Schulterblättern und im Nacken.

Schmerzhaftes Knacken der Halswirbel bei Bewegung des Kopfs.

300. Bei Aufhebung des Arms, nach der Mahlzeit, ein ungeheurer, ziehender Knochenschmerz im Achsel-Gelenke und den Knochenröhren des Arms; bei Berührung schmerzen die Theile wie zerschlagen und zerknirscht.

Im Achsel-Gelenke und in den Muskeln des Oberarms einzelne Stiche, in der Ruhe (n. 1 St.)

Jückender Stich in der linken Achselgrube, wie von einem Floh [*Hnl.*]

Unter der Achsel, ein Blüthchen, was unter dem Federbette jückt [*Hbg.*]

Unter der rechten Achsel, wie ein lebendiges Krabbeln und Klopfen und ein Brennen, welches bis vor in die Finger geht (n. 1 St.)

305. Im Gelenke der Schulter und des Ellbogens, so wie in der Knochenröhre dazwischen, ein aus Zerbrechen, Reifsen und Stechen zusammengesetzter Schmerz, welcher in der Ruhe unerträglich ist, mit einer Empfindung von Schwere; er fürchtet sich, den Arm zu bewegen und doch wird durch die Bewegung der Schmerz minder (n. 5 St.)

Anfallweise ein brennender Schmerz im linken Arme.

Konvulsionen der Arme, mit Einschlagen des Daumens in die Faust.

Während und nach der Mahlzeit, Beschwerden im Arme, wie von Eingeschlafenheit und Lähmung (n. 3 St.)

Eingeschlafenheit des Arms mit kriebelnder Empfindung [*Hbg.*]

310. Während des Schreibens, eine Art Lähmung des Arms; er konnte kaum die Feder halten (n. 4 St.) [*Hbg.*]

Bei heftiger Bewegung der Arme, ein empfindlicher, lähmiger Schmerz, als wären die Knochen darin entzwei geschlagen [*Gfs.*]

Wenn er die Oberarme aufhebt, schmerzt es, als wären sie entzwei gebrochen [*Gfs.*]

Die Oberarmröhren, gleich über dem Ellbogen, sind ihm wie zerschlagen und schmerzen lähmig bei Bewegung [*Gfs.*]

Der Arm, auf dem er im Bette liegt, schmerzt wie zerschlagen [*Gfs.*]

315. In der linken Oberarmröhre, ein wühlender (wellenförmig ziehender) Zerschlagenheits - Schmerz [*Gfs.*]

Ziehen oben im Oberarmknochen, mit Zerschlagenheits - Schmerz [*Gfs.*]

Zucken in den Muskeln des linken Oberarms [*Hnl.*]

Pulsartiges, sichtbares Zucken in den Muskeln des linken Oberarms, und gleich darauf über dem Ellbogen des rechten Oberarms [*Hnl.*]

Stiche im rechten Oberarme [*Hbg.*]

320. An der äufsern Seite des linken Oberarms, unterhalb seines Kopfes, absetzende, stumpfe Stiche (wie Stöfse) [*Gfs.*]

Beim Essen thut ihm der rechte Arm sehr weh; er ist sehr schwer und müde, wenn sie ihn hoch heben will.

Plötzlicher, lähmiger Schmerz in der rechten Ellbogenbeuge [*Gfs.*]

Anhaltendes Stechen im linken Ellbogen (d. 4. Tag) [*Hnl.*]

Stechender Schmerz auf der äufsern Seite des linken Vorderarms, bis zum kleinen Finger [*We.*]

325. Drückender Schmerz auf dem rechten Vorderarme [*We.*]

In den vordern Muskeln des Unterarms, abgesetztes, sehr empfindliches, fast reifsendes, lähmiges Drükken, vorzüglich in Ruhe.

In der Speiche des Vorderarms, ein Schmerz wie von Ausrenkung bei der Bewegung und Berührung.

Eingeschlafenheit des Vorderarms, mit einem Gefühle in der Hand, als wenn sie geschwollen wäre und einem zusammenschnürenden Schmerze in den Muskeln; die Finger sind kühl, mit einer innern Empfindung von Eiskälte (n. 8 St.)

Kalter Schweifs bald der einen, bald der andern Hand.

330. Schweifsige Hände (sogleich.)
Bald die eine, bald die andre Hand ist wie gefühllos und eingeschlafen.
Bald die eine, bald die andre Hand ist abwechselnd heifs oder kalt (n. ½ St.)
An der Kante der Hand, wo sich der kleine Finger endet, eine Wasserblase, welche in der Nacht entsteht und den folgenden Tag ausläuft (n. 5 Tagen.)
Die Hand zittert ihr beim Essen, und zwar desto mehr, je höher sie sie hebt [*Br.*]

335. Krampfhafter Schmerz auf der äufsern Seite der rechten Hand und der vier Finger, mit etwas Hitze der Hand [*We.*]
Klammartiges Zusammenziehen des Fingers [*Gfs.*]
Klammartiger Schmerz am rechten kleinen Finger, beim Schreiben [*Lr.*]
Krampfartig stechender Schmerz von hinten nach vorne im rechten Zeigefinger [*We.*]
Schmerzlich lähmiges Zucken durch die Finger (d. 6. Tag) [*Gfs.*]

340. Reifsender, bohrender, ziehender Schmerz in den Fingern.
Ein tief dringendes, kitzelndes Jücken am Ballen des Daumens, welches durch Kratzen und Reiben sich nicht mindert (n. 16 St.)
Im rechten Hinterbacken ein Zwicken, beim Sitzen; später artet es in stumpfe Stöfse aus [*Gfs.*]
Stechender Schmerz im linken Hüft-Gelenke, beim Gehen (d. 5. Tag) [*Hnl.*]
Beim Wenden des Oberschenkels, ein Knacken und schmerzhafte Empfindung im linken Hüft-Gelenke, vorzüglich beim Gehen bemerkbar (n. 24 St.) [*Hnl.*]

345. Wiederholte Stiche am Aeufsern des linken Hüft-Gelenkes [*Hnl.*]
Zucken in den Muskeln um das rechte Hüft-Gelenk herum [*Hnl.*]
Im linken Hüftknochen, absetzend drückender, lähmiger Schmerz [*Gfs.*]
In der Mitte des linken Oberschenkels, absetzend drückender Zerschlagenheits-Schmerz [*Gfs.*]

Blofs beim Gehen, stechender Schmerz im Knochen des ganzen, rechten Oberschenkels [*Hnl.*]

350. Im Sitzen, heftige pulsirende Stiche an der äussern Seite des linken Oberschenkels, die unwillkürliche Bewegungen veranlafsten [*Hnl.*]

Lähmiges Erstarrungs-Gefühl durchzieht in Absäzzen das linke Bein, von der Mitte des Oberschenkels bis unten herab [*Gfs.*]

Erstarrungs-Gefühl vom Oberschenkel über die Kniee herab [*Gfs.*]

Lähmiges Ziehen in den Oberschenkeln, mit Schwäche in den Knieen, als sollten sie zusammenknikken [*Gfs.*]

Lähmigkeit im linken Oberschenkel, am stärksten in der Ruhe [*We*]

355. Die Oberschenkel sind ihm gelähmt und wie zerschlagen [*Gfs.*]

Wenn er links in einem Kreise herumgeht, schmerzt die innere Seite des linken Oberschenkels wie zerschlagen [*Gfs.*]

Wenn er die Oberschenkel aufhebt, schmerzt es, als wären sie durchbrochen [*Gfs.*]

Beim Anfange des Gehens, nach Sitzen, schmerzen die Oberschenkel wie zerschlagen [*Gfs.*]

Wenn er beim Sitzen die Beine erhebt, so schmerzen die Oberschenkel sehr empfindlich wie zerschlagen [*Gfs.*]

360. Schnürende, nicht schmerzhafte Empfindung den Oberschenkel herab, mit einem bisweilen dazu tretenden Gefühle, als sollte er erstarren; das Zusammenschnüren senkt sich dann in die Muskeln des Unterschenkels unter die Kniekehle herab [*Gfs.*]

Ziehende Schmerzen in den Füfsen.

Reifsende Schmerzen in den Füfsen.

Bohrende Schmerzen in den Füfsen.

Paralytische Unbeweglichkeit der Untergliedmafsen (n. 24 St.)

365. Ein Blutschwär an der innern Seite des Dickbeins (n. 12 St.)

(Beim Niederknieen, ein Zittern in den Oberschenkeln.)

Knacken des Kniees bei der Bewegung (sogleich).

Nach dem Sitzen, beim Aufstehen, ein unerträglich ziehender Schmerz im Knie.

Stiche im Knie.

370. In der Kniescheibe, ein ziehender, reifsender Schmerz.

Starker Stich im linken Knie-Gelenke (n. 27 St.) [*Hnl.*]

Im äufsern, linken Knie-Gelenke, ein anhaltender Stich beim Gehen (d. 6. Tag) [*Hnl.*]

Nachts, beim Biegen der Kniee, Klamm in den Waden.

Spannender Schmerz in den Waden bei der Bewegung.

375. Beim Sitzen, heftige Stiche in der Haut des linken Kniees, so dafs er unwillkürlich bei jedem Stiche das Bein bewegen mufste [*Hnl.*]

Jücken in der linken Kniekehle, der Wade und dem Fufs-Gelenke beim Gehen; im Stehen verschwand es, beim Gehen kam es wieder [*Hnl.*]

Grofse Müdigkeit, wie nach einer starken Fufsreise, in den Knieen, oft wiederkehrend (sogleich) [*We.*]

Unter dem linken Knie, Gefühl, als hätte er mit dem Strumpfbande die Unterschenkel zu fest gebunden [*Gfs.*]

Schnürende Empfindung an der äufsern Seite des linken Unterschenkels, mehr betäubend, als schmerzhaft [*Gfs.*]

380. An der äufsern Seite des linken Unterschenkels herab, ein dumpfer, wellenartig lähmiger Schmerz [*Gfs.*]

Im Gehen, nach dem Sitzen, schläft ihm der linke Unterfufs ein und es sticht darin, wie mit vielen Stecknadeln [*Gfs.*]

Im Sitzen schlafen ihm beide Unterfüfse ein [*Gfs.*]

Abendliche Fufs-Geschwulst.

Kalter Fufs-Schweifs.

385. Hitze und Geschwulst der Füfse, mit unablässigem, fressendem Jücken.

Jücken am Fufs-Gelenke.

Heftiger Schmerz, wie verrenkt, im Fuſs Gelenke, bei der Bewegung.

Zerschlagenheits-Schmerz auf dem Fuſsrücken, bei Aufbiegung des Unterfuſses und beim Betasten (n. 3 St.)

Reiſsende Rucke und Risse in dem sonst unschmerzhaften Hühnerauge, Abends in der Ruhe.

390. Schmerz am hintern Gelenke der groſsen Zehe, wie von einer entstehenden Frostbeule und wie Blutschwär; auch beim Befühlen schmerzhaft.

Reiſsender Schmerz in der groſsen Fuſszehe, selbst bei der Ruhe.

Ziehender Schmerz in den rechten Zehen (n. 4 St.) [*Hbg.*]

Fressender Schmerz in den Fuſszehen (n. 3 St.)

Schmerz der einen Ferse im Innern, wie im Fersebeine, gleich als wäre es zerschlagen (n. ¼ St.)

395. Die Muskeln der Gliedmaſsen sind bei der Berührung schmerzhaft (n. 24 St.)

Hie und da brennende stumpfe Stiche [*Gſs.*]

Hie und da in der Haut, brennend jückende Stiche, wie von Flöhen [*Hnl.*]

Wenn er den leidenden (vorher geschwollenen und entzündeten) Theil mit den Fingern berührt, so sticht's fein darin, als wenn er mit einer Stecknadelspitze darauf drückte.

Jücken in der Haut des Körpers, vorzüglich Abends, beim Ausziehen der Kleider.

400. Beim Ausziehen der Kleider, heftiges beiſsendes Jücken, wie nach starkem Schweiſse, in der Haut des ganzen Körpers, zum Kratzen nöthigend (n. 16 St.) [*Lr.*]

Jücken in der Haut unter den Federbetten; nach dem Kratzen wird es kitzelnder [*Hbg.*]

Jücken und Brennen hie und da in der Haut, vorzüglich am Innern der Oberschenkel, wie von Nesseln; auch daselbst Ausschlags-Blüthen, die bei Berührung stechend schmerzen [*Hnl.*]

Nachts Jücken an verschiedenen Theilen; nach dem Kratzen schmerzen die Stellen.

Nachts ein Jücken theils auf der Brust, von der Herzgrube bis zum Halse, theils auf dem Schien-

beine und unter den Achseln; nach dem Kratzen schwitzt Blutwasser aus den Stellen (n. 4 St.)
405. Einzelne Blüthen, welche sich mit Eiter füllen und nachgehends durch Abtrocknen verschwinden, über der Nase, an den Schläfen, auf der Brust und zwischen den Schulterblättern.
Ausschlag rother, hirseförmiger Blüthchen im Gesichte, am Rücken und auf der Brust, welche (nicht beim Ausziehen der Kleider, sondern) in der Wärme jücken.
Knöthchenartige, harte Pusteln, welche keine Feuchtigkeit enthalten, einen rothen Umkreis haben und den ganzen Tag mit brennendem Schmerze jücken, an den Gliedmafsen, an der Handwurzel und auf dem Rücken der Finger.
Ausschlag rother, ungeformter Flecke der Haut, wie von rothem Weine gefärbt über die ganze Brust und an den Hals-Seiten hinter den Ohren, ohne Hitze und ohne Empfindung.
— Erregt in harten Drüsen-Geschwülsten reifsende Schmerzen.
410. — Erregt in kalten Drüsen-Geschwülsten stechende Schmerzen und Hitze, wenigstens wenn sie berührt werden.
Alle Symptome und Beschwerden, vorzüglich im Kopfe, erhöhen sich durch Trinken, Essen, Schlafen und Sprechen.
Die Symptome werden ausnehmend durch Tabakrauchen erhöhet.
Die Symptome vermehren sich vom Kaffee.
Nach dem Trinken, fliegende Hitze im Gesichte.
415. Von kalter Luft werden die Symptome, vorzüglich das Kopfweh, äufserst vermehrt.
Blutflüsse [*Rumpf, Amboin.* V. S. 35.]
Er vermeidet die freie Luft.
Die freie Luft ist ihm zu kalt.
Unerträglichkeit der kalten und der warmen Luft.
420. Unerträglichkeit der freien Luft, bei Hitze und Röthe der Backen (n. 4 St.)
Schmerz der Gliedmafsen bei der Bewegung, als wenn sie zerknickt oder zerbrochen wären.

Aufhüpfen (Palpitiren) einzelner Muskeltheile vorzüglich an den Untergliedmafsen, wie nach einer starken Fufsreise [*Gfs.*]

Hie und da in den Gliedmafsen ein empfindliches lähmiges Ziehen anhaltend und ruckweise, gleichsam wie im Knochen [*Gfs.*]

Innerlich wühlender Knochenschmerz in den Gliedmafsen [*Gfs.*]

425. Innerlicher Schmerz der Gliedmafsen, der sich durch Betasten und äufsern Druck vermehrt (n. 24 St.)

Ziehender Schmerz in den Gliedmafsen der linken Seite.

Ziehender Schmerz in den Gliedmafsen und den Bauchmuskeln, wie nach einer Verkältung.

Knacken und Knarren in den Gelenken.

Die Gelenke knacken beim Gehen [*Hbg.*]

430. Schmerzhafte Steifigkeit aller Gelenke bald in den Händen und Fingern, bald in den Knieen und Fufs-Gelenken, 2 Tage lang (n. 24 St.) [*Fg.*]

Schmerzhafte Steifigkeit der Gelenke (n. 8 St.)

Eingeschlafenheit bald der Füfse, bald der Hände, wechselweise, in bald vorübergehenden Anfällen.

Neigung zum Zittern (n. 1 u. 6 St.)

Zittern in allen Gliedern.

435. Mangel an Lebensgeistern.

Die Gliedmafsen sind wie gelähmt.

Paralytische Unbeweglichkeit der Gliedmafsen mit ziehenden Schmerzen, der Empfindung nach in den Knochen.

Anfälle von lähmiger Schwäche mit Rückenschmerz.

Halbschlag auf der linken Seite.

440. Eine Art Fallsucht: Er tritt mit heiterem Gesichte ins Zimmer und setzt sich hin, wobei ihm wie trunken ist; darauf wird er still und sieht, ohne auf Fragen zu antworten, mit stieren Blicken, eine lange Weile auf einen Fleck; dann fällt er bewufstlos auf die Erde und krümmt sich zusammen mit unverständlichem Gewimmer: Ah!

au! au! ah! brr u. s. w., läfst den Harn unwillkürlich laufen; die Gliedmafsen, so wie der ganze Körper werden krampfhaft stofsweise erschüttert und die ausgestreckten Hände konvulsiv einwärts gekrümmt; dabei würgt es ihn ruck- und stofsweise im Halse, bei halb offenem Munde wie zum Erbrechen, mit Schaum vor dem Munde in Blasenform; die Hände sind kalt, das Gesicht mit kaltem Schweifse bedeckt und krampfhaft verzerrt, die Augen gläsern und hervorgetreten; dann steht er auf, antwortet jedoch nicht auf Fragen, sondern fletscht die Zähne und blökt die Fragenden an, will sich nicht anfassen lassen, sondern sucht die Umstehenden zu stofsen und mit ihnen zu ringen; das Gesicht drückt gewaltthätige Wuth aus; zuletzt krunkt und stöhnt er, bis er sich nach $\frac{1}{4}$ Stunde allmälig erholt und zur Besinnung gelangt, mit darauf folgender Abneigung für allen Genüssen, auch denen, die ihm sonst die liebsten waren (n. $\frac{1}{2}$ St.) [Gfs.]

Die mindeste Bewegung macht Kräfteverlust; jede Kleinigkeit greift ihn an.

Sehr matt von einem kleinen Spaziergange.

Sie ist so schwach, dafs sie bei einer leichten Arbeit, die sie stehend zn verrichten pflegte, sich setzen mufs [Br.]

Er möchte für Müdigkeit in den Knieen zusammensinken; beim Gehen wankt er, und will auf die Seite fallen [We.]

445. Schmerzhafte Lähmigkeit in den Armen und Beinen; sie kann kaum von dem Sitze aufstehen; dabei Appetitlosigkeit [Gfs.]

Mattigkeit des Körpers, vorzüglich im Sitzen [Hnl.]

Aufserordentliche Schwäche des Körpers beim Gehen [Hnl.]

Grofse Mattigkeit des Körpers, so dafs es ihm Mühe machte, fest zu stehen [Hnl.]

Früh um 9 Uhr, eine solche Schwere in den Gliedern und so grofse Müdigkeit im ganzen Körper, dafs sie sich den Schlaf nicht erwehren kann, — mehre Tage zu derselben Zeit [Br.]

450. Ohnmacht [John Hill, a. a. O.]

Bei Bewegung des Körpers, Ohnmacht, mit krampfhafter Verziehung der Gesichtsmuskeln.
Höchste Schwäche.
Trägheit mit Stillschweigen.
Die mindeste Abbrechung vom Schlafe erzeugt Kräfteverlust; er vermifst jede Stunde Schlaf.

455. Hang, sich nieder zu legen.]
Nach dem Niederlegen, im Bette, beständiges Gähnen und Renken der Glieder [*Hbg.*]
Abgebrochnes, kurzes Gähnen, wozu man nicht gehörig ausholen kann.
Viel Gähnen gegen Abend.
Heftiges Gähnen.

460. Gewaltsames Gähnen mit einem Knacken im innern Ohre.
Schlummersucht (sopor).
Unüberwindliche, wachende Schläfrigkeits-Betäubung (comavigil).
(Er legt sich im Schlafe vorwärts auf den Bauch.)
Er legt im Schlafe den einen Arm unter den Kopf (n. 4 St.)

465. Oefteres Erwachen aus dem Schlafe.
Oefteres Erwachen aus dem Schlafe, wie durch Schreck [*Lr.*]
Er wacht die Nacht öfters auf mit dem Gefühle, als sei es ihm zu warm.
Nacht schlaflos, Unruhe im ganzen Körper; es sticht und beifst ihn hie und da.
Viele Ideen von Tags-Geschäften hinderten ihn am Einschlafen, eine Stunde lang und er wachte um 1 Uhr auf, ohne wieder einschlafen zu können [*Hnl.*]

470. Er wacht die Nacht auf mit Furchtsamkeit, als wenn er sich vor Gespenstern zu fürchten hätte.
Sehr lebhafte, Furcht erregende Träume (n. 2 St.)
Träume von Sterben und Tod.
Traum, dafs er etwas Böses begangen habe.
Lebhafter, unerinnerlicher Traum [*Lr.*]

475. Er träumt, seine Kniee wären geschwollen und schmerzhaft [*We.*]
Sie schreit im Schlafe ängstlich auf, ruft ihre Mutter und Geschwister mit schnellem, ängstlichem

Athem; sie hascht mit den Händen auf dem Bette umher und stöfst mit den Händen von sich; dabei öffnet sie die Augen und verdreht sie, ohne aufzuwachen und bewegt den Kopf immerwährend, besonders nach der linken Seite [*We.*]

Der Schlaf wird durch öfteres Aufschrecken und Aufwachen unterbrochen.

Schreckliche Angst, wie ein Traum, welche jeden Versuch, einzuschlafen, verhindert.

Er möchte bis früh an den Tag schlafen und ist auch am Tage sehr schläfrig.

480. Er schläft früh bis spät in den Tag; die Augen wollen früh sich nicht öffnen; er wachte wohl, konnte aber nicht aufstehen und die Augen nicht aufthun.

Früh nach dem Erwachen, Trägheit und Unaufgelegtheit zu sprechen [*Hbg.*]

Er ist früh nicht ausgeschlafen und gähnt unaufhörlich [*Hbg.*]

Schauder des Abends im Rücken.

Frost im Rücken, als wenn man ihn hie und da mit Eis berührte, welcher sich durch Ofenwärme nicht tilgen läfst.

485. Schauder an den untern Theilen des Körpers (sehr bald).

Nachmittags Schauderfrost über den ganzen Körper.

Früh (um 8 Uhr) halbstündiger Schüttelfrost, ohne Durst und ohne Hitze darauf.

Allgemeine Kälte, ohne Schauder, mit blaulichen Händen (d. ersten St.)

Wiederkehrender, obgleich kurzer Schauder, besonders durch die Untergliedmafsen (sogleich) [*Gfs.*]

490. Den ganzen Körper durchrieselnder Schauder [*Gfs.*]

Abends, unter Verlangen auf herzstärkende, kräftige Genüsse, bekömmt er plötzlich inneres Frieren, dafs er zittert, ohne sich äufserlich kalt anzufühlen [*Gfs.*]

Die Hände, an's Gesicht gehalten, deuchten ihm kalt, unter sich befühlt aber, warm zu seyn [*Gfs.*]

Zittern in allen Gliedern, immer mit Frost, der auch in der warmen Stube nicht vergeht, vorzüglich Abends [*Fg.*]

Es rieselt ihm kalt über den Rücken, ob er gleich am warmen Ofen sitzt (d. 8. T.) [*Hnl.*]

495. Frost und Kälte Gefühl auf dem Rücken [*Hnl.*]

Frost, welcher durch Ofenwärme nicht vergeht, mit heftigem Leibschneiden (d. 8 T.) [*Hnl.*]

Starker Frost über den ganzen Körper, Abends (d 7. T.) [*Hnl.*]

Kälte-Empfindung, ohne äufserlich bemerkbare Kälte, auf der Achsel (n. 4 St.)

Fieber: öfterer Schauderfrost, darauf fliegende Hitze am Kopfe.

500. Fieber: abwechselnd bald Hitze, bald Frost des Körpers (n. einigen St.)

(Fieber: allmälig höher steigender Frost, mit wenig oder keinem Durste, bei warmer Stirne, kalten Backenknochen, kalter Nase und eiskalten Händen, dann Hitze mit grofser Beängstigung, als wenn der Athem nicht zureichen wollte, mit Uebelkeit und starkem Durste, bis Schweifs kam; der Schweifs war wenig, ganz kühl, fast blos am Kopfe und an den Händen, unter fortdauernder Beängstigung.)

Fieber: öfters des Tags fängt's ihn an zu grausen, als wenn man sich in der Kälte am Feuer wärmt, dann wird's ihm wieder heifs, er wird matt, mufs sich legen, aber alles ohne Durst und ohne Schweifs.

Fieber: Abends (6 Uhr) heifse Hände, mit Empfindung von trockner Hitze über den ganzen Körper, bei Schlaflosigkeit bis früh (4 Uhr), dann Schauder und kalte Hände den ganzen Tag.

(Aeufsere Hitze des Körpers, ohne dafs er Hitze fühlt und ohne Durst) (n. 5 St.)

505. Brennende Hitze in den Backen, bei ganz kalten Füfsen.

Der Puls ist nicht häufiger, aber sehr klein und hart.

Hitze in der Stirne.

Vermehrtes Hitz-Gefühl, schneller Puls (n. 24 St.) [*Hnl.*]

Röthe der linken Hand, mit Ziehen im Mittelfinger (d. 4. T.) [*Hnl.*]

510. Glühen der Wangen, dabei Frost am ganzen Körper [*Hnl.*]
Schneller Wechsel von Hitze und Frost; es überfällt sie plötzlich eine grofse Hitze von den Füfsen aufsteigend über den ganzen Körper verbreitet; dabei ein Gefühl, als ob das Blut in's Gesicht vordränge; sie ist aber eher blafs dabei als roth; nach einigen Minuten überläuft es sie wieder eiskalt vom Kopfe bis zu den Füfsen herab und die Hitze ist augenblicklich verdrängt — Anfälle, die mehrmal des Tags erscheinen [*Br.*]
Hitze überläuft ihn sehr schnell und stark [*Gfs.*]
Oeftere, flüchtige Anfälle von einer unangenehmen, brennenden Hitze und Röthe der Backen, wie sie zu entstehen pflegt, wenn man sich ärgert oder eine unangenehme Nachricht bekömmt.
Hitze und Röthe im Gesichte mit Durst.

515. **Durst auf Kaltes, besonders Bier.**
Schweifs am Körper (sogleich) von Abend bis Morgen, bei kaltem Gesichts-Schweifse.
Allgemeiner Früh-Schweifs, am meisten auf der Brust und am kranken Theile.
Ausdünstung und matter Schweifs über den ganzen Körper bei der mindesten Bewegung (n. 1 St.)
Muthlosigkeit.

520. **Auf einen einzigen unangenehmen Gegenstand gerichtete Gedanken; sie ist in sich vertieft und bemerkt nichts um sich her.**
Er ist in den traurigsten Gedanken versunken und erlittene Beleidigungen sitzen tief in seinem Herzen.
Sie sitzt in tiefen Gedanken.
Die Zeit vergeht ihm zu schnell und mehre Stunden däuchten ihm so kurz wie nur eine Stunde [*Gfs.*]
Immerwährend traurige Gedanken, gleich als wenn er Beleidigungen erlitten hätte [*Fg.*]

525. Er hat zu nichts Lust und findet an keinem Gegenstande Gefallen [*Fg.*]
Weinen.

Er hat zu keiner Arbeit Lust.
Er hat an nichts Gefallen und zu nichts Lust.
Grofse Unzufriedenheit mit sich selbst [*Hbg.*]

530. Er ist höchst ernsthaft, nachher bricht er in Klagen aus.
Ernsthaft und über seine Gesundheit wenig besorgt ist er sehr ängstlich über Unpäfslichkeiten Andrer.
Sie ist trödelig, kann in Geschäften nichts zu Stande bringen und mit nichts fertig werden, bei verengten Pupillen (n. 12 St.)
Unruhige Geschäftigkeit.
Aengstlichkeit.

535. Früh, Aengstlichkeit über Unheilbarkeit eines kleinen Uebels.
Angst, als wenn sie ein grofses Verbrechen begangen hätte.
Grofse Aengstlichkeit, als ob er etwas Böses begangen hätte (n. 29 St.) [*Lr.*]
Herzensangst, Todesangst (sogleich) [*Amatus Lusitanus*, a. a. O.]
Herzklopfen.

540. Plötzliche, heftigste Angst.
Verzweifelnde Gemüthsstimmung.
Hypochondrisch, vorzüglich Nachmittags.
Ueberempfindlichkeit (n. 24 St.)
Ein geringes Geräusch fuhr ihm durch alle Glieder.

545. Er fürchtet sich vor allem ihn jähling Ueberraschenden.
Er erschrickt leicht.
Grofse Gemüths-Empfindlichkeit; es beleidigt ihn alles.
Er kann keine Zwischenrede, kein Geräusch vertragen.
Allzu grofse Reizbarkeit des Gemüths; jede Kleinigkeit ärgert ihn [*Hnl.*]

550. Es ärgert ihn alles und verdriefst ihn; nach einigen Stunden wird er munter und aufgelegt zum Spafsmachen [*Hbg.*]
Leicht ärgerlich nimmt sie alles übel (n. 24 St.)
Höchste Neigung sich zu ärgern und auch die geringste Kleinigkeit übel zu nehmen (n. 1 St.)

Sie ärgert sich über die geringste Kleinigkeit bis zum Weinen, wobei die Pupillen verengert sind; nach dem Weinen Appetitlosigkeit.

Er nimmt kleine Vergehungen und Unwahrheiten Andrer sehr hoch auf und ärgert sich sehr darüber.

555. Fröhlich, zufrieden, lustig; er wird witzig und macht Spafs *) (n. 6 St.)

Froher Sinn und Selbstzufriedenheit **) [*Lr.*]

Unwiderstehliche Neigung zu trällern und zu Singen; wie eine Art Wahnsinn.

*) Zum Theil Heilwirkung.
**) Heilwirkung.

Krähenaugen, Samen von Strychnos, Nux vomica.

Zehn Gran im warmen Mörsel fein gepülverten Krähenaug-Samens werden mit 1000 Tropfen Weingeist, ohne Wärme, binnen einer Woche zur Tinktur ausgezogen, wovon dann ein Tropfen durch noch 29 Verdünnungs-Gläser, bis zu ¾ jedes mit Weingeist angefüllt, zur decillionfachen Kraft-Entwickelung erhoben wird mittels zweier Schüttel-Schläge jedem Gläschen nach erfolgter Verdünnung ertheilt.

Einfacher und fast noch wirksamer und gleichförmiger wird dieselbe Arznei, wenn man einen Gran gepülverten Krähenaug-Samen, wie die andern trocknen Arznei-Substanzen, mit dreimal 100 Granen Milchzucker (nach der Anleitung zur homöopathischen Arznei-Bereitung im zweiten Theile des Buchs von den chronischen Krankheiten) bis zur millionfachen Pulver-Verdünnung reibt, einen Gran von dieser in 100 Tropfen gewässertem Weingeiste auflöst und die Verdünnung und Potenzirung ferner (wie dort gelehrt wird) mittels noch andrer 26, mit gutem Weingeiste bis zu drei Vierteln angefüllter Gläschen zur decillionfachen Kraft-Entwickelung bringt.

Zur Gabe dient ein mit letzteres befeuchtetes, feinstes Streukügelchen, deren 300 einen Gran wiegen.

Es giebt einige wenige Arzneien, deren meiste Symptome mit den Symptomen der gewöhnlichsten und häufigsten Krankheiten des Menschen, wenigstens in Europa, an Aehnlichkeit übereinstimmen und daher sehr oft hülfreiche homöopathische Anwendung finden. Man könnte sie *Polychreste* nennen.

Krähenaugen.

Zu diesen gehören vorzüglich die Krähenaug-Samen, deren Gebrauch man ehedem fürchtete, weil man sie in ungeheuer grofsen Gaben (zu ganzen und mehren Granen) und in unpassenden Krankheitsfällen, natürlich mit Schaden, bisher angewendet hatte. Sie werden aber zu dem mildesten und dem segenreichsten Heilmittel in allen den Krankheitsfällen, deren Symptome den Beschwerden in Aehnlichkeit entsprechen, welche Krähenaugen für sich in gesunden Menschen zu erregen fähig sind, und in oben angezeigter, kleiner Gabe gereicht.

Man kann dabei einige praktische Kautelen zu Hülfe nehmen, die aus einer sorgfältigen, vieljährigen Praxis hervorgegangen sind.

Hieher gehört, dafs diejenigen Personen sie öfter bedürfen, welche sehr sorgfältigen, eifrigen, feurigen, hitzigen Temperamentes sind, oder tückischen, boshaften, zornigen Gemüths.

Pflegt die Monatreinigung einige Tage zu früh sich einzustellen und auch wohl zu häufig zu fliefsen, so sind die nach ihrem Verflufs zurück bleibenden oder entstehenden Uebel ganz für Krähenaugen geeignet.

Man findet, dafs diese Arznei, einige Stunden vor Schlafengehen eingegeben, gelinder wirkt, als zu andern Tageszeiten gereicht; doch macht das dringende Bedürfnifs Ausnahme. Am beschwerlichsten ist bei sehr empfindlichen Personen ihre Anwendung früh nüchtern, weil sie ihre häufigsten und stärksten Symptome früh, gleich nach dem Erwachen entwickelt.

Nächstdem erfolgen ihre Zufälle noch am häufigsten bald oder gleich nach dem Essen und bei Kopfanstrengung, daher man sie mit Unrecht gleich nach der Mahlzeit eingeben würde, wenn man es vermeiden kann, und eben defshalb dürfen auch gleich nach ihrer Einnahme (wie auch nach Einnehmen aller andern Arzneien nöthig ist) keine Geistesarbeiten, keine Meditationen oder Deklamationen, kein Lesen oder Schreiben vorgenommen werden; man muſs damit wenigstens ein Paar Stunden warten, wenn man nicht ihrer Wirkung eine schiefe, nachtheilige Richtung geben will.

Unter andern finden viele chronische Leiden, auch die von vielem Kaffee- und Weintrinken, besonders bei gewöhnlichem Aufenhalte in Stubenluft, auch die von anhaltenden Geistesarbeiten entstandnen Uebel durch diesen Samen Hülfe; so auch mehrere epidemische Seuchen und andre akute Fieber, besonders die, welche Hitze vor dem Froste oder mit demselben untermischt enthalten.

Wichtige Erkältungs-Beschwerden werden oft durch sie gehoben.

So passet diese Arznei auch dann am vorzüglichsten, wenn das Befinden des Kranken früh am schlimmsten ist und wenn er schon früh um 3 Uhr aufwacht, dann mehrere Stunden mit Zudrang unabweislicher Ideen wachen muſs und erst am hellen Morgen unwillkürlich in einen Schlaf voll schwerer Träume geräth, von welchen er ermüdeter, als er sich Abends niederlegte, ungern aufsteht, so wie auch bei denen, welche Abends mehrere Stunden vor Schlafzeit sich des Einschlafens, selbst sitzend, nicht erwehren können.

Man trifft bei dieser, so wie noch bei einigen andern Arzneien Symptome an, welche einander ganz oder zum Theil entgegengesetzt zu seyn scheinen, die Wechselwirkungen, welche gleichwohl Erstwirkungen sind, und die Krähenaugsamen für eine Menge Krankheitszustände sehr anwendbar und hülfreich machen.

Wenn sie wegen allzu groſser Gabe, oder wegen

unhomöopathischer Anwendung beträchtliche Nachtheile zuwege bringt, so kann ihre Kraft doch schnell durch etwas weniges Wein, Branntwein und Kampher gänzlich aufgehoben werden; sonst ist auch gegen das davon erregte Kopfweh und die Appetitlosigkeit, Kaffee, gegen die entstandnen Lähmungszufälle, Kockel, gegen die davon herrührende Ueberempfindlichkeit und Engbrüstigkeit, Sturmhut und gegen die grofse Verdriefslichkeit und Aergerlichkeit, Chamille als Gegenmittel hülfreich.

Die Aerzte, welche die Kräfte der Arzneien und ihre Gegenmittel bisher blofs auf der Studirstube zu erdenken und zu fingiren pflegten, gaben den Essig und andre Gewächssäuren gegen die Krähenaugen und andre heftige vegetabilische Substanzen als die sichersten Gegenmittel an. In Absicht der Krähenaugen ist diefs ganz wider alle Erfahrung, die ich bei Menschen und Thieren zu machen Gelegenheit hatte.

Die nachfolgenden Symptome sind ziemlich vollständig und geben fast den ganzen Inbegriff der Wirkungen der Krähenaugen auf den menschlichen Körper, seinen Geist und sein Gemüth.

Die Namen und Abkürzungs-Zeichen der Mit-Beobachter sind: *Flaeming* [*Fg.*], *Friedr. Hahnemann* [*F. H-n.*], *Wahle* [*We.*]

Krähenaugen.

Betäubung des Gehirns [*Hufel.* Journ, d. p. Arz. I. S. 165.]
Trunkenheit (n. ½ St.) [*Veckoskrift för Läkase*, II. S. 169.]
Schwindel [*J. P. Wiel*, obs. de usu interno nucis vom. et vitr. alb. Viteb. 1771. — *Hufel.* Journ. a. a. O. — *Berginus*, Mat. med. S. 149.]
Schwankende Empfindung im Gehirne.
5. **Anfälle von Schwindel, als wenn es sich im Gehirne im Kreise drehete, mit augenblicklicher Bewustlosigkeit.**
Schwindel, als wenn er von der Seite fallen sollte (n. 68 St.)
Schwindel mit Gesichts-Verdunkelung.
Eine im Gehirne hie und dahin ziehende Schwindel-Empfindung (n. 6 St.)
Schwindel (anderthalb Stunden) nach dem Mittagmahle.
10. Schwindel, nach dem Essen beim Gehen, der im Stehen nachliefs (n. 1 St.)
Drehender Schwindel unter dem Essen.
Schwindel mit Gesichts-Verdunkelung unter dem Essen, etwa wie wenn man plötzlich aus der Kälte in eine warme Stube kömmt.
Kopf wunderlich eingenommen; bei Bewegung desselben drängt sich das Blut in den Kopf, bei Trägheit des übrigen Körpers.
Schwindel, wie drehend, wenn es ihm aus dem Magen aufstöfst.
15. Schwindel, als wenn man weder hörte, noch sähe und fallen wollte, unter dem Niesen und Husten, oder wenn man sich nach Tiefbücken wieder aufrichtet.

Schwindlichtes Schwanken beim Gehen, als wenn man auf die Seite oder rückwärts fallen wollte.
Beim Liegen auf dem Rücken, den Kopf vor Schwindel und Gesichts-Verdunkelung nicht vermögend aufzurichten (n. 24 St.)
Zwei Abende nach einander, nach dem Niederlegen, Schwindel, als wenn das Bett mit ihr um den Ring ginge.
Ohnmacht-Schwindel (sogleich).
20. Kopfweh wie von Leerheit.
Trunkenheit.
Trunkene Benebelung des Kopfs.
Nach dem Kopfe steigende Trunkenheit.
Wüstheit im Kopfe wie von Nacht-Schwärmerei.
25. Früh Kopfschmerz, als wenn man die Nacht nicht geschlafen hätte.
Düsterheit des Kopfs nach dem Mittagmahle, die nach 24 Stunden wiederkehrt (n. 24, 72 St.)
Es zieht wie etwas Düstriges vor den Kopf (in die Stirn), Abends, in freier Luft, als wenn ihm auf einen Augenblick das Bewufstseyn entgehen wollte (n. 24 St.)
Es kommt ihm so etwas Dustriges hinten in den Kopf.
Ein Sausen und Wirbeln im Gehirne und im Ohre.
30. Ein Sumsen in der Stirne, Nachmittags und Abends.
Im Freien und im Sonnenscheine dumm im Kopfe.
Dumm machender Kopfschmerz früh im Bette, beim Erwachen, der nach dem Aufstehen verschwindet (n. 16 St.)
Dumm im Kopfe, wenn er ihn aufrecht hält; wenn er ihn aber niederdrückt, Empfindung in der Stirne, als wenn etwas Schweres darin herabsänke.
Beim Bücken fühlt er eine ungeheure Schwere im Kopfe [*We.*]
35. Früh, trunkene, schwindlichte Schwere des Kopfs.
Früh, schwer im Kopfe (n. 4 Tagen).
Kopfweh beim Bücken, als wenn darin etwas Schweres vorfiele.

Kopfweh, wie eine Schwerheit im Gehirne, früh.
Kopfweh nach dem Mittagmahle, aus Schwere und Druck zusammengesetzt, besonders bei Bewegung der Augen (n. 16 St.)
40. Drückender Kopfschmerz (n. 5 Minuten.) [*We.*]
Bei Schliefsung der Augenlider (drückender?) Kopfschmerz in der Mitte des Gehirns, wie nach Erbrechen entsteht.
Drückendes Kopfweh in der Stirne, durch Auflegen des Kopfs auf den Tisch erleichtert, durch freie Luft verschlimmert, nebst Müdigkeit der Füfse beim Steigen (n. 8 St.)
Drückender Schmerz in der Stirne, als wenn er nicht recht ausgeschlafen hätte [*We.*]
Drückender Kopfschmerz über'm linken Auge und in den Knochen schmerzte es, als wenn er sich gestofsen hätte; er konnte das Auge nicht aufmachen [*We.*]
45. Drückendes Kopfweh über der rechten Augenhöhle, früh im Bette, wenn er auf der rechten Seite liegt und vergehend, wenn er auf die entgegengesetzte Seite oder auf den Rücken sich legt.
Drückendes Kopfweh im Hinterkopfe früh gleich nach dem Aufstehen aus dem Bette.
Er wacht früh auf und fühlt bei noch verschlossenen Augen, Kopfweh in der Mitte des Gehirns (n. 12 St.)
Tief im Kopfe, in der Gegend des Wirbels, ein herabdrückend ziehender Kopfschmerz.
Schmerz im Hinterhaupte, als wenn das Gehirn vorwärts gedrückt oder gestofsen würde.
50. Spannender Kopfschmerz, Nachts.
Spannender Kopfschmerz in der Stirne.
Klemmender Kopfschmerz.
Kopfweh beim mindesten Nachdenken im Liegen, als wenn das Gehirn auseinander geprefst würde.
Kopfweh, ein Pressen im Hinterhaupte von beiden Seiten auswärts, als wenn hinten der Schädel aus einander getrieben würde, mit Hitze im Gehirne; durch Zusammendrücken mit den Händen wird es auf Augenblicke gemindert, zwanzig Stunden lang (n. 11 St.) [*Fg.*]

55. Er wacht die Nacht über den Kopfschmerz auf [*Fg.*]

Vom Kopf-Anstrengen thut's ihm in beiden Schläfen weh.

Bei angestrengter Aufmerksamkeit, ein drückender und pochender Kopfschmerz im Wirbel.

Kopfweh früh im Bette, wie auf der Oberfläche des ganzen Gehirns, als wenn die Hirnschale zerplatzen sollte (n. 10 St.)

Kopfweh; Gehirn wie gedrückt und zerschlagen.

60. Kopfweh früh im Bette, als wenn ihn jemand mit der Axt vor den Kopf geschlagen hätte, nach dem Aufstehen vergehend.

Kopfweh, als wenn das Gehirn gespalten wäre (n. 8 St.)

Kopfschmerz; während sie früh im Bette auf der linken Seite liegt, ein Schmerz in der rechten Gehirn-Hälfte, wie zerrissen, welcher aber verschwindet, wenn sie sich auf die rechte, schmerzhafte Seite legt (n. 52 St.)

Zerreifsender Kopfschmerz im Kopfe bis zur Nasenwurzel und dem Oberkiefer, durch Gehen sich verstärkend.

Reifsen in dem Wirbel, der Stirne, den Augen, mit Wabblichkeit, Weichlichkeit und Uebelkeit in der Gegend der Brust und Schwäche der Sprach-Organe (n. 2, 12 St.)

65. Ziehend reifsendes Kopfweh.

Kopf-Reifsen am Ohre herunter (n. 40 St.)

Reifsendes Kopfweh nach dem Essen, mit Gefühl von Hitze in den Backen und Frost-Gefühle über den Körper, wenigstens an den Händen.

Ziehend reifsender und brennender Schmerz im Kopfe, früh (n. 60 St.)

Brennen im Gehirne unter dem Stirnbeine.

70. Ziehende Schmerzen im Kopfe (n. 6 St.)

Ziehender Schmerz erst in den Schläfen, dann in der Stirne, dann im Hinterkopfe.

Kopfweh ziehend aufwärts in der rechten Gehirn-Hälfte neben dem Ohre (n. 1 St.)

Ziehen hinten im Kopfe, als wenn sie dahin fröre (n. 120 St.)

Ziehende Bewegung hie und da hin in der Stirne nach der Nasenwurzel zu.

75. Unschmerzhaftes Ziehen hie und da im Gehirne.
Dröhnen und Schüttern im Gehirne beim Gehen und Laufen.
Schwappern und Glucksen im Kopfe beim Gehen.
Einzelnes Zucken im Kopfe (n. 8 Tagen.)
Ziehend zuckender Kopfschmerz, früh.

80. Einzelne Schläge oder Stöfse im Kopfe.
(Kopfweh früh, ein immerwährendes Picken (stumpf stechendes Klopfen), beim Vorbücken schlimmer und so, als wenn ein Stück Stirne herausfallen wollte.)
Heftige Rucke oder stumpfe Stiche in der linken Gehirn-Hälfte, in der Richtung von der Augenhöhle nach dem Seitenbeine und dem Hinterhaupte zu, bald nach dem Essen (n. 10 St.)
Einzelne heftige Stiche im Kopfe (n. 6 St.)
Kopfweh, etliche Stunden vor dem Mittagmahle beginnend, nach dem Essen sich mehrend; dann heftige Stiche in der linken Schläfe, mit Uebelkeit und sehr sauerm Erbrechen, Beschwerden, die Abends nach dem Niederlegen verschwinden.

85. Stechen und Drücken über den Augenlidern.
Von Zeit zu Zeit Schmerz in der einen Hälfte des Kopfs, als wie von einem oben herab im Seitenbeine immer tiefer und tiefer eingeschlagenen Nagel (n. 1 St.)
Unerträgliches (wühlendes?) Kopfweh früh beim Liegen im Bette beginnend, nach dem Aufstehen vergehend (n. einigen St.)
Kurz vor dem Mittagessen, Kopfweh.
Halbseitiges Kopfweh Nachmittags (von 4 Uhr bis Nacht) mit Mattigkeit und Müdigkeit.

90. Aeufseres Kopfweh, als wenn die Haare am Hinterhaupte schmerzten.
Aeufseres Kopfweh; Schmerz der Hauptbedeckungen, wie zerschlagen; die Haare stehen an dieser Stelle empor und schmerzen bei der Berührung (n. 8 St.)
Ein ziehender Schmerz in den äufsern Theilen des Kopfs.

Aeufseres Kopfweh; Schmerz der Kopfbedeckungen auf dem Wirbel, bei Berührung, wie Zerschlagenheit.

A e u f s e r e s K o p f w e h; S c h m e r z d e r H a u p t b e d e c k u n g e n, d u r c h B e r ü h r u n g v e r s c h l i m m e r t.

95. Aeufseres Kopfweh; bei rauhem Winde Schmerz, als wenn der Kopf äufserlich wund wäre; gleichwohl ist die Stelle bei äufserer Berührung unschmerzhaft (n. 6 St.)

Auf dem Haarkopfe und im Gesichte rothe, schmerzhafte Knötchen oder Blüthen, deren Spitze sich zuletzt mit Eiter füllt.

(Jücken und Fressen auf dem Haarkopfe und im Nacken, als wenn ein Geschwür im Abheilen ist, vorzüglich Vormittags.)

Schmerzhafte, kleine Geschwülste an der Stirne.

Krabbeln äufserlich an der Stirne.

100. Kriebeln an der Stirne und auf dem Wirbel.

Jücken und Krabbeln im Gesichte, als wenn Flöhe darin herumkröchen, was durch Kratzen vergeht, aber bald wieder kömmt [*We.*]

Empfindung im Gesichte, als wenn unzählige Ameisen darauf kröchen [*Rademacher*, *Hufel.* Journ. IV. S. 573.]

Gefühl von Spannung im Gesichte um Mund, Augen und Nase, mit sichtbarer Aufgetriebenheit dieser Stellen [*Stf.*]

Unschmerzhaftes Ziehen im Gesichte, beim Bücken.

105. Ein Zucken, als wenn man an einem Faden zöge in der rechten Gesichts-Seite, Abends.

Zucken in den Gesichtsmuskeln, Abends nach dem Niederlegen.

Kriebeln hie und da in den Backen, welche roth und heifs sind (n. 1 — 12 St.)

Kleine Eiter-Blüthchen auf den Wangen.

Gesichtsfarbe elend, blafs, erdfarben, gilblich; doch ist das Weifse im Auge unverändert.

110. Sehr rothes, geschwollenes Gesicht [*Consbruch*, *Hufel.* Journ. IV. S. 443. 444.]

Schmerz über'm linken Auge an der Haut, als wenn er sich verbrannt hätte [*We.*]

Die rechte Augenbraue ist bei Berührung schmerzhaft.

Ziehend reifsender Schmerz in den Augenlidern.

Fippern der Augenlider.

115. Zusammenziehen der Augenlider, wie von einer Schwere des obern Augenlides, dabei Thränen-Ergufs.

Drücken an den obern Augenlidern, vorzüglich früh.

Jücken im vordern Theile der Augenlider (n. 1½ St.)

Abends, Jücken der Augenlider nach dem innern Winkel zu (n. 12 St.)

Am Augenlide ein brennend jückender Schmerz.

120. Der Rand der Augenlider schmerzt wie wund gerieben, besonders bei Berührung und früh.

Augenwinkel schmerzen wie wund.

Der innere Augenwinkel ist schmerzhaft wie wund und aufgerieben (n. 2 St.)

Eiterige Augenwinkel.

Der äufsere Augenwinkel ist früh wie mit Eiter zugeklebt.

125. Eine schründende Trockenheits-Empfindung in den innern Augenwinkeln früh im Bette.

Beifsen in den innern Augenwinkeln, wie von scharfen Thränen, Abends im Bette.

Beifsen in den Augen, vorzüglich im äufsern Winkel, wie vom Salze; sie thränen.

Trockenheit des rechten Auges (n. 1 St.)

Brennen in den Augen ohne Entzündung.

130. Kriebelndes Brennen in den Augen.

Schmerz im linken Auge, wie zerschlagen, mit eiterigem Schleime im äufsern Augenwinkel (n. 5 Tagen.)

(Schmerz wie Nadelstiche in den Augen.)

Jücken am Augapfel (n. 2 St.)

Jücken der Augen, wogegen Reiben wohl thut.

135. Die Augen laufen voll Wasser, wie in einer feuchten Augenentzündung (lippitudo) oder wie beim Stockschnupfen.

Unschmerzhafte Blutunterlaufung im Weifsen des Augapfels (n. 14 St.)

Unschmerzhafte Röthe im linken, äufsern Augenwinkel, früh.

Blut schwitzt aus dem Auge.
Glänzende, stiere Augen [*Consbruch*, in *Hufel.* Jour. IV. S. 443. 444.]
140. Geschwulst der Augen, mit rothen Streifen im Weifsen und drückend spannendem Schmerze.
Augenentzündung.
Lichtscheue.
Unerträglichkeit des Tageslichts, in der Frühe, mit Gesichts-Verdunkelung.
(Gänzliche Gesichts-Verdunkelung, wie schwarzer Staar, auf einige Stunden) (n. 24 St.)
145. Flimmern; ein glänzendes Fippern aufserhalb des Gesichtskreises, besonders linker Seite, Vormittags (*Herz's* falscher Schwindel) (n. 24 St.)
Die Gegenstände deuchten dem Gesichte heller, als gewöhnlich [*Rademacher*, in *Hufel.* Journ. IV. S. 573.]
(Schweben schwarzer und grauer Punkte vor den Augen, mit Betäubung im Kopfe.)
Weitsichtigkeit, Presbyopie.
Verengerung der Pupillen (die ersten St.)
150. Erweiterung der Pupillen mit sehr langsamem Odem.
Aeufserlich beim Eingange in's Ohr, stechende Drucke.
Jücken im innern Ohre durch *Eustach's* Röhre, welches zum öftern Schlingen nöthigt und die Nachtruhe stört.
Kriechendes Kriebeln und Jücken im innern Ohre.
Einzelne scharfe Stöfse im innern Ohre, wie Ohrenzwang (n. 6 St.)
155. Stiche im Ohre, früh im Bette, welche zum Schreien zwingen (n. 9 Tagen.)
Reifsende Stiche in das innere Ohr hinein, gegen Abend (n. 6 St.)
Scharfe Stöfse im innern Ohre (n. 8 St.)
Schmerz im innern Ohre wie aus Stofs und Klemmen zusammengesetzt, wie Ohrenzwang (n. 12 St.)
Klingendes Zischen in den Ohren.
160. In der Nacht ein Zwitschern in den Ohren, wie von einer Cicade.
Ohrenklingen (n. 2, 4 St.)

(Sumsen und Brummen in den Ohren, wie von
Bienen.)

Früh, nach dem Aufstehen, ein Brausen vor den
Ohren (n. 12 St.)

Geräusch in den Ohren, wie in einer Walkmühle,
Nachts.

165. (Früh, Hohlheit in den Ohren, so dafs die eignen
Worte in die Ohren schallen, nach dem Mittagessen vergehend) (n. 5 Tagen.)

Beim Kauen und Zusammendrücken der Kinnladen,
ein stechend ziehender Schmerz nach dem innern
Ohre hin, fast wie Klamm (n. 4 St.)

Unerträgliches Jücken der Nase [*Rademacher*, a.
a. O.]

Es zog den Mund auf die Seite [*Rademacher*, a.
a. O.]

Verschliefsung der Kinnbacken, bei voller Besinnung [*Rademacher*, a. a. O.]

170. In den Kaumuskeln und den Kinnbacken ein
Gefühl, als wenn Kinnbackenzwang entstehen
wollte, oder als ob die Kinnbacken zusammengezogen würden, obgleich ihre Bewegung frei
bleibt.

Ziehender Schmerz in den Kinnbackenmuskeln.

Schwärende Lippenwinkel.

Schmerzhaftes Abschälen der Lippen
(n. 3 St.)

Ueber dem Rande der Oberlippe, jückende Blüthen.

175. Wundheits-Empfindung an der innern Fläche der
Unterlippe.

Ein Geschwürchen auf der innern Fläche der Unterlippe, bei Berührung schmerzhaft.

Ein Geschwür mit Schorf von brennendem Schmerze
am Rothen der Lippe.

Geschwürige Grinder am Lippenrande, ein Ausschlag, der im Entstehen stechenden Schmerz
verursacht.

Früh, Stechen in der Ober- und Unterlippe.

180. In der Mitte ist die Unterlippe aufgesprungen
(eine Schrunde) (n. 12 St.)

Eiter enthaltende, hirseförmige Blüthchen um die
Lippen.

Ein einzelnes Haar des Bartes an der Lippe schmerzt bei Berührung als wenn ein Splitter da eingestofsen wäre (n. 5 St.)

Ein blofs bei Berührung schmerzender Knoten in der Haut am Unterkiefer.

Am Kinne, Ausschlag jückender Blüthchen, deren gröfsere mit Röthe umgeben sind.

185. Am Untertheile des Kinnes, flechtenartiger Ausschlag.

Zahnfleisch-Geschwulst.

Schmerzhafte Zahnfleisch-Geschwulst mit schmerzenden Blüthchen am Innern der Lippe und an der Zunge, wie beim Quecksilber-Speichelflusse.

Zahnfleisch-Geschwulst mit Schmerz, wie Glucksen darin, als wenn da ein Geschwür aufbrechen wollte.

Fingerdicke Zahnfleisch-Geschwulst, mit glucksendem Schmerze, wie in einem Eitergeschwüre, wovor sie nicht essen kann, 5 Tage lang.

190. Zahnfleisch-Geschwulst mit ziehendem Schmerze.

Zahnfleisch-Geschwür am Spitzzahne, mit ziehendem und brennendem Schmerze.

Zahnfleisch-Geschwulst mit Zahnschmerz vor dem Mittagmahle.

Zahnfleisch-Geschwulst mit Zahnweh, welches mit Drücken anfängt (n. 1 St.)

Wie von Wundheit des Zahnfleisches, Zahnweh, früh.

195. Anhaltender, Wundheits-Schmerz in den Zähnen, von Anstrengung des Kopfs und durch Nachdenken verstärkt.

Beim Gehen in freier Luft stetes Zahnweh, wie stilles Wundheits-Gefühl, vorzüglich bei Oeffnung des Mundes.

Zuckendes und wie von Zahnfleisch-Geschwulst herrührendes Zahnweh.

Zuckender Zahnschmerz nach dem Takte des Pulses mit Zahnfleisch-Geschwulst.

Zuckender Zahnschmerz mit Rucken im Ohre, auch Drehen und Schrauben im Ohre, früh gleich beim Aufwachen und Abends.

200. Nach dem Mittagessen, Zahnweh, zuerst wie ein Schlag oder Stich hinein, dann sumset es darin.

wie ein schmerzhaftes Brausen, was bis in die Augen zieht und sich beim Gehen in freier Luft verschlimmert, auch von Zeit zu Zeit bis in die Nacht fortdauert, wo es sich lindert, wenn sie den Backen recht warm einhüllt; wenn's wieder kömmt, fängt es jederzeit mit Nadelstichen an.

Einzelnes, jedesmal in einen Stich endendes Zucken in verschiedenen Zähnen, in freier Luft.

Ziehendes Zahnweh, zugleich mit Stichen in einer Zahnreihe, besonders bei Einziehung freier Luft mit offenem Munde (n. ¼ St.)

Ziehender Zahnschmerz mit Stichen in einem unbestimmlichen Zahne.

Ziehender Schmerz im hohlen Zahne, wenn man mit der Zunge daran nutscht.

205. Im hohlen Zahne Schmerz ziehend nach dem Kopfe herauf, wenn die Luft in den Mund kömmt.

Beim Tiefathmen (in freier Luft) Schmerz, wie wenn Luft in den hohlen Zahn kömmt.

Ziehender Zahnschmerz bald in einem obern, bald in einem untern Backzahne und dann Ziehen in den übrigen nach vorne zu, vorzüglich gleich nach dem Essen Mittags und Abends, wobei rothe, heifse Flecke auf den Wangen und am Halse entstehen und das Gemüth klagend, voll Vorwürfe und verzweifelt ist.

Ziehender Zahnschmerz von warmen Getränken und Suppen.

Reifsender Zahnschmerz, der zuerst einen hohlen Zahn befällt, dann durchaus bald den obern, bald den untern Kiefer, dann durch die Gesichtsknochen in den Kopf dringt und in der Schläfe derselben Seite reifst, anfallsweise wiederkehrt, durch Schlaf einige Zeit besänftigt wird, von kaltem Wasser aber oder einem in den hohlen Zahn gerathenen Speisekrümchen erneuert wird (n. 2 St.)

210. Bohrend nagender Zahnschmerz, welcher durch Berührung und Kauen weder zu verschlimmern, noch zu erleichtern ist, durch Einziehen kalter Luft aber vermindert, durch die warme Stube hingegen vermehrt wird.

Wühlender Zahnschmerz bei Anstrengung des Kopfs und Nachdenken; nachgehends eine schmerzhafte

Krähenaugen.

Drüse unter dem Winkel des Unterkiefers, gegen Abend (n. 9 St.)
Stechender Zahnschmerz in mehreren Zähnen beider Kinnladen [*We.*]
Dumpf stechender Zahnschmerz in einem obern Schneidezahne [*We.*]
Zahnschmerz, als wenn der Zahn verrenkt oder ausgebissen wäre und wackelte, mit, blofs beim Einathmen freier Luft mit offenem Munde bemerklichen einzelnen grofsen Stichen.

215. Wackelnder Zahn mit stumpfem, beim Kauen vermehrtem Schmerze, spät Abends und früh vor Aufstehen aus dem Bette (n. 12 St.)
Wackeln der Zähne.
Wackeln eines guten Zahns, welcher nur, wenn man daran stöfst, schmerzt.
Ausfallen vorher fast nie wackelnder, guter Zähne.
Ziehend reifsender Schmerz in den Kinnladen.

220. Ziehender Schmerz in den Halsmuskeln.
Weifse Zunge (n. 20 St.)
Die Sprache fällt ihm schwer.
Sie ist unvermögend, laut zu sprechen.
Trockenheit vorne im Munde, vorzüglich auf der Zungenspitze.

225. Trockenheit früh im Munde, ohne Durst, als wenn man den Abend vorher geistige Getränke zu sich genommen hätte.
Dürre im Munde Nachmitternacht, als wenn die Zunge am Gaumen klebte, ohne Durst, und dennoch viel Speichel-Versammlung im Rachen (n. 5 St.)
Jücken auf der linken Seite der Zungenwurzel [*We.*]
Schmerzhafte Blüthchen am vordern Gaumen, hinter den obern Schneidezähnen (n. 40 St.)
Schmerzhafte Bläschen an der Zunge (n. 6 St.)

230. Stechen in der Zungenspitze, nach dem Niederlegen, beim Einschlafen zum Mittags-Schlafe (n. 2 St.)
Mund und Rachen sind früh mit Schleim umzogen und in den Augenwinkeln ist gelber Schleim, Augenbutter (n. 16 St.)

Schmerz, wie rauh und wund im Halse, am Gaumen.

Schleimig und wie roh und wund ist der innere Mund, das Zahnfleisch, die Zunge und der Gaumen, wie von einer Schärfe.

Geschwulst der Gaumendecke mit einem drückenden Schmerze, auch aufser dem Schlingen und einer beifsenden Empfindung hinter der Gaumendecke (n. 32 St.)

235. Geschwulst der Gaumendecke und des Zäpfchens, wie von anhängendem Schleime, vorzüglich beim Schlingen bemerkbar (n. 8 St.)

Halsweh wie von einer Geschwulst am Gaumen, während des Trinkens jedoch nicht fühlbar.

Halsweh; ein Drücken im Halse blofs beim Niederschlingen des Speichels, nicht der Speisen bemerkbar.

Halsweh; früh schon im Bette, Empfindung einer Geschwulst im Schlunde, mehr während, als aufser dem Schlingen.

Einzelne Stiche auf der Seite im Halse, aufser dem Schlingen, vorzüglich beim Bücken und Treppen-Steigen bemerkbar (n. 1,24 St.)

240. Jückendes Stechen im Schlunde nach den Ohren hin beim Schlingen und beim Bewegen der Kinnbacken.

Stechen im obern Theile des Halses, Nachmittags (n. 7 St.)

Stechen im Zäpfchen und in den Unterkieferdrüsen beim Schlingen, mit Schauder am Tage, Schweifse in der Nacht und Kopfweh.

Drückend stechendes Halsweh, als wenn ein Pflock darin stäcke, mehr aufser dem Schlingen, als beim Schlingen selbst bemerkbar.

Halsweh; wunde Rauhheit im Rachen blofs beim Einziehen kalter Luft und beim Schlingen bemerkbar.

245. Halsschmerz wie roh beim Schlingen (ohne Stechen).

Brennen im Rachen, wie vom Soode.

Es (kocht) wallt herauf und brennt bis zum Halse heraus.

Brennen im Halse die Nacht; sie muſs sich setzen; wenn sie sich legt, ist's schlimmer.

Brennen in der Speiseröhre bis zum Munde.

250. Soodbrennen.
Kratzig im Halse und an der Mündung des Kehlkopfs, wie nach ranzigem Soodbrennen (n. 8 St.)

Ranziges Soodbrennen, wie nach Ueberladung mit ranzigem Fette (n. 6 St.)

Scharriges, kratziges Wesen in der Kehle, wie nach dem Soodbrennen zurückbleibt.

Scharrig und kratzig im Rachen, als wenn die Haut mit einem scharfen Werkzeuge abgekratzt wäre, beim Schlingen unbemerkbar.

255. Häufiger Zusammenfluſs des Speichels im Munde (die ersten 12 St.)

Häufiger Ausfluſs wässerigen Speichels aus dem Munde (Würmerbeseigen).

Beim Bücken, Ausfluſs häufigen Wassers aus dem Munde, ohne Uebelkeit.

Ausfluſs des Speichels aus dem Munde, während des Schlafs (n. 20 St.)

Blutiger Speichel.

260. Ausspucken schwärzlichten, fast geronnenen Blutes zuerst früh um 2 Uhr, dann Nachmittags um 2 Uhr mit einem besondern Geschmacke im Munde und einem Blut-Geruche in der Nase, zugleich beim Schneuzen immer etwas weniges Blut.

Es schmeckt ihr sauer im Munde und riecht ihr sauer aus demselben.

Saurer Geschmack im Munde.

Früh vorzüglich, saurer Geschmack im Munde.

Speisen und Getränke hinterlassen einen sauern Geschmack im Munde.

265. Gleich nach Hinterschlingen der Speisen, die ihm gehörig schmecken, tritt saurer Geschmack in den Mund.

Brod und Semmel haben ihr einen sauern Geschmack, die übrigen Speisen aber nicht.

Nach Milch-Trinken, säuerlicher Geschmack im Munde.

Milch-Trinken scheint ihm Säure zu machen (n. 15 St.)
(Früh schmeckt es ihm salzig im Munde.)
270. Räuspern (Raksen) eines salzigen Schleims aus dem Rachen.
Garstiger Geschmack im Munde.
Unangenehmer Geschmack und Geruch im Munde und in der Nase, fast schwefelartig.
(Er bemerkt einen süfslicht widrigen Geschmack und um sich herum einen süfslicht widrigen Geruch.)
Schlechter, aus kräuterartigem und metallischem zusammengesetzter, schleimiger Geschmack im Munde, bei Mifsvergnügtheit und Schlaffheit, früh.
275. Ekeliger, kräuteriger Geschmack im Halse, fast wie von Möhrenkraut (n. 1 St.)
Bier hat ihr einen krautartigen Geschmack.
Geschmack im Munde, wie von verdorbenem Magen.
Geschmack der Milch früh widrig, wie verdorben.
Er wacht früh mit ganz trockenem Rachen auf und fühlt nach dem Aufstehen, wie übel es ihm aus dem Halse riecht.
280. Nach dem Aufstofsen scheint ihm ein übler Dunst aus dem Munde anzuriechen.
Beim Kotzen ein fauliger Geshmack tief im Halse (n. 2 St.)
Fauliger Geschmack im Munde.
Früh, vor dem Essen, fauler Geschmack im Munde, welcher nach dem Essen vergeht.
Fauliger Geschmack früh im Munde, wie von hohlen Zähnen.
285. **Früh, faulig im Munde, doch schmecken Speisen und Getränke richtig.**
Beim Auswerfen des Brust-Schleims empfindet er einen bittern Geschmack tief im Halse.
Früh, bitterer Geschmack im Munde; doch schmecken die Speisen und Getränke richtig.
Bittrer Geschmack im Munde, nicht der Speisen.
Beim Ausspucken des Speichels fühlt er einen bittern Geschmack.

290. Brod hat ihm einen räuchrigen Geschmack.
Vom Essen schmeckt er wenig oder nichts; die Speisen deuchten ihm gar keinen Geschmack zu haben.
Milch hat ihr keinen Geschmack, früh.
Fleisch hat ihm keinen Geschmack.
Anhaltende Appetitlosigkeit [*Hartmann*, Diss. Spicileg. ad nucis vom. usum. Traj. ad Viadr. 1785. S. 20.]

295. Kaffee hat ihm keinen Geschmack (n. 3 St.)
Verringerter Appetit.
Widerwillen gegen Nahrungsmittel (sogleich).
Gesäuertes (schwarzes) Brod ist ihm zuwider.
Widerwillen vorzüglich gegen Brod.

300. Widerwillen gegen Roggenbrod; davon läuft ihm Wasser im Munde zusammen.
Er ißt ohne Appetit.
Speisen stinken ihm an.
Speisen und Getränke riechen ihm ekel an.
Durch (halbstündiges) Gehen verliert sich die Eßlust.

305. Widerwillen vor gewöhnlichen Speisen und Getränken, und vor dem gewohnten Tabakrauchen und Kaffee.
Nachmittägiger und abendlicher Durst.
(Durst nach Milch.)
Er hat Durst, und doch widerstehen ihm Wasser und Bier.
Vom Tabakrauchen wird ihm übel und brecherlich (n. 3, 8 St.)

310. Verlangen auf Tabak (in den ersten St.)
Großer Hunger, auch früh (n. 15 St.)
Hunger und dennoch Abneigung gegen Speisen.
Eine Stunde vor dem Mittagmahle, unangenehmes Gefühl im Magen und Unterleibe, wie von Leerheit mit Hunger verbunden.
Periodischer Heißhunger Nachmittags, vorzüglich nach Weißbier-Trinken; auf einen kleinen Schluck davon wird er hungrig und übergeht er den Hunger, ohne zu essen, so ist's ihm, als wenn er ganz satt und voll wäre.

315. Hunger; aber wenn er auch noch so wenig ifst, gleich Uebersättigung und satt bis oben heran (n. 3 St.)
Nach dem Essen, ein Uebelbefinden, als wenn er krank wäre und der Krankheit ungeachtet sich mit Speisen überladen hätte.
Nach dem Essen, Magendrücken und der metallische und kräuterartige Geschmack kömmt wieder.
Nach dem Essen, misvergnügt und ganz traurig.
Nach dem Essen, ganz hypochondrisch und das Geringste griff ihn an.
320. Nach dem Mittagmahle, Frost und Kälte.
Nach dem Mittag- und nach dem Abendessen, Frost.
Nach dem Mittagessen, viel Hitze, vorzüglich im Gesichte, die aus dem Unterleibe herauf zu steigen schien; er schwitzte am meisten über den ganzen Rücken.
Nach dem Essen Backen-Hitze und Röthe, mit eingenommenem Kopfe.
Nach Tische, äufsere Hitze in den Backen, mit stärkerm Hitz-Gefühle, wie Brennen, im Innern der Backen, bei sehr erweiterungsfähigen Pupillen, Lichtscheue und Frost an den Armen mit Gänsehaut (n. 8 St.)
325. Nach dem Mittagessen, grofse Trockenheit hinten im Halse.
Während des Mittagessens, Hitze im Kopfe.
Beim Mittagessen eine Art Ohnmacht, dabei Uebelkeit und fliegende Hitze, welches alles im Liegen verging.
Beim Essen schwitzt er an der Stirne und auf dem Haarkopfe (n. 2 St.)
Nach dem Mittagessen ward es ihm plötzlich weichlich und ekelhaft; darauf Schwindel und Anwandlungen zur Ohnmacht; später viel Aufstofsen ohne Geschmack und Geruch (n. 13 Tagen.)
330. Nach Essen und Trinken erfolgendes Aufstofsen.
Häufiges Aufstofsen.
Schmerzhaftes Aufstofsen.
Es ist ihr oft, als wenn es ihr aufstofsen wollte und doch geht es nicht; es ist ihr dann, als wenn die Speiseröhre wie durch Krampf zusammengezogen wäre.

Nach dem Essen schwulkt eine wässerige Feuchtigkeit herauf in den Mund.
335. Nüchtern, bittres Aufstofsen.
Aufstofsen (Aufschwulken) einer bittern und sauern Feuchtigkeit (n.6 St.)
Aufstofsen einer bittersauern Feuchtigkeit, Nachts (n. 12 St.)
Nach dem Früh-Spaziergange, saures Aufstofsen, bis auf die Zunge vor.
Nach dem Essen (drei Stunden darauf), Aufstofsen sauern Geschmacks und Geruchs, mit Gähnen (n. 8 St.)
340. Oefterer Schlucksen, ohne Veranlassung.
Schlucksen vor dem Mittagmahle (n. 24 St.)
Durst ohne Körper-Hitze und dennoch beschweren die Getränke den Magen (n..6 St.)
Durst und die Getränke schmecken gut, aber bald auf ihren Genufs erfolgt brecherliche Uebelkeit, Abends (n. 12 St.)
Uebelkeit [*Matthiolus*, Comment. in Diosc. libr. IV. Cap. 23.].
345. Uebelkeit bekömmt sie, wenn sie essen will.
Uebelkeit eine Stunde vor dem Mittagmahle (n. 16 St.)
Schon früh Uebelkeit.
Früh, Weichlichkeit um's Herz, mit Uebelkeit und Speichelflusse; Nachmittag, Schauder.
Früh Uebelkeit, welche hie und da durch den Körper zog, als wenn alles aufrührig wäre (n. 12 St.)
350. Nach Tische, weichlich, ängstlich, übel und weh und so krank, wie nach starken Purganzen; es stieg ihr in die Höhe von der Herzgrube auf.
Nach dem Essen, Ekel gegen das eben Genossene, vorzüglich wenn man aufbleibt und sich nicht niederlegt.
Uebelkeit nach dem Mittagmahle (n. 40 St.)
Uebelkeit Nachmittags (um 5 Uhr) (n. 20 St.)
Nachmittag, Uebelkeit in der Herzgrube, doch nicht zum Erbrechen (n. 3 Tag.)
355. Nach dem Essen brecherliche Weichlichkeit (Wabblichkeit).
Brecherlichkeit [*Frid. Hoffmann*, Med. rat. Lyst. II. S. 175.]

Nach Herzklopfen, Brecherlichkeit bei reiner Zunge [*Thomas a Thuessink*, Waarnemingen XXXIII.]

Gleich nach dem Essen, Brecherlichkeit.

Nach dem Mittagessen und Trinken, Uebelkeit, dann Durst und nach Trinken, aufgetriebner Unterleib, wie Geschwulst.

360. Nach dem Mittagmahle, Brecherlichkeit, eine Stunde lang (n. 3 St.)

Beim Rachsen (Ausräuspern des Rachenschleims) hebt's wie zum Erbrechen (n. 4 St.)

Erbrechen [*Strandberg*, in *Kiernander's* Med. lac. S. 269.]

Erbrechen mehrmals (n. 1 St.) [*F. H-n.*]

Starkes Erbrechen [*Matthiolus*, a. a. O.]

365. Erbrechen sauern Schleims, Vormittag (n. 20 St.)

Erbrechen sauer riechenden und sauer schmeckenden Schleims gegen Abend, mit Kopfweh wie Reifsen (?) rings um den untern Theil des Hirnschädels herum (n. 9 St.)

Blut-Erbrechen.

Blut-Erbrechen, oder Blut-Aufschwulken aus dem Magen (n. 1 St.)

Drückend krampfhafter Schmerz vom Schlunde nach der Herzgrube hin, früh.

370. Scharrige Empfindung in der Herzgrube.

Es drückt anhaltend auf dem Herzen (in der Gegend der Herzgrube).

Magen-Gegend beim äufsern Drucke sehr empfindlich; er durfte die Hand nicht auf dem Magen liegen lassen, sonst entstand Uebelkeit.

Gegen Abend übles Gefühl in der Herzgrube, wie Uebelkeit.

Anhaltender Magenschmerz [*Veckoskrift*, a. a. O.]

375. Heftige Magen-Beschwerden [*Strandberg*, a. a. O.]

Druck im Magen, wie von einem Steine.

Nach wenigem Essen, Drücken im Magen (früh).

Gleich auf's Essen, drückender Schmerz in der Magen-Gegend, wie vom allzu satt Essen (n. 5 St.)

Nach dem Essen, Drücken in der Herzgrube und dem Unterleibe, mit Auftreibung.

380. Herz-(Grube-) Drücken.

Nach dem Trinken, sogleich ein, Engbrüstigkeit erzeugendes Drücken in der Herzgrube, mit Auftreibung des Unterleibes (n. 2 St.)

Druck einige Zoll unter der Herzgrube, welches Aufstofsen erzeugt.

Ein Drücken unter der Herzgrube, vorzüglich nach Gehen in freier Luft, welches im Sitzen unter einer Viertelstunde nicht nachläfst.

Langwieriges Magenweh und Schmerz in der Oberbauch-Gegend [*Bergius*, a. a. O.]

385. Früh Pressen in der Herzgrube, dann Schneiden im Unterleibe mit anhaltender Uebelkeit (n. 24 St.)

Früh, Drücken wie von einem Steine im Oberbauche (epigastrium), was durch Gehen sich vermehrt, im Sitzen sich mindert (n. 14 St.)

Spannung im Magen.

Spannen über dem Magen.

Ziehend spannender Schmerz im Unterleibe.

390. Spannen über den Magen herüber (epigastrium) Nachmittags (in der dritten Stunde), dann Schmerz im Unterleibe, als wenn alles roh und wund darin wäre.

Krämpfe des Unterleibes [*Strandberg*, a. a. O.]

Im Gehen, bei jedem Tritte, Schmerz im Unterleibe, als wenn alles wund darin wäre.

Schmerz im Oberbauche, als wenn die Kleider zu fest anlägen und beengten.

Zusammenziehender, klemmender Magenschmerz.

395. In der Seite des Unterleibes ein klemmend drükkender Schmerz.

Nach klemmend drückendem Leibweh und gährendem Quarren im Unterbauche, wässeriger Durchfall, ganz früh (n. 24 St.)

Zusammenziehender Schmerz in den Hypochondern (n. 6, 12 St.)

Zusammenziehender Schmerz im Unterleibe.

Nach wenigem Essen und schon beim Anfange des Essens, Vollheit im Oberbauche.

400. In der Seite des Unterleibes, unter den kurzen Ribben, Gefühl von einer innern Geschwulst.

Auftreibung der Herzgrube, die bei Berührung schmerzhaft ist.

Gefühl, als wenn sich in der Magen-Gegend etwas umwendete.

Glucksen in der Seite des Bauchs mit Aengstlichkeit.

Klopfen in der Magen-Gegend.

405. Nach dem Abendessen Gefühl wie von Klopfen in der Magen-Gegend, durch Anfühlen am meisten bemerkbar (n. 24 St.)

Klopfender Schmerz in und unter der Leber-Gegend, als wenn da ein Geschwür entstehen wollte.

Gelbsucht, mit Abscheu vor dem Essen und kurzen Ohnmacht-Anfällen; darauf schwach und krank.

Feinstechender Schmerz in der Leber-Gegend (n. einigen Stund.)

Die Leber-Gegend überlaufender Frost, eine kriechende Empfindung.

410. Krampfhafter Schmerz in der linken Seite des Unterleibes, mit einer Weichlichkeit verbunden, die vorzüglich in der Herzgrube fühlbar ist.

Wechselweises Greifen und Raffen (bald Einkrallen, bald Nachlassen) in der Oberbauchs-Gegend.

Greifen, Butteln, Graben im Unterleibe.

Wenn er etwas ißt, so greift's und kneipt's im Unterleibe um den Nabel.

Gefühl, als wenn etwas, von den Gliedmafsen herabgezogen, sich in der Nabel-Gegend zusammenwickelte, wie ein Walken und Kneten.

415. Magenkrampf, Magenraffen nach Mitternacht, gegen Morgen zu, wie von einer Purganz, in ein Brennen in der Herzgrube übergehend.

Brennen am Magenmunde.

Gefühl von Brennen in der Herzgrube, von unten herauf kommend.

Vorzüglich Nachts, eine Art kältendes Brennen (wie von Salpeter auf der Zunge) von der Herzgrube bis in den Schlund herauf.

Bald nach dem Abendessen, ein brennender Schmerz in der Herzgrube und weiter abwärts, mit Aengstlichkeit.

Krähenaugen.

420. Gefühl, von erhöheter Wärme im Unterleibe, früh.
Empfindung einer, nicht unangenehmen Wärme im Unterleibe und als wenn sich etwas darin loswickelte und in Bewegung wäre.
Wallung im Unterleibe von unten herauf, ohne bemerkbare Hitze.
(Grofse Stiche in der Herzgrube Abends und selbst nach dem Niederlegen einige Zeit lang.)
Kurz vor dem Mittagmahle, Schmerz in der Herzgrube, wie zerschlagen, welcher durch Essen vergeht.

425. Früh, im Bette, Schmerz als wenn die Gedärme zerschlagen wären, auch in den Lenden, mit einer Art von Uebelkeit.
Reifsender Schmerz im Magen.
Blähungs-Kolik im Oberbauche, Abends nach dem Niederlegen (n. 5, 10, 13 St.)
Blähungen steigen im Unterleibe in die Höhe und stemmen sich unter den kurzen Ribben (n. 20 St.)
Schmerz im Unterleibe, wie von eingeengten, versperrten Blähungen (verschlagene Winde).

430. Tief im Unterbauche, Schmerz wie von eingesperrten Blähungen, mit Kreutzschmerzen, früh.
Blähungs-Kolik nach dem Stuhlgange, als wenn die Gedärme hie und da von Steinen hart gedrückt würden (n. 4 St.)
Im Unterleibe, drückende Aufblähung.
Im Unterbauche, ein Drücken, wie Aufspannung, wenn er Athem holt, beim Reden und beim äussern Befühlen.
Nach dem Essen, Blähungs-Auftreibung im Unterleibe (n. 12 St.)

435. Nach dem Trinken, sogleich Blähungs-Auftreibung.
Alles, was er geniefst, scheint zu Blähungen zu werden, welche in die Höhe steigen und Aengstlichkeit verursachen.
Hie und da im Unterleibe, ängstlich drückende Blähungen [*Fg.*]

Die Blähungen scheinen in die Brust heraufzusteigen, sie zu beengen und hie und da ein stechendes Drücken zu verursachen (sogleich).

Ganz in der Frühe geht es im Leibe herum (n. 18 St.)

440. Im Unterleibe, ein Quaken, wie Frösche.

Früh im Bette, unter Knurren (Mauen) und Kollern im Unterleibe, krampfhafte und kneipende Blähungs-Kolik, mit Hitze in den Handtellern und Fufssohlen (n. 20 St.)

Lautes Kollern und Knurren im Unterleibe, früh.

Knurren im Bauche, Nachmittags.

Lautes Kollern im Unterleibe, mit innern Bewegungen, als wenn Stuhlgang erfolgen sollte; dabei wird sie matt und mufs sich niederlegen.

445. Gefühl wie von einer Last im Unterleibe.

Gefühl, als wenn alles im Unterleibe herabfallen sollte, welches ihn nöthigt, sachte zu gehen.

Gefühl im Unterleibe, beim Gehen, als wenn die Eingeweide schwapperten.

Bauchweh mit Empfindung von Trockenheit auf den Lippen und Gesicht-Hitze.

Schmerz wie Nadelstiche im Unterleibe (n. 4, 6 St.)

450. Stechen in der linken Unterleib-Seite beim Tiefathmen.

Stiche in der Seite des Unterleibes bei Bewegung.

Starke Stiche in der Nabel-Gegend (n. ¼ St.)

Stechen in der rechten Bauch-Seite, was den Odem benimmt und durch Hineindrücken mit der Hand nachläfst, Vormittags.

Tief im Unterbauche, eine Art Blähungs-Kolik; scharfe Drucke, wie mit einem schneidenden oder stechenden Werkzeuge auf die Blase, den Blasenhals, den Anfang der Harnröhre, das Mittelfleisch, den Mastdarm und After, als wenn an allen diesen Theilen schneidende Blähungen herausdringen wollten; unerträglich bei jedem Tritte (er mufs ganz krumm gehen, so zieht's ihn zusammen) und schnell vergehend in der Ruhe, beim Sitzen und Liegen.

455. **Schneidendes Bauchweh mit Brecherlichkeit.**

Anhaltendes, schneidendes Leibweh im Unterbauche, nach dem Oberbauche aufsteigend, wo es zu einem Greifen wird.

Schneidendes Leibweh im Unterbauche, mit Brecherlichkeit, süfslich widrigem Geschmacke im Munde, Mattigkeit und grofser Schläfrigkeit des Morgens, nach 24 Stunden wiederkehrend (n. ½, 24 St.)

Brennendes Schneiden, mehr im Oberbauche und öfterer bei Bewegung.

Mehr schneidendes als kneipendes Bauchweh, was Uebelkeit erregt.

460. **Leibweh, in freier Luft, wie von Verkältung.**

Leibweh, als wenn ein Verkältungs-Durchfall entstehen sollte (n. 5 St.)

Kneipen im Unterleibe (n. 1 St.)

Unerträgliche Leibschmerzen (n. 1 St.) [*Consbruch*, a. a. O.]

Nach Kaffee-Trinken, Bauchkneipen, wie von Würmern, welches durch Rückwärtsbiegen des Rumpfs vergeht, durch Bücken aber sich erneuert (n. 1 St.)

465. Kneipendes Ziehen, etliche Male, in der Seite des Unterleibes, vom Bauchringe an, aufwärts (n. ¼ St.)

Kneipend reifsender Schmerz im Unterleibe, nach der Brust zu (n. 1 St.)

Ziehender Leibschmerz aus der linken Seite über den Nabel.

Ziehend reifsender Leibschmerz.

Ziehend reifsender Leibschmerz, welcher aus beiden Seiten her über dem Schoofsbeine zusammenkömmt.

470. Reifsender Leibschmerz, Nachmittag (nach 4 Uhr) (n. 1 St.)

Ein Drängen nach den Geburtstheilen zu, im Unterbauche.

Beim Gehen in freier Luft, ein Zusammenziehen im Unterbauche und ein Drängen nach den Geburtstheilen zu.

Zusammenziehender Krampf im Unterleibe und der Bärmutter, wie ein Greifen und Graben (mit stärkerm Mutterblutflusse in geronnenen Stükken).

Schwäche-Empfindung im Bauchringe, als wenn ein Bruch entstehen wollte (n. 20 St.)

475. Schmerz im Bauchringe, früh im Bette, als wenn ein Bruch sich einklemmte.

Anwandlung und Ansatz zu einem Leistenbruche (n. 5, 7, 8 St.)

In der Gegend des Schoofsbeines, ein drückender Schmerz.

Zucken und Fippern in den Bauchmuskeln, unter der Haut.

Wie ein Laufen in den rechten Bauchmuskeln; beim Anfühlen ist die Stelle taub, boll und deuchtet wie geschwollen.

480. Schmerz wie von Zerschlagenheit an der Seite des Unterleibes und der Lenden bei Berührung.

Die Bauchmuskeln schmerzen wie zerschlagen, nur bei Berührung und Bewegung des Körpers.

Schmerz der Bauchmuskeln wie von Zerschlagenheit, besonders bei Bewegung schmerzhaft.

Der Unterleib ist bei Berührung schmerzhaft.

Nach starkem Gehen entsteht auf einer kleinen Stelle am Unterleibe ein Schmerz bei Berührung oder beim Anliegen der Kleider; daselbst wird auch ein feiner Nadelstich-Schmerz empfunden.

485. Durchfall, besonders früh und gleich nach dem (Mittag-) Essen, von dunkler Farbe.

Durchfall [*Strandberg*, a. a. O.]

Stuhlgang in weifsem Schleime eingehüllt.

Kleine, durchlaufartige Stuhlgänge des Morgens, welche den After anfressen.

Bauchflufs stinkenden Unraths [*Wiel*, a. a. O.]

490. Grünschleimige dünne Stuhlabgänge (n. 24 St.) *)

---

*) Anmerk. Anhaltend reichliche, durchfällige Stuhlgänge — was man eigentlich Durchfall zu nennen pflegt — zu erregen, ist, soviel ich beobachtet habe, nie von den Krähenaugen in der Erstwirkung zu erwarten, und was hier als Durchfall unter ihren Symptomen vorkömmt, sind theils mit Stuhlgang und Drängen begleitete, sehr kleine, meist aus Schleim bestehende Abgänge, theils, wenn es eine reichliche, dünne Koth-Ausleerung war, so war es Nachwirkung oder Erfolg bei einem Kranken, der vorher an Hartleibigkeit und Leibverstopfung mit vergeblichem Drängen zum Stuhle litt.

Krähenaugen.

Nach Stuhlgange, beifsender und Wundheits-Schmerz im After, Abends (n. 10 St.)
Einige Stunden nach dem Stuhlgange, ein brennend schründender Schmerz und als wenn in eine Wunde geschnitten würde, am After, wie von Hämorrhoiden.
Schwierig und mit Brennen abgehender Stuhlgang.
Brennender Schmerz äufserlich am After, gleich nach dem Stuhlgange (n. 20 St.)

495. Nach Leibweh, Ausleerung dunkelfarbigen Schleims, welcher ein beifsendes Brennen im After verursacht (n. 8 St.)
Kleine, öftere Stuhlgänge.
Stuhlgang aus erst weichem und dünnem, dann hartem Kothe bestehend (n. 20 St.)
Vormittags, unter Blähungabgang, unwillkürlicher Abgang dünnflüssigen Stuhls, worauf harter Koth erfolgt.
Aus hartem und weichem Kothe bestehende Stuhlgänge, mit abgehenden Blähungen untermischt, des Morgens und nach dem Essen (und Trinken).

500. Abgang harten, dickgeformten Kothes (n. 24 St.)
Leibverstopfung.
Leibverstopfung und zugleich Andrang des Blutes nach dem Kopfe.
Leibverstopfung wie von Verschnürung und Zusammenziehung der Gedärme.
Leibverstopfung wie von Unthätigkeit der Gedärme.

505. Aengstlicher Trieb zu Stuhle (n. 6 St.)
Vergebliches Drängen zum Stuhle.
Nach gehöriger Leibesöffnung, öfteres vergebliches Drängen zum Stuhle.
Drückender Schmerz im Unterbauche, vorzüglich nach dem After zu.
Sie wird täglich drei, viermal zum Stuhle genöthigt, mit einigem Kneipen; oft geht sie vergeblich und wenn etwas abgeht, so ist es weich.

510. Wenn er Stuhlgang hat, ist es ihm, als wenn noch Koth zurückbliebe und er nicht genug davon loswerden könnte, mit einer Empfindung von Zusammenschnürung des Mastdarms, nicht des Afters.

Täglich Stuhl, doch immer mit einer kolikartigen Empfindung im Bauche und wenn der Stuhl erfolgt ist, deuchtet es ihr immer, als sei dessen nicht genug abgegangen und als sei die Ausleerung nur unvollständig.

Pressen im Mastdarme vor dem Stuhlgange.

Wenn sie zu Stuhle geht, so geht das Pressen mehr auf die Bärmutter, (gleich als wenn das Kind abgehen sollte,) weniger auf den Mastdarm.

Wenn sie zu Stuhle gehen will, ein Greifen in der Oberbauch - Gegend.

515. Sehr harter, trockner Stuhl und einige Zeit hernach ein stechender Schmerz im Mastdarme, wie von Hämorrhoiden (n. 14 St.)

Blinde Goldader (Hämorrhoiden) (n. 6 St.)

Stechen im Mastdarme beim Abgange des Stuhls.

Kurz dauernde Anregungen zur Goldader (n. 8 St.)

Mit Kothausleerung abgehendes Blut.

520. Mit zähem Schleime und Blutstriemen vermischter, weißlicher Koth (n. 1, 2 St.)

Stuhlgang mit Blut überzogen und etwas Schleimiges dabei.

Unter Gefühl von Verengerung und Zusammengezogenheit des Mastdarms, während des Stuhlganges, Abgang von hellem Blute mit dem Kothe (n. 48 St.)

Blutfluß aus dem After.

Nach der Mahlzeit und nach Kopf - Anstrengung und Nachdenken, reifsend stechender und zusammenschnürender Schmerz wie von schlimmen, blinden Hämorrhoiden, im Mastdarme und After (n. 38 St.)

525. Brennen und Stechen im Mastdarme, mit Blutknoten am After (n. 2 St.)

Scharfdrückender Schmerz im Mastdarme nach dem Stuhlgange und nach der Mahlzeit, vorzüglich bei Kopf - Anstrengung und Studiren.

Scharfdrückender Schmerz im Mastdarme, vor dem Stuhlgange, früh (n. 16 St.)

Schmerz im Mastdarme, wie von Hartleibigkeit, Abends nach dem Essen, welcher durch abgehende Blähungen von Zeit zu Zeit gemildert wird (n. 4 St.)

Krähenaugen.

Drückender Schmerz im Innern des Afters und im Mastdarme, Abends (n. 11 St.)

530. Heftiger, drückender, Odem versetzender Schmerz tief im Mastdarme, um Mitternacht (n. 16 St.)
Früh, nach dem Aufstehen, schmerzhafte Zusammenziehung im Mastdarme und After (n. 10 St.)
Zusammenziehende Empfindung im Mastdarme, zuweilen so, als wenn es zum Stuhle nöthigte.
Zusammengezogenheit und Verengerung des Mastdarms, die den Abgang des Stuhles hindert.
Ein Zucken im After aufser dem Stuhlgange.

535. Im After Jücken und heifser Stuhlgang.
Ein wollüstiges, unerträgliches Jücken im Mastdarme bis zum After (n. 3 St.)
Kriebeln und kitzelndes Jücken im Mastdarme und After wie von Madenwürmern.
Jücken im Mastdarme, wie von Madenwürmern [We.]
Kriebeln im After des Nachts, wie von Madenwürmern.

540. Es gehen durch den After Madenwürmer ab.
Am Rande des Afters, Jücken, welches in Schründen und Wundheits-Schmerz übergeht, wie von blinder Goldader (n. ½ St.)
Jücken des Afters mit Wundheits-Schmerz verbunden, wie bei Hämorrhoiden, im Gehen des Abends (n. 30 St.)
Im Mittelfleische, Jücken, nach dem Mittag-Schlafe (n. 16 St.)
Im Mittelfleische, drückender Schmerz, nach dem Mittagessen (n. 2 St.)

545. (Nach dem Mittagmahle, stechender Schmerz in der Harnblase, aufser dem Harnen, welcher durch abgehende Blähungen sich mindert) (n. 80 St.)
Drängen zum Harnlassen.
Harndrang Nachmittags.
Schmerzhaftes, vergebliches Harndrängen.
Schmerzhafter Abgang eines dicken Harns [*Wiel*. a. a. O.]

550. (Mehr Harnabgang, als er Getränk zu sich genommen.) *)
Wässeriger Harn (n. 3 St.)
Es geht blasser Urin ab, worauf zuletzt Abgang einer dicken, weifslichen Materie, wie Eiter, erfolgt, mit stark brennendem Schmerze (n. 16 St.)
Beim Uriniren geht mit dem Harne sehr zäher Schleim aus der Blase ab, ohne Schmerz (n. 9, 12 Tag.)
Vor dem Harnen, Schmerz im Blasenhalse.
555. Nach dem Harnen, Pressen im Blasenhalse.
Während des Harnens, ein brennender und reifsender Schmerz im Blasenhalse.
Während des Harnens, ein Brennen in der Harnröhre (n. 10 St.)
Während des Harnens, ein brennender Schmerz im vordern Theile der Harnröhre.
Während des Harnens, ein brennender, aufser demselben aber ein reifsender Schmerz in der Harnröhre.
560. **Während des Harnens, ein Jücken in der Harnröhre.**
Aufser dem Harnen, ein drückender Schmerz in der Mündung der Harnröhre, mit Schauder (n. 4 St.)
Aufser dem Harnen, früh und beim Nachdenken, ein zusammenziehender Schmerz im Vordertheile der Harnröhre rückwärts.
Vor dem Harnen, ein brennender und fein stechender Schmerz in der Harnröhre, nach dem Mittagessen.
Jückender Stich vorne in der Harnröhre, welcher nach hinten ging [We.]
565 Gleich vorher, wenn er den Urin lassen will, ein feines Stechen oder Zucken in der Harnröhre.
Vor oder nach dem Harnen schmerzt die Mündung der Harnröhre, als wenn sie wund wäre.
Nach dem Harnen Schmerz an der Spitze der Eichel, wie Wundheit.
Jücken der Eichel (n. 2 St.)

---

*) Reichlicher Harnabgang ist bei dieser Arznei nur Heil-Nachwirkung nach einem beim Kranken vorher gegenwärtigen, entgegengesetzten Zustande.

Krähenaugen.

Jücken an der Eichel früh.
570. An der Eichel, ein Beifsen.
An der Eichel, ein beifsendes Jücken (n. 2 St.)
Fressendes Jücken an der Eichel, Abends und früh.
Am hintern Theile der Eichel, brennendes Jücken (n. 6 St.)
Stärkere Absonderung der Schmiere hinter der Eichelkrone.
575. Die Vorhaut zieht sich hinter die Eichel zurück (n. 4 St.)
Beifsendes Jücken an der innern Fläche der Vorhaut, vorzüglich gegen Abend (n. 1½ St.)
Wundheit am Rande der Vorhaut, vorzüglich gegen Abend (n. 1½ St.)
Wundheit in der Schaambuge.
(Drüsengeschwülste in der Schaambuge.)
580. Fressend jückender Ausschlag an der weiblichen Schaam.
Kneipender Schmerz wie mit einer Zange auf der rechten Seite des Hodensacks [*We.*]
Jücken am Hodensacke (n. 2 St.)
Hitze in den Hoden (n. 4 St.)
Stiche in den Hoden.
585. Zusammenschnürender Schmerz der Hoden (n. 2 St.)
Nächtlicher Samenergufs mit geilen Träumen (n. 48 St.)
Nächtliche Samenergüsse, worauf anhaltende Kälte der Füfse folgt, die durch Bewegung nicht vergeht (n. 6 St.)
Nächtlicher Samenergufs, ohne Steifigkeit der Ruthe; hintennach Erschlaffung der untern Theile (n. 36 St.)
Anhaltende Steifigkeit der Ruthe.
590. Steifigkeit der Ruthe nach dem (Mittag-)Schlafe.
Viele Morgen nach einander, Steifigkeit der Ruthe.
Begattungstrieb, aber unter der Begattung entsteht Impotenz und das Glied wird schlaff.
Auf geringe Anreitzung, verliebte Entzückung (n. 5 St.)
Auf geringe Anreitzung oder nur leichte Berührung des Frauenzimmers, entsteht Begattungs-Entzückung, vorzüglich früh im Bette (n. 8 St.)

595. Ein jückendes Brennen in der Gegend des Blasenhalses, früh im Bette, deuchtet wie Begattungstrieb (n. 19 St.)
Brennen in den weiblichen Schaamtheilen, mit heftigem Begattungstriebe (n. 15 St.)
Unwillkürlicher Reitz in den Geschlechtstheilen, und Drang zur Samenergiefsung, früh nach dem Aufstehen aus dem Bette.
Nach dem Beischlafe, gleich trockne Hitze des ganzen Körpers, welche das Aufdecken nicht leidet, und Trockenheit des Mundes ohne Durst (n. 5 St.)
Schleimabgang aus der Harnröhre.
600. Uebelriechender Schleimabgang aus den Geburtstheilen.
Unschmerzhafter Abgang gelben Schleims aus der Mutterscheide.
Innere Geschwulst der Mutterscheide, einem Vorfalle ähnlich, mit brennendem Schmerze, welcher die äufsere Berührung unleidlich macht.
Früh, im Bette, ein Drängen, wie zu den Geburtstheilen heraus.
Monatliches drei Tage vor dem Zeitpunkte (n. 48 St.)
605. Monatliches drei Tage zu früh, mit Unterleibskrämpfen (n. 72 St.)
Monatliches drei Tage zu früh, hielt weniger lange an und war weniger an Menge, als sonst.
Monatliches vier Tage vor der richtigen Zeit (n. 3 St.)
Monatliches vier Tage zu früh, und in geringerer Menge.
Das schon einen Tag lang vergangene Monatliche kömmt auf einige Stunden wieder (n. 3 St.)
610. Monatliches schon am vierzehnten Tage wieder.
Monatliches zum Vollmonde (n. 26 St.)
Bringt das Monatliche zum Vollmonde wieder.
Monatliches setzt sechs Wochen aus, um zum Vollmonde wieder zu erscheinen.
Beim Monatlichen, früh, Uebelkeit, mit Frost und Ohnmachtanfällen.
615. Nach eingetretener Monatzeit, Ohnmachten früh nach dem Aufstehen, mit vorgängigen krampfhaften Bewegungen im Unterleibe und nachgängiger

Mattigkeit und Frost beim Aufstehen vom Lager (n. 10 Tagen)
Während des Monatlichen, wird sie nach jedem Stuhlgange ganz schwach.
Beim Monatlichen, Hinfälligkeit (um 2 Uhr Nachmittags) und Kopfweh, als wenn die Augen aus dem Kopfe fallen sollten; sie konnte den Kopf nicht halten, fing an zu frieren bis zum Schütteln und eine Stunde darauf bekam sie eine innere, brennende Hitze mit trocknen Lippen.
Zur Zeit des Monatlichen, Kopfweh im Hinterhaupte, wie ein Geschwür im Gehirne und wie unterköthig und wenn sie sich legte, that es weit weher, als wenn sie aufstand.
Während des Monatlichen, ein auswärts drückender Schmerz in der Seite des Unterleibes (n. 10 St.)
620. Während des Monatlichen, nach dem Mittagschlafe, ein Reifsen im linken Arme und dem rechten Oberschenkel.
Während des Monatlichen, ein Kriebeln aufwärts im Schlunde, Abends nach dem Niederlegen.

Das Innere der Nasenlöcher ist schmerzhaft empfindlich.
Die Ränder der Nasenlöcher schmerzen ringsum wie wund und wie geschwürig, bei Bewegung der Nase, vorzüglich Abends.
Die vordern Winkel der Nasenlöcher schmerzen wie geschwürig und als wenn man in eine Wunde schneidet (n. 1, 10 St.)
625. Verstärkter Geruch (n. 132 St.) *)
Geruchs-Täuschung; es deuchtet ihr, als röche es wie fauler Käse um sie herum.
Geruchs-Täuschung; es riecht ihm schwefelartig in der Nase.
Geruchs-Täuschung; es riecht ihm Abends wie glimmende Lichtschnuppe in der Nase.
Blutiger Nasenschleim (n. 1. St.)
Anhaltendes Nasenbluten.

*) Blofs Heil-Nachwirkung auf einen vorherigen, entgegengesetzten Zustand.

630. Abgang geronnenen Blutes aus der Nase, früh.
Abgang einer scharfen Feuchtigkeit aus der Nase.
Abfluſs von Nasenschleim, ohne Schnupfen.
(Die innere Nase hat Luft, ist aber trocken.)
Häufiger Abfluſs von Schleim aus dem einen, wie von Stockschnupfen verstopften Nasenloche (n. 1 St.)

635. Häufiger Schleimabfluſs aus beiden, wie von Stockschnupfen verstopften Nasenlöchern (n. 20 St.)
Am Tage Flieſs-Schnupfen und die Nacht Stock-Schnupfen.
Früh Stock-Schnupfen, mit äuſserster Trockenheit des Mundes.
Früh, Flieſs-Schnupfen.
Heiſs im Kopfe wie von Schnupfen, mit einer rothen Backe und Schleimlaufen der Nase (n. 2, 3 St.)

640. Fortwährende Hitze in der Nase und oft Ansatz zum Schnupfen.
Wahrer Schnupfen, mit Scharren im Halse, Kriebeln und Kratzen in der Nase und Nieſsen (n. 1 St.)
Oefteres Nieſsen.
Nieſsen früh im Bette, nach dem Aufstehen aber plötzlicher Schnupfenfluſs.
Schnupfen früh und nach dem Mittagessen.

645. Jücken in der verstopften Nase, wie im Stockschnupfen.
Stinkender Odem durch die Nase.
Beim Bücken übelriechender Dunst aus dem Munde und Schwindel.
Früh, nach dem Aufstehen, riecht's ihm übel aus dem Munde, ohne daſs er es selbst merkt.
Uebelriechender Odem und Hauch aus dem Munde, ohne daſs er es selbst gewahr wird, früh, während die Zunge rein und der Geschmack unverdorben ist (n. einigen St.)

650. Uebelriechender Odem nach dem Mittagessen (n. 36 St.)
Sauer riechender Odem.
Schleim-Räuspern aus der Luftröhre ohne Husten.
Katarrh mit Kopfschmerz, Hitze im Gesichte, Frösteln und vielem Schleime im Halse.

Abends, vor Schlafengehen, trockner, schmerzhafter Katarrh im Luftröhrkopfe (n. 36 St.)

655. Es liegt ihm früh katarrhalisch auf der Brust, dafs er ohne Schmerz in der Luftröhre nichts loshusten kann (n. 14 St.)
Rauher Hals von Schnupfen.
Es liegt ihm auf der Brust; er kann nichts loshusten (n. 16 St.)
Ganz in der Frühe, trockner, schmerzhafter Katarrh im Kehlkopfe, mit erhöheter Wärme der Hände und Füfse, welche Anfangs das Entblöfsen, nach einer Stunde aber das Zudecken verlangen; hierauf allgemeine Ausdünstung (und Befreiung vom Katarrh) (n. 20 St.)
Früh, im Bette, liegt ihm Katarrh auf der Brust (wie ein Pelz); er ist heisch und rauh auf der Brust und an der Stelle der Luftröhre, wo der Husten den Schleim losreifst, thut es weh; durch's Aufstehen aus dem Bette wird's besser (n. 10 St.)

660. Früh, beim Aufstehen, fühlt er zähen Schleim festsitzen oben in der Luftröhre; es liegt ihm auf der Brust.
Scharrig auf der Brust, dafs er kotzen mufs.
Es ist, als wenn ihn Schleim oben in der Kehle beengte und klemmte, den er durch freiwilliges Husten kurz ausstofsen (auskotzen) mufs.
Ganz oben in der Luftröhre hängt Schleim, der ihm Husten erregt.
Kitzel in der Gegend der Gaumdecke, der zum trocknen Husten reitzt (n. 48 St.)

665. Rauhheit und scharriges Wesen in der Kehle, welches zum Husten reitzt.
Rauhigkeit im Halse, die zum Husten nöthigt.
Scharriger Husten.
Jücken im Kehlkopfe, welches zum Husten reitzt.
Ein jückender Kitzel in der Luftröhre, in der Mitte des Brustbeins, bringt Husten hervor (n. $\frac{3}{4}$ St.)

670. Husten bei Körperbewegung (n. 48 St.)
Unterm Ausathmen entsteht ein Kitzel in der Luftröhre, welcher Husten hervorbringt.
Unter Lesen und Nachdenken entsteht Husten.

Husten, welcher einen Tag um den andern mit Heftigkeit wiederkehrt.

Nach dem Essen, Husten.

675. Trockner Husten von Mitternacht an bis zu Tagesanbruch.

Heftige Anfälle trocknen Hustens, Abends nach dem Niederlegen und ganz in der Frühe (n. 12 St.)

Heftiger Husten, früh vor dem Aufstehen, mit Aushusten geronnenen Blutes und Wehthun der Brust. (n. 18 St.)

Husten die Nacht; es liegt ihm dabei auf der Brust.

Nacht-Husten.

680. Husten kömmt die Nacht und hindert am Schlafe.

Sie schlief wegen Husten nicht gut ein und wenn sie einzuschlafen glaubte, kam der Husten und störte sie bis Mitternacht; dann schlief sie ruhig fort.

Trockner, anhaltender, angreifender Husten um die Mitternacht, wenn sie auf dem Rücken liegt, welcher vergeht, wenn sie sich auf die Seite legt (n. 5 St.)

Husten, der sich in der freien Luft löset *).

Husten und Auswurf vermehren sich beim Spazieren in freier Luft und es folgt Mattigkeit darauf.

685. Husten mit süfslichtem Auswurfe.

Blofs während dem Husten so scharf im Halse, dafs es im Halsgrübchen schmerzt (n. 2 St.)

Ein wundartiges Stechen beim Husten.

Husten, welcher Kopfweh erregt, als wenn der Schädel zerspringen sollte.

Husten, welcher in der Oberbauchs-Gegend Zerschlagenheits-Schmerz erregt.

690. Husten, welcher Hitze erregt.

(Husten, welcher Knacken im Ohre zuwege bringt.)

Beengung des Odems und davon Kotzen (kürzer Husten).

Kurzäthmigkeit; sie kann nicht genug Luft einziehen, selbst im Liegen nicht; dabei schneller Puls.

---

*) Lösender Husten ist bei dieser Arznei blofs Heilwirkung.

Eine asthmatische, zusammenschnürende Verengerung quer durch die Brust
beim Gehen und Emporsteigen.

695. Beim Treppen-Steigen, eng auf der Brust, gleich
als hätte er allzu enge Kleidung an, nach dem
Sitzen gab es sich wieder.

Wenn die Kleider dicht unter den Ribben anliegen,
so kann er beim Gehen keinen Athem bekommen; werden sie etwas lockerer gemacht, so athmet er freier; legt er aber die Kleider ganz ab,
so wird der Athem wieder schwerer.

Der Bund der Kleider über die Hüften beengt immer, und scheint stets allzu fest anzuliegen.

Engbrüstigkeit Abends und früh.

Brust-Beklemmung [*Matthiolus*, a. a. O.]

700. Aengstlichkeit in der Brust [*We.*]

Brust-Beklemmung Abends.

Engbrüstigkeit und Angst steigen allmälig einige
Stunden lang, so daſs der Odem immer kürzer
wird und von Zeit zu Zeit Schweiſse über den
ganzen Körper ausbrechen.

Nachts, beim Erwachen aus fürchterlichen Träumen, Engbrüstigkeit, sie kann kaum Luft schö-
pfen, unter Ohrenbrausen, geschwindem Pulse
und Schweiſse.

Früh, im Bette, beim Liegen auf dem Rücken,
Engbrüstigkeit, nach dem Wenden auf die rechte
Seite aber, Kopfweh.

705. Eine etwas schmerzhafte Müdigkeit in der Brust,
welche bei Berührung nicht weh thut, durch Zurückbiegen des Rumpfes erleichtert (n. 48 St.)

Nach dem Mittagmahle, Engbrüstigkeit; er muſs
den Odem langsam tief holen; einige Stunden darauf, Kurzäthmigkeit (schneller Odem) (n. 26, 30 St.)

Bei sehr langsamem Odem, erweiterte Pupillen.

In der Nacht, im Bette, klemmt es auf der Brust;
sie ist wie zusammengezogen.

Gleich nach dem Mittagessen, Schmerz dicht unter
dem Nabel, als wenn ein Stein da läge, was ihm
fast den Athem versetzt, so daſs er nur schwierig athmen kann (n. 70, 90 St.)

710. Ein unangenehmes Gefühl in der Herzgrube zieht heran bis an die Kehle und würgt und verschliefst den Odem.

Der Athem ist, so lange sie aufbleibt, schwierig und beengt, beim Liegen im Bette aber ist er natürlich.

In freier Luft, ein Schmerz auf der Brust, als wenn sie von einer Last zusammengedrückt würde.

Ein quer über die Brust drückender Schmerz, welcher die Luft benimmt.

Ein quer über die Brust sich erstreckender Schmerz, mit kurzem Athem.

715. Nachts, ein Spannen und Drücken in den äufsern Theilen der Brust, wie von einer Last und als wenn die Seite gelähmt wäre.

Schmerz, als wenn ihm das Brustbein eingedrückt würde.

Ein Schmerz in der Gegend des Brustbeins, blofs am Tage, beim Athmen, als wenn die Brust zu kurz wäre.

Gleich nach dem Essen, ein drückender (und schneidender) Schmerz in der Brust.

Drückender Schmerz in der linken Brust, wenn sie ein Weilchen sitzt, gleich vergehend aber, wenn es ihr aufstöfst.

720. Ein zusammenschnürender Schmerz in der Brust.

Eine asthmatische Zusammenschnürung quer durch die Brust, beim Gehen und Steigen.

Ein kneipend ziehender Schmerz neben dem Brustbeine (n. ¼ St.)

Ein Ziehen unter der linken Brust mit Aengstlichkeit, eine Art Herzbeklemmung, die den Odem schwierig macht (n. 8 St.)

Ziehender Schmerz in der Brust.

725. Ziehender Schmerz in den Ribben.

Wie ein ziehendes und brennendes Reifsen in der linken Brust-Seite, früh (n. 86 St.)

Brennen auf der Brust, mit Aengstlichkeit (n. 20 St.)

Es ist ihm heifs in der Brust.

Eine warme Aufwallung in der Brust, welche Aengstlichkeit erzeugt.

730. Hitze in der Brust, welche bis in den Mund herauf steigt und Unruhe, Aengstlichkeit und Schlaflosigkeit zuwege bringt (n. 6 St.)
Eine warme Spannung auf der Brust.
Wärme in der Brust innerlich und äufserlich, mit feinen Stichen in den Brustmuskeln (n. 4 Tagen.)
Nachmittägiger Schmerz im Brustbeine, wie Nadelstiche.
(Zuckendes Stechen in der Brust.)
735. Stiche in den Brustmuskeln, die nicht durch's Athmen erregt werden (n. 3 St.)
Früh, eine Stunde nach dem Aufstehen, einige heftige Stiche in der Herzgegend (n. 7 Tagen.)
Etliche Stiche in der Gegend des Herzens.
Schmerzhafte Stöfse nach dem Herzen, nach der Reihe der Pulse.
Klopfen in der Brust.
740. Herzklopfen.
Beim Niederliegen nach dem Mittagessen, Herzklopfen.
Blutaufwallung mit Herzklopfen, ganz in der Frühe (n. 20 St.)
Oeftere, kleine Anfälle von Herzklopfen.
Früh, Klopfen in der Seite der Brust (n. 16, 80 St.)
745. Gefühl in der Brust, als wenn etwas herabfallen wollte (n. 6 St.)
Stechender Brustschmerz, welcher bei der Bewegung heftiger wird, mitten in der Brust [*We.*]
Blofs am Tage, ein Schmerz wie Zerschlagenheit vom Brustbeine bis zu den Schulterblättern, mit Stichen und Kurzathmigkeit in Ruhe und Bewegung.
Das ganze Brustbein schmerzt beim Befühlen, wie zerschlagen.
In der Seite der Brust unter der Achsel ein Schmerz, wie zerstofsen und zerschlagen, bei Berührung und Bewegung schlimmer als in der Ruhe.
750. An der Brust, unter der Achselhöhle, Schmerz bei Berührung; er darf den Arm nicht an die Brust drücken.
Einfacher Schmerz der rechten Brustwarze bei der Berührung.

Schmerzhafte Empfindlichkeit in den Brustwarzen (n. 1 St.)

Schmerz in beiden Brustwarzen, als wenn nach der Niederkunft die Milch in die Brüste einschiefsen will.

Frost überläuft die Brust, unter spannendem Schmerze.

755 Frostschauder über die Brüste (n. ⅓ St.)

Jückenartiges Stechen unter der Brustwarze.

(Unter nachmittägigem Froste, heftiges Stechen im Kreutze, welches dann in die Seiten geht und den Odem beengt.)

Beim seitwärts Drehen mit dem Oberkörper, ein grofser Stich im Kreutze, welcher den Athem versetzt [*We.*]

Im Kreutze und den Sitzknochen, ein ruckähnliches, stumpfes Stechen; sie konnte sich im Bette nicht davor wenden; auch in der Ruhe, dumpfer Schmerz im Kreutze; sie konnte nicht still liegen bleiben und vor diesen schmerzhaften Rucken weder husten noch niefsen.

760. Nächtlicher Schmerz im Kreutze, der das Umwenden im Bette hindert.

Unter Frostschaudern, klopfender Schmerz im Kreutze mit Aufstofsen (n. 36 St.)

Zusammenziehender Schmerz im Kreutze, welcher dann in die Seite zieht.

Die Gegend des Kreutzes und der Lenden ist wie gespannt und thut bei Berührung weh.

Von Zugluft Schmerz im Kreutze, als wollte es brechen; sie mufste krumm gehen.

765. Schmerz blofs am Tage im Kreutze, als wenn es zerschlagen oder allzu schwach wäre, wie nach einer Niederkunft.

Kreutz wie zerschlagen schmerzhaft, schlimmer bei Bewegung als in der Ruhe.

Früh, im Bette, Schmerz im Kreutze und in den Knieen, wie zerstofsen und zerschlagen, mit einem ziehenden Schmerze gemischt und weder durch Veränderung der Lage, noch auch durch Ruhe oder Bewegung zu vermindern oder zu erhöhen.

Schmerz wie zerschlagen im Kreutze bei starkem

Vorbücken und starkem Zurückbiegen, doch mehr bei ersterm (n. 4 St.)

Schmerz in der Gegend des Beckens, wie verrenkt, bei der geringsten Bewegung.

770. Reifsen in den Lenden.

Von den Lenden im Rücken herauf gehender, ziehender Schmerz, mit einer lähmigen Steifigkeit verbunden.

Gleich nach dem (Abend-) Essen, drückender Schmerz in den Lenden nach dem Rückgrate hin, welcher Aengstlichkeit erregt (n. 1 St.)

(Früh), gleich nach dem Trinken, ein etwas drückender Schmerz in den Lenden, nach dem Rückgrate hin, worauf sich der Schmerz gegen die Hypochondern stemmt, als wenn sich da Blähungen versetzten (n. 36 St.)

Zerren und Reifsen unten im Rücken im Gehen und Sitzen, aber nicht im Liegen.

775. Zerrend reifsender Rückenschmerz.

Ziehender Schmerz im Rücken.

Nachmittags, ein Ziehen im Rücken vom Nacken herab (beim Sitzen) und zugleich ein heftiger Schmerz in der Herzgrube, wie Raffen, so dafs sie krumm sitzen mufste.

Ziehend reifsender Schmerz im Rücken (n. 1 St.)

Brennend reifsender Rückenschmerz.

780. Zusammenziehender, gleichsam zusammenschnürender Rückenschmerz.

Steifigkeit des Rückens (n. einigen St.)

Drückender Schmerz in den Rückgratwirbeln (n. 1 St.)

Zerschlagenheits-Schmerz im Rücken; beim Befühlen und darauf Drücken noch schmerzhafter, wie mit Blut unterlaufen.

Schmerz wie zerschlagen in den Rücken- und Bauchmuskeln, selbst bei Berührung (n. 30 St.)

785. Schmerz in dem einen Schulterblatte, wie verhoben.

Schmerzhaftes Gefühl in den Schulterblättern, wie von allzu grofser Anstrengung und Verheben.

Zwischen den Schulterblättern, Stechen beim Bewegen und Athmen.

Einzelne Stiche zwischen den Schulterblättern, erst vor sich, dann durch's Athmen verstärkt.

Anhaltender, brennend stechender Schmerz zwischen den Schulterblättern.

790. Ziehender Schmerz und wie von Zerschlagenheit zwischen den Schulterblättern, vorzüglich beim Vorbücken.

Zusammenschnürender Schmerz zwischen den Schulterblättern.

Schmerz, bei Bewegung des Kopfs, zwischen den Schulterblättern und im Nacken (n. 1 St.)

Vorzüglich beim Vorbücken, ein Schmerz zwischen den Schulterblättern wie Zerschlagenheit und Ziehen.

Auf dem letzten Halswirbel ein Schmerz, als wenn das Fleisch losgeschlagen wäre, er konnte sogar das Hemde nicht darauf leiden [*We.*]

795. Knacken der Halswirbel bei Bewegung des Kopfs (n. 8 St.)

Die Gelenke der Halswirbelbeine sind schmerzhaft.

Ziehender Schmerz im Nacken.

Ein ziehender Schmerz und wie von einer Last im Nacken, früh.

Steifigkeit auf der rechten Seite des Nackens, als wenn er die Nacht mit dem Kopfe nicht gut gelegen hätte [*We.*]

800. (Abends), reifsender Schmerz im Nacken, anfallweise (n. 2 St.)

Schmerz wie Zerschlagenheit im Nacken bei Bewegung (Bücken) und bei Berührung (n. 6 St.)

Die linke Seite der Halsmuskeln ist geschwollen und schmerzt bei Bewegung des Kopfs, als wenn die Flechsen zu kurz wären und nicht zulangen wollten.

Im Schulter-Gelenke und im Schulterblatte, Schmerz wie Zerschlagenheit beim Seitwärtsbiegen des Kopfs auf die entgegengesetzte Seite.

Im Schulter-Gelenke, Schmerz wie zerschlagen, wovor er den Arm nicht aufheben konnte.

805. Abends, im Bette, Schmerz im linken Schulter-Gelenke, wenn er auf der entgegengesetzten Seite liegt, als wenn die Bänder zerrissen wären, welcher verschwindet, wenn er sich auf die schmerzhafte Seite legt (n. 48 St.)

Krähenaugen.

Früh, um 3 Uhr, ein unnennbarer Schmerz im Gelenke der Schulter, auf welcher er liegt, der sich nach dem Umwenden allmälig verliert, bei allgemeiner Ausdünstung (n. 16 St.)

Schmerz im Schulter-Gelenke, wie gelähmt und der ganze Arm wie so schwer und müde, sowohl im Sitzen, als im Gehen; nach einiger Bewegung kann er den Arm nicht mehr aufrecht erhalten.

Schmerz, wie durch Arbeit ermüdet oder zerschlagen im Schulter-Gelenke, wenn beim Gehen in freier **Luft** die Arme herabhängen (n. 4 Tagen.)

Ziehender Schmerz im Schulterkopfe.

810. Rheumatischer Schmerz in der rechten Schulter und dem dreieckigen Muskel [*We.*]

Im Schulterkopfe und Arme hie und da Empfindung von Wärme.

An beiden Deltamuskeln, eine brennend schmerzende Stelle, die auch heifs anzufühlen ist.

Jückender Friesel auf den Armen; nach dem Reiben schründet's.

Gefühl von Eingeschlafenheit des Arms, doch ohne Prickeln, mit Empfindung von Zusammenziehen hintennach.

815. Bewegung verhindernder Schmerz im Arme (n. 24 St.)

Trägheit der Arme.

Nach gutem Schlafe, ist sie früh beim Aufstehen sehr ermüdet; Arme (und Beine) thun ihr weh, als wenn sie auf einem harten Lager geschlafen hätte (nach halbstündigem, ruhigen Sitzen ist sie wieder gestärkt).

Beim Ausstrecken der Arme fährts in die Finger wie Krampf und sticht wie Nadeln [*We.*]

Schwere und Müdigkeit der Arme (und Füfse), Nachmittags.

820. **Gefühl einer plötzlichen Kraftlosigkeit der Arme (und Beine) früh** (n. 12 St.)

Ziehender Schmerz im Arme.

Ziehender Schmerz aufwärts im Arme, mit lähmimiger Steifigkeit.

Eingeschlafenheit der Arme, Nachts (n. 4 St.)

Zusammenziehend drückender Schmerz im Ellbogen.

825. Nach Mitternacht (um 2 Uhr) ein bohrender Schmerz im Ellbogen-Gelenke, wenn er auf der entgegengesetzten Seite liegt (n. 60 St.)

Müdigkeit der Vorderarme.

Lähmig drückender Schmerz in der Mitte des rechten Vorderarms, nach aufsen [*We.*]

Auf der innern Seite des linken Vorderarms sind die Muskeln geschwollen und schmerzen wie verbrannt [*We.*]

Auf der innern Seite des rechten Vorderarms eine Schwinde jedoch ohne Jücken, 14 Tage anhaltend [*We.*]

830. Ziehender Schmerz im Vorderarme mit Stich in den Fingern (n. ½ St.)

Nach dem Mittagschlafe, eine Schwäche der Vorderarme und Hände, als wären sie fast gelähmt (n. 2 St.)

Alle Morgen, oder einen Morgen um den andern, nach dem Aufstehen aus dem Bette, ist der Vorderarm bis zur Hand eingeschlafen, wie leblos (abgestorben) mit Kälte und dennoch mit aufgetriebnen Adern (n. 4 Tagen.)

Im rechten Hand-Gelenke, Schmerz wie verrenkt, bei Bewegung und Anstrengung der Hand.

(Aufwärts) ziehender Schmerz erst in der Hand, dann im Ellbogen-Gelenke (n. 3 St.)

835. Eingeschlafenheit (Absterben) der Hände.

Ein ziehendes Stechen im äufsern Knöchel der rechten Hand, Abends vor Schlafengehen.

Klammartige Zusammenziehung der flachen Hand, die ohne Schmerz nicht auseinander gebreitet werden kann (n. 12 St.)

Beim Gehen im Freien, erst ein Schmerz im Nacken, der sich dann ins Hand-Gelenk zog, ein lähmiger Schmerz, wie von Schwäche; er hatte die Macht nicht, recht zuzugreifen; Abends beim Liegen im Bette verging's.

Er hatte in der Hand keine Kräfte zu schreiben.

840. Er friert leicht an die Hände und mufs sie einwickeln.

Kalte Hände [*Consbruch*, a. a. O.]

Ganz früh, Hitze in den Händen, die er zuzude-

Krähenaugen.

cken sucht, weil Kühlung daran unleidlichen Schmerz zuwege bringt (n. 12. 64 St.)
Kühlfeuchte Hände, mit kalter Nasenspitze.
Kühler Schweifs der innern Fläche der Hände,
845. Schweifs der innern Handfläche.
Beim Gehen im Freien, starker Schweifs der innern Handflächen.
(Hände oft dunkelroth, voll strotzender Adern.)
Blasse Geschwulst der Hände und Finger (n. 20 St.)
Auf dem Handrücken, ein Brennen.
850. Zuckend stechender Schmerz in der Richtung der Daumenknochen, rückwärts.
Brennen im Daumenballen beim Niederliegen nach dem Mittagmahle (n. 1 St.)
Heifse, bei Berührung schmerzhafte Geschwulst des Daumens, die am Gelenke in Abscefs übergeht.
Leichtes Verknicken des Daumens bei Bewegung.
Ziehender Schmerz in den Fingern auf und nieder.
855. Jücken an den Finger-Gelenken.
In milder Jahrszeit, Finger stellenweise roth und erfroren, und brennendes Jücken darin, vorzüglich wenn er in Stubenwärme oder in's Bett kömmt.
Schmerz der Finger-Gelenke, wie nach heftiger Arbeit und als wenn die Flechsen zu kurz wären.
Eingeschlafenheit der Finger, beim Nacht-Schweifse.
Krampfhafte Zusammenziehung der Finger, beim Gähnen.
860. Nachmitternacht im Bette, Klamm in den Fingern.
Im rechten Hinterbacken Schmerz, als wenn das Fleisch losgeschlagen wäre [*F. H-n.*]
An der Hinterbacke, jückend fressende Blüthen.
Im rechten Hüft-Gelenke, Brennen.
Im Hüft-Gelenke, Stechen wie von Verrenkung.
865. Zucken im Hüft-Gelenke, vor dem Mittagessen.
Ganz in der Frühe, ein öfteres, stechendes Zucken von den Füfsen aufwärts nach den Hüften, beim Liegen auf dem Rücken, welches vergeht, wenn er sich auf die unschmerzhafte Seite legt (n. 5 St.)
Schwere im rechten Oberschenkel, dafs er das Bein nicht gut heben kann [*F. H-n.*]

Zucken in den Oberschenkelmuskeln.

Wie ein Zucken, als wenn man an einem Faden zöge, an der rechten Oberschenkel-Seite.

870. Oefteres Zucken und Fippern in dem Fleische des Oberschenkels.

Ein ziehender Schmerz aus dem Unterleibe durch die Oberschenkel (n. 48 St.)

Eine herabziehende Empfindung in den Oberschenkeln.

Ein lähmiges Ziehen in den Oberschenkelmuskeln und der Wade, schmerzhaft beim Gehen.

Bei Ermüdung, im Oberschenkel bis ins Knie ziehend reifsender Schmerz.

875. Im Oberschenkelkopfe bis unter's Knie, ein lähmiger Schmerz im Gehen (n. 2 St.)

Im Oberschenkel spannt es schmerzhaft; er ist wie zu kurz.

In den hintern Muskeln der Oberschenkel, ein Zerschlagenheits-Schmerz, am schlimmsten beim Aufstehen vom Sitze.

In dem Fleische des Oberschenkels, Schmerz wie nach grofser Anstrengung; auch beim Anfühlen, Schmerz wie zerschlagen.

In der Mitte des Oberschenkels, in den Muskeln, Schmerz wie zerschlagen, beim Gehen (n. 1 St.)

880. Die Muskeln des Oberschenkels und die Kniee schmerzen wie zerschlagen, mehr bei Bewegung als in der Ruhe; auch beim Befühlen erhöhet sich der Schmerz.

Am Oberschenkel, Blutschwäre von heftig stechendem Schmerze (n. 24 St.)

Am Hintertheile der Oberschenkel, Blutschwäre (n. 12, 80 St.)

Am Vordertheile des Oberschenkels, ein Blutschwär (n. 6 St.)

Beim Auftreten und Gehen, ein brennendes Stechen vom Kreutze bis durch den Oberschenkel.

885. Beim Gehen, ein Jücken an den Oberschenkeln.

Jücken am linken Oberschenkel und Fufse, besonders Abends, wenn er ins Bett kommt [*We.*]

Ein brennend jückendes Friesel auf beiden Oberschenkeln während der Monatreinigung.

Fressen; ein beifsend jückender Schmerz am Oberschenkel und über dem Knie, Abends nach dem Niederlegen, im Bette, welches durch Kratzen nicht vergeht.

Nachts, Kälte der Oberschenkel; sie lassen sich auch im Bette nicht erwärmen.

890. Nach Mitternacht, Schweifs der Oberschenkel und Waden.

Reifsen und stechender Schmerz etwas über und unter dem Knie, Abends (n. 36 St.)

Schwäche im rechten Beine, beim Gehen im Freien.

Wanken und Unstätigkeit der Beine (n. 2 St.)

Das Kind fällt oft im Gehen.

895. Nach gutem Schlafe, früh beim Aufstehen ist sie sehr ermüdet; (Arme und) Beine thun ihr weh, als wenn sie auf einem harten Lager geschlafen hätte (nach halbstündigem, ruhigem Sitzen ist sie wieder gestärkt).

Schwere und Müdigkeit der Beine (und Arme), Nachmittags, besonders beim Steigen.

Die Beine sind nicht vermögend, den Körper zu tragen; er mufs sich niederlegen.

Gefühl einer plötzlichen Kraftlosigkeit der (Arme und) Beine, früh (n. 12 St.)

Von früh an, Schwere und Müdigkeit der Beine, so dafs sie weh thun beim Gehen.

900. Schwere der Beine nöthigt zum Sitzen.

Es war ihr in die Beine geschlagen.

Im Sitzen, beim Mittagmahle, Eingeschlafenheit der Beine.

Wanken und Knicken der Kniee.

Leichtes Verknicken des Knie-Gelenkes, bei Bewegung (n. 1 St.)

905. Kniee zuweilen so schwach, dafs sie den Körper nicht tragen wollen.

Zittern der Kniee und des einen Fufses.

Zittern eines Kniees und Fufses bei einer eifrigen, selbst angenehmen Spannung des Geistes, mehrentheils Abends, im Stehen.

Nach dem Gehen in freier Luft, ein Zucken in den Kniekehlen, beim Stehen.

Beim Aufstehen vom Sitze, Empfindung in den Kniekehlen, als wenn sie zu kurz wären.

910. Steifigkeit und Spannen in der Kniekehle, besonders nach Stehen (n. 2 St.)

In beiden Kniescheiben, ein Spann-Schmerz wie von Reiseermüdung, bei Treppensteigen, schlimmer früh.

Widrige Empfindung im Knie-Gelenke, beim Gehen, als wenn die Gelenkschmiere fehlte und es knacken wollte.

Blofs am Tage, Schmerz in den Knieen, als wenn sie zerschlagen wären, bei Bewegung und in Ruhe.

Schmerzhafte Geschwülste am Knie.

915. Am Knie, ein frieselartiger, brennend jückender Ausschlag.

Jücken in den Kniekehlen, früh; er mufste kratzen.

Eine Art kleinen Blutschwärs am Knie, der den ganzen Fufs steif macht.

Krampfhaftes Ziehen in den Unterschenkeln.

Eingeschlafenheit des Unterschenkels im Sitzen und Stehen und, wenn sie ihn mit dem andern berührte, Stechen darin.

920. Gefühl von Eingeschlafenheit des Unterschenkels, doch ohne Brickeln, mit darauf folgender Empfindung von Zusammenziehen.

Eingeschlafenheit der Unterschenkel nach dem Sizzen, beim Gehen und Stehen (n. 18 St.)

Reifsender Schmerz im linken Unterschenkel bis in die Zehen, Nachmittags (n. 7 St.)

Reifsender Schmerz im Schenkelgeschwüre, wenn es die freie Luft berührt; wenn es aber vor der freien Luft verwahrt und verdeckt wird, so vergehet er (n. 4, 20 St.)

Entzündliche Röthe um das vorhandene Geschwür am Unterschenkel beim Gehen und bei andrer Bewegung.

925. Jücken des Unterschenkels in einiger Entfernung vom Geschwüre.

Eingeschlafenheit der Waden und Füfse, früh.

Beim Anwehen kalter Luft, Stechen in der Wade,

als wenn der Unterschenkel eingeschlafen gewesen wäre (n. 2 St.)

Ein Drücken an der Seite der Wade.

Früh beim Aufstehen aus dem Bette, ein Drücken auf der Aufsenseite der Wade, als wollte Klamm entstehen, zwei Morgen (n. 7 Tagen.)

930. Klammartiger Schmerz in den Waden.

Wadenklamm, Abends im Bette, beim Ausstrecken des Schenkels (n. 24 St.)

Wadenklamm früh im Bette, beim Biegen des Schenkels (n. 32 St.)

Wadenklamm nach Mitternacht, im Bette, wenn er den Schenkel an sich zieht und biegt (n. 4 St.)

Spannender Schmerz in den Waden.

935. Ein Kriebeln in den Waden, nach dem Spazieren in freier Luft.

Ein fixer, fein stechend brennender Schmerz auf einer kleinen Stelle am Schienbeine (n. ½ St.)

Ein Kriebeln von den Füfsen an aufwärts.

Schmerz in den Fufs-Gelenken, blofs beim Bewegen und Gehen, als wenn sie eine angestrengte Fufsreise gethan hätte; die Flechsen daran schmerzen wie geprellt und als wenn sie zu kurz wären.

Leichtes Verrenken des Fufs-Gelenkes und Verknicken, im Gehen (n. 4 St.)

940. Früh, nach dem Aufsteben, beim Gehen, Schmerz im Fufs Gelenke, wie verrenkt und vertreten; er kann ohne grofsen Schmerz nicht auftreten, der bis heran in den Schenkel fährt (n. 16 St.)

Im Fufsknöchel, Reifsen (nach dem Mittagschlafe) (n. 2 St.)

Ein Ziehen und Stechen im äufsern Knöchel des rechten Fufses, Abends vor Schlafengehen.

Krampfhafte Zusammenziehung des rechten Unterfufses.

Eingeschlafenheit (Absterben) der Unterfüfse.

945. Ganz früh, Hitze in den Unterfüfsen, die er zuzudecken sucht, weil Kühlung daran unleidlichen Schmerz verursacht (n. 12, 64 St.)

Früh, Geschwulst des Unterfufses (dessen Schenkel mit einem Geschwüre behaftet ist).

Geschwulst der Fufsrücken.

Oefters, am Tage, wenn sie gesessen hat und aufstehen will, bekömmt sie Klamm in den Fufssohlen, mufs den Fufs ausstrecken, um sich zu erleichtern und laufen, damit es sich durch die Bewegung verliere; die Nacht kann sie vor schmerzhaften Klamm in den Fufssohlen nicht schlafen, der entsteht, sobald sie die Füfse an sich zieht und die Schenkel biegt.

Schmerzliche, klammartige Zusammenziehung der Fufssohlen bei gebogenem Schenkel, die beim Ausstrecken des Schenkels vergeht.

950. In den Fufssohlen, brennender Schmerz.

Beim Liegen, nach dem Mittagmahle, Reifsen in den Fufssohlen (vorher ein Brennen im Daumenballen) (n. 1 St.)

In den Fufssohlen, Stiche.

Einzelne Stiche in der Ferse (n. 2 St.)

Ein dumpfer, tauber Schmerz (Bollheit) in der Ferse, wie nach einem hohen Sprunge.

955. (Schmerz an der Ferse, beim Auftreten, als hätte er sich wund gegangen, am schlimmsten, wenn er auf einen Stein tritt.)

Schmerz, als wenn der Schuh zu enge wäre und drückte und die Fufssohle müde und wund von Gehen wäre.

An den Seiten des Unterfufses und der Zehen, so wie oben auf den Zehen, Schmerz wie Brennen und als wenn der Schuh drückte, Abends (n. 36 St.)

Schmerz der Hühneraugen an den Zehen, wie Wunde oder Blutschwär (n. 4, 16 St.)

Heftiger Schmerz an der Frostbeule, im Sommer, wie von der gröfsten Kälte, eine Art Pochen darin (sogleich).

960. Schmerz an der Wurzel der Nägel der Zehen, wenn man daran stöfst oder auch nur an sie rührt — als wenn sie abschwären wollten.

Ein jückendes Brennen an den Zehen, wie vom Erfrieren, bei milder Jahrszeit, vorzüglich wenn er in Stubenwärme oder ins Bett kömmt.

An den Fufszehen, Jücken, wie bei erfrornen Gliedern (n. 1 St.)

Einschlafen der beiden gröfsern Zehen (sogleich).
Krampfartiger Schmerz in der rechten grofsen Fufszehe (in der Ruhe), welcher aber bald verging [*We.*]
965. Krampfhafte Zusammenziehung der Zehen, beim Gähnen.
Nachmitternacht, im Bette, Klamm der Zehen.
(Schmerzen erhöhen sich Abends von 8 bis 9 Uhr bis zur Unerträglichkeit).
(Empfindlichkeit der Haut des ganzen Körpers, als wäre sie wund; beim Befühlen war's, als wenn die Hautstelle eingeschlafen wäre).
Geheilte, ehemalige Wunden schmerzen auf's Neue, wundartig (sogleich).
970. Ausschläge machen jückendes Brennen.
Jückende Ausschläge [*Wiel.* a. a. O.]
(Beifsendes) Jücken hie und da, besonders an den äufsersten Theilen des Körpers, der Gliedmafsen und der Gelenke, Abends nach dem Niederlegen (n. 4 St.)
Brennendes Jücken über den ganzen Körper.
Abends, im Bette ein brennendes Jücken überall am Körper.
975. Brennendes Jücken an den Oberarmen, den Oberschenkeln, am Unterleibe und auf dem Rücken, früh beim Anziehen, Abends beim Auskleiden, ja selbst des Nachts.
Ein brennendes Feinstechen hie und da am Körper.
Hie und da, brennendes Stechen oder Stiche, die sich in ein Brennen endigen.
Ein brennend jückendes Feinstechen (wie Nadelstiche) hie und da in der Haut, wie von Flöhen, Abends nach dem Niederlegen (n. 5½ Tagen.)
Brennend jückende Stiche an verschiedenen Theilen des Körpers [*We.*]
980. Einzelne Stiche im leidenden Theile von Zeit zu Zeit.
Hie und da im Körper, einzelne grofse Stiche mit einem wundartigen Schmerze vereinigt.
Stiche, wie Zucken, in verschiedenen Theilen, so dafs der ganze Körper davon erschüttert wird; sie fahren gleichsam durch den ganzen Körper (n. 4 St.)

Abends im Bette zuckt's in den Gliedern.
Zittern (n. 2 St.)

985. Zittern der Glieder und Herzzucken (n. 1 St.)
Früh, zitterige Empfindung durch den ganzen Körper.
Steifigkeit der Glieder mit Zucken.
Spannen und Steifigkeit in den Gliedern (n. 8, 16 St.)
Steifigkeit fast aller Körpertheile [*Seutter.*]

990. Besondere Steifigkeit aller Glieder, vorzüglich der Kniee, mit Spannung [*Veckoskrift*, a. a. O.]
Oft wiederkehrender, minutenlanger, rückwärts ziehender Starrkrampf [*Consbruch*, a. a. O.]
Krampfhafte Bewegungen [*Veckoskrift*, a. a. O.]
Konvulsionen [*Matthiolus*, a. a. O.]
Spannender Schmerz in den Gliedern, ganz früh, mit Verstopfung der Nase (n. 10 St.)

995. Verminderte Beweglichkeit aller Gelenke.
Heftige, zusammenziehende, schmerzhafte Empfindung durch den ganzen Körper.
Unter einer schmerzhaften, zusammenziehenden Empfindung durch den ganzen Körper, eine Müdigkeit in den Beinen, daſs er sie kaum erschleppen kann.
Plötzlicher Anfall; der Körper wird krampfhaft seitwärts zusammengezogen, unter vergeblicher Anstrengung der Hände sich aufrecht zu erhalten; dann Erbrechen und unwillkürlicher, schneller Abgang des Stuhls und Harns, bei voller Besinnung.
Ein Gefühl in den Muskeln der Gliedmaſsen, des Rückens, der Schulterblätter u. s. w., als wenn etwas darin hin und her zöge, mehr krampfhaft als schmerzlich.

1000. Zucken und Fippern an den Gliedmafsen unter der Haut.
Alle Gelenke schmerzen bei der Bewegung mehr, als beim Stilllliegen, nach Mitternacht (n. 6 St.)
Schmerz aller Gelenke, wie zerschlagen, bei Bewegung (n. 4 St.)
Es liegt ihr in allen Gliedern.

Krähenaugen.

Eingeschlafenheit und Unempfindlichkeit (Taubheit) fast aller Körpertheile [*Seutter*, Dils. de nuce vomica. L. B. 1691.]

1005. Schmerz aller Glieder, wie über und über zerschlagen und zerprügelt.

Früh, im Bette (bei Versetzung der Blähungen, tief im Unterbauche unter dem Schoolsbeine) ein Schmerz der Gelenke und mittlern Knochenröhren wie von Zerschlagenheit, welches beides nach dem Aufstehen vergeht (n. 20 St.)

Früh, im Bette, je länger er liegt, desto mehr schmerzen alle Glieder, vorzüglich die Gelenke, wie zerschlagen und zerprügelt, welches aber nach Aufstehen aus dem Bette nachläfst (n. 18 St.)

Ganz in der Frühe, im Bette ein Schmerz wie von Zerschlagenheit in den Gelenken der Seite, auf welcher sie liegt, welcher nach dem Umwenden des Körpers vergeht, im Stillliegen aber sich allmälig auf der Seite, auf welcher sie nunmehr liegt, wieder erneuert, durch Aufstehen aus dem Bette hingegen gänzlich verschwindet (n. 30 St.)

Einfacher Schmerz, wie von Zerschlagenheit, mit einer gleichsam reifsenden Empfindung verbunden in allen den Gelenken, auf welchen er nicht liegt, der nur durch Umwenden und dadurch, dafs er sich auf die schmerzhafte Seite legt, sich mildert und vergeht, worauf dann aber bald der Schmerz auf der verlassenen, guten Seite beginnt; daher öfteres Umwenden im Bette nöthig wird.

1010. Anfall, Nachmitternacht; es kriebelt ihr in den Händen und Füfsen, steigt ihr, unter Hitze des Gesichts, an's Herz (in die Herzgrube), als wenn's da brennte und drückte, steigt dann in den Hals, es wird ihr übel und bange, kömmt von da in den Kopf; es wird ihr dumm im Kopfe und klingt vor den Ohren.

Anfall, Abends; es kömmt herauf an's Herz; es wird ihm übel und bange; er zittert und mufs sich mit dem Kopfe vorgebückt, auf den Tisch legen (n. 4 Tagen.)

Plötzlicher Anfall bald nach dem Mittagmahle: Blässe des Gesichts; es steigt eine Uebelkeit von der Herzgrube auf; es wird ihm ängstlich über und über, mit Zittern und feinem Beben durch den ganzen Körper, mit zunehmender Mattigkeit, so dafs er sich legen mufs (n. 8 Tagen.)

Beim Schnellgehen in freier Luft stieg's ihr nach dem Kopfe; sie war wie von Gedanken, mufste stehen bleiben, das Blut wallte nach dem Herzen, es zog ihr oben die Luftröhre zusammen, es spielte ihr wie Feuerfunken vor den Augen; sie sah nicht, wo sie war.

Früh, in freier Luft, wurden ihr auf einmal die Augen stier; sie war ohne Besinnung und ohne Gefühl, wie in einer Anwandlung von Ohnmacht, aber nur auf einen Augenblick.

1015. Grofse Ermattung nach dem Genusse der freien Luft und Empfindung im linken Fufse, als wenn er steif wäre (n. 6 St.)

Früh-Spaziergang in freier Luft erzeugt aufserordentliche Müdigkeit.

Grofse Müdigkeit des ganzen Körpers, während dem Spazieren in freier Luft (n. 28 St.)

Nach dem Spazieren in freier Luft, sehr traurig und ungewöhnlich müde.

Ermattung nach dem Spazierengehen in freier Luft, Abends.

1020. **Grofse Ermattung und Erschlaffung aller Glieder nach dem Genusse der freien Luft** (n. 8 St.)

Grofse Müdigkeit.

Bei der kleinsten Bewegung, gleich Müdigkeit.

Schwankender Gang, mit Furcht zu fallen [*Veckoskrift*, a. a. O.]

Schwäche und Schwanken der Füfse, er mufs sich setzen [*Rademacher*, a. a. O.]

1025. Grofse Schwäche der Glieder, dafs er auf den Füfsen nicht stehen kann [*Hufeland*]

Mattigkeit in allen Gliedern, besonders nach Treppen-Steigen [*Fg.*]

Jählinges Sinken der Kräfte [*Matthiolus*, a. a. O.]

Sie wird magerer.

Schwere in den Armen und Beinen, dafs sie beide nicht erheben konnte.

1030. Gefühl plötzlicher, gleichsam lähmender Kraftlo-

Krähenaugen.

sigkeit in allen Gliedern, selbst im Sitzen, doch am meisten bei Bewegung (n. 1 St.)
Weichlichkeit um's Herz.
Ohnmacht.
Ohnmachtanfälle Abends (um 8, 9 Uhr) im Sitzen.
Nachmittag, grofse Schwäche mit Appetitlosigkeit.

1035. Grofse Neigung zum Sitzen (n. 6 St.)
Durch Niederlegen mindern sich die Schmerzen.
Neigung sich niederzulegen; er kann nicht aufdauern.
Vormittags, Neigung sich niederzulegen [*Fg.*]
Früh, Neigung, sich wieder niederzulegen.

1040. Grofser Widerwille, früh aus dem Bette aufzustehen, ohne selbst zu wissen, warum (n. 12 St.)
Gröfsere Müdigkeit früh nach dem Aufstehen, als Abends bei Schlafengehen.
Schläfrigkeit erst Morgens, nach Anbruch des Tages.
Schläfrigkeit (n. 1 St.)
Es ist ihr immer wie Gähnen und Schlafen am Tage, so dafs sie nicht im Stande war, sich munter zu erhalten.

1045. Ungemeine Tages-Schläfrigkeit, wie von Kopfbetäubung.
Beim Spazierengehen in freier Luft, erst Schläfrigkeit, dann Herzklopfen und grofse Aengstlichkeit mit Anschwellung der Adern auf den Händen, ohne Hitze (n. 36 St.)
Vor dem Mittagessen (um 11 Uhr), Neigung zu schlafen.
Nach dem Essen, mehrstündige, kaum bezwingliche Schläfrigkeit (n. 5 St.)
Er träumt und spricht laut in der Mittagsruhe [*We.*]

1050. Spätes Einschlafen Abends (n. 2 St.)
Er schläft Abends spät ein, gehindert durch viele sich durchkreuzende Ideen.
Schlaflosigkeit bis zur Mitternacht, mit Hitz-Empfindung ohne Durst (n. 12 St.)
Nachts, sehr grofse Unruhe, ohne Schmerz (n. 12 St.)
Nachts, Unruhe in den Armen, die bald zugedeckt, bald entblöfst seyn wollen.

1055. Abends, nach dem Niederlegen, im Bette, eine Unruhe und Aengstlichkeit, dafs er die Glieder immer an sich ziehen und wieder ausstrecken mufs (n. 8 St.)

Vormitternacht, Unruhe in den Untergliedmafsen, eine fast wollüstige, angenehme, aber unerträgliche Empfindung darin, welche ihn am Einschlafen hindert, ihn jedesmal weckt, wenn er einschlafen will und ihn nöthigt, die Schenkel entweder heraufzuziehen oder abwechselnd auszustrecken.

Sehr süfser, fast unbezwinglicher, später Früh-Schlummer (n. 20 St.)

Früh, schweres Erwachen.

Er kann nur Vormitternacht, von 11 bis 1 Uhr, schlafen, wacht dann auf und mufs schon um 3 Uhr aufstehen.

1060. Grofse Schläfrigkeit mit Gähnen, Abends, zwei Stunden vor der Schlafzeit; im Bette schläft er gleich ein, wacht nach Mitternacht lange und schläft dann bis an den späten Morgen, mit starken Träumen voll Gegenstände des vorigen Tages, und will früh nicht aus dem Bette aufstehen.

Beim Einschlafen fährt er schreckhaft zusammen.

Zusammenfahren des Nachts im Schlafe und am Tage im Wachen.

Schreckhaftes Zusammenfahren im Schlafe, so dafs er nicht bis zur völligen Besinnung erwacht.

Beim geringsten Geräusch erwacht er schreckhaft.

1065. Im Nachmittag-Schlummer ein Schreck und Ruck durch den ganzen Körper, wie ein elektrischer Schlag; als wenn er zu Boden fallen sollte.

(Er springt im Abend-Schlummer delirirend aus dem Bette.)

(Aengstliche, delirirende Phantasieen, Abends im Bette (in der neunten Stunde), als würde jemand zu ihm in's Bett kommen, es würde dann kein Platz darin seyn, — man habe ihm das Bett verkauft u. s. w.)

Er wacht die Nacht oft auf und kann nicht gut wieder einschlafen, und schläft er, so träumt er sehr lebhafte Träume.

Schreckliche, Furcht erregende Bilder im Traume.

1070. Nachts, halbwachende, traurige Phantasieen; z. B. von körperlosen Köpfen verstorbener Bekannten.

Sie kann die Nacht nicht schlafen und wenn sie ja etwas einschlummert, so träumt sie fürchterliches Wesen, wacht darüber auf, bleibt Stunden lang wach und wenn sie wieder einschläft, so träumt sie etwas anderes Fürchterliches und weifs nach dem Erwachen, was sie geträumt hat.

Delirirende, schreckliche Schwärmereien des Nachts.

Grausen erregende Träume (z. B. von wilden Thieren).

Träume von kranken oder verstümmelten Menschen.

1075. Erwachen die Nacht über grausamen Träumen (n. 10 St.)

Träume von Läusen und Ungeziefer.

Träumt, es fielen ihm alle Zähne aus dem Munde.

Träume von emsig zu besorgenden Geschäften.

Träumt unangenehm von Dingen, die Tags vorher geschehen oder in Unterredungen vorgekommen waren.

1080. Ganz in der Frühe (in der vierten Stunde), ein ängstliches, wimmerndes Schwatzen im Schlafe; nachgehends Abgang von Blähungen (n. 10 St.)

Sehr ängstliches Träumen und Weinen im Schlafe.

Zeitiges Aufwachen die Nächte mit Bänglichkeit.

Früh, beim Aufwachen, Aengstlichkeit wie Wallung im Blute und Mismuth, welches beides nach dem Aufstehen vergeht.

Stöhnendes Wimmern im Schlafe.

1085. Im Vormitternacht-Schlafe, Schwatzen unverständlicher Worte, zuweilen in mürrischem oder kläglichem Tone.

Nachts, mit angestrengtem Nachdenken begleitete, halbwachende Träume (n. wenigen St.)

Er schläft unruhig und sorgevoll.

Gleichgültigkeit im Traume bei grausamen Zerfleischungen und Verstümmelungen (n. 6 St.)

Die Nacht scheint ihm lange zu dauern und langweilig zu seyn bei einer Art Schlummer-Betäubung (Coma), mit Träumen voll Drängens und Treibens.

1090. Liegen im Schlafe meistens auf dem Rücken, mit einem oder dem andern, aufwärts gerichteten und unter den Kopf gelegten Arme.

Liegen Nachts auf dem Rücken, einen oder beide Arme über den Kopf gestreckt; er redet im Schlafe und wacht nach Mitternacht zwischen der zweiten und dritten Stunde auf.

Im Schlafe liegt er auf dem Rücken mit zurückgebogenem Kopfe, die Arme über dem Kopfe, so dafs die Hände im Nacken zu liegen kommen.

Er sucht im Schlafe immer auf dem Rücken, vorzüglich aber möglichst niedrig mit dem Kopfe zu liegen (n. 36 St.)

Vor Mitternacht im Schlafe, schnarchendes Einathmen, als wenn die hintern Oeffnungen der Nase oder die Gaumdecke zusammengezogen und verengert wäre.

1095. Laut schnaubender Athem im Schlafe vor Mitternacht.

Laut schniebendes und pfeifendes Ausathmen durch die Nase im Schlafe (n. 4 St.)

Früh im Bette fühlt er sich nicht recht wohl; er fürchtet sich aufzustehen, wie übermüde nach einer weiten Fufsreise, was nach dem Aufstehn verging [*We.*]

Höchst konvulsives Dehnen und Renken [*Bergius*, a. a. O.]

Viel Gähnen und Dehnen, Nachmittags [*Fg.*]

1100. Sehr oftes Dehnen und Recken, was ihr gut deuchtete [*We.*]

Früh, ungemeines Dehnen der Glieder (ein Recken, Renken, Strecken) und Gähnen und nach dem Dehnen ein krampfiger Schmerz in den Gliedern, besonders im Knie.

Früh im Bette, ein Dehnen mit aufwärts gestreckten Armen, welches im Unterleibe seinen Ursprung zu haben scheint.

Langer Anfall beständigen Gähnens, welcher grofse Mattigkeit hinterläfst (n. 1 St.)

Während des Gähnens, früh, stehen die Augen voll Wasser und thränen.

1105. Früh, gleich nach dem Aufstehen aus dem Bette, Gähnen (n. 16 St.)
Früh, gleich nach dem Gähnen, Kopfweh.
Gähnen, welches Husten erregt.
Früh, nach dem Aufstehen (und Trinken), durchfälliger Stuhl, dann Mattigkeit, Gähnen, Schläfrigkeit, Frost, Eingenommenheit des Kopfs — dann erquickender Schlaf (n. 18 St.)
Nach dem Dehnen und Gähnen, krampfhafte Schmerzen in den Gliedern, mit Frostigkeit und innerm Beben.

1110. Unter dem Gähnen, Schauder.
Nach dem Schauder, Schlaf, dann wieder Schauder mit Kälte der Zehen (n. 16 St.)
Nach dem Niederlegen, Abends, Frost im Rücken und über die Arme (doch nicht an den Händen) (n. 3 St.)
Abends im Bette ist sie frostig, ehe sie einschläft und auch wenn sie erwacht, ist's als wenn sie sich im Bette nicht erwärmen könnte; am Tage nicht.
Nachts, Herumwerfen und Kälte, die sich durch die Bettwärme nicht vertreiben läfst.

1115. Er kann des Nachts sich im Bette nicht erwärmen.
Heftiger Frost im Bette, die Nacht, aber gegen Morgen Schweifs mit vorgängigem Kriebeln in der Haut.
Früh, im Bette, ungeheurer Schüttelfrost, ohne äusserlich fühlbare Kälte, eine halbe Stunde lang; darauf klammartiges Zusammenziehen der Zehen und Fufssohlen.
Früh, Frost-Gefühl im Rücken und an den Gliedmafsen, mit Schmerzhaftigkeit der Haut, wie von erlittenem Froste und einiger Eingeschlafenheit (Verglommenheit) in den Gliedmafsen, wie sie kalte Witterung erzeugt.
Früh, Fufskälte.

1120. Früh, Schauder und Grausen.

Früh, nach dem Aufstehen, Frost, mehrere Tage nach einander.

Nachmittags, jählinge Kälte entweder der Arme und Hände oder der Schenkel und Füfse, die sich durch keine Bewegung vertreiben läfst.

Nach dem Trinken, gleich Schauder und Frost.

Nach Aergernifs, Frösteln im Rücken und Schwere der Beine.

1125. Frost von der mindesten Bewegung (n. 1 St.)

Von der mindesten Bewegung, Schauder am ganzen Körper, aber keiner beim stillen Niederliegen.

Beim mindesten Genusse freier Luft, Schauder und einstündiger Frost (mit Rückenschmerz) (n. 1 St.)

Beim geringsten Aufenthalte in freier Luft, Verkältung und Zahnschmerz, wie feine, oder feine brennende Stiche.

Es grauet ihn, in die freie Luft zu gehen (n. ½ St.)

1130. Bei dem geringsten Luftzuge, Verkältung (widrige Empfindung in der Haut, Bauchweh u. s. w.) (n. einigen St.)

Frostigkeit.

Er kann sich nicht erwärmen.

Grofse Kälte, weder durch Ofenwärme, noch durch Betten zu tilgen.

Kälte des ganzen Körpers, mit Bläue der Haut (n. 1 St.)

1135. Kälte des ganzen Körpers, mit blauen Händen, ohne Gänsehaut.

Körperwärme vermindert sich über und über, am ganzen Körper (das Feuer geht ihm aus).

Starker Frost mit Zähneklappen.

Das Gesicht überlaufende Frost-Empfindung.

Frost-Empfindung um den Kopf, von Zeit zu Zeit.

1140. (Kälte) Frost-Gefühl im Gesichte und um den Kopf.

Frost an den Füfsen, wie mit kaltem Wasser überschüttet, mit Zittern.

Grofse Kälte, wenigstens der Gliedmafsen, ohne Durst.

Frost, ohne Durst.

Durst auf dünnes Bier unter dem Schauder (n. 2 St.)

1145. Unter dem Froste, Durst nach Bier (n. 24 St.)
Wie Fieberanfall: Schauder und Ziehen in den Gliedern, wie von Schmerz im Kreutze herrührend, liegend im Schlummer, bei der Mittagsruhe — ohne darauf folgende Hitze und ohne Durst.

Wie Fieberanfall: Nachts (in der zweiten Stunde), unerträglich ziehender Schmerz durch Ober- und Unterschenkel, dafs er sich nicht zu lassen weifs, mit Durst.

Nächtlicher Fieberanfall (in der dritten Stunde); vor dem Froste, unerträglich ziehender Schmerz durch Ober- und Unterschenkel, der ihn nöthigt, sie abwechselnd an sich zu ziehen und auszustrekken.

Ohne Durst und ohne Empfindung von Hitze, ja selbst unter wiederkehrendem Frost-Gefühle, heftige Hitze des Körpers und Backen-Röthe, ausgenommen Hände, Unterfüfse und Haarkopf, welche kalt sind.

1150. Nachmittägiges oder abendliches Fieber: nach der Hitze, Frost und Kälte.

Bei äufserer oder innerer Hitze, zugleich Frostigkeit und grofse Mattigkeit, welche, vorzüglich Nachmittags, das Niederlegen und das Bette, oder doch warme Kleider verlangen.

Früh (gegen sechs Uhr), Frost, n von Zeit zu Zeit untermischter, allgemeiner Hitze und Perl-Schweifse an der Stirne; — dann gegen Abend (sechs Uhr) wieder Frost.

Abends Backen-Röthe und Hitze der Hände mit kalten Füfsen und wiederkehrenden Schaudern.

Empfindung von Gesichts-Hitze, mit Schauder am übrigen Körper.

1155. Gesichts-Hitze mit Kälte der untern Körpertheile.

Kleiner, aussetzender Puls [*Hufeland*].

Verschwindender Puls, bei voller Besinnung [*Consbruch*, a. a. O.]

Nach Kälte der Füfse, trockne Gesichts-Hitze.

Bei innerer Kopf-Hitze, äufserlich am Kopfe, Frost.

1160. Heifse Backen mit innerem Froste.

Backen-Röthe, bei Hitze im Kopfe und Froste am übrigen Körper (n. 6 St.)

Abends, Gesichts-Röthe unter Schauder und Kälte der Gliedmafsen und Bier-Durste.

Erst Schauder, dann Aengstlichkeit erzeugende Hitze; nachgehends Bier-Durst.

Fieber, gegen Abend (sechs Uhr); Frost mit Zwischenanfällen von Hitze, des andern Tages um dieselbe Stunde wiederkehrend.

1165. Nachts; zugleich mit äufserer Frostigkeit, Gefühl von innerer Hitze, mit Trockenheit des Mundes, unter Abscheu vor Getränken.

Nachmittägiges Fieber: vierstündiger Frost und Kälte, mit blauen Nägeln; dann allgemeine Hitze und Brennen in den Händen, mit Durst zuerst auf Wasser, nachgehends auf Bier, ohne nachfolgenden Schweifs.

Abends, vor dem Niederlegen, Frost, im Bette aber, Hitze am Kopfe und im Gesichte.

Nach dem Niederlegen, Abends, starker Frost und einstündiger Schlaf, dann Hitze mit Kopfweh, Ohrensausen und Uebelkeit (n. 12 St.)

Nach dem Niederlegen, Abends, Zittern und Frost, — dann etwas Hitze im Gesichte (n. 2 St.)

1170. Früh, eine ungewöhnliche Wärme, mit Wasserdurste (n. 12 St.)

Anfälle von Hitze des ganzen Körpers, ohne Backen-Röthe, mit Perl-Schweifs an der Stirne und Aengstlichkeit.

Fieberhitze mehr innerlich; es war, als wenn es ihr aus dem Halse dampfte und rauchte; dabei trank sie viel.

Ganz früh, im Bette, ein unleidliches Gefühl von Hitze entweder des ganzen Körpers, oder vorzüglich in den Backen, Händen und Unterfüfsen, besonders in den Handtellern und Fufssohlen, für die er begierig Kühlung (Entblöfsung und kalte Lagerstellen) sucht, aber sie nicht vertragen kann, wegen eines während der Abkühlung entstehenden Uebelbefindens theils im ganzen Körper, theils wegen eines augenblicklich entstehenden Leibkneipens oder Leibschneidens.

Nach dem Niederlegen, Abends, Hitze im Gesichte, Hitze in den innern Handflächen und heifse Unterfüfse.

1175. Aeufsere Hitze mit rothen Backen und Gefühl von ängstlicher, unerträglicher, innerer Hitze (dem ungeachtet deckt er sich sorgfältig zu); der Mund ist voll Speichel und gleichwohl, bei trocknen Lippen, kein Durst, oder doch nur ein Scheindurst; er begehrt zu trinken und stöfst dennoch das Getränke von sich; das Getränk schmeckt ihm nicht; — Schlaflosigkeit bei der Hitze; er legt die Arme unter den Kopf; nach der Hitze, Bier-Durst.

Die Nacht, Hitze ohne Durst und fast ohne Schweifs [*Fg.*]

Die Nacht Aengstlichkeit; er hatte im Schlafe das Bett von sich geworfen [*Fg.*]

Heftiger Durst [*Matthiolus*, a. a. O.]

Um Mitternacht, im Bette, trockne Hitze, ohne Durst.

1180. Bei Hitze und vollem, häufigem Pulse, Verlangen nach dem Bette und Durst.

Innere, von Stunde zu Stunde steigende Hitze mit vollem Pulse, ohne Durst; — dann Schlaflosigkeit (n. 8, 16 St.)

Früh, beim Spazieren im Freien, steigende Hitze mit vollem Pulse, ohne Durst; — dann Schlaflosigkeit (n. 8, 16 St.)

Früh, beim Spazieren in freier Luft, Hitze des Gesichts und des ganzen Körpers (n. 48 St.)

Beim Spazieren, fliegende Gesichts-Hitze häufiger als sonst.

1185. Fliegende Hitze bei Bewegung.

Fliegende Röthe und Hitze der Backen bei der mindesten Bewegung und Anstrengung.

Empfindung von Gesichts-Hitze, ohne äufserlich bemerkbare Wärme-Erhöhung.

Backen-Röthe früh nach dem Erwachen.

Hitze am Kopfe, Abends.

1190. Fliegende Gesichts-Hitze, gegen Abend (n. 48 St.)

Gesichts-Hitze früh, nach dem Aufstehen aus dem Bette, mit Hartleibigkeit und Blähungs-Gewühle im Unterleibe (n. 24 St.)

Rothe, heiſse Backen, ohne Durst.

Gesichts-Hitze, Abends im Bette, und unruhiger Vormitternacht-Schlaf (n. 8 Tagen)

Empfindung von brennender, innerer Hitze durch den ganzen Körper (n. 6, 12 St.)

1195. Zweitägiger Schweiſs (n. 16 St.)

(Beim Liegen im Bette und beim Schnellgehen, leicht Schweiſs.)

Schweiſs bei Bewegung in der Stube.

(Schweiſs in der Stube, vergehend in freier Luft) (n. 72 St.)

Klebriger Stirn-Schweiſs, beim Gehen in freier Luft.

1200. Schweiſs der kranken Gesichts-Seite, beim halbseitigen Kopfweh.

Starke Schweiſse [*Junghanſs*, Diss. de nuce vomica, Hal. 1770.]

Uebelriechender Schweiſs die ganze Nacht hindurch [*F. H-n.*]

Stinkende Schweiſse [*Wiel*, a. a. O.]

Kalter Schweiſs [*Matthiolus*, a. a. O.]

1205. Unter kaltem Schweiſse lassen alle Schmerzen nach [*Consbruch*, a. a. O.]

Schweiſs der einen Seite des Kopfs, des Haarschädels und Gesichts (n. 10 St.)

Stinkender Schweiſs in der Seite.

Uebelriechender Schweiſs in der einen Seite.

Früh, wachend und schlafend, Schweiſs vorzüglich der obern Theile, dann ziehender Schmerz in der linken Seite (n. 16 St.)

1210. Ganz in der Frühe (in der dritten Stunde), Schweiſs besonders unter der Nase, an der Stirne (am Haarkopfe), im Nacken, am Halse, in der Herzgrube und zwischen den Dickbeinen, mit ängstlichem Hitz-Gefühle und Trockenheit der Zungenspitze, des vordern Gaumens und der Lippen, ohne Verlangen nach Getränke.

Nach Mitternacht, Schweiſs.

Früh von 2 Uhr an, Schweiſs im Schlafe; beim

Wachen aber (von Zeit zu Zeit) nur gelindes Dünsten über und über.

Früh-Schweifs.

Früh, starker, allgemeiner Schweifs (doch nicht am Kopfe und nicht im Gesichte), Morgens, nach dem Aufwachen im Bette (n. 3 Tagen.)

1215. Gelinder, allgemeiner Schweifs (doch nicht im Gesichte) des Nachts und Morgens, vom Geruche des dumpfigen (schimmlichten) Strohes.

Nächtlicher Schweifs von sauerm Geruche.

Früh, um 5 Uhr, nach dem Aufwachen, fängt sie an zu schwitzen, mehre Morgen.

Unter dem Früh-Schweifse, einfacher Schmerz aller Theile, auf denen er liegt.

Unter dem Früh-Schweifse, Brecherlichkeit.

1220. Unter dem Früh-Schweifse, bei der mindesten Entblöfsung, Bauchweh, wie von Verkältung.

Unter dem Bette, grofse Hitze und Schweifs, aber bei geringer Entblöfsung und Lüftung der Decke, Schauder.

Nach dem Schweifse, Frost und dann wiederum Schweifs.

Früh, im Wachen, allgemeiner Schweifs, mit innerer Gesichts- und Hände-Hitze, ohne Durst.

Nach dem Früh-Schweifse, heftiger Durst nach verdünntem Biere (Kofent).

1225. Oeftere Anfälle von Schweifs, mit trockner Hizze darauf.

Während und nach grofser Angst, reichlicher Schweifs.

Aengstlichkeit, welche Schweifs, wenigstens an der Stirne hervorbringt.

Blols innere Hitze, von Aengstlichkeit erzeugt, darauf Schweifs an der Stirne (n. einigen St.)

Nach der Aengstlichkeit, Uebelkeit und schneller Odem, dann von der Uebelkeit erregter, trockner Husten, Brecherlichkeit und Erbrechen.

1230. Unruhe mit sehr der Erweiterung fähigen Pupillen (n. 56 St.)

Abends nach dem Niederlegen, Aengstlichkeit, dann nach Mitternacht, Schweifs [*F. H-n.*]

Aengstlichkeit; er konnte an keinem Orte ruhig bleiben [*F. H-n.*]

Abends, beim Gehen, Bangigkeit, Beklommenheit und als wäre er trunken.

Früh, beim Erwachen, und Nachmittags (in der fünften Stunde), Angst, und ängstliche Sorge, als ob etwas Wichtiges zu befürchten sei.

1235. Aengstlich und bänglich, als wenn er etwas Böses begangen hätte.

Grofse Angst; er hat auf keiner Stelle Ruhe und wünscht lieber zu sterben.

Nach Mitternacht sehr heftiges Herzklopfen mit äusserster Angst, welche ihn zur Selbst-Entleibung treibt (n. 5 St.)

Sie hält den gegenwärtigen Schmerz für unausstehlich und will sich lieber das Leben nehmen.

Angst, mit Trieb, sich selbst zu entleiben.

1240. (Selbst-Entleibung; sie stürzt sich von oben herab.)

Ausserordentliche Angst.

Grofse Angst [*Strandberg*, a. a. O.]

Höchste Angst [*F. Hoffmann*, a. a. O.]

Unerträgliche Angst, eine Stunde lang [*Consbruch*, a. a. O.]

1245. Er befürchtet den Tod.

Sie glaubt sich dem Tode nahe.

In sich gekehrter Gram und Kummer.

Traurigkeit.

(Bei Traurigkeit kann sie nicht weinen.)

1250. Er ist befürchtend und schreckhaft und fährt leicht zusammen, wobei ihm der Kopf wie trunken und düselig ist.

Bei Erblickung eines ärgerlichen Gegenstandes, schlägt's ihr gleich in die Beine, geht's ihr durch den ganzen Körper und sie ist fast weg, eine Stunde lang.

Schmerzen werden nicht ohne lautes Winseln und Jammern, mit Vorwürfen und Zanken untermischt, ertragen.

Sie kann sich selbst über die kleinsten Uebel nicht hinwegsetzen.

Aengstliche Bedenklichkeit und Untröstlichkeit, welche in laut weinende Klagen und Vorwürfe ausbricht und mit unter in anhaltendes Stöhnen übergeht, bei sehr rothen, heifsen Wangen, ohne Durst.

1255. Aengstliche Besorgtheit und Unentschlossenheit.
Angst aus verdachtsamer und befürchtender Bedenklichkeit, besonders in den Nachmitternachtstunden.

Sie stöhnt und ächzet jämmerlich, ohne eine Ursache anzugeben.

Er weint, wenn man ihm nur im Mindesten zuwider handelt.

Sie ist ärgerlich weinerlich.

1260. Sie weint laut und schluchzend (n. 3 St.)
Sie kann die mindeste Widerrede und auch die vernünftigsten Vorstellungen, sie zu etwas Anderm zu bewegen, nicht ertragen; sie wird ausser sich darüber.

Er ist ärgerlich bedenklich, nimmt alles übel und bricht leicht in Zank und Schimpfreden aus (n. 2, 3 St.)

Sie ist sehr aufgelegt zur zänkischen Aergerlichkeit.

Zornige Aergerlichkeit, Zornmüthigkeit (n. 1 St.)

1265. **Sehr geneigt, Andern ihre Fehler heftig vorzuwerfen.**

Zanken, Vorwürfe, Schimpfreden, eifersüchtige Schmähungen, mit unzüchtigen Ausdrücken gemischt — dann bald Heulen und Lautweinen.

Zanksucht bis zu Thätlichkeiten.

Mit Hartnäckigkeit widerstrebt er dem, was Andre wünschen (n. 1 St.)

Er ist hastig, sieht jeden boshaft an, der ihn etwas fragt, ohne zu antworten, gleich als ob er sich zähmen müfste, um nicht grob auszufallen; es scheint, als möchte er jeden, der ein Wort auf ihn redet, in's Gesicht schlagen, so gereitzten und ungehaltenen Gemüths ist er.

1270. **Er fühlt alles zu stark.**

Ueberempfindlichkeit gegen sinnliche Eindrücke; starke Gerüche und helles Licht kann er nicht vertragen.

Er kann kein Geräusch, kein Gerede leiden; Musik und Gesang greifen ihn an.

Ueberzartes, weiches Gemüth; Musik rührt ihn bis
zu Thränen.
Selbst der leiseste Fufstritt und die mindeste Erschüt-
terung des Fufsbodens ist ihr empfindlich, schmerz-
haft, unerträglich.
1275. Hypochondrische Stimmung nach dem Mittages-
sen und noch mehr nach dem Abendessen.
Hypochondrische Grämlichkeit.
Niedergeschlagene Verdriefslichkeit.
Er zieht die Stirne in Runzeln und schlägt die
Arme in einander.
Stillheit, als wenn ihm alles zuwider wäre.
1280. In sich gekehrte Stille, langsamer Ideengang.
Sie sucht Ruhe und Stille.
Langweile; die Zeit wird ihm unerträglich lang
(in den ersten St.)
Keine Lust zu irgend einer Arbeit.
Zu allen Unternehmungen und Geschäften träge; sie
ermüdet gleich.
1285. Er ist völlig arbeitscheu und scheuet doch die
Bewegung nicht (n. 2 St.)
Er ist trödelig und unentschlossen.
Unentschlüssigkeit, beständiges Schwanken
in seinem Vorhaben.
Sie wollte gern viel thun, meint aber, es gerathe
nicht.
Er glaubt, es misrathe ihm alles.
1290. Es misräth ihm alles (geht ihm alles konträr)
(n. 6 St.)
Er hat zur Arbeit keine Geduld [*Fg.*]
Er benimmt sich ungeschickt und tölpisch; er stöfst
sich leicht, oder stöfst Sachen um (n. 10 St.)
Es hindert ihn, er weifs selbst nicht, was, vorzüglich an wissenschaftlichen Beschäftigungen.
Unaufgelegtheit zu Kopfarbeiten; das Blut steigt ihm
zu Kopfe — bis gegen Abend.
1295. Des Morgens, Scheue vor solcher literarischen
Beschäftigung, bei welcher man selbst denken und
selbst die Ideen aus sich entwickeln mufs, um
sie entweder schriftlich aufzuzeichnen, oder münd-
lich vorzutragen; Lesen aber und Auswendigler-
nen ist ihm nicht zuwider (n. 16 St.)

Er kann die Gedanken schwerlich zusammennehmen.

Unfähig, gehörig zu denken, verspricht er sich oft im Reden, sucht die Worte mit Anstrengung und bedient sich unpassender Ausdrücke; er irrt bei Angabe von Maaſs und Gewicht.

Er verredet und verschreibt sich leicht, läſst auch Sylben und ganze Worte aus (n. 6, 12 St.)

Wegen eines übermäſsigen Ideenschwalles seiner kaum bewuſst, früh nach dem Aufstehen (n. 10 St.)

1300. Helles Bewuſstseyn seiner Existenz; feines, starkes, richtiges Gefühl für Recht und Unrecht.

Mohnsaft, Opium.

Der getrocknete Milchsaft aus den grünen, halbreifen Köpfen des *Papaver somniferum*, vorzüglich des grofsköpfigen, weifsen Mohns, *Papaver officinale*. Gm.

Eine Menge Scheidekünstler haben sich in den neuern Zeiten unsägliche Mühe gegeben, das Opium zu zergliedern und mehre Bestandtheile desselben zu trennen: Morphium (Morphin), Narkotin (Opian), Mekonsäure (Mohnsäure), Extraktiv-Stoff, Kautschuck, Opium-Balsam, fettes Oel, kleberartigen Stoff, Harz, Gummi, flüchtigen Stoff. Sie sind aber meist unter einander uneins sowohl in Hinsicht der Trennungs-Weise mittels einer Menge verschiedener und komplicirter Verfahrungs-Anstalten, theils auch in Angabe der chemischen Natur dieser Bestandtheile, sowie auch in ihren Meinungen über die relative Wirksamkeit derselben, so dafs, alles wohl erwogen, so wenig für die Arzneikunst überhaupt, als auch für das Heil der Kranken insbesondere das mindeste Zuverlässige oder Wohlthätige daraus hervorzugehen scheint

Da nun die Homöopathik einzig mit den ganzen, unzertrennten Arzneisubstanzen, wie sie im natürlichen Zustande sind, zu thun hat und die einfachste Bereitung derselben beabsichtigt, in welcher alle Bestandtheile derselben gleichmäfsig zur Auflösung und zur Entwickelung ihrer Heilkräfte kommen, sie auch nur aufs Heilen, nicht aufs Verderben der Menschen ausgeht, folglich nicht, wie die neuere Pharmacie eine Ehre darin sucht, den schmerzlosest schnell tödtendsten Stoff (morphium aceticum) aus Mohnsaft zu bereiten, so kann die nur zum Wohlthun bestimmte, homöopathische Heilkunst alle jene gefährlichen Künsteleien gern entbehren.

Mohnsaft.

Sie wird daher entweder, wie bisher geschah, einen Gran fein gepülverten Mohnsaft mit 100 Tropfen Weingeist in Stuben-Temperatur, binnen einer Woche, zur Tinktur ausziehn und einen Tropfen davon mit andern 100 Tropfen Weingeist zweimal schütteln und so zu höhern Kraft-Entwickelungen fortgehen, oder — besser —

Es wird ein Gran ausgesucht guten Opiums, wie jede andre, trockne Arznei-Substanz, erst mit 3 Mal 100 Granen Milchzucker (auf die Art, wie es zu Anfange des zweiten Theils des Buches von den chron. Krankh. gelehrt wird) binnen drei Stunden zur Millionfachen Pulver-Verreibung gebracht, wovon dann ein Gran in 100 Tropfen gewässerten Weingeiste aufgelöst und mit 2 Schüttel-Schlägen potenzirt eine Flüssigkeit giebt, deren ein Tropfen mit 100 Tropfen Weingeist auf gleiche Art verdünnt und mittels zweier Schüttelschläge potenzirt soferner durch noch 25 andre Verdünnungs-Gläser bis zur decillionfachen Kraft-Entwickelung erhöhet wird, womit ein oder ein Paar Streukügelchen, feinster Art, befeuchtet alles ausrichten, was homöopathisch nur vom Mohnsafte Wohlthätiges in Heilung der dazu geeigneten menschlichen Befindens-Beschwerden auszurichten ist.

Der Mohnsaft ist weit schwieriger in seinen Wirkungen zu beurtheilen, als fast irgend eine andre Arznei.

In der Erstwirkung kleiner und mäfsiger Gaben, in welcher der Organism, gleichsam leidend, sich von der Arznei afficiren läfst, scheint er die Reitzbarkeit und Thätigkeit der dem Willen unterworfenen Muskeln auf kurze Zeit zu erhöhen, die der unwillkürlichen aber auf längere Zeit zu mindern und während er die Phantasie und den Muth in seiner Erstwirkung erhöhet, zugleich (die äufsern Sinne) das Gemeingefühl und das Bewufstseyn abzustumpfen und zu betäuben. — Das Gegentheil bringt hierauf der lebende Organism in seiner thätigen Gegenwirkung, in der Nachwirkung hervor: Unreitzbarkeit und Unthätigkeit der willkürlichen und krankhaft erhöhete Erregbarkeit der unwillkürlichen Muskeln, und Ideenlosigkeit und Stumpfheit der Phantasie mit Zaghaftigkeit, bei Ueberempfindlichkeit des Gemeingefühls.

In grofsen Gaben steigen die Symptome der Erstwirkung nicht nur zu einer weit gefährlichern Höhe, sondern gehen auch in stürmischer Eile durch einander, oft untermischt mit Nachwirkungen oder in dieselben schnell übergehend. Bei einigen Personen sind einzelne Symptome auffallender, bei Andern andre.

Keine Arznei in der Welt unterdrückt die Klagen des Kranken schneller als der Mohnsaft und hierdurch verleitet, haben die Aerzte einen ungeheuer häufigen Gebrauch (Mifsbrauch) von ihm gemacht und weit und breit eben so ungeheuer grofsen Schaden mit ihm angerichtet.

Wenn die Anwendung des Mohnsaftes bei den Krankheiten eben so wohlthätig in ihren Folgen wäre, als sie häufig ist, so gäbe es keine Arznei, wovon die Kranken öfter **gesund** würden, als der Mohnsaft. **Aber gerade das Gegentheil hievon geschieht durchgängig.**

Schon seine ungeheure Kräftigkeit und schnelle Wirkung setzt voraus, dafs ungemein viel Einsicht in seine Wirkungen und ungemein genaue Beurtheilung und Würdigung derselben zu seiner arzneilichen Anwendung erforderlich seyn müsse, wenn man **wahrhaft wohlthätig damit handeln will, welches ohne homöopathische Anwendung desselben unmöglich ist.**

Weil man aber bisher fast blofs einen antipathischen, palliativen Gebrauch vom Mohnsaft machte und fast blofs seine Erstwirkungen den gegentheiligen Krankheitszuständen entgegensetzte, contrariis curentur (— aufser wo man dieser durch Alterthum geheiligten Cur-Regel *Galen's* zuweilen geradezu [aus Versehen? oder numinis afflatu?] entgegen handelte und dann Wunder von Heilungen damit verrichtete); so hat auch keine Arznei in der Welt mehr täuschende Schein-Erleichterung, mehr betrügliche Vermäntelung

Mohnsaft.

und Uebertünchung der Krankheits-Symptome, mit bösartigern Folgen, als die ursprüngliche Krankheit selbst war, erzeugt, keine in der Welt mehr positiven Schaden (unter anfänglich scheinbarer Erleichterung) angerichtet, als eben dieser Mohnsaft.

Allen Arten von Husten, Durchfällen, Erbrechen, Schlaflosigkeit, Melancholie, Krämpfen und Nervenbeschwerden — vorzüglich aber allen Arten von Schmerzen ohne Unterschied setzte man Mohnsaft als das vermeintliche Hauptmittel entgegen.

Alle diese zahllosen Beschwerden liegen aber nicht in der Erstwirkung des Opiums sondern das Gegentheil hievon; man kann also leicht denken, welch wenig dauerhaften, welch wenig wohlthätigen Erfolg eine solche Anwendung desselben in der Mehrzahl aller Leiden des Körpers und der Seele gehabt haben müsse! Und diefs lehrt auch die tägliche Erfahrung.

Wenn Mohnsaft in einigen wenigen Fällen Husten, Durchfall, Erbrechen, Schlaflosigkeit, Zittern u. s. w. hebt, so ist diefs nur dann, wenn diese Uebel in einem bisher gesunden Körper erst jetzt und plötzlich entstanden und klein sind. Da kann wohl z. B. ein eben erst von einer Verkältung entstandenes Hüsteln, ein durch Schreck*) eben erst entstandenes Zittern, ein von Furcht, Verkältung oder sonst von kleinen Ursachen plötzlich entstandener Durchlauf, ein durch Gemüthserregung, Ekel u. s. w. entstandenes Brechwürgen u. dgl. durch Mohnsaft zuweilen schnell verschwinden, weil er die gedachten Beschwerden hier nur einmal obenhin und nur auf kurze Zeit zu unter-

---

*) Riechen an ein Senfsamen grofses Streukügelchen mit potenzirter Mohnsaft-Auflösung befeuchtet stellt den auch noch so heftig Erschrockenen fast augenblicklich wieder her, aber nur unter der Bedingung, dafs er es sogleich nach erfolgtem Schrecke riecht — später angewendet bringt es keine Hülfe, eher Nachtheil hervor.

drücken nöthig hat, um dem vorher gesunden Körper wieder Freiheit zu verstatten, alle fernere Neigung zu diesen Uebeln nun von selbst entfernt zu halten und den vorigen Stand der Gesundheit aus eignen Kräften fortzusetzen (m. s. Organon der Heilkunst, vierte Ausg. §. 63. Anm.)

Aus dieser, in gedachten wenigen Fällen zureichenden, palliativen Unterdrückung dieser schnellen leichten Uebel folgt aber nicht, dafs Mohnsaft eine wahre Heilkraft besitze, diese Beschwerden in jedem Falle, auch die anhaltender Art, unter jeder Bedingung dauerhaft zu heben; er kann sie durchaus nicht heben und in Gesundheit verwandeln, wenn sie nur Zufälle einer andern Krankheit sind, auf die Mohnsaft mit seinen Erstwirkungen nicht als homöopathisches Heilmittel pafst, oder wenn sie schon einige Zeit gedauert haben, weil diese Beschwerden nicht in den Erstwirkungen des Mohnsaftes enthalten sind.*)

Daher ward es bisher durchgängig in der ärztlichen Praxis des ganzen Erdkreises fast immer nur zum Schaden und mit verderblichem Erfolge in alten Husten, anhaltenden Durchfällen, langwieriger Schlaflosigkeit, chronischem Erbrechen und zur Gewohnheit gewordenen Krämpfen, Aengstlichkeiten und Zittern angewendet. Nie aber und in keinem einzigen Falle konnten diese, einige Zeit lang im Körper bestandenen, und, ganz andre Krankheiten, für welche Mohnsaft kein homöopathisches Mittel ist, zum Grunde habenden Beschwerden durch Mohnsaft geheilt werden, so dafs dauerhafte Gesundheit auf seinen Gebrauch zurück gekehrt wäre.

Man erfährt auch beim Gebrauche des Mohnsaftes in gedachten chronischen Leiden, dafs er blofs an-

---

*) Blofs in seiner Nachwirkung (und der, unten zu erwähnenden, anfänglichen, momentanen Reaktion — ihrem Widerscheine —) sind sie anzutreffen.

Mohnsaft.

fänglich eine täuschende Linderung, eine kurz dauernde Unterdrückung der Uebel auf einige Stunden bewirkt, dafs er dann ohne Erhöhung seiner Gaben nicht weiter lindert, bei Erhöhung der Gaben aber die Beschwerden kaum auf kurze Zeit zum Schweigen bringt, und wenn er diefs ja thut, auf der andern Seite neue Uebel und eine weit beschwerlichere, schlimmere, künstliche Krankheit erschafft; — wahrlich! ein verderblicher, obgleich bisher allgemein eingeführter Mifsbrauch dieser zur Entfernung ganz entgegengesetzter Leiden*) erschaffenen Gabe Gottes.

Am auffallendsten aber war der Mifsbrauch, den schier alle Aerzte bis den heutigen Tag**) auf dem

*) Denn wo fände sich wohl ein dem Mohnsaft gleiches Heilmittel in der hartnäckigsten Leibverstopfung und in den hitzigen Fiebern mit klagenloser, betäubungsähnlicher Schlafsucht unter Schnarchen bei halboffnem Munde, und Zucken der Glieder, mit brennender Hitze des schwitzenden Körpers und in einigen andern, den Erstwirkungen des Mohnsaftes an A e h n l i c h k e i t e n t s p r e c h e n d e n Krankheits-Zuständen.

**) Ob ich gleich schon vor 20 Jahren an eben dieser Stelle (in der ersten Ausgabe des O r g a n o n 1810) jenen unter den Aerzten allgemein eingeführten Mifsbrauch des Mohnsaftes gegen Schmerzen als eine offenbare Versündigung am Wohle der Kranken unwiderleglich gerügt habe, so hat man doch nicht bemerkt, dafs ihr Gewissen sich nur einigermafsen geregt hätte, und sie von diesem eben so thörichten, als verbrecherischen Verfahren zurükgekommen wären. Sie schreien dann bei solchen Ermahnungen blofs über Störung ihres Schlendrians, und schimpfen und verlästern den, der sie auf solche Fehltritte aufmerksam macht, wie der sich in der Bufspredigt getroffen fühlende Sünder blofs auf den Bufsprediger schimpft, ohne sich bessern zu wollen. Doch was kümmere ich mich, der ich so wichtige Wahrheiten zu Gemüthe zu führen innern Beruf fühle, und Wahrheit und Natur auf meiner Seite habe, was kümmere ich mich um diese unverbesserlichen Schreier?

„Wer Kraft in sich fühlt, Irrthümer zu entdecken und „die Gränzen der Wissenschaft zu erweitern, ist nicht allein

ganzen Erdboden vom Mohnsafte machten, indem sie ihn gegen **Schmerzen** aller Art, sie mochten auch noch so alt und eingerostet seyn, als Haupt-Hülfsmittel anwendeten. Es widerspricht schon an sich der gesunden Vernunft und gränzt an die Thorheit einer Universal Arznei, wenn man von einer einzigen Substanz die Heilung aller, so unendlich unter sich verschiedener Schmerzen erwarten will. Man hätte bedenken sollen, dafs die Arten der Schmerzen in Krankheiten, ihr Ort, die Zeit und die Bedingungen ihrer jedesmaligen Entstehung, Erneuerung, Erhöhung und Verminderung u. s. w. so aufserordentlich von einander abweichen, dafs der Schöpfer nicht umhin konnte, eine grofse Zahl verschiedener Arzneien dagegen zu erschaffen, indem jedes endliche Ding nur einen endlichen, beschränkten Wirkungskreis haben kann. Aber gerade Mohnsaft gehört nicht unter diese Schmerzen stillenden und heilenden Mittel. **Fast nur Mohnsaft allein erregt in der Erstwirkung keinen einzigen Schmerz.** Jedes andere bekannte Arzneimittel dagegen erregt im gesunden menschlichen Körper, jedes seine eigene Arten von Schmerzen in seiner Erstwirkung, und kann daher die ähnlichen in Krankheiten (homöopathisch) heilen und vertilgen, vorzüglich wenn auch die übrigen Symptome der Krankheit mit den von der Arznei beobachteten in Aehnlichkeit übereinstimmen. Nur allein Mohnsaft kann keinen einzigen Schmerz homöopathisch, das ist, dauerhaft besiegen, **weil er für**

„verbunden, es zu thun, sondern auch das Publikum ist ver-
„pflichtet, ihn zu hören, und wenn es auch einer ganzen
„Schule unangenehm seyn sollte, die ihre Antorität für so
„gegründet hält, dafs sie es nicht zugeben will, von ihr an
„die Natur zu appelliren, oder die sich wenigstens nach ih-
„ren Kräften alle Mühe giebt, jene Beobachter der Verges-
„senheit zu überliefern."

Fr. Casimir Medicus.

sich keinen einzigen Schmerz in der Erstwirkung erzeugt, sondern das gerade Gegentheil, Empfindudunglosigkeit, deren unausbleibliche Folge (Nachwirkung) eine gröfsere Empfindlichkeit als vorher und daher eine peinlichere Schmerzempfindung ist.

Alle durch Mohnsaft mittels seiner Betäubungskraft und Empfindungs-Unterdrückung palliativ auf kurze Dauer beschwichtigten Schmerzen von irgend einiger Dauer kommen daher sogleich wieder. Wenn die betäubende Erstwirkung desselben verflossen ist, und zwar wenigstens *) eben so stark, als vorher, wie die Erfahrung aller aufmerksamen Aerzte zeigt. Ja diese Schmerzen kommen allgewöhnlich schlimmer wieder und müssen, so lange man keinen bessern Weg, als diesen alten, verderblichen Schlendrian, befolgen will, nicht nur durch wiederholte, sondern auch verstärkte Gaben Mohnsaft jedesmal wieder unterdrückt werden, während er dagegen andre schlimmere Uebel erzeugt, an denen der Kranke vorher noch nicht litt. Die Unterdrückungen eines Schmerzes von nur einiger Dauer und Gröfse durch Mohnsaft sind daher nichts als Quacksalberei — nichts als blaue Dunst — Täuschung des Kranken und der Angehörigen mit nachtheiligen Folgen, die oft verderblich, und nicht selten tödtlich sind, von solchen Un-

---

*) So sagt *Willis* in seiner pharmacia rationalis S. 298: „Die Opiate stillen gemeiniglich die grausamsten Schmer„zen und bringen Gefühllosigkeit hervor — eine gewisse „Zeit über; ist aber dieser Zeitpunkt verlaufen, so erneu„ern sich die Schmerzen sogleich wieder und gelangen „bald zu der gewöhnlichen Heftigkeit"; und S. 295: „Wenn „die Wirkungsdauer des Mohnsaftes vorüber ist, so kehren „die Bauchschmerzen zurück und lassen nichts von ihrer „Grausamkeit nach, bis man wieder mit dem Zauber des „Mohnsaftes kömmt."

heilkünstlern aber für neue und ohne ihr Zuthun entstandene Krankheiten ausgegeben werden.**)

Nur chronische Krankheiten sind der Prüfstein ächter Heilkunst, weil sie nicht von selbst in Gesundheit übergehen; schnell entstandene, leichte Uebel vergehen ohne und bei Arzneien — offenbar durch eigne Kraft des Organisms; bei Arzneien aber müssen die akuten Uebel auffallend schneller und dauerhafter weichen, als für sich, wenn es Heilung genannt werden soll.

Wenn Mohnsaft in akuten Krankheiten zuweilen Schmerzen zu heben scheint, so geschieht es aus der leicht einzusehenden Ursache, weil diese Krankheiten, wenn sie indefs nicht tödten, schon von selbst binnen einigen Tagen verlaufen und sammt ihren Schmerzen vergehen.

Nur etwa in dem seltnen Falle kann Mohnsaft Schmerzen wirklich zu heilen scheinen, wo er mit seinen übrigen Erstwirkungen auf die Symptomen der Krankheit homöopathisch pafst und so die Krankheit selbst hebt, da dann die Schmerzen natürlich auch weichen müssen, aber hier also nur mittelbar. Da z. B. jede Ruhr eine Kothverhaltung in den obern Gedärmen zum Grunde hat, so können einige mit Hitze und Betäubung verbundene Arten derselben durch Mohnsaft heilen, da diese Symptome von den ähnlichen Erstwirkungen des Mohnsaftes homöopathisch

*) Der wahre (homöopathische) Arzt bekömmt keine Gehirn-Entzündung in seiner Praxis zu sehen, aufser im Anfange der gefährlichsten Typhus-Fieber, die er samt ihrer Hirn-Entzündung heilt, und keine Darm-Entzündung kömmt ihm vor, aufser bei Vergiftungen und bei Darm-Einklemmungen; aber häufig entstehen tödtliche Hirn- und Darm-Entzündungen durch die Bemühung der Allöopathen, arges Kopfweh und unerträgliche Leibschmerzen mit gesteigerten Gaben Mohnsaft unterdrücken zu wollen.

folglich auch beizu die Schmerzen gehoben werden, weil sie meist auf krampfhafter Zurükhaltung des Darmkothes beruhten.

Eben so kann der Mohnsaft die Schmerzen der Bleikolik nicht eher tilgen, als bis er durch seine Leib verstopfende Erstwirkung, die von Blei veranlafste, hartnäckige Leibverstopfung homöopathisch aufgehoben hat, also auch hier nur mittelbar, nicht aber durch seine Betäubungskraft, nämlich in kleinen, nicht betäubenden Gaben gereicht. Schmerzen aber unmittelbar zu heben, ohne Nachtheil, vermag der Mohnsaft nie; vielmehr ist er, gerade im Gegentheile, ein Hauptmittel in denjenigen Betäubungskrankheiten, wo der Schmerz eines grofsen Uebels vom Kranken nicht gefühlt wird, wie z. B. beim gefährlichen Aufliegen, wo der Kranke, im betäubten Zustande seines Bewufstseyns, über keinen Schmerz klagen kann u. s. w.

Die schmerzhaften Krankheiten akuter und chronischer Art können (wenn auch die ganze Welt voll antipathischer und allöopathischer Aerzte dagegen schrieen) doch einzig nur mit Erfolg dauerhafter Gesundheit durch dasjenige Arzneimittel geheilt und in Gesundheit verwandelt werden, welches aufserdem, dafs es durch seine übrigen Erstwirkungen auf die Symptome des Krankheitszustandes in Aehnlichkeit pafst, zugleich eine sehr ähnliche Art von Schmerzen für sich zu erregen geeignet ist, als in der Krankheit angetroffen werden. Ist es so gewählt, so verschwindet Schmerz und Krankheit zusammen, wunderbar schnell und dauerhaft, bei Reichung der kleinsten Gabe, wie das Organon der Heilkunst lehrt und die Erfahrung Jeden überzeugt.

Indem man diefs unterliefs und alle Arten von Schmerzen blofs mit Mohnsaft antipathisch behandelte, fand man freilich mancherlei grofse Nachtheile bei seinem Gebrauche: Betäubung, Leibesverstopfung und andre beschwerliche und gefährliche Symptome, die bei dieser zweckwidrigen antipathischen Anwendung desselben natürlich zum Vorscheine kommen mufsten, und des Opiums eigenthümliche Wirkungen sind, ohne welches es nicht Opium wäre. Diese bei einer solchen Anwendung unvermeidlichen, lästigen Wirkungen hielt man aber nicht für das, was sie sind, für Eigenthümlichkeit des Wesens des Mohnsaftes, sondern für ihm blofs anklebende Unart, die man ihm durch allerlei Künste benehmen müsse, um ihn ganz unschädlich und gutartig zu machen. In diesem ihrem Wahne versuchten sie von Zeit zu Zeit, seit nun fast zwei tausend Jahren, durch sogenannte Corrigentia ihm diese angeblichen Unarten zu benehmen, damit es fortan Schmerzen und Krämpfe stillen lerne, ohne Delirien oder Hartleibigkeit zu erzeugen, — Erbrechen und Durchfall hemme, ohne zu betäuben, und alte Schlaflosigkeit zu gutem Schlafe umwandle, ohne Hitze zu erregen und ohne Kopfschmerz, Zittern, Mattigkeit, Frostigkeit und Niedergeschlagenheit zu hinterlassen.

Daher setzte man ihm hitzige Gewürze zu, um seine in der Nachwirkung anzutreffende kältende Eigenschaft, und fügte ihm Laxirmittel und Salze bei, um seine leibverstopfende Unartigkeit zu tilgen u. s. w. Vorzüglich suchte man durch mehrmaliges Auflösen desselben in Wasser, dann Durchseihen und Eindicken, sein rohes, ihm angeblich unnützes, schädliches Harz davon zu scheiden, auch wohl durch monatlange Digestionen das ihm anhängende, flüchtige, vermeintlich giftartig narkotische Wesen davon zu treiben; ja man ging so weit, dafs man diesen Saft durch Rösten über Feuer zu veredeln und mild zu machen suchte und bildete sich dann ein, eine köstliche Panacee gegen alle jene Uebel und Beschwer-

Mohnsaft.

den, gegen Schmerzen, Schlaflosigkeit, Durchfall u. s. w. erarbeitet zu haben, welche alle bekannte Mohnsaft-Unarten abgelegt hätte.

Man täuschte sich aber gänzlich; man machte durch letztere Veranstaltungen den Mohnsaft blofs unkräftiger, ohne seine Natur zu ändern. Man bedurfte nun weit gröfsere Gaben, um gleichen Zweck zu erreichen, und gab man dann diese gröfsern Gaben, so wirkten sie immer wieder wie ursprünglicher Mohnsaft; das neue Präparat betäubte eben so, verstopfte den Leib eben so u. s. w., und so ward es offenbar, dafs Mohnsaft keine abzusondernde Unart, so wenig als irgend eine andre Arznei, besitze, dafs aber seine eigenthümlichen Arzneikräfte lästig, nachtheilig und gefährlich dann werden müssen, wenn man ihn in grofsen Gaben blofs antipathisch braucht und keine homöopathische Anwendung von ihm zu machen versteht, — der Mohnsaft werde nun in seinem natürlichen, vollkräftigen Zustande, oder durch eine Menge theurer Künsteleien geschwächt, in gröfsern, zu antipathischem Gebrauche zureichenden Gaben gebraucht.

Der Mohnsaft hat vor vielen andern Arzneien die Eigenheit voraus, dafs er bei ganz Ungewohnten und bei sehr erregbaren Personen, noch mehr aber in sehr grofsen Gaben zuweilen eine kurz dauernde, oft nur augenblickliche, anfängliche Reaktion besonderer Art sehen läfst, die aber theils ihrer Kürze, theils ihrer Seltenheit, theils ihrer Natur wegen, nicht mit der eigentlichen Haupt- und Erstwirkung verwechselt werden darf. Diese seltnen, augenblicklichen, anfänglichen Reaktionen stimmen fast völlig mit der Nachwirkung des Organism auf Opium überein (und sind, so zu sagen, ein Wiederschein dieser Nachwirkung): Todtenblässe, Kälte der Gliedmafsen oder des ganzen Körpers, kalter Schweifs, zaghafte Angst, Zittern und Zagen, schleimiger Stuhlgang, augenblickliches Erbrechen, oder Hüsteln, und sehr selten dieser oder jener Schmerz.

Bei ganz grofsen Vergiftungsgaben des Mohnsaftes wird fast gar nichts von den eigentlichen Erstwirkungen desselben sichtbar, sondern diese anfängliche Reaktion geht dann gleich als Nachwirkung unmittelbar in den Tod über, wie mir selbst Fälle vorgekommen sind und *Willis* (pharm. rat. sect. VII. Cap. I. S. 292) erzählt.

Die morgenländischen Schwelger in Opium sind nach Ausschlafung des Mohnsaftrausches stets in einem Zustande von Mohnsaft-Nachwirkung; ihre Geisteskräfte sind dabei durch allzu öftern Gebrauch sehr geschwächt. Frostig, bleich, gedunsen, zitterig, muthlos, schwach, stupid und mit einem sichtbar ängstlichen innern Uebelgefühle wankt er früh in die Taverne, um seine Zahl Mohnsaft-Pillen einzunehmen und seinem Blute wieder beschleinigtern Lauf und Wärme zu geben, seine gesunkenen Lebensgeister zu ermuntern, seine erkaltete Phantasie wieder mit einigen Ideen zu beleben und seinen lähmigen Muskeln wieder einige Thätigkeit palliativ zu verschaffen.

Die hierunten aufgezeichneten Mohnsaft-Symptome sind gröfstentheils Nachwirkung und Gegenwirkung des Organismus. Aerzte, die sich noch nicht überwinden können, von dem so schädlichen Mifsbrauche des Mohnsaftes in grofsen Gaben zu palliativen (antipathischen) Zwecken abzustehen, mögen diese gräfslichen Nachwirkungen beherzigen; es müfste nicht gut seyn, wenn ihr Menschengefühl nicht dadurch erschüttert und ihr Gewissen nicht erregt und zu bessern Entschlüssen bestimmt werden sollte.

Die Gegenmittel gefährlicher Gaben Mohnsaft sind Ipekakuanhe-Tinktur, Kampher, vorzüglich aber starker Kaffeetrank von oben und von unten in Menge warm eingeflöfst, mit Reiben des Körpers vergesellschaftet. Wo aber schon Eiskälte des Körpers, Gefühllosigkeit und Mangel an Reitzbarkeit der Muskelfaser eingetreten ist, mufs noch ein (palliatives) warmes Bad mit zu Hülfe genommen werden.

Wo um Schmerzen zu stillen und Bauchflüsse zu hemmen Mohnsaft in grofsen Gaben angewendet, wie nicht selten, wahre Lähmung der Gliedmafsen erzeugt hatte, da findet wohl nie Heilung einer solchen Lähmung statt, so wenig Lähmungen von grofsen elektrischen Schlägen wohl je Besserung annehmen.

Einige Erstwirkungen des Mohnsaftes dauern nur ein Paar Stunden, andre vorzüglich von gröfsern Gaben, länger, wenn sie indefs nicht tödten.

An sich gehört Mohnsaft zu denjenigen Arzneien, deren Erstwirkungen selten in den menschlichen Krankheiten homöopathische Anwendung finden; dann dient aber ein sehr kleiner Theil eines Tropfens decillionfacher potenzirter Verdünnung zur Gabe.

Die Namens-Verkürzungen der Mit-Beobachter sind: *Cubitz* [*Ctz.*], *Gutmann* [*Gn.*], *Schönike* [*Sche.*], *Stapf* [*Stf.*]

Mohnsaft.

Vom Bücken, Schwindel (n. 20 St.)
Schwindel [*C. C. Matthaei*, in Hufel. Journ. XI. 2. — *Young*, a. a. O. — *Tralles*, a. a. O. — *Clarck*, Essays and obs. phys. and lit. Edit. 3. 1771. — *Murray*, Apparat. Med. II. S. 282.]
Schwindel und Betäubung des Kopfs [*Matthaei*, a. a. O.]
Starker Schwindel nöthigt ihn, sich niederzulegen [*Matthaei*, a. a. O.]
5. Schwindel, als wenn alles mit ihm um den Ring ginge [*Schelhammer*, a. a. O.]
Schwindlicht, ängstlich, irrsinnig [*Tralles*, a. a. O. S. 283.]
Schwindel und Kopf-Verwirrung [*Young*, a. a. O.]
Trunken schwindlicht wankte er hin und her [*Al. Thompson*, Diss. de Opio, S. 121.]
Trunkenheit [*Rademacher*, in Hufel. Journ. IV. 3. S. 587. — *Büchner*, diss. de Opio. Halae, 1748. §. 45]
10. Eine Art Trunkenheit, die sie verhinderte, sich auf den Beinen zu erhalten [*Leroux*, Journ. de Med.]
In gröfsern Gaben, als die sind, welche Heiterkeit hervorbringen, erregt der Mohnsaft Trunkenheit [*Tralles*, de usu et abusu Opii.]
Benebelung des Kopfs (sogleich) [*de la Croix*, Journ. de Med. XXXIX]
Düsterheit im Kopfe, mit einem trocknen Hitz-Gefühle in den Augen, und Neigung der Augen, sich zu schliefsen, ohne Schläfrigkeit, nebst einer Empfindung, als ob er die vorige Nacht gewacht hätte [*Ctz.*]
Der Kopf ist schwer und wie betrunken (12 Stunden lang) [*Tralles*, a. a. O. S. 101.]

15. Eingenommenheit des Kopfs [*Matthaei*, a. a. O.]

Eingenommenheit des Kopfs, als wenn Rauch in's Gehirn stiege [*Matthaei*, a. a. O.]

Betäubung [*Bergius*, mat. med. S. 482.]

Betäubung des Verstandes, als wenn er ein Bret vor dem Kopfe hätte und zum Liegen zwingender Schwindel; dann Zittern des Körpers einige Zeit lang [*Matthaei*, a. a. O.]

Heftige Betäubung und Berauschung (vom Geruche vielen Opiums) [*Lorry*, Journ. encyclop. I. part. II. S. 72.]

20. Dumpfe Betäubung mit matten Augen und äufserster Kraftlosigkeit [*Matthaei*, a. a. O.]

Betäubung und Unempfindlichkeit; gleichwohl antwortet er angemessen [*Vicat*, plantes vénéneuses de la Suisse, S. 226.] (Vergl. mit 40.)

Empfindung im Kopfe, als wenn man nach einem heftigen Weinrausche ausgeschlafen hat und erwacht [*Tralles*, a. a. O. S. 101.]

Stumpfheit des Geistes, kurzer, ängstlicher Athem, wobei sich die Brust hoch hebt; die Augen gebrochen und voll Wasser [*Matthaei*, a. a. O.]

Häufig zuströmende Ideen mit Lustigkeit.

25. Es macht den Sinn munterer und aufgelegter zu ernsthaften, wichtigen Geschäften [*Wedel*, Opiologia, S. 165.]

Aufgelegter zu erhabenen Betrachtungen die ganze Nacht, ohne Schlaf [Eph. Nat. cur. Dec. II. ann. X. obs. 80.]

Es verschwand (nach Abends vorher genommenem Mohnsafte) alle Neigung zu schlafen, die Kraft der Einbildung und des Gedächtnisses erhöhete sich zum Verwundern, so dafs er die Nacht in den tiefsinnigsten Meditationen zuzubringen, so zu sagen, gezwungen war; bei Tagesanbruch schlummerte er einige Stunden, konnte sich aber dann alles dessen, was er die Nacht über gedacht hatte, nicht mehr entsinnen *). [*Rudgeri* Ouwens Noctes Haganae, Vorr. S. 14.]

---

*) Die Geistes- und Gemüthssymptome lassen sich beim Mohnsaft nicht so genau von einander trennen, wie bei andern Arzneien, und die erstern zu Anfange bei den Kopf-

Langsame Besinnung, Stupidität, Sinnlosigkeit [*Willis*, pharm. rat. S. 305.]

Stillschweigen [*Bergius*, a. a. O.]

30. Geistes-Schwäche [*F. C. Grimm*, Acta Nat. Cur. III. obs. 19.]

Die Geistesfähigkeiten verschwinden [*Bergius*, a. a. O.]

Stumpfsinnigkeit [*Sauvages*, Nosol. method. I. S. 847.]

Stumpfheit des Geistes [*Bohn*, de officio med. S. 362.]

Alle Fähigkeiten des Geistes, alle Sinne sind stumpf [*Chardin*, Voyage en Perse, Amst. 1771. Tom. IV. S. 203. 204.]

35. Gleichgültigkeit gegen Schmerz und Vergnügen [*Reineggs*, a. a. O.]

Betäubung, Gleichgültigkeit [*Ev. Jo. Thomassen a Thuessink*, Diss. de opii usu in Syphilitide, L. B. 1785. 8.]

Eingenommenheit des Kopfs; er hat von nichts einen wahren Begriff, und kann beim Lesen den Sinn nicht errathen [*Schelhammer*, a. a. O.]

Stumpfsinnigkeit (n. 8, 12 St.)

Er kennt die nächsten Anverwandten, die bekanntesten Gegenstände nicht.

40. Stumpfsinnig, unempfindlich, seines Daseyns fast nicht bewufst antwortete er gleichwohl ziemlich passend [*Schelhammer*, a. a. O.] (Vergl. mit 21.)

Ist seiner nicht bewufst [*Reineggs*, a. a. O.]

Sinnenbetäubung und Vernunftlosigkeit [*Fr. Hoffmann*, Diss. de operatione opii, Hal. 1700. S. 5.]

symptomen, die andern zu Ende aller andern Zufälle stellen, weil sie beim Mohnsafte beide gewöhnlich sich zusammenpaaren.

Wenn Mohnsaft zur palliativen Unterdrückung der Schmerzen, der Krämpfe, des entgegengesetzten Geistes- und Gemüthszustandes, wie in (619, 25, 612, 613, 611, 605, 614.) oder auch zur Vertreibung des naturgemäfsen Nacht-Schlafes (in letzterm Falle gewissermafsen homöopathisch) gebraucht wird, so bringt er an der Stelle gewöhnlich solche Exstasen des Geistes und Entzückungen des Gemüths hervor — alles schnell vorübergehende Erstwirkung. Diese Exstasen und Entzückungen kommen dem innern verklärten Erwachen der Somnambülen (Clairvoyance) oft sehr nahe.

Stumpft das Gefühl ab und nimmt es zuweilen ganz weg [*Tralles*, a. a. O.]

Sie wuſste nicht, was um ihr her vorging und gab kein Zeichen von Empfindung; die Gelenke waren biegsam und alle Muskeln erschlafft [*Lassus*, in Mem. de l'inst. national des sc. et arts, Tom. II.]

45. Umnebelung und Schwäche des Verstandes; Selbsttäuschung, als wären seine Augen viermal gröſser und sein Körper riesenhaft groſs [*Schelhammer*, in Misc. Nat. Cur. Dec. II. ann. V. obs. 12]

Es ist ihm, als ob er in der Luft flöge oder schwebte, und sich alles mit ihm herum drehete [*Schelhammer*, a. a. O.]

Er ist zwar nicht des Gesichts und Gehörs, aber doch des Geschmacks-, Geruchs- und Tastsinns in Bezug auf die äuſsern Gegenstände beraubt; doch fühlt er die Kälte seines eignen Körpers (n. 1½ St.) [*Schelhammer*, a. a. O.]

Dummheit [*Reineggs*, a. a. O.]

Dummheit, Gleichgültigkeit gegen äuſsere Gegenstände [*Crumpe*, Natur und Eigensch. des Op.]

50. Dummheit und Blödsinn [*Haller*, in Praelect. in Boerh. Instit. IV. S. 519.]

Opiumesser sind schläfrig und fast dumm [*Alpin*, a. a. O.]

Opiumesser sind immer träge und trunken [*Alpin*, a. a. O.]

Gedächtniſs-Mangel [*Reineggs*, a. a. O.]

Gedächtniſs-Verlust [*Bergius*, a. a. O.]

55. Oft Gedächtniſs-Schwäche (bei öfterm Gebrauche des Opiums) [*Willis*, a. a. O.]

Gedächtniſs-Verlust auf mehrere Wochen [*Willis*, a. a. O.]

Langwieriger Gedächtniſs-Verlust [*Cocq* bei *Stalpaart van der Wiel*, Observ. Cent. II. obs. 41.]

Verlornes Gedächtniſs [*Bonet*, Sepulcret. anatom. lib. 1. Sect. 1. S. 214.] *)

---

*) Anm. zu 48, 49, 50, 51, 52, 53, 54, 55, 56, 57, 58. Sind alle diese Zustände anhaltend und nach langer Wiederholung des Opium-Genusses bleibend geworden, so sind sie

Schwankende Begriffe [*Schelhammer,* a. a. O.]
60. Gefühllosigkeit für Schamhaftigkeit und feinere Empfindungen [*Reineggs*, a. a, O.]
Die Kraft des Willens verschwand durch die geringste Kleinigkeit [*de Ruef,* a. a. O.]
Opiumesser stehen im Rufe der Unbeständigkeit; sie versprechen oft, was sie bald sich weigern zu halten, (jeder hütet sich vor ihnen, niemand will etwas mit ihnen zu thun haben) [*Alpin,* a. a. O. Cap. 2.]
Drang des Blutes nach dem Gehirne [*Haller,* a. a. O. IV. S. 509.]
(Die Gefäfse des Gehirns waren vom Blute ausgedehnt) [*Mead,* a. a. O.]
65. Pulsation der Arterien des Kopfs [*Charvet.*]
Er hört die Arterien das Blut zum Gehirn bringen [*Charvet.*]
Höchst peinlicher, den Hinterkopf einnehmender Kopfschmerz [*d'Outrepont.*]
Einseitiger Kopfschmerz in der Stirne, als wenn es herausdrückte, vermindert durch äufsern Druck.
Kopfweh, wie Herausdrücken in der Stirne.
70. Reifsen und Pucken in der Stirne, saures Aufstofsen, saures Erbrechen, sie mufste sich legen und da schwitzte sie.
Einzelnes Zucken in den Schläfemuskeln.
Art von Druck in der Stirne, welcher sich bis zu den Augen und der Nase fortzupflanzen schien [*Charvet.*]
Ein Gefühl von Spannung im Kopfe [*Charvet.*]
Kopfweh [*Matthaei,* a. a. O. VIII. 4.]
75. Heftiges Kopfweh [*Muzell,* a. a. O.]
Drückender Schmerz im Kopfe [*Matthaei,* a. a. O. VIII. 4. u. XI. 2.]
Schmerz, wie alles zerrissen im Kopfe und Empfindung, als wenn sich alles im Körper umdrehte, mit unwilliger Unbehaglichkeit [*Ctz.*]
Schwere des Kopfs [*Murray,* a. a. O. — *Bergius,* a. a. O. S. 482. — *Gn.*]

zur chronischen Krankheit gediehen, zu einer Art Lähmung der Geistesorgane, die wohl unheilbar seyn mag (53. bis 58. Nachwirkungen).

Mohnsaft.

Mehrere Tage sehr schwerer Kopf, das Hinterhaupt wie Blei, so dafs der Kopf immer wieder zurückfiel und er ihn nicht aufrecht erhalten konnte [*Tralles*, a. a. O. S. 87.]

80. Er kann den Kopf nicht aufrecht erhalten; er schwankt hin und her [*Tralles*, a. a. O. I. S. 283.]

Eingefallenes, blasses Gesicht [*Pyl*, Aufsätze, Samml. I. S. 95.]

Gesichts-Blässe [*Sche.*]

Oeftere Abwechselung von Röthe und Blässe des Gesichts.

Blässe des Gesichts und Uebelkeit, mit Gefühl von Schläfrigkeit und Verminderung aller Ab- und Aussonderungen, ja oft selbst der Ausdünstung [*a Thuessink*, a. a. O.]

85. Blasses Gesicht, Stirne, gläserne Augen [*Sauvages*, a. a. O.]

Erdfahle Gesichtsfarbe [*Reineggs*, a. a. O.]

Erdfarbne, bleiche Gesichtsfarbe, matte Augen voll Wasser; er schlummert mit halb eröffneten Augen, achtet auf nichts, giebt unbestimmte Antworten, läfst den Stuhlgang unwillkürlich von sich gehen, sinkt zusammen zu den Füfsen herab und hat kurzen, ängstlichen Athem [*Matthaei*, a. a. O.]

Bläulichtes und erdfarbnes Gesicht [*Grimm*, a. a. O.]

Ansehen des Gesichts, als ob er nicht ausgeschlafen, oder die Nacht geschwärmt hätte, mit eingefallenen, blinzelnden Augen [*Ctz.*]

90. Alle Gesichtsmuskeln erscheinen wie erschlafft, wodurch das Gesicht gleichsam ein stupides Ansehen erhält; die Unterlippe hat die Neigung, schlaff herabzuhängen, die Nasenlöcher sind weit geöffnet und das obere Augenlid kann nur mit Mühe in die Höhe gezogen werden [*Sche.*]

Rothe Flecken auf den bleichen Wangen [*Matthaei*, a. a. O.]

Aufgedunsenes Gesicht [*Thompson*, a. a. O. S. 120. — *Young*, a. a. O.]

Aufgetriebenes Gesicht, heifse, trockne Haut, weifse Zunge, Heiserkeit, sehr beengtes Athemholen, Blutspeien [*Young*, a. a. O.]

Dunkelrothes Gesicht [*Vicat*, a. a. O.]
95. Ganz rothes Gesicht [*Matthaei*, a. a. O.]
Rothes, aufgetriebnes, geschwollenes Gesicht [*Murray*, a. a. O. — *Müller*, in Huf. Journ. XVIII. IV.]
Kirschbraunes Gesicht [*Schweickert*, in Hufel. Journ. VIII. 3]
Aufgetriebne Adern im Gesichte [*Reineggs*, a. a. O.]
Rothes, aufgetriebnes Gesicht und strotzende Adern am Kopfe [*Hoffmann*, a. a. O.]
100. Gesichts - Röthe und rothe Augen [*Berger*, a. a. O.]
Gesichts-Röthe und rothe, entzündete Augen [*J. Hunter*, über d. vener. Krankh. S. 640.]
Ungewöhnliche Gesichts-Röthe mit geschwollenen Lippen [*Hamberger*, Diss. de Opio; Jen. 1749. §. 16]
Nicht blofs rothes, sondern wie entzündetes Gesicht [*Hecquet*, a. a. O.]
Ganz rothes Gesicht, mit wilden, hervorgequollenen, rothen Augen [*Stentzel*, de venenis, I. §. 46.]
105. Entstellte Gesichtszüge, Stillschweigen, offene Augen [*Aepli* sen. in Hufel. Journ. XXV. 3.]
Krämpfe der Gesichtsmuskeln [*Knebel*, in Hufel. Journ. XXVI. 2.]
Krampfhafte Bewegungen der Gesichtsmuskeln (n. 7 Tagen) [*Levesque* — *Blasource*, in Journ. de Medec. 1808. Juillet.]
Konvulsives Zittern der Gesichtsmuskeln, der Lippen, der Zunge [*Aepli*, a. a. O.]
Glänzende, funkelnde Augen [*Matthaei*, a. a. O.]
110. Stiere Augen von übermäfsigem Glanze [*Müller*, a. a. O.]
Gläserne, hervorgequollene, unbewegliche, nichts sehende Augen, wie die eines Sterbenden [*Vicat*, Observationum delectus, S. 242.]
Unbeweglichkeit der Pupillen am Lichte [*Murray*, a. a. O.]
Erweiterte Pupillen (d. ersten St.)
Leicht zu erweiternde Pupillen.
115. Zusammengezogene Pupillen.
Das Auge nur halbgeschlossen, die Pupillen erweitert ohne Reitzfähigkeit [*Kilian*, in Med. Annal. 1800. Oct.]

Mohnsaft.

Offene Augen, mit aufwärts gedrehten Pupillen [*Pyl,* a. a. O.]

Gefühl in den Augen, als wenn sie zu grofs für ihre Höhlen wären [*Charvet.*]

Er starrt die Anwesenden an, mit wässerigen Augen, weifs aber nicht, was geschieht, und kann die Personen nicht erkennen [*Reineggs,* a. a. O.]

120. Funken vor den Augen [*Clarck,* a. a. O.]

Trübsichtigkeit; es ist als wenn er durch einen Flor sähe [*Müller,* a. a. O.]

Es ist ihm schwarz vor den Augen und schwindlicht [*Matthaei,* a. a. O.]

Er klagt, bei vollem Verstande, seine Augen würden dunkel, er sei blind (n. 4 St.) [*Willis,* a. a. O.]

Geschwulst der untern Augenlider [*Grimm,* a. a. O.]

125. Wie gelähmt herabhängende Augenlider [*d'Outrepont.*]

Zitternde Augenlider, die den Bulbus nur zur Hälfte bedecken [*Guiand.*]

Dumpfes Brausen in den Ohren, nach dem Essen (n. 4 St.) [*Charvet.*]

Sausen in den Ohren (sehr bald) [*Charvet.*]

Ohrenklingen [*Young,* a. a. O. — *Murray,* a. a. O.]

130. Die Unterlippe ist schmerzhaft, wenn er sie mit den obern Zähnen oder mit den Fingern berührt [*Sche,* a. a. O.]

Verzerrung des Mundes [*Lorry,* a. a. O.]

Kinnbackenkrampf [*de la Croix* — *Pyl,* a. a. O.]

Heftige Schmerzen des Unterkiefers (n. 7 Tagen) [*Levesque* — *Blasource,* a. a. O.]

Man konnte ihr den Mund nur mit Gewalt öffnen, und sie nur schwer einige Löffel Flüssigkeit schlukken lassen [*de la Croix.*]

135. Schmerz des Oberkiefers (n. 8 St.)

Zahnweh.

Wackeln der Zähne.

Feiner, fressender Schmerz in den Nerven des Zahnes (n. 8 St.)

Die Unterkinnlade hing herab [*Kilian,* a. a. O.]

140. Lähmung der Zunge [*Reineggs,* a. a. O.]

Die Sprache wird schwach, wenn er spricht; nur mit Anstrengung kann er laut sprechen [*Ctz.*]

Mit offenem Munde kann er nicht reden [*Reineggs*, a. a. O.]

Er stammelt [*Reineggs*, a. a. O.]

Weifse Zunge [*Young — Grimm*, a. a. O.]

145. Schwarze Zunge [*Levesque — Blasource*, a. a. O.]

Speichelflufs [*Hargens*, in Hufel. Journ. IX, 2. — *Reineggs*, a. a. O.]

Starker Speichelflufs [*Alston*, Edinb. Vers. V. 1.]

Speichelflufs wie von Quecksilber [*a Thuessink*, a. a. O.]

Aus dem Munde flofs beständig Speichel [*Kilian*, a. a. O.]

150. Unterdrückt die Ausleerung der Speicheldrüsen, des Nasenschleims und der Drüsen des Kehlkopfs [*Murray*, a. a. O.]

Verdickt den Speichel, den Nasenschleim, den Schleim der Luftröhre und macht die Zunge trocken [*Young*, a. a. O.]

Trockenheit der Zunge, des Gaumens und Rachens, ohne Neigung zu trinken [*Ctz.*]

Gefühl von Trockenheit des vordern Theils der Zunge, ohne Durst, früh.

Bei Trockenheit im Munde, ohne Verlangen auf Getränk, Frost über den Unterleib.

155. Trockenheit des ganzen Mundes mit wenigem Durste [*Sche.*]

Trockenheit hinten im Halse [*Bergius*, a. a. O.]

Trockenheit im Halse und auf der Zunge [*Ettmüller*, Diss. de vi opii diaphor. Lips. 1694. Cap. 1. §. 5. — *Murray*, a. a. O.]

Trockenheit des Mundes, dafs er kaum ein Wort vorbringen kann [*Schelhammer*, a. a. O.]

Starker Durst, vorzüglich auf Dünnbier (Kofent) [*Matthaei*, a. a. O.]

160. Dringender Durst [*Ettmüller — Murray*, a. a. O.]

Erregt Geschwürchen im Munde und auf der Zunge [*Matthiolus* bei Tralles, a. a. O. Sect. IV. S. 190.] *)

Exulcerirt den Gaumen und die Zunge [*Wedel*, a. a. O. S. 26.]

Gekauet verbrennt es den Mund und die Zunge und entzündet die Kehle [*Lindestolpe*, de venenis, S. 591.]

---

*) Vom Kosten des Opiums.

Mohnsaft.

Erregt unerträgliches, beifsendes Brennen wie Pfeffer auf der Zunge [*Boerhave*, Praelect. IV. S. 529.] *)

165. Am Halse aufgetriebne Venen und heftig pulsirende Arterien [*Matthaei*, a. a. O.]
Mühsames Schlingen [*Lassus*, a. a. O.]
Unvermögenheit zu schlingen [*Aepli*, a. a. O.]
Bitterkeit des Mundes [*Grimm*, a. a. O.]
Fader, lätschiger, fast gar kein Geschmack.

170. Saurer Geschmack.
Bittrer Geschmack im Munde, den andern Morgen [*Charvet.*]
Appetitlosigkeit.
Benimmt (in gröfserer Gabe) sogleich die Efslust [*Willis*, a. a. O.]
Appetitlosigkeit [*Joerdens*, in Hufel. Journ. XVII. 1. — *Reineggs* — *Bergius*, a. a. O.]

175. Mangel an Appetit zu Speisen und Getränken [*Murray*, a. a. O.]
Es ekelt ihm vor Allem [*Reineggs*, a. a. O.]
Auf lange Zeit, Widerwillen gegen alle Nahrungsmittel [*Tralles*, Sect. I. S. 142.]
Höchster Abscheu vor Speisen, mit äufserster Schwäche [*Matthaei*, a. a. O.]
Höchster Abscheu vor Fleisch-Speisen, bei unreiner Zunge [*Matthaei*, a. a. O.]

180. Er verlangt zu essen, hat aber kaum einen Bissen zu sich genommen, so mag er das übrige nicht [*Reineggs*, a. a. O.]
Vermehrter Appetit.
Heifshunger in öftern Anfällen, zuweilen mit fadem Geschmacke im Munde (n. 3 u. mehrern St.)
Heifshunger [*Kämpfer*, a. a. O.]
Heifshunger mit Auftreibung und Beschwerung des Magens nach dem Essen [*Mouchard*, a. a. O.]

185. Ungeheurer Hunger mit grofser Mattigkeit [*Ward*, in n. Journ. d. ausländ. med. Literatur, IV. 1.]
Heifshunger mit Abscheu vor Speisen [*Grimm*, a. a. O.]
Uebelkeit [*Grimm* — *Matthaei*, a. a. O. VIII. 4.]

---

*) In einiger Menge in den Mund genommen.

Brecherlichkeit [*Matthaei*, a. a. O. XI. 2.]
Oft Ekel und Erbrechen [*J. J. Waldschmid*, Monita medica circa opium. Marburg, 1679.]
190. Starkes, vergebliches Würgen [*Matthaei*, a. a. O.]
Vergebliche Anstrengung, sich zu erbrechen [*Charvet.*]
Erbrechen (n. einigen Minuten.)
Neigung zum Erbrechen, bei Bewegung [*Charvet.*]
Uebergeben, nach dem Essen [*Charvet.*]
195. Bewegungen zum Erbrechen, Blut-Erbrechen [*Hecquet*, a. a. O. S. 314.]
Erregt Erbrechen [*Wedel*, a. a. O.]
Unter Magenweh und konvulsiven Bewegungen, erbricht sie sich [*Juncker* und *Böhmer*, Diss. sistens casum matronae largissimo usu opii tractatae. Halae, 1744. S. 7.]
Anhaltendes Erbrechen [*Pyl*, a. a. O. S. 94.]
Grünes Erbrechen [*de la Croix*, a. a. O.]
200. Unempfindlichkeit des Magens gegen Brechmittel [*Murray*, a. a. O.]
Aufstofsen (n. 5 St.) [*Grimm*, a. a. O.]
Voll im Magen [*Joerdens*, a. a. O.]
Magendrücken [*Bohn*, a. a. O.]
Schlucksen anhaltend, mit kurzen Unterbrechungen [*Schweickert*, in Hufel. Journ. VIII. 3.]
205. Starkes Drücken im Magen (sogleich) [*Willis*, a. a. O.]
Magenschwäche.
Drücken im Magen, als wenn ein Stein darin läge (n. 2 St.)
Gleich nach dem Essen, heftiger Druck in der Magen-Gegend, der sich beim Gehen mindert [*Ctz.*]
Schmerzhafte Aufgetriebenheit des Magens [*d'Outrepont.*]
210. Nach dem Mittagessen, höchst lästiges Drücken über den Magen herüber, als ob er zu viel oder zu harte Speisen gegessen hätte, welche Beschwerde sich durch Bewegung in freier Luft mindert [*Sche.*]
Heftige Magenschmerzen [*Levesque — Blasource*, a. a. O.]
Schnell, Magendrücken und Zusammendrückung des Zwergfells [*Fr. Hoffmann*, Diss. de correctione Opii. Hal. 1702, §. 16.]

Mohnsaft.

Zusammenschnürender Magenschmerz, welcher unerträglich ist und in Todesangst versetzt [*Young*, a. a. O.] *)

Schwächt den Magen [*Haller*, a. a. O. S. 519.]

215. Macht die Verdauung langsamer und mindert den Appetit [*Geoffroy*, Mat. med. II.]

Langsame Verdauung [*Willis*, a. a. O. Cap. 2.]

Stört die Verdauung, erregt im Magen ein Gefühl von Schwere und Zusammendrückung und eine unbeschreibliche Beschwerde in der Herzgrube [*Ettmüller*, a. a. O.]

Schmerzhafte Auftreibung der Herzgrube [*Tralles*, a. a. O. S. 142.]

Der Leib wird aufgetrieben, besonders in der Nabel-Gegend [*de la Croix.*]

220. Gefühl von Auftreibung des Unterleibes und besonders des Magens.

Im Magen und den Därmen Anhäufung von Blähungen [*Murray*, a. a. O.]

Aufgetriebener Unterleib [*de la Croix* — *Tralles*, a. a. O.]

Unterleib gespannt und schmerzhaft [*J. Hunter*, a. a. O.]

Leibweh, wie von einer Purganz (n. ¼ St.)

225. Leibweh, wie von Verkältung.

Leibweh einfachen Schmerzes, wie zerschlagen (n. 2 Stund.)

Drücken und pressendes Auftreiben des Unterleibes bis zum Zerplatzen; durch Körper-Bewegung ward es ihm leichter, beim Niedersetzen aber kam das Drücken wieder (n. 2 St.) [*Gn.*]

Beständige Blähung-Erzeugung [*Tralles*, a. a. O. S. 142. u. 148. — *Reineggs*, a. a. O.]

Häufiger Blähungen Abgang (n. 24 St.) [*Gn.*]

230. Empfindung wie von einer Last im Unterleibe in der Nabel-Gegend, mit Aengstlichkeit, Gefühle fliegender, innerer Hitze und Kopfbetäubung (n. 1 St.)

Klopfen im Unterleibe.

Drückender und spannender Schmerz im Unterleibe (n. 24 St.)

*) Von Opium gleich nach dem Mittagmahle genommen.

Stiche in der linken Bauch-Seite, auch aufser dem Athemholen (n. 3 St.)

Leibweh vor und nach dem Stuhlgang.

235. Druck und Schwere im Unterleibe wie von einem Steine [*Ch. G. Büttner*, Unterr. über d. Tödtlichk. d. Wunden, S. 224.]

Ziehendes Bauchweh [*Matthaei*, a. a. O.]

Schmerz im Unterleibe, als wenn die Gedärme zerschnitten würden [*Juncker* u. *Böhmer*, a. a. O. S. 8.]

Trägheit der Darmbewegung und verhaltener Stuhl [*Willis*, a. a. O.]

Lähmung der Gedärme [*Pyl*, a. a. O. S. 94.]

240. Verstopft den Leib fast immer [*Tralles*, a. a O. S. 145]

Seltne Leibesöffnung [*Murray*, a. a. O.]

Stets Zurückhaltung des Stuhls und Hartleibigkeit [*Tralles*, a. a. O. S. 144.]

Zurückhaltung der Darmausleerung.

Darmausleerung und Harnen unterbrochen [*Kilian*, a. a. O.]

245. Zehntägige Leibesverstopfung (die mit dem Tode endigte) [*Pyl*, a. a. O.]

Harter Stuhlgang, mit vorgängigem Bauchkneipen und Blähungen [*Gn.*]

Bei der Anstrengung zum Stuhlgange, Gefühl, als wenn der Weg in den Mastdarm verschlossen wäre.

Härter und nur mit Anstrengung erfolgender Stuhl, sechs Tage über [*Gtz.*]

Hartleibigkeit zu 6, 8 Wochen lang, mit Appetitlosigkeit; blofs durch Klistire gingen Exkremente ab, doch in kleine, harte Kugeln geformt [*Juncker* und *Böhmer*, a. a. O. S. 8.]

250. Hartleibigkeit mehrere Monate lang [*Tralles*, a. a. O. S. 145.]

Stuhl in kleinen, harten Knoten, mit wehenartigen Schmerzen, wie zur Geburt [*Tralles*, a. a. O. S. 146.]

Fast unheilbare, langwierige Hartleibigkeit [*Waldschmid*, a. a. O. S. 17.]

Mohnsaft macht (in der Nachwirkung) zuweilen Durchfall [*Hamberger*, a. a. O. §. 15.]

Darmausleerung, breiichte Stuhlgänge (sogleich oder binnen ¼ St.)

255. Sehr stinkender Stuhlgang (n. 20 St.)
Vermehrter Stuhlgang [*Bauer*, in Acta Nat. Cur. II. obs. 94.]
Wässeriger Durchfall [*Bautzmann*, in Misc. Nat. Cur. Dec. II. ann. 8.] *)
Ausleerung einer schwarzen Materie durch den Stuhl (n. 24 St.) [*Levesque — Blasource*, a. a. O.]
Flüssige, schäumige Stuhlgänge, mit jückendem Brennen am After und heftigem Stuhlzwange [*Grimm*, a. a. O.]

260. Höchst stinkender Durchfall [*Grimm*, a. a. O.]
Heftige, schmerzhafte, oft Stunden lang aussetzende, aber desto stärker wiederkehrende Bewegungen des Kindes [*d'Outrepont.*]
Die Gebärmutter war weich [*d'Outrepont.*]
Ungeheure, wehenartige Schmerzen in der Bährmutter, welche den Unterleib zusammen zu krümmen nöthigen, mit ängstlichem, aber fast vergeblichem Drange zum Stuhle (n. ½ St.)
Ungeheurer, drückend auseinander pressender Mastdarmschmerz (zwischen 4 u. 6 St.)

265. Citrongelber Harn, mit vielem Satze [*Grimm*, a. a. O.]
Dunkelfarbiger Harn [*Riedlin*, lin. med. ann. IV. Decemb. obs. 16.]
Dunkler Harn und trockne Zunge (an sich selbst.) [*Young*, a. a. O.]
Sehr dunkelrother Harn, welcher einen Satz bildet [*Matthaei*, a. a. O.]
Blutharnen [*Hecquet*, a. a. O.]

270. Sehr wenig, sehr rother Harn, ohne Wolken [*Matthaei*, a. a. O.]
Der Harn hat einen ziegelfarbigen Bodensatz [*Charvet.*]
Gefühl bei der Anstrengung zum Harnen, als wenn der Weg zur Harnröhre verschlossen wäre.
Unfreiwillige Unterbrechung des Strahles bei Urinlassen [*Charvet.*]

---

*) Sobald sie Mohnsaft gegen ihre Zahnschmerzen brauchte.

Er kann nur nach langer Anstrengung den Harn lassen [*Charvet.*]
275. Er läfst wenig Harn von sehr dunkelrother Farbe, mit schneidenden Schmerzen während dem Lassen [*Matthaei*, a. a. O.]
Unterdrückt die Harnausleerung [*Murray*, a. a. O.]
Harnen unterdrückt [*Kilian*, a. a. O.]
Urinverhaltung [*Matthaei*, a. a. O. — *Hunter*, a. a. O. S. 641.]
Mohnsaft hält die Abscheidung des Urins zurück [*Pitcairne*, Diss. de circulatione in animalibus genitis et non genitis, L. B. §. 13.]
280. Harnverhaltung bei ganz trocknem Munde und erhöhetem Durste [*Matthaei*, a. a. O.]
Hält die Harnausleerung zurück [*Ettmüller*, a. a. O. §. 3. u. 4.]
Schwächt die Zusammenziehkraft der Harnblase [*de Haller*, de partib. corp. viritab. et sensib. Sect. 2.]
Zuweilen unterdrückt Opium den Harn, zuweilen erregt es ihn [*Geoffroy*, a. a. O.]
Erregt den Harn [*Willis*, a. a. O. — *Berger*, a. a. O. §. 2.]
285. Steifheit der männlichen Ruthe während des Schlafs und nach dem Erwachen gänzliche Impotenz [*Stalpaart van der Wiel*, Cent. II. obs. 41.]
Uebermäfsige Steifigkeiten der Ruthe [*Moses Charas*, pharm. reg. Cap. 51.]
Erregter Geschlechtstrieb, mit Steifigkeiten der Ruthe, Pollutionen und geilen Träumen [*Murray*, a. a. O.]
Erregung des Geschlechtstriebs, Steifigkeiten der Ruthe, nächtliche Samenergiefsungen [*Geoffroy*, a. a. O.]
Geile Träume und nächtliche Samenergiefsungen [*Wedel*, a. a. O. II. 3.]
290. Es erregt den Geschlechtstrieb [*Wedel*, a. a. O.]
Verliebte Entzückung, vier und zwanzigstündige Ruthe-Steifigkeit, geile Träume, nächtliche Samenergiefsungen [*Tralles*, a. a. O. I. S. 131.]
Nächtliche Samenergiefsung (d. 1. Nacht,)
Nächtliche verliebte Bilder, Pollutionen [*Ch. de Hellwich*, Bresl. Sammlungen, 1702.]

Unbändige Geilheit [*Joh. Jac. Saar*, Reise nach dem Orient.]
295. Bei Einigen Erregung, bei Andern Minderung des Geschlechtstriebes [*Sachs von Lewenheim*, in Misc. Nat. Cur. ann. 2. obs. 69.]
Trägheit des Geschlechtstriebes [*Renodaeus*, Mat. med. lib. 1. Sect. 13. Cap. 2.]
Wird für entmannend und Zeugungstrieb schwächend gehalten [*Wedel*, a. a. O.]
Erregung des Geschlechtstriebes.
Impotenz [*Charvet*.]
300. Männliches Unvermögen [*Reineggs*, a. a. O. — *Garcias ab Horto*, hist. aromat. 1. Cap. 4.]
Erkaltung des Begattungstriebes [*Reineggs*, a. a. O.]
Vermehrte Monatreinigung (n. 2 St.)
Mohnsaft liefs die Monatzeit in seiner Ordnung, selbst wo er 30 Jahre zu einem Quentchen und mehr täglich unter Veranlassung höchst schmerzhafter und krampfhafter Anfälle gebraucht ward [*Juncker* und *Böhmer*, a. a. O.]

In warmer Stube, nach Gehen im Freien, Verstopfung der Nase, wie Stock-Schnupfen [*Gn.*]
305. Heiserkeit [*Young*, a. a. O.]
Heiserkeit bei sehr trocknem Munde und weifser Zunge [*Grimm*, a. a. O.]
Höchste Heiserkeit [*Young*, a. a. O.]
Heiserkeit, wie von Schleim in der Luftröhre.
Sie hustete beim Schlucken von Flüssigkeit [*de la Croix*.]
310. Der Husten wird nach dem Essen schlimmer.
Hohler, sehr trockner Husten (gleich nach dem Einnehmen); er vergeht schnell wieder.
Anfall von einem heftigen, trocknen Husten; darauf Gähnen und plötzliches, lautes Geschrei (n. 36 St.)
Er wird plötzlich blau im Gesichte und will husten, aber der Athem bleibt aus (Steckflufs); darauf tiefer Schlaf bei kaltem Schweifse des Körpers (n. 30 St.)
Husten beim Schlingen [*de la Croix*, a. a. O.]
315. Er hustet schäumigen Schleim aus [*Matthaei*, a. a. O.]

Blutspeien [*Young*, a. a. O.]

Auswurf dicken, blutigen Schleims [*Matthaei*, a. a. O.]

Hält Blutauswurf und Stuhlausleerung zurück [*Thompson*, a. a. O.]

Schneller Odem [*Büchner*, a. a. O. §. 45.]

320. Schneller, beklommener, ängstlicher Odem [*Grimm*, a. a. O.]

Schnelleres, schwieriges Athmen [*Murray*, a. a. O.]

Immer kürzerer und kürzerer Odem [*Sauvages*, a. a. O.]

Langsamer Odem.

Schwerer, beengter Odem, vorzüglich Nachts.

325. Bald einzelne, tiefe Athemzüge, bald minutenlanges Ausbleiben des Athems.

Die Athemzüge sind lang und seufzend [*Charvet*.]

Kurzes, schnarchendes Athemholen, welches von Zeit zu Zeit auf eine halbe Minute aufsen bleibt [*Pyl*, a. a. O. S. 95.]

Schweres Athemholen [*Tralles*, a. a. O.]

Kurz dauernde Anfälle von Aengstlichkeit, mit kurzem, beengtem Athem und Zittern der Arme und Hände [*Ctz.*]

330. Schweres Athmen und Aengstlichkeit [*Hamberger*, a. a. O. §. 10. u. 49.]

Aengstlichkeit mit Zusammenziehung und Verengerung der Brust [*Matthaei*, a. a. O.]

Zusammenschnürung der Brust, als wenn sie steif wäre; schweres Athmen [*Young*, a. a. O.]

Engbrüstigkeit, als wenn der Seitenstich bevorstünde und Spannung im Schulterblatte [*Gabr. Clauder* in Eph. Nat. Cur. Dec. II. ann. 5. obs. 178.]

Krampfhafte Engbrüstigkeit [*Young*, a. a. O.]

335. Beengtes und schwieriges Athmen und Aengstlichkeit um's Herz [*Fr. Hoffmann*, Med. rat. syst. II S. 270.]

Verhindertes Athemholen, Engbrüstigkeit [*Stütz*, in Huf. Journ. VIII. 3.]

Schweres, verhindertes Odemholen [*Vicat*, pl. vénén. a. a. O.]

Tiefes, schnarchendes Athemholen [*Sauvages*, a. a. O.]

Schweres, tiefes Athemholen [*de la Croix*, a. a. O.]
340. Keuchender. lauter Athem [*Willis*, pharm. rat. S. 305.]
Lautes, schweres Athmen [*Lassus*, a. a. O.]
Er holt Odem mit der gröfsten Anstrengung und Aengstlichkeit, mit offenem Munde [*Grimm*, a. a. O.]
Die Respiration war bald schnarchend und laut, bald schwer und sehr schwach [*Leroux*.]
Laute, mühsame, röchelnde Respiration [*de la Croix*.]
345. Langsamer schwieriger, schnarchender Odem [*Crumpe*, a. a. O.]
Stöhnender, langsamer Athem (n. 4 St.) [*Muzell*, a. a. O.]
Stöhnendes, unterbrochnes Athemholen [*Aepli*, a. a. O.]
Die Respiration wird unterbrochen [*Alibert*.]
Respiration unmerkbar, manchmal mit etwas Geräusch [*Vermendois.*]
350. Unordentliches, Erstickung drohendes Athemholen, [*Grimm*, a. a. O.]
Beengtes und nicht nur schwieriges, sondern auch ungleiches Athmen [*Willis*, a. a. O.]
Einige Minuten aufhörendes, dann mit einem tiefen Seufzer wiederkehrendes Athmen [*Sauvages*, a. a. O.]
Ausbleibender Odem; er war fünf Minuten wie todt, dann kurze, jählinge Odemzüge, als wenn Schluckssen kommen wollte [*Schweickert*, a. a. O.]
Der Athem bleibt immer länger und länger aus bis zum Tode [*Sauvages*, a. a. O.]
355. Ungeheuer drückender Schmerz in der rechten Brust-Seite, auch aufser dem Odemholen, mit Stichen in derselben Seite, während des Einathmens (n. 1 St.)
Ziehend reifsender Schmerz in der Brust-Seite.
Zusammenziehender (klemmender) Schmerz im Brustbeine und Rücken, bei Bewegung fühlbar.
Er fühlt Hitze in der Brust (an sich selbst) [*Bellonius*, libr. 3. observ. Cap. 15.]
Im Herzen ein Brennen, wie von glühenden Kohlen, so dafs sie glaubt, vergehen zu müssen [*Juncker* et *Böhmer*, Diss. Casus matr. S. 7.]

360 Schmerz der Hypochondern, besonders des rechten [*Grimm*, a. a. O]

Spannung der Unterribben-Gegend, die bei Berührung höchst schmerzhaft ist (n. 48 St.) [*Grimm*, a. a. O.]

Spannender Schmerz unter den kurzen Ribben längs dahin, wo das Zwergfell anhängt, während des Athmens.

Einzelnes Zucken in den Armen [*Rademacher*, a. a. O.]

Einzelnes Zucken in den Armen.

365. In dem einen oder andern Arme, ein konvulsives Hin- und Herbewegen.

Anfallweise Zittern im linken Arme (n. 3 St.)

Eingeschlafenheits-Kriebeln in den Fingern, welches sich beim Zugreifen mehrt.

Jücken an den Armen und auf der Achsel [*Matthaei*, a. a. O.]

Zittern der Hände [*a Thuessink*, a. a. O.]

370. Der Arm ist gelähmt (n. 48 St.) *Levesque — Blasource*, a. a. O.]

Unangenehmes Kriebeln in Händen und Füfsen, welches in ein fürchterliches, unausstehliches Rollen überging [*Müller*, a. a. O.]

Fast kein Gefühl im Schenkel [*Young*, a. a. O.]

Starkes Jücken an den Unterschenkeln, Abends [*Matthaei*, a. a. O.]

Schwäche der Unterschenkel [*Grimm*, a. a. O.]

375. Empfindung, bald als wenn flüchtiges Feuer, bald als wenn eiskaltes Wasser durch die Adern liefe [*Juncker* und *Böhmer*, a. a. O.]

Ziehend reifsender Schmerz im Rücken.

Er schlägt, wie in Konvulsion mit dem Fufse auf und nieder, unter plötzlichem, lautem Geschrei.

Taubheit im Fufse.

Der Fufs ist wie steif und so empfindlich, dafs er nicht darauf treten, noch gehen kann.

380. Fufs-Geschwulst.

Schwere der Füfse nach dem Essen (n. 2 St.)

Schreckliche Schmerzen, die durch das Mark der Knochen dringen [*Chardin*, a. a. O.]

Abmagerung des Körpers [*Bergius*, a. a. O.]

Mohnsaft.

Wassersüchtige Beschaffenheit des Körpers [*Reineggs*, a. a. O.]
385. Unerträglichkeit der freien Luft und Gefühl, als werde er sich verkälten.
Blasse, bläuliche Hautfarbe [*Grimm*, a. a. O.]
Bläue der Haut des Körpers, besonders der Schamtheile [*Aepli*, a. a. O.]
Blaue Flecken hie und da am Körper (n. 15 St.) [Histoire de l'academie des sc. 1735.]
Röthe des ganzen Körpers [*J. Hunter*, a. a. O.]
390. Brennender Schmerz, zuweilen Jücken der Haut [*Matthaei*, a. a. O.]
Brennen, Jücken und Erhebung des Oberhäutchens in Pusteln [*Hecquet*, a. a. O.] *)
Hie und da in der Haut feinstechendes Jücken.
Jücken besonders an den obern Theilen des Körpers von der Brust an über das Gesicht, besonders an der Nase [*Matthaei*, a. a. O.]
Sehr beschwerliches Jücken [*Willis*, a. a. O.]
395. Beschwerliches Jücken über den ganzen Körper [*Berger*, a. a. O. §. 3.]
Röthe und Jücken der Haut [*Geoffroy*, a. a. O.]
Jücken über den ganzen Körper; nach dem Kratzen kommen dicke, rothe Knoten (Quatteln) hervor, welche sehr jücken, aber bald verschwinden [*Matthaei*, a. a. O.]
Haut-Ausschläge und zuweilen Jücken [*Freind*, a. a. O. Cap. 14. S. 139.]
Nach Schweifsen, oft Haut-Ausschläge und beifsendes Jücken in der Haut [*Tralles*, a. a. O. S. 137.]
400. Kleine rothe, jückende Flecken hie und da auf der Haut [*Matthaei*, a. a. O.]
Jücken und Kriebeln in allen Gliedern (n. 5 St.) [*Schelhammer*, a. a. O.]
Erst Empfindungs-Minderung, nachgehends Reitzbarkeits-Minderung.
Stumpfheit und Unempfindlichkeit der Gliedmafsen [*Stütz*, a. a. O. X. 4.]
Betäubung und Unempfindlichkeit der Glieder bei Kälte des ganzen Körpers (n. 2 St.) [*Schelhammer*, a. a. O.]

---

*) Bei öfterm Mohnsaft-Gebrauche.

405. Kalter, steifer Körper [*Pyl,* a. a. O.]
Starrkrampf [*Muzell*, a. a. O.]
Anfang, von rückwärts beugendem Starrkrampf (Opisthotonus) [*Aepli*, a. a. O.]
Rückwärts gebogener Kopf (eine Art Starrkrampf des Genickes) (n. 1 St.)
Der Rücken ist steif und gerade (eine Art Starrkrampf) (zwischen 1 u. 2 St.)
410. Krümmung des Rumpfes, wie ein Bogen, von der heftig zitternden Bewegung in den Gliedern, welche alle Nerven zerzerrt [*Juncker* und *Böhmer*, a. a. O.]
Starrheit des ganzen Körpers (n. 1 St.) [*Levesque — Blasource*, a. a. O.]
Starrkrampf und epileptische Konvulsionen [*Stentzelius*, de Venen. I. §. 46.]*)
Konvulsionen [*Van Swieten*, a. a. O. S. 372. — Acta nat. Cur. Cent. I. obs. 54. — *Schweickert*, a. a. O.]**)
Krampfhafte Bewegungen, von Schreien begleitet [*Levesque — Blasource*, a. a. O.]
415. Konvulsivische Bewegungen [*Muzell*, a. a. O.]
Epilepsie [*Muzell*, a. a. O.]
Epileptische Anfälle, mit heftigen Delirien [*Muzell*, a. a. O.]
Schaum vor dem Munde [*Reineggs*. a. a. O.]
Unruhe in den gesunden Gliedmafsen, die keine Minute auf einer Stelle ruhen können [*Matthaei*, a. a. O.]
520. Zittern am ganzen Körper, als wenn er erschrocken wäre, mit einzelnen Rucken des Körpers und Zucken in den Gliedmafsen, wo blofs die Beugemuskeln thätig sind, mit äufserlicher Kälte des Körpers.
Konvulsives Zittern der Gliedmafsen [*Aepli*, a. a. O.]
Krampfhaftes Zittern der Gliedmafsen [*Stütz*, a. a. O.]
Zitternde Bewegung in allen Gliedern, die alle Nerven verzieht [*Juncker* und *Böhmer*, a. a. O.]
Wanken [*Reineggs — Grimm,* a. a. O.]

---
*) Kurz vor dem Tode.
**) Von grofsen Gaben.

Mohnsaft.

425. Schwanken; er kann ohne Taumeln nicht gehen [*Schelhammer*, a. a. O.]
Angenehme Müdigkeit, wie von Trunkenheit [*Matthaei*, a. a. O.]
Langsamer, schwankender Gang.
Unüberwindliche Müdigkeit [*Matthaei*, a. a. O.]
Trägheit [*Stütz*, a. a. O. — *Fr. Hoffmann*, de correct. Opii. §. 16.]

430. Grofse Neigung, sich überall anzulehnen, die Füfse nachlässig auszustrecken und den Kopf auf eine Hand zu stützen [*Sche.*]
Gefühl von Stärke.
Ermattung (n. 8, 12 St.)
Schlaffheit, Trägheit [*Reineggs*, a. a. O.]
Träge Bewegung [*Murray*, a. a. O. S. 285.]

435. Mattigkeit; alles Aeufsere ist ihm zuwieder; er ist schläfrig, dämlich, betäubt, traurig und das Gedächtnifs verläfst ihn [*Murray*, a. a. O.]*)
Mattigkeit [*Bergius* — (sogleich) *Willis*, a. a. O.]
Setzt die willkürlichen Muskeln aufser Thätigkeit, mindert die Empfindung und macht daher Schlaf [*Tralles*, a. a. O. S. 110.]
Vermindert (bei kräftigen Personen) die Kraft der dem Willen unterworfenen Muskeln, macht Schwere des Kopfs und grofse Mattigkeit [*Tralles*, a. a. O. S. 107.] **)
Frühes Altern [*Bergius*, a. a. O.[

440. Merkbare Abnahme der Kräfte erzeugt es und benimmt den festen Theilen Ton und Bewegung [*Fr. Hoffmann*, Med. rat. II. S. 270.]
Erschlaffung der Gliedmafsen und Schwäche [*Hamberger*, a. a. O. §. 16.]
Die Bewegungskraft der Muskeln sinkt herab [*Ettmüller*, a. a. O.]
Schwere der Glieder (n. 1¼ St.) [*Gn.*]

---

*) Wenn die Erstwirkung des Mohnsafts vorüber ist.
**) Mohnsaft mindert nur in der Nachwirkung die Kraft der dem Willen unterworfenen Muskeln, lähmt sie dann auch wohl ganz; aber in seiner Erstwirkung erregt er sie; wird aber diese Erstwirkung durch Betäubung und betäubten Schlummer unterbrochen, so zuckt doch dieses oder jenes Glied in diesem Opiumschlafe.

Schwäche der Kräfte [*Kämpfer*, a. a. O. S. 645.] *)
445. Schlagfluſs nicht selten [*Wepfer*, de Apoplexia, S. 24. — *Mead*, a. a. O. S. 133. — *van Swieten*, a. a. O. S. 325. — *Lorry*, a. a. O.] **)
Sinken der Kräfte [*Clarck — Willis*, a. a. O.]***)
Kraftlosigkeit, Sinken der Kräfte [*Reineggs*, a. a. O.]
Zu aller Arbeit unfähig, matt und schwach [*Chardin*, a. a. O.]
Er kann die Füſse kaum rühren, kaum mit Gewalt genöthigt, vorwärts gehen [*Schelhammer*, a. a. O.]
450. Ermattung der Kräfte und Unfähigkeit sich zu bewegen [*Fr. Hoffmann*, Dissert. de operatione opii, S. 8.]
Er lag in der gröſsten Schwäche [*Tralles*, a. a. O.] S. 238.]
Die Muskeln bewegen sich schwieriger [*Berger*, a. a. O. §. 10.]
Vermehrte Unbeweglichkeit der Glieder [*Schelhammer*, a. a. O.]
Der Ton der Muskeln ist erschlafft, so daſs eine Art Lähmung erfolgt [*Freind*, a. a. O. Cap. 14.]
455. Alle Muskeln erschlafft [*Lassus*, a. a. O.]
Lähmung [*Baglio*, Prax. med. lib. 1 S. 65.]†)
Die Glieder lagen unbeweglich und blieben liegen, wo man sie hinlegte [*Kilian*, a. a. O.]
Groſse Hinfälligkeit, Sinken aller Lebensgeister [*Willis*, a. a. O.]
Unbehaglichkeit, Gefühl von Uebelbefinden Leibes und der Seele (n. 8, 12 St.)
460. Ohnmachten [*Müller*, a. a. O. — *Fr. Hoffmann*, Diss. de correct. opii, §. 16.]
Alle Viertelstunden wiederkehrende Ohnmacht; er schlieſst die Augen, läſst den Kopf hängen, bei schwachem Athem, ohne Bewuſstseyn, mit unverändertem Pulse; dann einige krampfhafte Erschütterungen des Körpers, worauf nach einigen Minuten der Paroxysm sich mit einem Seufzer

---

*) Bei täglichem Miſsbrauche des Opiums.
**) Von groſsen Gaben.
***) Bis zum Tode.
†) Von zu vielen und zu starken Mohnsaftgaben.

Mohnsaft.

endigt; darauf folgt Aengstlichkeit [*Müller*, a. a. O]*)

Aus der unlängst geöffneten Vene, Blutflufs (bis zum Tode) [*Pet. Borell*, Cent. 4. obs. 57.]

Bei erhöheten Kräften versucht sie, aus dem Bette aufzustehen, fällt aber gleich in Ohnmacht und ist schwindlicht; beim wieder Niederliegen kömmt gleich die Munterkeit wieder [*Matthaei*, a. a. O.]

Neigung sich niederzulegen [*Grimm*, a. a. O.]

465. Vielstündiges Gähnen mit Schmerz in den Kiefer-Gelenken, als wollten sie zerbrechen [*Stf.*]

Schläfrigkeit [*Bergius* — *Matthaei*, a. a. O.]

Starke Neigung zum Schlaf [*Charvet.*]

Plötzliches Einschlafen (n. wenigen Minuten.) [*Charvet.*]

Wachende Schlaf-Trunkenheit.

470. Unverständliches Geschwätz in der Schlaf-Trunkenheit.

Eine Art betäubten Schlafes, bei halb geöffneten Augenlidern, aufwärts unter das obere Augenlid gekehrten Augäpfeln, mehr oder weniger geöffnetem Munde und schnarchendem Einathmen.

Schläfrigkeit, Schlummer, Betäubung [*Freind*, a. a. O. XIV, S. 140.]

Schlummer [*Sauvages*, a. a. O. — *Büchner*, a. a. O.]

Macht statt eines gesunden Schlafs leicht einen krankhaften Schlummer [*Tralles*, a. a. O. S. 112.]

475. Er lag wie in Schlummer versunken [*Schelhammer*, a. a. O.]

Nächtliche, anhaltende Schlummersucht, mit vermehrtem Durste, fast reiner, am Rande dunkelrother Zunge und dürren, aufgesprungenen Lippen [*Juncker* und *Böhmer* — *Matthaei*, a. a. O.]

Schlummer-Betäubung [*de la Croix*, a. a. O.]

Der von Opium erzeugte Schlaf ging in eine ungewöhnliche Betäubung über [*Riedlin*, a. a. O. ann. V. Oct. obs. 30.]

Ein so betäubender Schlummer, dafs man keine Antwort aus ihm bringen kann [*Stalpaart van der Wiel*, Cent. II. obs. 42.]

480. Ganz fester Schlaf mit röchelndem Athem, wie nach Schlagflufs (n. 6 St.) [*Lassus.*]

---

*) Von Opiumtinktur mit Hirschhorngeist gemischt.

Unter fast stetem Schlummern, bei halb verschlossenen Augenlidern, liest er Flocken und tastet überall umher [*Rademacher*, a. a. O.]

Dummer Schlaf ohne alles Bewufstseyn, mit Röcheln auf der Brust [*Kilian*, a. a. O.]

Schlaf mit Bewufstseyn: er hört alles um sich, kann sich aber nicht aus demselben herausreifsen; Erwachen nach 2 Stunden [*Charvet.*]

Wenn man die Kranke rüttelte und zu ihr sprach, so konnte man sie aus ihrem Schlafe erwecken; sie beklagte sich dann, und wünschte bald zu sterben [*Leroux.*]

485. Schlafsucht und Unempfindlichkeit bei gehöriger Wärme und natürlichem Pulse und Odem [*Willis*, a. a. O.]

Unüberwindlicher Schlaf, in welchem er doch Schmerz fühlt und beim Kneipen die Augen öffnet [*Sauvages*, a. a. O.]

Unwiderstehlicher Schlaf (sogleich, auf Einnahme von 2 und mehr Gran), der aber durch Träume gestört ward und ihm beim Aufwachen keine Erquickung, sondern Uebelkeit empfinden liefs [*a Thuessink*, a. a. O.]

Unerquickender Schlaf bei allgemeinem Schweifse [*Grimm*, a. a. O.]

Nach langem Opium-Schlafe, Müdigkeit [*Young*, a. a. O.]

490. Beim Erwachen Mattherzigkeit [*Young*, a. a. O.]

Nach dem Erwachen, Brecherlichkeit [*Young*, a. a. O.]

Nach dem Opium-Schlafe, Mattigkeit, Kopf-Schwere und Trockenheit des Halses [*Bergius*, a. a. O.]

Unter dem Schlafe Ruthe-Steifigkeit und nach dem Erwachen, männliches Unvermögen [*Stalpaart van der Wiel*, a. a. O. obs. 41.]

Nach dem Opium-Schlafe, Stammeln [*Plater*, Observ. lib. I. S. 127.]

495. Nach dem Erwachen, schwierige Bewegung der Zunge [*Schelhammer*, a. a. O]

Nach dem Schlafe, Düsterheit des Kopfs [*Jördens*, a. a. O. XVII. 1.]

Aufschrecken im Schlafe und nach dem Erwachen

Mohnsaft.

ist er wie trunken und halb **wahnsinnig** [*Tralles*, a. a. O. I. S. 282.]

Nach dem Schlafe, Rausch und Schwindel [*Tralles*, I. S. 282.]

Mehr erschöpft nach dem Erwachen, von unruhigen Träumen die Nacht über [*Tralles*, a. a. O. I. S. 122.]

500. Ein lange Zeit von Träumen freier Mann träumte nach Mohnsaft [*Riedlin*, a. a. O. ann. II. Nov. Obs. 16.]

Der Schlaf von etwas grofsen Gaben Opium ist nicht ohne Träume [*Tralles*, a. a. O. S. 120.]

Die ganze Nacht mit einer Menge Bilder und Phantasieen im Schlafe beschäftigt [*Tralles*, a. a. O. S. 121.]

Der Schlaf von Mohnsaft ist immer mit Träumen und Geberden verbunden [*Lindestolpe*, a. a. O. Cap. 10. thes. 75.]

Lustige Träume [*de Ruef*, a. a. O.]

505. Zuweilen angenehme, zuweilen traurige, zuweilen ängstliche und fürchterliche Träume [*Tralles*, a. a. O. S. 120.]

Schlaf bald von angenehmen, bald von schrecklichen Träumen gestört, ausartend entweder in Schlummersucht oder einen apoplektischen Tod mit Konvulsionen [*Murray*, a. a. O.]

Opium greift das Gehirn an und bringt unruhige Träume [*Bellonius*, lib. 3. Observ. Cap. 15.]

Tiefer, fester Schlaf, mit rasselndem Odem, gleich einer apoplektischen [*Lassus*, a. a. O.]

Schnarchen [*de la Croix*, a. a. O.]

510. Schnarchen während des Schlafes unter dem Ausathmen.

Wimmern im Schlafe (n. 2 St.)

Jammergeschrei im Schlafe.

Unruhiger Schlaf voll Seufzen und Stöhnen [*Young*, a. a. O.]

Aengstlicher Schlaf voll Träume (n. 7 St.) [*Grimm*, a. a. O.]

515. Aengstliche Träume [*de Ruef*, a. a. O. S. 63.]

Aengstlicher Schlaf von den traurigsten Träumen beunruhigt, so dafs er schlaftrunken in beständigen Delirien zu schweben scheint [*Grimm*, a. a. O.]

Schlaf voll Träume.
Erstickungs-Anfall im Schlafe (Alpdrücken).
Schlaf voll schrecklicher Phantasieen und fürchterlicher Träume [*Fr. Hoffmann*, Diss. de operat. opii §. 5.]

520. Schreckenvoller Schlaf; wenn er die Augen zuthut, ist es ihm, als hätte er den Verstand verloren (n. 3 St.) [*Schelhammer*, a. a. O.]

Höchst lebhafte, verdriefsliche Träume, in denen alles fehlschlägt, vieles zum Verdrufs und Aerger ist (n. 2 St.)

Schreckhafte Träume [*Fr. Hoffmann*, a. a. O.]

Aufschrecken im Schlafe [*Tralles*, a. a. O. S. 282.]

Sanfter, angenehmer Schlummer, aus dem ihn schrekhafte Rucke in den Gliedern plötzlich zum Wachen bringen [*Ctz.*]

525. Schlaf durch Aufschrecken unterbrochen [*Young*, a. a. O.]

Unruhige, schlaflose Nacht [*Matthaei*, a. a. O.]

Bei aller Schläfrigkeit, kann er nicht in Schlaf kommen, bei langsamem Pulse [*Grimm*, a. a. O.]

Die Schlaf machende Kraft des Opiums wird durch einen grofsen Schmerz oder schweren Kummer gar sehr gemindert [*Young*, a. a. O.]

Schlaflose Nacht mit Unruhe und Irrereden [*Matthaei*, a. a. O.]

530. Schlaflosigkeit voll unwillkommner Bilder und voll Phantasieen, die von den ihn umgebenden Dingen höchst verschieden waren, wie bei Wahnsinnigen [*Tralles*, a. a. O. S. 122.]

Zwischen Wachen und Schlafen inne stehende Träume und Phantasieen von Drachen, Todtengeribben und scheufslichen Geistern und Fratzen [*Tralles*, a. a. O. S. 125.]

Unruhige Nacht, Schlummersucht mit Wachen abwechselnd, viel Irrereden, heifse Haut und Betäubung, wobei er auf einem Klumpen liegt, [*Matthaei*, a. a. O.]

Schlaf und Gesichts-Röthe [*Bergius*, a. a. O.]

Der Puls ward von 108 Schlägen auf 72 Schläge vermindert; dabei Frost und Schauder, verminderte Munterkeit, grofse Mattigkeit und doch ver-

Mohnsaft.

mehrter Hunger [*Ward*, Neues Journ. d. ausländ. med. chir. Lit. IV. 1.]
535. Vermindert die Schnelligkeit des Pulses und Athemholens [*a Thuessink*, a. a. O.]
Erst Puls um 14 Schläge langsamer (die ersten 4 St.), nachgehends (n. 10 St.) um 30 Schläge vermehrt [*Sam. Bard*, Diss. de viribus Opii. Edinb. 1765.]*)
(Blutlauf um die Hälfte gemindert.)**)
(Das Herz schlug viermal langsamer) [*Whytt*, Neue Edinb. Vers. I. Art. 19.]***)
Grofser, langsamer Puls, bei schwerem, tiefem Odem [*de la Croix*, a. a. O.]
540. Grofser, langsamer Puls, bei langsamem, schwerem, schnarchendem Odem [*Crumpe*, a. a. O.]
Langsamer Puls.
Stärkerer Puls.
Anfangs, voller, langsamer Puls, nachgehends schwacher Puls [*Bergius*, a. a. O.]
Langsamer Puls, bei stöhnendem, langsamem Odem, höchst rothem, aufgetriebnem Gesichte und höchst starkem Schweifse mit Konvulsionen [*Muzell*, a. a. O. S. 131.]†)
545. Voller, gleicher, langsamer Puls, bei tiefem, schnarchendem Odem [*Sauvages*, a. a. O.]
Matter, unterdrückter, langsamer, kleiner Puls [*Fr. Hoffmann*, Med. syst. III. S. 537.]
Er klagt Frost [*Willis — Reineggs*, a. a. O.]
Neigung zum Schauder [*Reineggs*, a. a. O.]
Wärme-Verminderung.
550. Frost im Rücken, bei unterdrücktem, kaum bemerkbarem Pulse [*Schelhammer*, a. a. O.]
Frost im Rücken.
Kälte der Gliedmafsen.
Durst bei Froste.
Fieber: erst Frost, dann flüchtige Gesichts-Hitze (mit weifser Zunge und Schweifs vor Mitternacht.)

---

*) Von Einreibung zweier Quentchen Mohnsaft — nach 50 Minuten.
**) Diefs sah *Alston* (Edinb. Vrs. V. P. I. Sect. III.) durch's Vergröfserungsglas im Fufse eines Frosches, dem er einige Tropfen Mohnsafttinktur eingegeben.
***) In einem Frosche, dem man Mohnsaft eingegeben hat.
†) Von Mohnsaft mit Hirschhorngeiste.

555. Fieber; erst Schüttelfrost, dann Hitze mit Schlaf, in welchem er sehr schwitzt.
(Fieber: er schläft im Froste ein; im Froste kein Durst; in der Hitze Durst, und starker, allgemeiner Schweifs.)
Abends, im Bette, sogleich Frost, worauf sie, sobald sie einschläft, in Schweifs geräth, der um den Kopf herum vorzüglich stark ist.
(Fieber: Zitterfrost mit Durst, dann vermehrte Hitze des ganzen Körpers, mit Neigung, sich aufzudecken, bei starkem, vollem Pulse, Trockenheit des Rachens ohne Durst und Lebhaftigkeit der Ideen und des Gedächtnisses) (n. 1 St.)
Kälte der äufsern Gliedmafsen [*Willis*, a. a. O.]

560. Kälte mit Betäubung [*Chardin*, a. a. O.]
Erst (nach dem Thermometer) verminderte Wärme, nachgehends vermehrte Ausdünstung [*Rolandson, Martin*, in Vetensk. acad. Handling. 1773. P. II. Nr. 7.]
Starker, sehr geschwinder Puls, welcher zuletzt (n. 8½ St.) schwach und aussetzend wird (kurz vor dem Tode) [*Alston*, Medical Essays.] *)
Schneller und ungewöhnlich schwacher Puls bei schnellem, beengtem, ängstlichem Odem (n. mehrern St.) [*Grimm*, a. a. O.]
Geschwinder Puls bei Kopfweh [*Young*, a. a. O.]

565. Schneller, heftiger, härtlicher Puls bei dunkelrothem Gesichte [*Vicat*. Obs. a. a. O.]
Drang des Blutes nach dem Gehirne [*Haller*, in Praelect. Boerhavii IV. S. 509. — *Murray*, a. a. O.]
(Die Gefäfse des Gehirns waren vom Blute ausgedehnt) [*Mead*, a. a. O.]
Heftiger, geschwinder, harter Puls, bei schwerem, gehindertem Odemholen [*Vicat*, Plantes venen. a. a. O.]
Schnellerer Blutlauf mit Hitz-Empfindung [*Murray*, a. a. O. S. 281, 282.]

570. Die Blutgefäfse strotzen [*Murray*, a. a. O.]
Vermehrte Hitze *Murray* — *Young*, a. a. O.]
Abwechselung temperirter Wärme mit Kälte.

*) Von einem Skrupel.

Mohnsaft.

Hitze.

Starke Gesichtsröthe, mit brennender Hitze des Körpers, acht Stunden lang; dann konvulsives Schlagen des rechten Armes und Fußes, unter lautem Geschrei, schwerem Athem und Kälte des Gesichts und der Hände, mit Perl-Schweiß besetzt (kurz nach dem Einnehmen).

575. Sechs Abende nach einander, eine brennende Hitze im Gesichte und Hitz-Gefühl, besonders in den Augen, ohne Durst [*Ctz.*]

Hitze mit Durst [*Clarck*, a. a. O.]

Vermehrt die Hitze des ganzen Körpers und hinterläßt Trockenheit des Mundes und Durst [*Berger*, a. a. O. §. 2.]

Zuweilen trockne, heiße Haut, zuweilen gelinder Schweiß [*Young*, a. a. O.]

Hitze des Körpers mit großer Aengstlichkeit [*Berger*, a. a. O.]

580. Unerträgliche Hitze mit großer Aengstlichkeit [*Matthaei*, a. a. O.]

Hitziges Fieber mit Phantasieen, welches nach kurzem Schlafe eintrat und zwölf Stunden dauerte, worauf er sehr schwach und mit Uebelkeiten befallen ward, bei mattem Pulse; nach drei Stunden, wieder Phantasiren, welches 48 Stunden anhielt, mit starkem vollem Pulse; darauf achtstündiger Schlaf [*J. Hunter*, a. a. O. S. 641.]

Bei Unruhe, Beklommenheit, verwirrten Ideen und Funken vor den Augen, steigt eine brennende, unangenehme Hitze in den Kopf und verbreitet sich dann über den ganzen Körper [*Matthaei*, a. a. O.]

Schweiß zuerst am Kopfe, dann über dem ganzen Körper, wie Thautropfen, und Schlaf [*Matthaei*, a. a. O.]

Erhöhete Ausdünstung.

585. Schweiß nur bei Körper-Bewegung.

Allgemeiner Schweiß.

Früh, während des Schlafes, Schweiß über und über, mit Neigung sich zu entblößen (n. 12, 36 St.)

Kalter Stirn-Schweiß.

Schweifs vorzüglich an den obern Theilen, während die untern heifs und trocken sind [*Matthaei*, a. a. O.]

590. Erregt fast stets Schweifs [*Berger, Büchner, Freind, Geoffroy, Haller, Pitcairne, Thompson, Wedel*, a. a. O.]

Häufiger Schweifs [*Muzell,* — *Tralles*, a. a. O. S. 134.]

Starker Schweifs (12 Stunden lang.) [*Vicat*, pl. ven. a. a. O.]

Allgemeiner Schweifs (n. 8 St.) [*Grimm*, a. a. O.]

Unter ziemlich ruhigem Schlafe, heftiger Schweifs [*Matthaei*, a. a. O.]

595. Um desto stärker ist der Schweifs, so dafs selbst die Haut in Jücken geräth und mit Ausschlag überzogen wird, während alle Sinne unempfindlich werden, Tastsinn, Sehkraft und Geruch [*Murray*, a. a. O.]

Schweifs und rother Friesel-Ausschlag mit Jücken [*Tralles*, a. a. O. S. 138.]

Allgemeiner Schweifs des höchst heifsen Körpers, bei grofsem Durste, vollem, starkem Pulse, lebhaften Augen und munterm Geiste [*Matthaei*, a. a. O.]

Zufriedenheit.

Abwechselnder Zustand von sorgenloser Grämlichkeit und Heiterkeit.

600. In sich gekehrtes Stillseyn (nach der kleinsten Gabe).

Ruhige Gleichgültigkeit gegen irdische Dinge; sie achteten nichts gegen die Exstase der Phantasie [*Mead*, de venenis, in Oper. D. II. S. 190. edit. Götting.]

Immer ruhige Vergnügsamkeit des Gemüths; wie im Himmel [*Hecquet*, réflexions sur l'usage de l'Opium. à Paris, 1726. S. 184.]

Schmerzlos blieb er die ganze Nacht in höchster Vergnügsamkeit der Seele*) [*Van Swieten*, Comment. I. S. 878.]

---

*) Er hatte einen Gran gegen einen beschwerlichen Schmerz Abends eingenommen.

Mohnsaft.

Die angenehmste Empfindung, die sich denken läfst, mit Ruhe des Geistes und Vergessenheit aller Uebel [*Van Swieten*, a. a. O.]

605. Sie konnte sich auf keine andere Art vollkommene Ruhe und Glückseligkeit des Geistes verschaffen [*Jones*, the mysteries of opium revealed.]

Nicht selten eine ungemeine Selbstgenügsamkeit und ungemeine Ruhe des Geistes [*Mos. Charas*, pharm. reg. chym. C. 51.]

Nicht geschlafen, sondern so ruhig geworden, als wenn er im Himmel wäre [Eph. Nat. Cur. Dec. II. ann. X. obs. 80.] *)

Süfse, liebliche Phantasieen, deren Reitz sie aller bekannten Glückseligkeit vorziehen, am meisten, wenn sie vorher von Schmerzen gemartert worden [*Boerhave*, Praelect. in inst. ad §. 856.]

Gefühl, als wenn er im Himmel wäre, starke, liebliche Phantasieen schweben ihm vor, wie wachende Träume, die ihm den Schlummer vertreiben [*Mead*, a. a. O.]

610. Die Heiterkeit des Geistes von Opium ist mehr ein Traum ohne Schlaf zu nennen [*Tralles*, de usu et abusu Opii, I. S. 122.]

Ruhe des Geistes [*de Ruef*, App. ad Nova Acta Nat. Cur. V. S. 63.]

Munterkeit des Geistes [*de Ruef*, a. a. O.]

Ein, traurigen Gedanken nachhängendes Frauenzimmer ward davon wundersam erleichtert; ihr Gram schwieg auf einige Zeit [Act. Nat. Cur. IV. obs. 145.] **)

Es macht die Leiden der Seele auf einige Zeit vergessen und versetzt dann in eine Entzückung und erquickende Seligkeit des Geistes [*Tralles*, a. a. O. S. 98.]

615. Es macht die (gewöhnlich traurig stupiden) Opiumschlucker fröhlich; sie schwelgen viel, singen ver-

---

*) Nachdem er wegen unerträglicher Steinschmerzen eine mäsige Gabe Opium genommen hatte.

**) Sie mufste aber, da es durch opponirten Gegensatz (palliativ) wirkte, um immer dieselbe Erleichterung zu erhalten, mit dem Gebrauche des Opiums nicht nur fortfahren, sondern die Gaben auch erhöhen, bis sie endlich in einer Woche anderthalb Unzen Mohnsaft einzunehmen genöthigt war.

liebte Lieder, lachen viel und treiben andre Possen; dieser angenehm erhöhete Geistes- und Gemüthszustand dauert eine Stunde, dann werden sie zornig und unbändig, wonach sie wieder traurig werden und weinen, bis sie in Schlaf gerathen und so wieder in gewöhnlichen Zustand kommen [*Alpin*, Med. Aegypt. IV. Cap. 1.]

Heiterkeit, Munterkeit, Zufriedenheit, gestärkte Kräfte [*Freind*, Opera, Tom. I. Emmenol. S. 139.]

Stärke, Munterkeit, Selbstzufriedenheit [*Hufel.* Journ. XIII. 1.]

Kräftigkeit [*C. G. Matthaei*, in *Huf.* Journ. VIII. 4. S. 134.]

Heiterkeit, Aufgelegtheit zu Geschäften, Furchtlosigkeit, Muth [*Alpin*, a. a. O.]

620. Muth, Unerschrockenheit, Grofsherzigkeit.

Gefühl von Muth mit Lustigkeit, so, als wollte er mit Gewalt, wo nöthig, etwas durchsetzen, ohne Scheu oder Furcht, mit einem eigenen Gefühle von Wollust (doch nur einige Minuten dauernd) (n. ¼ St.); darauf sogleich Düsterkeit im Kopfe u. s. w. [*Ctz.*]

Unerschrockenheit in Gefahr [*Reineggs*, in *Blumenbechs* med. Bibl. I. 1.]

Mohnsaft giebt den sich für einer chirurgischen Operation Fürchtenden Muth und Standhaftigkeit [*G. Young*, treatise an opium.]

Verbrecher verlieren (in Indien) die Todesfurcht und gehen der Hinrichtung muthig entgegen [*Tralles*, a. a. O.] *)

625. Verwegene Wildheit [*Reineggs*, a. a. O.]

Wildheit, Grausamkeit gleich wüthenden Thieren [*Kämpfer*, Amoen. exot. Fasc. III. obs. 15.]**)

---

*) Die letzten 9 Symptome sind palliative Erstwirkungen des Mohnsaftes bei an sich niedergeschlagenen, zaghaften Gemüthern.

**) Bei gröfsern Gaben, als die erhöheten Muth und gesteigerte Kräfte palliativ den Muthlosen und Schwächlingen geben, bringt der Mohnsaft Verwegenheit, Unbändigkeit, Zorn und Wuth hervor. Diese palliative Erstwirkung bringt die durch Mohnsaft exaltirten Türken während des ersten Angriffs bei einer beginnenden Schlacht in eine fast unwiderstehliche Kampfwuth, die aber in ein Paar Stunden in die

Wuth [*Corry*, in *Recueil period.* S. 74.]
Wahnsinn und Wuth [*Berger*, de vi opii rare facient.]
Wüthender Wahnsinn und Verzerrung des Mundes (von Opium-Auflegung auf die Schläfen) [*Corry*, a. a. O.]

630. Verstandes-Verwirrung [*Clarck*, — *de Garter*, Med. Dogm. Cap. 1.]
Delirien [*Pitcairne*, Element. med. Lib. II. Cap. 6. §. 8.]
Der Kranke hat Erscheinungen [*Müller*, in *Huf.* Journ XVIII. 4.]
Furchtsamkeit und Schreckhaftigkeit [*Young*, — *Tralles*, a. a. O.]
Muthlosigkeit.

635. Furcht (n. 8, 12 St.)
Schreckliche Phantasiebilder [*Clarck*, a. a. O.]
Sie ward durch den vermeintlichen Anblick von Gespenstern, Teufeln und Fratzen wachend gepeinigt, die sich angeblich um ihr Bett versammelten und sie sehr belästigten, wie sie delirirend schwatzte [*Tralles*, a. a. O.] *)
Er schwatzte mancherlei unzusammenhängendes Zeug und wies mit Fingern auf angeblich ihm sich nähernde, verlarvte Leute; bald brach er in lautes Gelächter aus; bald fuhr er schreckhaft zusammen vor vermeintlichen Fechtern, die ihn erstechen könnten, — ward böse, wenn man es ihm ausreden und ihn für wahnsinnig halten wollte, warf sich aber selbst im Delirium seine Narrheit vor [*Tralles*, a. a. O. S. 126.] **)
Er schwatzt delirirend von allerlei Begebenheiten mit offenen Augen und entsinnt sich des Geschwätzes nacher nur, als hätte es ihm geträumt [*Manchart*, Eph. Nat. Cur. Cent. I. obs. 15.]

feigste Zaghaftigkeit oder Betäubung bei ihnen übergeht, worin sie leichter als jedes andere Heer zu besiegen sind.

*) Jedesmal, wenn ihre krankhaften Zufälle: Herzklopfen, Erbrechen, Schlucksen, Herzdrücken, Bauchweh, Zittern und konvulsive Bewegungen, palliativ, durch Opium gestillt wurden.

**) Nach Opium in einem ruhrartigen Durchfalle gegeben.

640. Heifs, ängstlich und trunken redete sie allerlei unter einander, nahm ihre Worte wieder zurück, erschrack bald plötzlich, bald ergriff sie zornig die Hand der Umstehenden [*Tralles*, a. a. O. S. 125.] *)

Er begehet Ungereimtheiten [*Reineggs*, a. a. O.]

Die steigende Lustigkeit- und Gedankenseligkeit geht in's Widersinnige und Unvernünftige über [*Tralles*, a. a. O.] **)

Heftiger Wahnsinn bei rothem Gesichte, glänzenden Augen und gröfserer Lebhaftigkeit des Körpers [*Matthaei*, a. a. O.]

Er wälzt sich auf der Erde wahnsinnig, brennenden Zorns, drohend; er kennt seine Freunde nicht, mit geschwollenem Kopfe und Gesichte, röthlichblauen, geschwollenen Lippen und hervorgetretenen, entzündeten Augen [*Tralles*, a. a. O. S. 90.]

645. Erst Entzückung und nach der Entzückung, Traurigkeit und Niedergeschlagenheit [*Chardin.*]

Traurigkeit.

Hoffnungslosigkeit, mürrisches Wesen, Verdriefslichkeit (n. 8, 12 St.)

Jämmerliches Weinen und Heulen (in den ersten St.)

Sie ärgert sich über einen Schmerz bis zum Weinen.

650. Mifstrauen.

Grämlichkeit [*Grimm.*]

Melancholie [*Bergius.*]

Aengstlichkeit [*Rademacher*, — *Tralles*, a. a. O.]

Ungeheure Angst [*Muzell*, Wahrnehmungen II. S. 131.]

655. Herzensangst und Unruhe (n. 2 St.) [*Young*, a. a. O.] ***)

(Bei äufserer Auflegung, vorzüglich in Substanz.)

Brennender Schmerz und Reitzung [*Alston*, a. a. O.]

Auf die Haut gelegt, zieht es Blasen [*Boerhave*, Praelect. IV. S. 520.]

*) Von Opium bei einem unsäglichen Schmerze, der in Zuckungen ausarten wollte, gegeben.
**) Von gröfserer Gabe.
***) Immer erneuerte Gaben Mohnsaft, waren der einzige, palliative, Trost darin, immer nur auf kurze Zeit.

Mohnsaft.

Wie ein Pflaster auf die Haut gelegt, erregt es grofse Hitze und Schmerzen, zieht eine Blase, frifst die Haut an und erregt den Brand [*Boerhave*, de morb. nerv. S. 448.]

Frifst die Haut an, beitzt die Haare aus und erregt Jücken [*Jones*, a. a. O.]

660. Beitzt die Haare ab, erregt Jücken, frifst die Haut an und zieht Blasen [*Geoffroy*, a. a. O.]

Unmittelbar auf den Nerven gelegt, benimmt es ihm die Empfindlichkeit nicht, sondern vermehrt im Gegentheile den Schmerz [*Monno*, Essays phys. and literar. Vol. III. S. 327.]

Auf die Muskeln gelegt, zerstört es gar bald ihre Reitzbarkeit [*Monno*, a. a. O. S. 309.]

Moschus, Bisam.

(Die in einem hinter dem Nabel des im gebirgichten Asien
wohnenden Moschusthieres (Moschus moschiferus) befindlichen,
behaarten Beutel anzutreffende, salbenartige Substanz wird getrocknet zu dem grünlichen, käuflichen *Moschus*.)

Schon beifolgende Symptome, die man zu gröſserer Vollständigkeit vermehrt zu sehen wünschen muſs, lassen uns eine höchst kräftige Substanz von Eigenschaften, die man sonst bei keinem andern Arzneimittel antrifft, ahnen.

Bisher hat man meist nur einen sehr empirischen Gebrauch vom Moschus gemacht und ihn, vorzüglich in neuern Zeiten, so allgemein bei allen Arten von Sterbenden in groſsen, theuren Gaben gemiſsbraucht, daſs es zum Spotte beim Publikum geworden ist.

Kennten wir die Arten von Konvulsionen genau, die Moschus zuwege bringen soll, welche aber von den Schriftstellern, nach ihrer Weise, nur mit diesem einzelnen Worte angedeutet werden, so könnte man die Fälle bestimmen, in denen diese Arznei bei einigen Kinderkonvulsionen homöopathisch am hülfreichsten wäre.

Daſs er aber in mehrern Arten von Starrkrampf ein heilbringendes Mittel sei, dieſs haben schon die bestimmtesten Erfahrungen eines *Lentin*, *Zanetti*, *Morgenstern*, *Röbol* und Andrer gelehrt. Moschus wirkt hier homöopathisch, wie man aus seinen eigenthümlichen Symptomen sieht.

Moschus.

Man wird grofse Heilkräfte von ihm erfahren in dem gespannten, tonisch krampfhaften Zustande der meisten hypochondrischen Personen, wenn man ihn nicht, wie bisher, in grofsen, sondern in den kleinsten, hoch potenzirten Gaben, wenigstens als ein homöopathisches Zwischen-Mittel, bei ihnen gebrauchen wird.

Zu dieser Absicht wird ein Gran guter Moschus mit 3 Mal 100 Granen Milchzucker binnen 3 Stunden zur millionfachen Pulver-Verdünnung gerieben und die Auflösung eines Granes derselben in 100 Tropfen gewässertem Weingeiste, nach zwei Schüttel-Schlägen, ferner durch noch 25 Verdünnungs-Gläser (jedes zu zwei Dritteln mit 100 Tropfen Weingeist gefüllt) zur decillionfachen Kraft-Entwickelung gebracht (nach der Anleitung im zweiten Theile des Buchs von den chron. Krankh.), womit ein feinstes Streukügelchen befeuchtet wird zur Gabe beim homöopathischen Gebrauche.

Seine Geschlechtstrieb erregenden Kräfte sind Erstwirkung und bringen das gerade Gegentheil in der Nachwirkung hervor, so wie Personen, die Moschus an sich tragen, um sich wohlriechend zu machen, durch den steten Einflufs dieses heftigen Geruchs auf ihre Nerven, sich schwächen und eine Menge Nerven-Erregungen zuziehn.

Der Geruch des Moschus, Kleidern und Geräthen mitgetheilt, vergeht auch in noch so vielen Jahren nicht, und wird kaum durch Hülfe von Hitze vertrieben, wefshalb dergleichen Dinge von langwierig Kranken sorgfältig entfernt werden müssen.

Die Namens-Verkürzungen der Mit-Beobachter sind: *Grofs* [*Gfs.*], *Friedr. Hahnemann* [*Fr. H-nn.*] *Stapf* [*Stf.*].

M o s c h u s.

Schwindel [*Cartheuser*, Fundam. Mat. med. S. 380.]

Im Kopfe deuchtet's ihm wie Schwindel*) [*Gfs.*]

Bei der geringsten Bewegung des Kopfs, schwindelartiges Wanken vor den Augen, als bewegte sich etwas schnell auf und ab (sogleich, schon vom Riechen **) [*Stf.*]

Drehend in der Stirne und vor den Augen, beim Bücken schlimmer (n. ⅛ St.) [*Stf.*]

5. Schwindel mit Uebelkeit, dass er sich legen musste, dabei Verlangen auf schwarzen Kaffee (n. 30 St.) [*Fr. H-nn.*]

Gehirnbetäubung [*B. L. Tralles*, de Moschi laudibus et abusu limitandis in medela morborum. Vratisl. 1783. 8.]

Dumm machender, zusammendrückender Kopfschmerz auf einer kleinen Stelle, dicht über der Nasenwurzel (n. 1 St.)

Es ist ihm bisweilen, als wollten ihm die Sinne vergehen, mit allgemeinem betäubendem Drucke des Gehirns, einem Zusammendrücken ähnlich [*Gfs.*]

Eingenommenheit des Kopfs, mit betäubendem Drucke des Gehirns [*Gfs.*]

10. Benommenheit des Kopfs; der obere Theil desselben deuchtet ihm gespannt, doch schmerzlos [*Gfs.*]

Nimmt den Kopf ein [*H. J. N. Cranz*, Mat. med. I. S. 252.]

Eingenommenheit des Kopfs, wie von Trunkenheit [*Tralles*, a. a. O.]

---

*) Von zwei Granen in Pulver.
**) Von zwei Granen mit Zucker und Wasser gerieben, auf drei Mal in zwei Tagen gegeben.

Moschus.

Kopfweh [*Cartheuser*, a. a. O. — *Lucas Schroeck*, hist. Moschi, Aug. Vindel. 1682. — *Rolfinck*, Epit. Meth. cogn. et curand. m. Cap. de Cap. dol.]
Heftiges Kopfweh [*Rob. Boyle*, de insigni effl. effic. Cap. 6.]

15. Bei stärkerer Bewegung des Kopfs, z. B. Treppen-Steigen, eine Schmerzhaftigkeit darin (n. 4 St.) [*Stf.*]
Schwere im Kopfe [*Tralles*, a. a. O. — *Fr. H-nn.*]
Schwerheits-Gefühl im Kopfe (n. ½ St.) [*Stf.*]
Der ganze Kopf thut ihr weh; es zieht bald da, bald dorthin, bis in den Nacken, wo es spannt; in der freien Luft besser, im Zimmer viel schlimmer (n. 1 St.) [*Stf.*]
Schmerzhaftes Ziehen im Kopfe, vom Hinterhaupte in die Ohren und von den Ohren in die Zähne, mehr in der rechten Seite (n. 3 St.) [*Stf.*]

20. In der Schläfe, leises, schnelles Ziehen [*Gfs.*]
Krampfhaftes Ziehen durch den ganzen Kopf [*Gfs.*]
Flüchtig ziehendes Drücken in der rechten Schläfe [*Gfs.*]
Auf dem Kopfe und oben in der Stirne, allgemeiner Druck [*Gfs.*]
Gleich über dem Augenhöhlrande, als drückte man mit einem stumpfen Körper da in's Hirn [*Gfs.*]

25. Auf dem linken Augenbraubogen, betäubender Druck [*Gfs.*]
Das Blut steigt nach dem Kopfe [*Sanctorius*, Comment. in artem med. Gal. §. 71.]
In der Stirne, gelindes Stechen [*Stf.*]
Jücken hie und da auf dem Haarkopfe, nach Krazzen vergehend [*Gfs.*]
Es beifst ihr in den Augen, wie vom Rauche, mit Wasser-Auslaufen (sogleich vom Geruche) [*Stf.*]

30. Jücken in den Augen, dafs sie reiben mufs (n. ¼ St.) [*Stf.*]
Trübe vor den Augen [*Stf.*]
Heifs im Gesichte, mit Trübheit vor den Augen [*Stf.*]
Flüchtiges Drücken auf dem linken Jochbeine, öfters wiederkehrend [*Gfs.*]

Auf dem rechten Jochbeine flüchtiges, kältendes Brennen (n. 28 St.) [*Gfs.*]

35. Plötzliches, flüchtig vorübergehendes Rauschen im Ohre, wie vom rauschenden Fittig eines grofsen Vogels, bald im rechten, bald im linken (n. 60 St.) [*Gfs.*]

Nasenbluten [*Schroock*, a. a. O. — *Boecler*, Adnot. ad Herrmanni Cynos. Mat. med. S. 10.]

Augenblickliches Nasenbluten, vom Geruche [*H. Mercurialis*, de compos. med. I. Cap. 15.]

Gefühl auf der Nasenspitze, wie vom Krabbeln eines Insekts, wogegen er öfters ohne Erfolg wischt, bis es von selbst vergeht (n. 28 St.) [*Gfs.*]

Es schmeckt ihr alles gerade weg; Milch hat ihr keinen Geschmack [*Stf.*]

40. Wiederholtes, gewaltsames, hörbares Aufstofsen von Luft [*Gfs.*]

Aufstofsen von Luft, verbunden mit Herankommen geschmackloser Feuchtigkeit in den Mund [*Gfs.*]

Scharrige Empfindung im Schlunde herauf, wie Sood, mit einiger Uebelkeit, wie beim Würmerbeseigen [*Gfs.*]

Uebelkeit schien ihr in die Herzgrube heran zu kommen, wobei ihr der Nabel eingezogen ward, mit klammartiger Empfindung [*Fr. H-nn.*]

Wegen Uebelkeit und Kopfweh mufs sie zwei Nachmittage zu Bette liegen [*Fr. H-nn.*]

45. Anfallweise Uebelkeit, sechs Tage nach einander [*Fr. H-nn.*]

Brecherlichkeit früh (n. 22 St.) und Abends (n. 9 St.) [*Stf.*]

Erbrechen [*Morgenbesser*, in Nova Acta Nat. Cur. IV. 1770.]

Es ist ihm um die Herzgrube alles zu eng, mit beifsend brennender Wundheits-Empfindung, jedesmal nach dem Mittagessen, drei Tage nach einander [*Fr. H-nn.*]

Magendrücken [*Morgenbesser*, a. a. O.]

50. Vollheits-Gefühl in der Magen-Gegend, schon durch mäfsiges Essen vermehrt (n. 3 St.) [*Stf.*]

Links neben der Herzgrube einiger Druck [*Gfs.*]

In und über der Herzgrube (in der Brust) Wehthun, besonders beim Einathmen, verbunden mit einer Aengstlichkeit in der Brust (n. 6 St.) [*Gfs.*]

Spannendes Drücken in der Magen-Gegend, mit einiger Schmerzhaftigkeit des Unterleibes; das spannende Drücken zog sich nach ½ Stunde in den ganzen Unterleib (n. 1½ St.) [*Stf.*]

In der rechten Seite, unter den kurzen Ribben, feine, scharfe, flüchtige Stiche, fast wie feines Zwicken, was zu Reiben nöthigt [*Gfs.*]

55. Jückender, feiner Stich in der rechten Bauch-Seite unter den kurzen Ribben; das Jücken hält nach dem Stiche noch an und zwingt zum Reiben [*Gfs.*]

Einzelne, heftige Stiche in der Nabel-Gegend, tief innen, vorzüglich beim Einathmen (n. ⅔ St.) [*Stf.*]

Ruckweises Zusammenraffen über dem Nabel, das ihr den Athem verrsetzt [*Stf.*]

Schmerz in der Nabel-Gegend [*Morgenbesser*, a. a. O.]

In der rechten Bauch-Seite, unterhalb des Nabels, einfaches Wehthun [*Gfs.*]

60. Es ist ihr zu eng im Unterleibe, ohne Schmerz, mit Aengstlichkeit, dafs sie keine Arbeit vornehmen und nirgends bleiben konnte, sondern umher laufen mufste; sie lief zu mehrern Bekannten, verweilte sich aber nirgend über etliche Minuten (sogleich) [*Fr. H-nn.*]

Lautes Knurren, ohne Aufhören im Bauche, ohne Blähungs-Beschwerden; es schweigt nach Tische und schon beim Essen [*Gfs.*]

Durchfall [*Morgenbesser*, a. a. O.]

Es drängt ihn zu Blähungs- und Stuhl-Abgang; der Stuhl ist natürlich; vor demselben, doch nicht mit demselben, gehen leise Blähungen ab [*Gfs.*]

Verschlossener Leib mehre Tage [*Fr. H nn.*]

65. Kriebeln am Ausgange des Mastdarms, was durch Reiben vergeht [*Gfs.*]

Es scheint den Geschlechtstrieb zu erregen [*Gfs.*]

Erregter Geschlechtstrieb [*Vogel*, hist. Mat. med. S. 356. — *Piderit*, Pharm. rat. S. 268.]

Rege Begattungskraft, bei einem abgelebten Greise

[*Weickard*, Med. pract. Handbuch. Heilbronn und Rothenb. 1798, 1799.]*)

Erregt das Monatliche [*Schroeck*, a. a. O.]

70. Ausbruch des Monatlichen, schon vom Geruche. [*Vogel*, a. a. O. — *Th. Bartholin*, Epist. med. Cent. II. S. 87.]

Ein Ziehen und Drängen nach den Geschlechtstheilen zu; Gefühl, als sollte das Monatliche erscheinen (n. 9, 22 St.) [*Stf.*]

Das Monatliche kam 6 Tage zu früh und sehr stark (n. 5 Tagen) [*Stf.*]

Starkes Niesen [*Gfs.*]

Die vorher vom Stock-Schnupfen verstopfte Nase wird nach reichlichem Ausschnauben plötzlich frei [*Gfs.*]

75. In der Kehle Gefühl wie von Schwefeldampf, mit Zusammenschnürung der Luftröhre, vom Geruche (sogleich) [*Stf.*]

Beim Einathmen, welches ganz frei ist, hat er fast die Empfindung, als hätte er vorher in Schwefeldampf geathmet [*Gfs.*]

Oben in der Kehle, plötzliches Gefühl, als wollte es ihm den Athem verschliefsen, fast wie wenn man Schwefeldampf eingeathmet hat [*Gfs.*]

Erstickende Zusammenschnürung der Brust [*Fr. Hoffmann*, Med. rat. syst. III. S. 92.]

Beengtes Athmen: sie muſs tief athmen [*Stf.*]

80. Zusammenpressung der Brust [*Tralles*, a. a. O.]

In der linken Seite unter den kurzen Ribben, beim Tiefathmen, Klemmen [*Gfs.*]

Vollheit in der Brust [*Tralles*, a. a. O.]

In der Seite, an den kurzen Ribben, jückendes Zwicken [*Gfs.*]

In der linken Seite, unter den kurzen Ribben, absetzende, stumpfe Stiche [*Gfs.*]

85. In der linken Brust-Hälfte, stumpfe, absetzende Stiche (n. 28 St.) [*Gfs.*]

---

*) 66, 67, 68 blofse Erstwirkungen.

Links, über dem Steifsbeine, im Kreutzknochen, empfindlicher Druck, wie mit einem stumpfen Körper [*Gfs.*]

Heftiges Ziehen im Rücken; sie ist da wie eingespannt; wie vor dem Monatlichen [*Stf.*]

Links neben dem Rückgrate, in der Mitte des Rumpfs, absetzende, stumpfe Stiche [*Gfs.*]

Ziehender Druck in einem Nackenmuskel [*Gfs.*]

90. Abends, nach dem Niederlegen, im Bette kam ein Ziehen und Stechen in den linken Vorder-Arm von der Handwurzel bis ins Ellbogen-Gelenk, was sie am Einschlafen hinderte; sie mufste ihn aus dem Bette herauslegen und ihn auf und ab bewegen, um den Schmerz zu mindern, ¼ Stunde lang (n. 6 St.) [*Stf.*]

Klemmender Druck auf der untern Seite des linken Vorderarms, nahe am Ellbogen [*Gfs.*]

Lähmiges Ziehen im rechten Vorderarme, gleich über der Handwurzel [*Gfs.*]

Klammartiges Ziehen in den Händen und Fingern, als sollte Krampf (Starrkrampf) darin entstehen [*Gfs.*]

In der linken Hand halbstumpfes Stechen [*Gfs.*]

95. Lähmiges Ziehen im linken Daumen, als sollte Klamm-Krampf darin entstehen [*Gfs.*]

Im linken Daumen, lähmiges Zucken [*Gfs.*]

Eine Art kältendes Brennen im vordersten Gelenke des rechten Zeigefingers [*Gfs.*]

Im vordern Gliede des linken Zeigefingers, ein innerer, einfacher Schmerz; der Finger zittert davon (sogleich) [*Gfs.*]

An der innern Seite des linken Oberschenkels, lähmiges Zucken [*Gfs.*]

100. An der innern Seite des linken Oberschenkels, plötzliches Drücken [*Gfs.*]

Klemmender, stumpfer Druck im Fleische des rechten Oberschenkels auf seiner hintern Fläche, mehr nach aufsen zu [*Gfs.*]

Jückendes Feinstechen, zum Reiben nöthigend, an der Vorderseite des Oberschenkels [*Gfs.*]

Ueber dem rechten Knie, scharfes Zwicken [*Gfs.*]

An der äufsern Seite des linken Oberschenkels, unweit des Kniees, einfaches Drücken mit Schwäche-Gefühl [*Gfs.*]

105. Auf dem linken Schienbeine, plötzliches Kälte-Gefühl [*Gfs.*]

An der äufsern Seite des linken Schienbeins nach der Wade zu, scharfes Jücken, was durch Reiben verschwindet [*Gfs.*]

Ein lähmiger Schmerz (schmerzliche Ohnmächtigkeit) zieht durch den linken Unterschenkel herab, als wenn er erstarren wollte, im Sitzen [*Gfs.*]

Unruhe im linken Unterschenkel, dafs er ihn bald hinterziehen, bald vorstrecken mufs — ein lähmiges (Erstarrungs-) Gefühl, das ihn nöthigt, den Schenkel abwechselnd zu bewegen, um es auf Augenblicke zu beruhigen [*Gfs.*]

Er mufs beim Sitzen die Beine immer bewegen, sonst deuchten sie ihm ganz matt und er fühlt dann eine Unruhe darin, wie nach einer starken Fufs-Reifse [*Gfs.*]

110. Hält er beim Sitzen die Beine still, so drohen sie einschlafen zu wollen; eine surrende Empfindung [*Gfs.*]

Zieht er beim Sitzen die Füfse hinter, so hat er in den Unterschenkeln, zum Theil auch in den Oberschenkeln ein schwirrendes (dröhnendes) Gefühl, als wären sie von einer weiten Reise ermüdet, oder als wollten sie einschlafen [*Gfs.*]

In der rechten kleinen Zehe, ein Klemmen, als hätte man ihn darauf getreten [*Gfs.*]

Brennendes Drücken in den Zehspitzen des rechten Fufses [*Gfs.*]

Bickeln in allen Muskeln [*J. A. Hemann*, med. Aufsätze. Berlin, 1778.]

115 Jücken, Zwicken und feines Nadelstechen an verschiedenen Stellen des Körpers, was zum Reiben nöthigt [*Gfs.*]

(In venerischen Flechten, die sich gewöhnlich ruhig verhielten, ein heftiges, unerträgliches Brennen) [*Fr. H-nn.*]

Blutflüsse [*Piderit*, a. a. O.]

Zerschlagenheits-Schmerz im ganzen Körper [*Stf.*]

Er weifs nicht, was ihm fehlt, doch wandelt ihn bisweilen eine gewisse Unbehaglichkeit, eine leise Ohnmächtigkeit an, die gleich wieder vergeht [*Gfs.*]

120. Starrkrampf [*F. C. Medicus*, Samml. v. Beobacht. a. d. Arzn. II. S. 605. 618.]

Konvulsionen [*Fr. Hoffmann* — *Morgenbesser*, a. a. O.]

Die heftigsten Konvulsionen bei Frauen und Männern [*Boerhave*, de morb. nerv. S. 744.]

Hysterische Beschwerden [*Schroeck*, a. a. O. — *Sennert*, Med. pr. lib. 4. S. 125. — *G. W. Wedel*, Amoen. Mat. med. S. 198. — *Jac. Sylvius*, Meth. medic. comp. et simpl. I. Cap. de Animalibus.]

Hypochondristen werden davon angegriffen [*Wedel*, a. a. O.]

125. Hysterische Beschwerden selbst bei Mannspersonen [*Riedlin**), Lin. med. S. 856.]

Ohnmachten [*Fr. Hoffmann* — *Cartheuser*, a. a. O. — *Mead*, Monita med. S. 123. — *Pelargus***), Obs. II. S. 492. — *Fuller*, Pharm. extemp. S. 302.]

Ohnmacht mit nachfolgenden Kopfschmerzen [*Schroeck*, a. a. O.]

Beim Gehen fühlt er eben keine Schwäche, setzt er sich aber, so fühlt er gleich in den Knieen lähmige Schwäche, wie von grofser Entkräftung und Ermattung [*Gfs.*]

Schlummersucht (Coma) [*Tralles*, a. a. O.]

130. Schlaf [*Cullen*, Mat. med. II. S. 644.]

Unruhige Nacht; er träumt unaufhörlich, Träume alle voll Drängens und Treibens; auch konnte er nicht lange auf einer Stelle liegen, denn der Theil, auf welchem er gelegen, schmerzte wie verrenkt oder zerbrochen (n. 24 St.) [*Gfs.*]

Nacht voll lebhafter, ehrenrühriger Träume, worin ihm alles fehl schlägt, und worüber er sehr aufgebracht wird (n. 48 St.) [*Gfs.*]

---

*) Moschus war mit Ambra gemischt.
**) Moschus in einem Mutter-Zäpfchen.

Es ist, als wehete ihn plötzlich eine kühle Luft an, besonders an unbedeckten Theilen, an den Händen vorzüglich [*Gfs.*]

Wie er in die freie, eben nicht kalte Luft trat, deuchtete sie ihm kalt und er suchte den Ofen (n. 1½ St.) [*Gfs.*]

135. Leiser Schauder auf dem Haarkopfe, von wo aus er sich noch leiser herab über den ganzen Körper verbreitet (sogleich) [*Gfs.*]

Während ihm die Hände natürlich warm deuchten, fühlt sich die linke warm, die rechte kalt an; dem Gesichte deuchten beide kühl (n. 2 St.) [*Gfs.*]

Vollerer und dennoch um 4, 5 Schläge langsamerer Puls (n. ½ St.) [*Lor. Crell,* in *Baldingers* Magaz. VII. St. S. 656.]

Der Puls ist weniger voll und weit schneller, von 72 bis zu 88 Schlägen vermehrt (n. 6 St.) [*Gfs.*]

Kein Durst weder im Schauder noch nachher [*Gfs.*]

140. Nach dem Schauder behagliches Gefühl von natürlicher Wärme durch den ganzen Körper (n. 10 Min.) [*Gfs.*]

Nach dem natürlichen, angenehmen Wärme-Gefühl rieselt leiser Schauder wieder vom Kopfe durch den Körper herab (n. 15 Min.) [*Gfs.*]

Sehr vermehrte Wärme des ganzen Körpers, mit reichlicher Dünstung und erhöheter Lebhaftigkeit (sogleich) [*Stf.*]

Hitze [*Schroeck*, a. a. O. — *Loeseke*, Mat. med. S. 529. — *Rob. Whytt*, Schriften, S. 504.]

Erhöhet die Blut-Bewegung auf das äufserste [*Piderit*, a. a. O.]

145. Als sie Abends (9 Uhr) in's Bette kam, brennende Hitze am ganzen Körper (die rechte Seite schien heifser zu seyn), mit Trockenheits-Gefühl und Kratzen im Halse und Munde und mäfsigem Durste; das Bett war ihr unerträglich, sie mufste sich blos legen; dabei stechendes (?) Kopfweh in der Stirne, schwindlicht vor den Augen, zerschlagen am ganzen Körper, schlaflos, unruhig; sie warf sich herum, empfand ein ruckweises

Zusammenraffen über dem Nabel und ein Drängen nach den Geschlechtstheilen, mit äufserster Verdriefslichkeit; der Anfall dauerte 1 Stunde (n. 9 St.) [*Stf.*]
Alle Morgen gelinder Schweifs.
Schweifs [*Piderit — Cullen*, a. a. O.]
Gelinde Ausdünstung [*Wall*, in Philos. Transact. Nr. 474.]
Schweifs ohne Hitze [*Reil*, Erkenntnifs u. Kur d. Fieb. IV. S. 174.]
150. Herzklopfen, wie von ängstlicher Erwartung (n. 4 St.) [*Stf.*]
Grofse Aengstlichkeiten [*Fr. Hoffmann*, a. a. O. — *Cartheuser*, a. a. O. S. 380.]
Verdriefslich (die ersten St.) [*Stf.*]

Oleander, Nerium Oleander.

(Ungeachtet die Arzneikraft dieses Gewächses eben nicht sehr flüchtig zu seyn scheint und man sich daher zum arzneilichen Gebrauche recht wohl der frisch getrockneten und gepülverten Blätter mit Weingeist zur Tinktur ausgezogen bedienen könnte, so pflege ich doch, um ein stets gleichförmig kräftiges Mittel zu erhalten, mich der grünen, frischen Blätter, zur Zeit der anfangenden Blüthe gepflückt, dergestalt zu bedienen, dafs eine Unze davon, klein geschnitten, erst mit so viel Weingeist im Mörsel befeuchtet wird, als zur Erlangung eines dicken, aber fein gestampften Breies hinreicht, dann aber der übrige Weingeist (zusammen überhaupt eine Unze) zur Verdünnung der dicken Masse angewandt, zuletzt aber durch ein leinenes Tuch der Saft ausgepreſst wird, den man einige Tage hinstellt zur Absetzung seines Eiweiſs- und Faserstoffs; worauf man dann den hellen, dunkelgrünen Saft zum Gebrauche oben abgieſst; wie man auch mit Sadebaum-, Taxus-, Lebensbaum- und ähnlichen saftarmen Blättern zu thun pflegt.)

Ich habe zwar mehrere Gewächse und Gewächstheile, auch Mineralien, zuerst in den Arzneivorrath eingeführt und ich kann mir wohl schmeicheln, denselben damit bereichert zu haben. Unter andern aber ist auch Oleander ein heilsames neues Heilmittel von wünschenswerthen Kräften, die wir bei keinem andern Arzneimittel antreffen.

Er wird sich in einigen Arten von Geisteszerrüttungen z. B. der Zerstreutheit, und in gewissen Arten schmerzloser Lähmungen, bei Kopfausschlägen und einigen äufsern Kopfleiden, wo nicht als vollkommnes Heilmittel, doch als unentbehrliches Zwischenmittel erweisen, und so wird der homöopathische Arzt noch andre Heilkräfte aus den Beschwerden, die er für sich an gesunden Personen erzeugt, sich von ihm zu Nutze zu machen wissen.

Ich habe mich bisher nur einer billionfachen Verdünnung des angeführten Saftes bedient, glaube aber, dafs er, um auch bei den empfindlichsten Naturen ohne Anstofs gebraucht zu werden, eine viel weiter getriebene potenzirte Verdünnung (und Entfaltung seiner innern Kraft) bedürfen wird.

Die Namens-Verkürzungen der Mit-Beobachter sind *Franz* [*Fz.*], *Grofs* [*Gfs.*], *Gutmann* [*Gn.*], *Hartmann* [*Htn.*], *Langhammer* [*Lr.*].

Oleander.

(Beim Gehen im Freien) Schwindel, nicht zum Taumeln und Fallen; er stand fest, aber die Gegenstände, Bäume und Menschen schienen so unter einander zu schweben, wie in einem verwirrten Tanze, und vor den Augen ward's dunkel mit blitzenden Flimmern (als wenn der Schnee blendet) (n. 4¼ St.) [*Lr.*]

Drehend, taumelig [*Gn.*]

Wenn er gerade steht, und auf die Erde sehen will, so wird's ihm schwindlicht vor den Augen und als ob er alles doppelt sähe; sah er aber gerade vorwärts, stehend oder gebückt, so empfand er nichts davon (n. 7 St.) [*Htn.*]

Da er vom Lager aufstand, konnte er vor heftigem Schwindel im ganzen Kopfe kaum über die Stube gehen (n. 10 St.) [*Htn.*]

5. Drehendes Schwindeln in der Stirne und Wanken der untern Gliedmafsen, wie von Schwäche derselben (n. 1½ St.) [*Htn.*]

Der Schwindel verläfst ihn, selbst beim Gehen in der freien Luft, nicht [*Htn.*]

Besinnunglosigkeit [*Petrus de Abano*, de Venenis, Cap. 37.]

Eingenommenheit des ganzen Kopfs (n. ½ St.) [*Gn.*]

Der Geist ist stumpf; er kann nicht wohl denken [*Gn.*]

10. Beim Lesen längerer Sätze in einem Buche fällt es ihm oft schwer, den periodischen Zusammenhang zu fassen [*Gfs.*]

Es wird ihm sehr schwer, ein gelehrtes Buch zu lesen; er muſs sich manchen Satz drei, viermal

Oleander.

wiederholen, ehe er ihn versteht, weil er mit
der gröfsten Anstrengung das Gelesene nicht mit
dem Geiste erfassen kann, sondern von andern,
selbst geschaffenen Gedanken gestört wird, die
immer den gelesenen, fremden verdrängen [*Gfs.*]

Beim Studiren hat er stets andre Gedanken; er
träumt sich in die Zukunft, und mahlt sich in
der Einbildung schöne Bilder davon aus (n. 4 St.)
[*Htn.*]

Beim Lesen eines Buchs fafst er die vorgetragenen
Gedanken dann am allerwenigsten, wenn er beim
lebhaften Bestreben, sie zu verstehen, daran denkt,
dafs er sie nicht verstehen wird; seine Gedanken
verwirren sich dann und machen ihn nun ganz
unfähig, weiter zu lesen; wohl aber versteht er
alles leichter, wenn er gar nicht darauf denkt,
es verstehen zu wollen; ihn beschäftigt dann
aufser der Sache selbst, keine Nebenidee [*Gfs.*]

Das Erinnerungsvermögen ist schwach; er kann sich
auf die bekanntesten Namen nicht besinnen (n. 2½ St.)
[*Gn.*]

15. **Schwere des Kopfs** (n. 24 St.) [*Gn.*]

Er kann den Kopf nicht in der Höhe erhalten, wegen grofsen Schwere-Gefühls darin; er mufs aufhören zu lesen und sich niederlegen; beim Liegen
fühlt er keinen Kopfschmerz und befindet sich
wohl, wenn er aber aufsteht, so fühlt er wieder
die Schwere und Eingenommenheit im Kopfe, die
Uebelkeit und die übrigen unangenehmen Empfindungen (n. 9 St.) [*Gn.*]

Schmerz im Kopfe, als wenn ein zentnerschweres
Gewicht nach vorne zöge (n. 10 St.) [*Gn.*]

Gefühl, als wäre der Kopf eingespannt, mehr betäubend als schmerzhaft [*Gfs.*]

In der rechten Schläfe klemmender Schmerz [*Gfs.*]

20. **Drückender Schmerz im Gehirne** (nach 6,
14 Stunden.)

Betäubender Druck in der rechten Kopf-Seite, wie
von einem langsam eingedrückten, stumpfen Werkzeuge [*Gfs.*]

Herausdrückender Kopfschmerz über der
Stirne, von innen heraus (n. 11½ St.) [*Gn.*]

Ein dumpfes Zusammendrücken in der Stirne [*Gſs.*]
Drückender Kopfschmerz zur Stirne heraus (n. 4, 24 St.) [*Gn.*]

25. Drücken in den obern Schädelknochen, mit Gefühl, als wenn sie wund wären (n. 36 St.) [*Gn.*]
Schmerz in der Stirne, als wenn sie entzweispringen sollte [*Gn.*]
Empfindliches Drücken, nach aufsen im linken Stirnhügel, was nach darauf Drücken mit der Hand verging (n. 1½ St.) [*Htn.*]
Drückende Unruhe im Umfange der Stirne [*Gſs.*]
Ein herauf und herunter ziehender, drückender Schmerz in der linken Schläfe, der im Freien vergeht [*Fz.*]

30. Ein gelindes Ziehen in der linken Schläfe [*Gſs.*]
Langsam pulsartigklopfender Schmerz im Kopfe, in der Stirne [*Fz.*]
Schmerz, wie ein Stofs auf die linke Schläfe [*Gſs.*]
Plötzlich ein betäubender Schmerz vorne in der Stirne, wie von einem derben Schlage [*Gſs.*]
Bohrender Schmerz im ganzen Gehirne [*Gn.*]

35. Bohrender Schmerz, oben im Gehirne (n. 26 St.) [*Gn.*]
Langsam folgende, tief eindringende, scharfe Stiche in der rechten Seite des Scheitels [*Gſs.*]
Fressendes Jücken wie von Läusen auf dem ganzen Haarkopfe, das zum Kratzen nöthigte, abwechselnd den ganzen Tag (n. 56 St.) [*Lr.*]
Arges (Jücken) Fressen auf dem Haarkopfe, wie von Läusen; nach dem Kratzen schründet es, wie aufgekratzt [*Gſs.*]
Fressendes Jücken auf dem Haarkopfe, was zum Kratzen nöthigt [*Gſs.*]

40. Jückender Blüthen-Ausschlag auf dem Haarkopfe.
Abschuppung der Oberhaut auf dem Haarkopfe.
Nachts, beständiges beifsendes Jücken auf dem Haarkopfe, wie von Läusen [*Fz.*]
Zusammenziehend brennender Schmerz äufserlich an der linken Seite des Scheitels [*Fz.*]
Scharf drückender äufserer Schmerz an der linken Seite des Hinterhaupts [*Fz.*]

45. Auf einer kleinen Stelle des Hinterhauptes, stumpfer Druck [*Gfs.*]
Druck auf die rechte Seite des Kopfs, als würde sie eingedrückt [*Gfs.*]
Drücken auf dem rechten Stirnhügel [*Gfs.*]
Ein Paar Schläge vor die Stirne, auf einer kleinen Stelle, wie mit einem Hammer [*Gfs.*]
Spannender Stich im Hinterhauptknochen [*Gn.*]
50. Drückender Schmerz in den Knochen der rechten Gesichts-Seite, auch bei Bewegung des Unterkiefers anhaltend (n. ¾ St.) [*Gn.*]
Dumpf drückender Schmerz am rechten Oberkiefer, unter dem Jochbeine (n. 48 St.) [*Gn.*]
Druck auf dem Jochbeine, mehr betäubend als schmerzhaft, der sich tief hinein in den Kopf und die Nasenwurzel erstreckt; eine spannende, betäubende, beschwerliche Empfindung [*Gfs.*]
Bald höher, bald tiefer, in den Schläfen heftig drückender Schmerz beim Kauen [*Fz.*]
Nach dem Aufstehen früh aus dem Bette, ganz verstörtes Gesicht; er sieht ganz blafs aus, die Augen sind mit blauen Rändern umgeben und die Wangen eingefallen [*Htn.*]
55. Den ganzen Tag hindurch blasse Gesichtsfarbe (n. 40 St.) [*Lr.*]
Beim Befühlen, Wundheits-Schmerz im rechten Augenbraubogen, nach der Schläfe zu (n. 14 St.) [*Gn.*]
Stumpfes Drücken auf dem obern Augenhöhlrande, absetzend, bald stärker, bald minder [*Gfs.*]
Erweiterte Pupillen (n. 1 St.) [*Lr.*]
Verengerte Pupillen (n. 25 St.) [*Lr.*]
60. Beim Seitwärtssehen, ohne den Kopf zu wenden, wollte es ihm schwarz vor den Augen werden [*Gfs.*]
Es ist ihm, als sollte es ihm schwarz vor den Augen werden [*Gfs.*]
Beim Lesen thränen die Augen [*Gfs.*]
Beim Lesen, ein Spannen in den linken Augenlidern (n. 6½ St.) [*Gn.*]
Drücken im linken Auge von oben herab und im linken Jochbeine [*Fz.*]
65. Wehthun der Augen, als hätte er sie durch viel Lesen zu sehr angestrengt [*Gfs.*]

Beifsen im linken Auge [*Fz.*]

Ein Drücken in den Augen, als wenn ein harter Körper darin wäre [*Gn.*]

Brennen am untern Augenlide und Jücken um das Augenlid herum [*Fz.*]

Brennen im rechten obern Augenlide (n. 10½ St.)

70. Abends, ein spannender Schmerz in dem einen Augenwinkel, gleich als wenn das Auge stark heraufwärts gedreht würde; es ward ihm schwer, das Auge jenseits zu drehen (n. 5 Tagen.) [*Fz.*]

Brennendes Spannen in beiden rechten Augenlidern, selbst bei Bewegung (n. 8 St.) [*Gn.*]

Jücken im rechten Augapfel (n. 30 St.) [*Gn.*]

Feines Stechen und Jücken am linken obern Augenlide [*Fz.*]

Die Augenlider zogen sich so unwillkürlich zusammen, als wenn er schläfrig wäre (n. 8½ St.) [*Gn.*]

75. Neben dem linken Auge, an der Nasenwurzel und am linken Jochbeine ein fein stechendes Jücken [*Fz.*]

Rothe Geschwulst unter den Augen, von Ansehen, als wenn da ein Ausschlag hervorbrechen wollte.

Eine sonderbare, taube Empfindung steigt rings, äufserlich vom Halse nach dem Kopfe empor [*Gfs.*]

Taubes Gefühl, wie ein schmerzloses Drücken auf dem Rücken der Nase [*Gfs.*]

Beifsendes Jücken in der Nasenwurzel nach dem linken Auge zu, als wenn Rauch in der Stube wäre [*Fz.*]

80. Betäubender, stumpfer Druck zwischen der Nasenwurzel und der linken Augenhöhle [*Gfs.*]

Brennendes Jücken an der Stirne, dem linken Backen und an der Spitze des Kinnes, worauf kleine Knötchen entstehen, mit erhabnem, hartem Rande und schmerzlos für sich und bei Berührung [*Fz.*]

Am linken Backen Gefühl, als wehete ihn ein kalter Wind an; beim Anfühlen mit der Hand ist diefs Gefühl weg und die Hand fühlt ihn heifs, und wärmer als den andern Backen [*Gfs.*]

Röthe der Backen, ohne Hitze [*Fz.*]

Hitz-Gefühl und Hitze der Backen ohne Röthe, mit Trockenheit im Gaumen und Halse [*Fz.*]

85. Ein (jückendes?) Fressen auf dem rechten Backen [*Gfs*]

Betäubendes Zusammendrücken beider Jochbeine, als würden sie mit einer Zange gepackt [*Gfs.*]

Auf dem linken Jochbeine dicht neben dem Ohre ein dumpfer, tauber, unschmerzhafter Druck [*Gfs.*]

Heftiger Druck auf dem rechten Backen, neben dem Winkel des Unterkiefers [*Gfs.*]

Klammartiges Ziehen am äufsern Ohre, und darunter, als würde es herausgezogen, sich allmälig erst verstärkend, dann wieder vermindernd [*Gfs.*]

90. Bald vom rechten, bald vom linken Ohrkäppchen anfangende Hitze, die sich über diese Seite und von da über das ganze Gesicht verbreitet [*Fz.*]

In der linken Schläfe und im äufsern Gehörgange, Empfindung, wie sie beim Gähnen zu entstehen pflegt [*Fz.*]

Im Innern des Ohres, ein scharf drückender Schmerz [*Fz.*]

Unausgesetztes Wuwwern im linken Ohre [*Fz.*]

Singen im linken Ohre.

95. Ein gellendes, betäubendes Klingen im linken Ohre [*Gfs.*]

Brennen im Eingange des linken Ohres [*Gn.*]

Unter dem Ohre, über dem Warzenfortsatze, ein Schmerz, als würde ein stumpfer Nagel in den Kopf gestofsen, mit Betäubung [*Gfs.*]

Den ganzen Nachmittag, Jücken um die Nase [*Gn.*]

Brennendes Stechen über dem linken Mundwinkel [*Fz.*]

100. Unschmerzhaftes Gefühl, als sei die Oberlippe geschwollen (eine Art tauben Gefühls) [*Gfs.*]

Brennender Schmerz in der rechten Unterlippe, anhaltend in und nach der Bewegung (n. 79 St.) [*Gn.*]

Die Lippen sind braun, vorzüglich die Unterlippe, bei übrigens unveränderter, kaum blasser Gesichtsfarbe [*Morgagni*, de sedib. et caus. morb. Ep. LIX. §. 12.]

Konvulsives Zucken des linken Mundwinkels nach aufsen [*Gfs.*]

Jählinge Geschwulst um den linken Mundwinkel.

105. Eiterndes Blüthchen an der rechten und an der linken Seite des Kinns (n. 78, 48 St.) [*Lr.*]

Gefühl, als wehte ihn auf der linken Seite des Halses ein kühler Wind an [*Gfs.*]

Scharf drückender Schmerz an der linken Seite des Halses, neben dem Adamsapfel [*Fz.*]

Schmerz, als drückte eine stumpfe Spitze rechts am Halse auf die Speiseröhre, und beim äufserlichen Aufdrücken schmerzen auch die Halsmuskeln einfach [*Gfs.*]

Ein heran schiebendes Drücken in den vordern Halsmuskeln, so dafs er die Halsbinde lösen mufste, eine drosselnde, erstickende Empfindung [*Fz.*]

110. Vor sich schon fühlbares, heftiges und volles, obgleich langsames Pulsiren der Carotiden [*Gfs.*]

Gegen Abend und in der Nacht, stumpfreifsender Schmerz in der linken Seite des Nackens und im linken Schulterblatte, abwechselnd mit Reifsen in der Schläfe und im linken zweiten Backzahne [*Fz.*]

In der Nacht immerwährender Zahnschmerz, reifsend ziehend im linken ersten Backzahne und zuweilen in dem hohlen daneben; dieser Zahnschmerz hörte sogleich auf, als er das Bett verliefs und kehrte gleich zurück, sobald er wieder in's Bett kam, mit einer Angst, als wenn er sterben müfste; dabei häufiges Uriniren, Brecherlichkeit und Hitze im linken Backen (die erste Nacht.) [*Fz.*]

In den untern, rechten Backzähnen, einfaches Ziehen [*Gfs.*]

Scharf ziehender Zahnschmerz am zweiten linken Backzahne [*Fz.*]

115. Während des Kauens, ein schneidend drückender Zahnschmerz, welcher nach dem Kauen gleich vergeht; doch ist der Zahn beim Befühlen und darauf Drücken unschmerzhaft (n. 2 St.) [*Fz.*]

Empfindlichkeit der Backzähne beim Kauen, als ob sie alle hohl wären [*Fz.*]

Sonderbares Gefühl im Munde, als ob alle Zähne darin lose und locker wären, mit bläulich weissem Zahnfleische des ganzen Ober- und Unterkiefers (n. 34 St.) [*Lr.*]
Weifsbelegte Zunge mit Trockenheits-Gefühl im Munde und dürren Lippen (n. 31 St.) [*Lr.*]
Die Zungenwärzchen stehen alle in die Höhe gerichtet, was der Zunge ein ganz rauhes Ansehen giebt, von schmutzig weifser Farbe [*Gfs.*]

120. Brennende Stiche in der linken Seite der Zunge (n. 2⅓ St.) [*Gn.*]
Feine Stiche in der Zunge [*Gn.*]
Sprachvermögen fast gänzlich verloren, bei gehörigem Athem [*Morgagni*, a. a. O.]
Auf Befragen wollte sie antworten, vermochte aber nur Töne, aber keine verständlichen Worte vorzubringen [*Morgagni*, a. a. O.]
Eine Art Brennen im Schlunde bis in den Magen (n. 9 St.) [*Gn.*]

125. Sie genofs nichts, nahm nichts zu sich [*Morgagni*, a. a. O.]
Ein lätschiger Geschmack im Munde, aufser dem Essen, wie von verderbtem Magen.
Kein Appetit zu essen oder Tabak zu rauchen [*Htn.*]
Er ist appetitlos, doch nicht ohne Hunger; er ifst mehr mit Unbehagen, als mit Vergnügen und sehr wenig [*Fz.*]
Appetitlos; es schmeckte ihm zwar das Essen, aber er war gleich satt (n. 5¼ St.) [*Lr.*]

130. Durst; er trinkt mehr als sonst [*Fz.*]
Durst nach Kaltem, vorzüglich nach frischem Wasser (n. 30 St.) [*Lr.*]
Kein Appetit und doch Heifshunger; er verschlang viel und begierig [*Gn.*]
Heifshunger mit Zittern der Hände beim Essen, und grofse Schwäche im ganzen Körper (nach einem halbstündigen Geschwindgehen) [*Gn.*]
Vor Verlangen nach dem vorliegenden Essen zittern ihm die Hände [*Gn.*]

135. Während des Mittagmahls, das er mit einer Hast, wie im Heifshunger, verschlingt, ist's ihm im

Kopfe so taumlich, als sollte ihm Hören und Sehen vergehen, und besonders, als wollte es ihm vor dem rechten Auge schwarz werden [*Gfs.*]

Grofser Hunger mit vielem Appetite (n. 6 St.) [*Gn.*]

Beim Essen, Mittags, starkes, öfteres, leeres Aufstofsen [*Gfs.*]

Aufstofsen fauligen Geruchs, mehrmals (n. 4 T.)

Starkes, öfteres, leeres Aufstofsen [*Gfs.*]

140. Beim Aufstofsen kömmt ihm etwas aus dem Magen in den Mund (Aufrülpsen) [*Gfs.*]

Ekel vor dem ihm sonst angenehmen Käse [*Gn.*]

Abends schmecken ihm alle Speisen ganz unkräftig und weichlich [*Gfs.*]

Kein Appetit, alles ekelt ihn an, als sollte er darnach brechen oder Durchfall bekommen [*Gfs.*]

Es kömmt ihm brecherlich herauf und Wasser läuft ihm im Munde zusammen [*Gfs.*]

145. Es ist ihm sehr brecherlich und Wasser läuft ihm im Munde zusammen; verschluckt er diefs, so vergeht die Brecherlichkeit auf Augenblicke; dabei eigner fader Geschmack im Munde [*Gfs.*]

Die Brecherlichkeit nimmt zu beim Bücken und wird auf Augenblicke durch Aufstofsen gelindert [*Gfs.*]

Nach der Brecherlichkeit, grofser Hunger [*Gfs.*]

Uebelkeit [*Gn.*]

Uebelkeit im Munde, als wenn er sich erbrechen müfste (n. 4 St.) [*Lr.*]

150. Uebelkeit wie im Munde und öfters, bei jedem Würgen, Wasserauslaufen aus dem Munde, wie Würmerbeseigen, zwei Stunden lang; dabei zog's ihm klammartig schmerzhaft die Halsmuskeln zusammen, als wollte es ihn erdrosseln und zugleich den Unterleib und die Bauchmuskeln; Anfangs brachte er mit vielem Würgen blofs Schleim aus dem Rachen, dann aber erfolgte etwas Flüssiges von den genossenen Speisen darauf mit sauerm Geschmacke, zwei Stunden lang (n, 6 St.) [*Lr.*]

Nach dem Essen eines Bissen Brodes hob es ihn sogleich und er mufste sich übergeben, da er dann nichts als kleine Brodstückchen und das Wenige, eben Genossene mit einer Menge Wasser ausbrach (n. 6½ St.) [*Htn.*]

Oleander.

Das Mittagmahl schmeckt ihm sehr gut; er muſs aber bald aufhören, da es ihm übel und weichlich wird [*Gfs.*]

Ungeheures Erbrechen und darauf Durst [*Morgagni*, a. a. O.]

Erbrechen eines gelblich grünen Wassers von bitterm Geschmacke (n. 12 St.) [*Htn.*]

155. Allgemeines Uebelbefinden mit Brecherlichkeit [*Gn.*]

Gefühl von Leere in der Gegend der Herzgrube, bei Vollheits-Gefühl im Bauche [*Gfs.*]

Links über der Herzgrube, absetzendes Pochen [*Gfs.*]

Empfindung in der Herzgrube, als wenn er jeden Pulsschlag des Herzens durch die ganze Brust schlagen fühlte, wie nach einer starken Erhizzung, ob er gleich beim Befühlen mit dem Finger nichts davon spürt, und das Herz nicht stärker und fühlbarer schlägt als zu andern Zeiten [*Htn.*]

Schmerzhaftes Drücken unter den kurzen Ribben der linken Seite, der Magen-Gegend, auf einer nur kleinen Stelle, bei jedem Ausathmen, das bei jedem Einathmen verschwand, durch Druck von aufsen sich vermehrte und eine halbe Stunde lang anhielt (n. 3 St.) [*Htn.*]

160. Kälte-Gefühl, wie von einem kühlen Hauche auf der rechten Seite des Unterbauchs [*Gfs.*]

Kälte-Gefühl in der rechten Bauch-Seite [*Gfs.*]

Rechts, neben dem Nabel, ein lang gedehnter, sich wie aus dem Bauche windender, stichartiger Schmerz [*Gfs.*]

In der Bauch-Seite, über dem linken Hüftknochen eine Art zuckend drückenden Schmerzes [*Gfs.*]

Links unter dem Nabel, stumpfe Stiche oder Stöſse [*Gfs.*]

165. Jückendes Feinstechen in der linken Bauch-Seite, gleich unter den kurzen Ribben [*Gfs.*]

Ein kneipendes Stechen im Bauche, während des Gehens (n. 60 St.) [*Gn.*]

Absetzendes Kneipen im Bauche, zuweilen mit Durchfallregungen [*Gfs.*]

Kneipen in den Gedärmen (n. 24, 75 St.) [*Gn.*]

Es ist ihm, als wären die Eingeweide durch Laxanzen geschwächt und als sollte er Durchfall bekommen [*Gfs.*]

170. Grofse Leerheit im Oberbauche [*Gfs.*]

Innerlich unter dem Nabel, ein Nagen [*Gfs.*]

Gleich links über dem Nabel, ein nagender Schmerz [*Gfs.*]

Nadelstichartiger Schmerz unter dem Nabel (n. 58 St.) [*Gn.*]

Schmerzhafte Empfindlichkeit um den Nabel, mit Uebelbehagen im ganzen Unterbauche, und einer Unruhe um den Nabel, die sich bald wie Drücken, bald wie Nagen äufsert [*Gfs.*]

175. Ganz unten im Unterbauche, über der Wurzel der Ruthe, flüchtige, zuckende Stöfse, worüber er erschrickt [*Gfs.*]

Knurren und Poltern in der Gegend des Nabels, mit Leerheits-Empfindung im Unterleibe; kurz darauf einiger Blähung-Abgang (n. ½ St.) [*Htn.*]

Im Ober- und Unterbauche, Knurren [*Gfs.*]

Knurren im Bauche [*Petrus de Abano*, a. a. O. Cap. 37.]

Abgang vieler, sehr stinkender Blähungen von Fauleier-Geruche (n. 26, 30 St.) [*Gn.*]

180. Abgang häufiger Blähungen [*Gfs.*]

Vergebliches Drängen und Zwängen zum Stuhle [*Fz.*]

Vergebliches Drängen zum Stuhle.

Den ersten Tag kein Stuhl [*Htn.*]

Stuhl; der erste Koth ist Durchfall, der folgende aber fester; er mufs aber pressen [*Gfs.*]

185. Stuhlgang erst nach 24 Stunden, dessen erster Theil hart und bröckelig, der übrige dünn war [*Htn.*]

Stuhlgang hart und schwierig (n. 31 St.) [*Gn.*]

Stuhlgang ganz dünn und gelb, vor dem Stuhle aber Kollern und Knurren im Bauche (n. 39 St.) [*Htn.*]

Durchlauf.

Die am vorigen Abende gegessene Speise ging ziemlich unverdaut ab und fast ohne Nöthigung; er wähnte, es gehe blofs eine Blähung ab (n. 48 St.) [*Htn.*]

Oleander.

190. Weicher Stuhlgang (n. 48 St.) [*Gn.*]
Abgang wenigen, dünnen, wässerigen Stuhls (n. 6¼ St.) [*Lr.*]
Brennen im After aufser der Zeit des Stuhlganges, auch vor und nach demselben [*Fz.*]
Häufiges Drängen zum Harnen mit wenigem Urinabgange (n. 27 St.) [*Lr.*]
Oefterer Abgang vielen Urins (n. 24 St.) [*Gn.*]

---

195. Heftiges, zweimaliges Niesen [*Gfs.*]
Feiner Stich im Schildknorpel [*Gn.*]
Zäher Schleim in der Luftröhre, er mufs früh beim Aufstehen viel kotzen [*Gfs.*]
Kitzel im Luftröhrkopfe, der, durch Einathmen der Luft erzeugt, einen den ganzen Körper erschütternden, kurzen Husten hervorbringt [*Htn*]
Plötzliches Kälte-Gefühl auf der linken Brust [*Gfs.*]
200. Grofse Leerheit in der Brust, wie ausgeweidet [*Gfs.*]
Starkes Herzklopfen mit dem Gefühle, als wäre die Brust weiter geworden; er athmet dann mit starker Erhebung der Brust, ohne Beängstigung [*Gfs.*]
Beim Liegen ist es ihm, als sei die Brust zu enge; er mufs in langen und tiefen Zügen Athem holen (n. 6 St.) [*Htn.*]
Es beklemmt ihm die Brust in der Herzgrube beim Liegen und eine Viertelstunde nach dem Niederlegen erbricht er Schleim, Wasser und kleine vorher genossene Brodstückchen; wenn er sich vom Liegen aufrichtet, so verläfst ihn die Beklemmung der Brust (n. 7½ St.) [*Htn.*]
Gefühl, als ob etwas Schweres auf der Brust läge, das sie zusammenprefste, wodurch ein tiefes und ängstliches Einathmen entsteht, beim Gehen, Stehen und Liegen (n. 10 St.) [*Htn.*]
205. Herzklopfen und Aengstlichkeit [*Petrus de Abano*, a. a. O. Cap. 13.]
Mehrere Anfälle von Herzklopfen.
Aengstlichkeit um's Herz, ohne ängstliche Gedanken, mit Zittern des ganzen Körpers, mehrere Stunden lang (n. 7 St.) [*Lr.*]

Dumpf ziehender Schmerz über dem Herzen, heftiger beim Bücken und anhaltend beim Ausathmen (n. 55 St.) [*Gn.*]

Wühlendes Wehthun in den Ribbenknorpeln der rechten Brust, mit absetzendem Drücken auf einer kleinen Stelle, vermehrt durch darauf Drücken [*Gfs.*]

210. Wehthun der rechten Brust äufserlich, wie hart gedrückt [*Gfs.*]

Kriebelndes Stechen im Brustbeine.

Im Brustbeine, ein stumpfer, anhaltender Stich (n. 24 St.) [*Gn.*]

Rechts, neben dem Brustbeine, an einer der falschen Ribben, stumpfe Stiche, wo es beim darauf Drücken einfach weh thut [*Gfs.*]

Spannendes Stechen im Brustbeine, beim Bücken heftiger (n. 12 St.) [*Gn.*]

215. Während des Gehens stumpfe Stiche in der Brust, beim Ausathmen stärker (n. 8 St.) [*Gn.*]

Oben auf dem Brustbeine, stumpfe Drucke [*Gfs.*]

In der linken Ribben-Seite, einige absetzende, stumpfe Stöfse [*Gfs.*]

Links an einer der Ribben (der Herzgrube gegenüber), ein absetzendes Nagen [*Gfs.*]

An der Brust, unter der rechten Achsel, ein Pochen, wie stumpfe Stöfse [*Gfs.*]

220. Dumpfer Schmerz im Brustbeine (n. 10 St.) [*Gn.*]

Stumpfer Stich in der linken Brust, anhaltend beim Ein- und Ausathmen (n. 29 St.) [*Gn.*]

Stumpfer Stich in der rechten Brust, anhaltend beim Ein- und Ausathmen (n. 5¼ St.) [*Gn.*]

Stiche im Zwergfelle beim Liegen beim Ein- und Ausathmen, die beim Aufrichten aufhören (n. 31 St.) [*Gn.*]

Feine Stiche in der linken Brust (n. 1¼ St.) [*Gn.*]

225. Ein Stich in der linken Brust wie mit einem Messer (n. 48 St.) [*Gn.*]

Kneipender Stich in der linken Brust-Seite zu den falschen Ribben heraus (n. 6 St.) [*Gn.*]

Stumpfstechen in der linken Brust-Seite beim Gehen [*Gfs.*]

Oleander.

Spannender Stich in der Mitte der Brust (n. 31 St.) [*Gn.*]

Zucken in den rechten Brustmuskeln (n. 15 St.) [*Gn.*]

230. In der rechten Rück-Seite, ein Schmerz, als stämmte man da eine Hand gewaltsam ein, oder wie von Verheben [*Gfs.*]

Spannendes Stechen im Rückgrate, beim Gehen und Stehen (n. 29 St.) [*Gn.*]

Brennender Stich im Rücken unter dem linken Schulterblatte, im Sitzen, der beim Bewegen verging (n. 78 St.) [*Gn.*]

In der rechten Hälfte des Rückens, tief innen, plötzliche, feine Stiche, dafs er fast erschrickt [*Gfs.*]

Jücken am rechten Schulterblatte [*Gn.*]

235. Auf der rechten Schulterhöhe, stumpfer Druck [*Gfs.*]

Wenn er die Arme weit in die Höhe hebt oder im Bette sie unter den Kopf legt, so schmerzen sie im Schulter-Gelenke wie verrenkt [*Gfs.*]

Ein dauernder Stich in der linken Achselhöhle, durch Reiben verkürzt (n. 27 St.) [*Gn.*]

Aeufserlich, oben am linken Oberarme, ein kneipender Schmerz [*Gfs.*]

Klammartiges Ziehen in der linken Oberarmröhre beim Ellbogen, in abgmessenen Rucken [*Gfs*]

240. Zucken in den Muskeln des linken Arms (n. 36 St.) [*Gn.*]

Empfindung von Zucken im rechten Oberarme [*Fz.*]

Jückender, etwas anhaltender Stich im linken Oberarme (n. 31 St.) [*Gn.*]

Empfindung von Jücken über der Ellbogenbeuge [*Fz.*]

Jücken in der rechten Ellbogenspitze (n. 34 St.) [*Gn.*]

245. Stumpfdrücken auf dem Vorderarme, wie von einem derben Schlage [*Gfs.*]

Auf der äufsern Seite des linken Vorderarms auf einer kleinen Stelle, absetzendes Drücken [*Gfs.*]

Stumpfe Stiche oder Stöfse am linken Vorderarme bei der Handwurzel [*Gfs.*]

Ziehen im rechten Vorderarme über dem Hand Gelenke [*Gfs.*]

Stumpfe Drucke am Vorderarme, gleich unter dem Ellbogen [*Gfs.*]

250. Brennender Stich im linken Vorderarme (n. 28 St.) [*Gn.*]

Geschwollene Adern der Hand, ohne Hitze derselben [*Fz.*]

Absetzendes, stumpfes Drücken in der hohlen Hand [*Gfs.*]

Pulsirender Schmerz an der innern Seite des rechten Vorderarms beim Hand Gelenke [*Gfs.*]

Zittern der Hand während des Schreibens (vor dem Essen) [*Gn*]

255. In den Fingern Klamm-Schmerz (klammartiges Ziehen) [*Gfs.*]

Ziehen in den hintersten Finger Gelenken [*Gfs*]

Brennende Stiche in der Spitze des linken Zeigefingers (n. 12 St.) [*Gn.*]

Am vordersten Gliede des rechten Zeigefingers, ein brennender Stich, dafs der Finger zittert [*Gfs.*]

Am hintersten Gliede des linken Mittelfingers, klammartiges, zuckendes Reifsen [*Gfs.*]

260. Feines Stechen und Jücken am hintern Gliede des Mittelfingers [*Fz.*]

Jählinge Geschwulst des Ringfingers, mit brennendem Schmerze; er konnte ihn nicht biegen.

Feines Zwicken am Finger [*Gfs.*]

Jücken am rechten Daumen, dafs er kratzen mufs, wovon es erst vergeht, bald darauf aber zu einem Fressen wird [*Gfs.*]

Spannendes Brennen in der Spitze des linken Daumens (n. 2 St.) [*Gn.*]

265. Im vordersten Gliede des Daumens Schmerz, als hätte er einen derben Schlag darauf bekommen, wobei der Daumen zitterig wird [*Gfs.*]

Ueber den Hinterbacken, Jücken, was zum Kratzen zwingt [*Gfs.*]

Jückende Bläschen auf den Hinterbacken [*Gn.*]

In den Hinterbackenmuskeln des einen Oberschenkels zusammenziehender Schmerz beim Gehen, wie Verrenkung [*Fz.*]

Stumpfe Stiche, hinten am Hüftknochen; beim darauf Drücken thut's einfach weh [*Gfs.*]

270. Ziehendes Stechen im rechten Oberschenkel; beim Stehen und Steigen unbemerkbar (n. 37 St.) [*Gn.*]

Oleander.

Nadelstichartiger Schmerz in den innern Seitenmuskeln des linken Oberschenkels (n. 1¼ St.) [*Lr.*]

Schwäche in den Ober- und Unterschenkeln und ein Gefühl in den Unterfüfsen, am meisten in den Fufssohlen, als wenn sie eingeschlafen wären, beim Gehen (n. 12 St.) [*Gn*]

An der Seite des Oberschenkels ein Hitz-Gefühl, bald darauf weiter unten ein Kälte-Gefühl [*Gfs.*]

(Brennendes Spannen im rechten Oberschenkel) [*Gn.*]

275. Ein Wuwwern durch die Beine herab [*Gfs.*]

Beim Starkgehen, vorne auf dem Oberschenkel ein Schmerz, wie wenn man auf einen zerstofsenen Fleck drückt.

Gluckern im rechten Oberschenkel [*Gn.*]

An der äufsern Seite des linken Oberschenkels, ein betäubender Druck, als wäre der Theil stark gebunden und der Blutlauf dadurch gehemmt [*Gfs.*]

Ein jückender Stich in den hintern Muskeln des Oberschenkels; nach dem Kratzen brennt's [*Gfs*]

280. Am rechten Oberschenkel, ein stumpf stechendes Drücken [*Gfs.*]

Oben auf dem rechten Oberschenkel, absetzendes Drücken, durch darauf Drücken vermehrt [*Gfs.*]

Auf der äufsern und vordern Seite des rechten Oberschenkels, Jücken, was durch Kratzen auf einige Zeit vergeht [*Gfs.*]

Auf der untern Fläche des linken Oberschenkels unschmerzhaftes Zucken, als würde ein Muskel bewegt [*Gfs.*]

Am Oberschenkel, gleich über dem Knie, einfaches Drücken [*Gfs.*]

285. Im rechten Oberschenkel, gleich über dem Knie, eine Stelle mit brennendem und fein stechendem Schmerze [*Fz.*]

Klammartiges Ziehen im rechten, gebogenen Kniee [*Gfs.*]

Eine surrende Empfindung in den Unterschenkeln, beim Sitzen, wie nach einer Fufsreise [*Gfs.*]

Die Füfse thun ihm im Sitzen weh; er mufs sie bald anziehen, bald ausstrecken, um sich auf Augenblicke zu erleichtern [*Gfs.*]

In den Füfsen ein schmerzliches Schwachheits-Gefühl, wie von einer weiten Fufsreise [*G*ſ*s.*]
290. In den Röhrknochen der Unterschenkel, wellenförmiges Ziehen [*G*ſ*s.*]
Beim angezognen Unterschenkel, pulsirender Schmerz in der Kniekehle [*G*ſ*s.*]
Empfindung von Zucken in der rechten Wade [*Fz.*]
Schmerzhafter Klamm in der rechten Wade beim Sitzen [*Gn.*]
Reifsen in der linken Wade, beim Gehen (n. 34 St.) [*Gn.*]
295. Nachdem er eine Weile mit angezogenen Füfsen gesessen hat, fühlt er beim Gehen eine lähmige Schwäche darin [*G*ſ*s.*]
Gleich über dem Gelenke des linken Unterfufses schmerzliches Drücken, in langen Pausen, beim Stehen [*G*ſ*s.*]
Jückender, etwas anhaltender Stich im rechten Fufs-Gelenke, nach vorne zu, auch bei Bewegung fortdauernd (n. 29 St.) [*Gn.*]
Auf dem Rücken des Unterfufses, einfaches Drücken [*G*ſ*s.*]
Jückender Stich im rechten innern Fufsknöchel, der von Kratzen verging (n. 10 St.) [*Gn.*]
300. Feines Stechen und Jücken an der linken Ferse [*Fz.*]
Stumpfe Stiche in der linken fünften Zehe, in Ruhe und Bewegung (n. 8 St.) [*Gn.*]
Ein Schmerz in der kleinen Zehe und ihrem Ballen, wie wenn sie stark gedrückt würde [*G*ſ*s.*]
Brennen in der Spitze der rechten grofsen Fufszehe, im Sitzen (n. 31 St.) [*Gn.*]
Schmerzhaftes Pochen über dem Ballen der linken, grofsen Zehe [*G*ſ*s.*]
305. Spannende Stiche in der Spitze der linken grofsen Zehe (n. 32 St.) [*Gn.*]
Auf der rechten Fufssohle, auf einer kleinen Stelle, absetzendes, stumpfes Drücken, als wenn er Schläge darauf erhalten hätte [*G*ſ*s*]
Jückend stechende Empfindung in der rechten Fufssohle, in der Ruhe (n. 12 St.) [*Gn.*]

Oleander.

Gewaltsames Eindrücken an mehrern Stellen des Körpers, sich allmälig verstärkend oder mindernd [*Gfs.*]

Klamm - Schmerz (klammartiges Ziehen) an mehrern Stellen der Gliedmafsen, z. B. am Daumenballen, in den Unterfüfsen u. s. w. [*Gfs.*]

310. Klemmendes Drücken an mehrern Stellen des Körpers und der Gliedmafsen, an Fingern und Zehen, als würden die Knochen derselben gequetscht [*Gfs.*]

Grofse Empfindlichkeit der Haut des ganzen Körpers; von wenigem Reiben der Kleider wird sie wund, roh und schmerzt, z. B. am Halse vom Halstuche, an den Oberschenkeln von geräumigen Beinkleidern beim Gehen [*Gfs.*]

(Die Zufälle sind den zweiten Tag weit heftiger, als den ersten) [*Gfs.*]

Geschwulst.

Allgemeines Jücken.

315. Jücken hie und da am Körper, dafs er kratzen mufs [*Gfs.*]

Beim Entkleiden, ein beifsendes Jücken auf dem ganzen Körper, wie von einem Ausschlage, zu kratzen nöthigend (n. 40 St.) [*Lr.*]

Schwäche des Körpers [*Gn.*]

Uebelbefinden und Schwäche im Bauche und in der Brust; es ist ihm gar nicht wohl [*Gfs.*]

Matt, träge und zu aller Arbeit verdrossen [*Gn.*]

320. Sehr hinfällig und mattherzig; es fehlt ihm überall [*Gfs.*]

Mattherzig, als sollte er mit jedem Odem die Seele aushauchen [*Gfs.*]

Schwäche des ganzen Körpers; er war nicht im Stande, allein zu gehen, sondern mufste sich nach Hause führen lassen und sich zu Bette legen, wo er bis gegen Abend im Schlummer lag, dann aber die Nacht gut schlief [*Lr.*]

Bei wenigem Gehen Müdigkeit und die Fufssohlen schmerzen [*Gfs.*]

Müdigkeit und Mattigkeit aller Glieder; er kann kaum über die Stube gehen; die Kniee sind zu schwach [*Htn.*]

325. Ohnmachten [*Petrus de Abano*, a. a. O. Cap. 13.]
Dehnen des Oberkörpers und der Arme (n. 9½ St.) [*Gn.*]
Dehnen und Renken der Glieder, was mit einem allgemeinen Wohlbehagen verbunden ist (n. 4½ St.) [*Htn.*]
Oefteres Gähnen, wobei jedesmal ein Schauder den ganzen Körper überlief, der alle Muskeln in eine erst schüttelnde, dann aber zitternde Bewegung setzte (sogleich) [*Htn.*]
Sie lag wie im Schlummer, doch bei Besinnung und Fähigkeit sich zu bewegen [*Morgagni.*]

330. Schlaflosigkeit.
Wohllüstige Träume mit Samenergiessung (die zweite und dritte Nacht) [*Lr. — Gn.*]
Unruhige Träume [*Gn.*]
Nachts im Bette, keine Ruhe und kein Schlaf [*Fz.*]
Nach dem Schlafen, empfindet er beim Liegen eine Weichlichkeit und Wabblichkeit in der Herzgrube, als ob er sich brechen sollte mit einer Schweräthmigkeit, die sich beim Aufrichten vermindert (n. 5½ St.) [*Htn.*]

335. Der Puls ist sehr abwechselnd, bald häufig, bald sparsamer, bald voll, bald weich, klein und matt. [*Gfs.*]
Früh nach dem Aufstehen geht der Puls langsamer [*Gfs.*]
Er schaudert plötzlich zusammen, wie im stärksten Fieberfroste, oder als wenn er sich vor etwas heftig entsetzte [*Gfs.*]
Beim Gähnen schaudert's ihn [*Gfs.*]
Fieberschauder über und über ohne Durst und ohne Hitze darauf, in Ruhe und Bewegung (n. 1½ St.) [*Lr.*]

340. Frostschauder über und über, mit kalten Händen und warmen Backen, ohne Durst, in Ruhe und Bewegung (n. 9½ St.) [*Lr*]
Häufiger und voller Puls (Abends) [*Gfs.*]
Gefühl von Hitze und zugleich Frost des ganzen Körpers, ohne Durst; er war dabei wärmer anzufühlen, als gewöhnlich (n. 7 St.) [*Lr.*]
Fliegende Hitze überläuft ihn, besonders, wenn er

etwas eifrig betreibt (auch im Sitzen); auch wenn
er schnell geht, wird's ihm sehr warm und im
Gesichte sticht ihn die Hitze, wie mit vielen feinen Nadeln [*Gfs.*]

Während des Lesens drängt sich eine Hitze aus dem
Körper heraus [*Gn.*]

345. Unlust zur Arbeit [*Htn.*]

Stumpfsinnig, mifsgestimmt, zu nichts aufgelegt
[*Gn.*]

Weder zur Arbeit, noch zur angenehmsten Beschäftigung aufgelegt [*Gn.*]

Mangel des Vertrauens zu sich selbst und defshalb
traurige Gemüths-Stimmung [*Gn.*]

Mifsgestimmt, zurückgezogen [*Gn.*]

350. Er kann keinen Widerspruch vertragen [*Gfs.*]

Aergerlich, verdriefslich, zu nichts aufgelegt [*Fz.*]

Die Hitze übereilt ihn gleich; er fährt zornig auf,
doch reuet es ihn gleich wieder [*Gfs.*]

Quecksilber, Mercurius, Argentum vivum.

Dieses Metall ist im Handel oft mit einem Zusatze von Blei, auch wohl Wismuth verfälscht, wovon es am besten dadurch gereinigt wird, daſs man eine wässerige Auflösung von salpetersaurem Quecksilber über demselben in einer Porcelan-Schale, etwa eine Stunde lang, über Kohlenfeuer sieden läſst, unter steter Ersetzung der verdampfenden Wässerigkeit. Da nimmt diese Auflösung das Blei und Wismuth in ihre Säure auf und läſst dagegen ihr Quecksilber fahren, als einen Zusatz zu dem zu reinigenden Quecksilber.

Im flieſsenden Metallzustande hat Quecksilber wenig dynamische Einwirkung auf das Befinden des Menschen, bloſs die Zubereitungen desselben haben groſse Wirkungen.

Unter den salzigen Verbindungen desselben sind die mit einem kleinen Antheile Kochsalzsäure (*versüſstes Quecksilber, Mercurius dulcis, Calomel hydrargyrum muriaticum mite*) und das vollständige kochsalzsaure Quecksilbersalz (*Aetzsublimat, mercurius sublimatus corrosivus, hydrargyrum muriaticum corrosivum*) zum innern Gebrauche, seine Verbindung mit Fetten aber (*unguentum mercuriale, s. neapolitanum, unguentum hydrargyri cinereum*) zur äuſsern Einreibung seit mehrern Jahrhunderten die am häufigsten in Krankheiten angewendeten geblieben. Ich übergehe die unzähligen übrigen Quecksilberpräparate meist mit den übrigen Säuren oder durch andre Zusätze bereitet,

Quecksilber.

welche, seltner gebraucht, keinen dauernden Ruf erlangten.

Es ist hier nicht der Ort, alle diese Präparate nach ihrem arzneilichen Werthe zu beurtheilen, auch defshalb unmöglich, weil auch die gebräuchlichsten derselben nur wenig nach ihrer wahren, eigenthümlichen Wirkung auf den gesunden menschlichen Körper, die seltner angewandten aber gar nicht geprüft worden sind, folglich nie mit Gewifsheit eines heilbringenden Erfolgs homöopathisch für besondere Krankheitszustände gewählt werden können. Nur so viel läfst mich sorgfältige Prüfung in der Erfahrung aussprechen, dafs sie wohl sämtlich etwas Gemeinsames in ihrer Wirkung als Quecksilbermittel bewirken, im Besondern hingegen ungemein von einander abweichen und auch sehr in der Heftigkeit ihres Eingriffs auf das menschliche Befinden; vorzüglich aber mufs man bemerken, dafs alle salzhafte Präparate des Quecksilbers eine Menge wenig gekannte, gewöhnlich sehr angreifende Nebenwirkungen, nach der Natur der dasselbe bindenden Säure, ausüben, die gar sehr von der milden, selbstständigen Wirkung des ganz reinen, durch keine Säure veränderten Quecksilbers abweichen.

Selbst Quecksilber blofs mit Fetten zu einer Salbe vereinigt, erzeugt andre als die dem innerlich gegebenen milden, reinen Quecksilber-Halbkalke (aethiops per se) eigenthümlichen Wirkungen im menschlichen Körper*), vermuthlich weil es in der Salbe durch die Fettsäure gebunden wird.

*) *John Bell* beklagt sich, dafs es ihm nie gelungen sei, die venerische Schankerkrankheit blofs durch Einreiben der Quecksilbersalbe zu heilen, ohne genöthigt zu seyn, den Schanker durch Hülfe äufserer Mittel zu zerstören, (da man doch beim innern Gebrauche eines von aller Verbindung mit einer Säure freien Quecksilber-Präparats, wie schon meist der mercurius solubilis (Hydrargyrum oxydu-

Es ward mir daher, weil die homöopathische Heilkunst alle Arzneisubstanzen verschmäht, die durch irgend einen Zusatz fremde Nebenwirkungen erhalten, längst schon zur Aufgabe, das reine Quecksilbermetall in einen Zustand zu versetzen, dafs es blofs seine wahren, reinen, eigenthümlichen Wirkungen auf den menschlichen Organism und zwar heilkräftiger äufsern könne, als die übrigen bekannten Zubereitungen und salzigen Verbindungen desselben.

Was ein lang fortgesetztes, mechanisches Schütteln des laufenden Quecksilbers, oder wie in ältern Zeiten das Reiben desselben mit Krebssteinen oder Gummi-Schleimen nur sehr unvollkommen leistete, nämlich dessen Umänderung in ein, von fremden Säuren freies Halb-Oxyd, diefs suchte ich schon in den Jahren 1787 und 1788 durch Niederschlag seiner im Kalten bereiteten Auflösung in Salpetersäure mittels ätzenden Ammoniums zu erreichen. Dieses an seiner Schwärze kennbare Quecksilber-Präparat ward, unter dem Namen *mercurius solubilis Hahn.* (*mercurius oxydulatus niger*), zwar seiner weit mildern, hülfreichern, antisyphilitischen Wirkung wegen allen übrigen, mit Säuren verbundnen, bisher gebräuchlichen Quecksilber-Mitteln in fast allen Ländern vorgezogen, aber eine sorgfältigere Untersuchung zeigte mir, dafs auch dieses noch nicht den höchsten Grad von Reinheit erlangt habe, sondern dafs die dunkle Schwärze desselben mehr von einem Uebermafse des zum Niederschlage eines etwas übersauern Quecksilber-Salpeters erforderlichen, ätzenden Ammoniums herrühre — übersaurer Quecksilber-Salpeter aber gewöhnlich noch einige Kochsalz- und schwefelsaure Quecksilber-Salze

latum nigrum) war, die ganze Krankheit samt dem Schanker heilt, ohne das mindeste äufsere Mittel für letztern nöthig zu haben).

Quecksilber.

(die auch in der kleinsten Menge eine angreifende
Schärfe besitzen) zu enthalten pflege, welche durch
die dunkle Farbe des schwarzen Oxyduls den Augen
entzogen, mit letztern zugleich niederfallen und es
einigermaßen verunreinigen.

Diefs zu vermeiden, beschrieb ich im Vorworte
zum Quecksilber in der zweiten Ausgabe dieses ersten
Theils der reinen Arzneimittellehre, im Jahre 1822 die
Verfertigung des **ganz reinen** Quecksilber-Niederschlags aus völlig von überschüssiger Säure freiem
Quecksilber-Salpeter durch Aetz-Ammonicum, welcher
nur dunkelgrau an Farbe ist — ein völlig reines Quecksilber-Oxydul, wie das durch langwieriges Schütteln
des laufenden Quecksilbers entstehende Pulver, *Aethiops perse* genannt.

Dieses Präparat läfs als vollkommen reine Quecksilber-Arznei nichts zu wünschen übrig, wenn es
nicht die umständliche, mühsame Bereitung wäre.

Da aber eins der Gesetze der Homöopathik, so
wie des gesunden Verstandes befiehlt, dafs wir unsre
Zwecke auf dem einfachsten und kürzesten Wege erreichen sollen (quod fieri potest per pauca, non debet
fieri per plura), so wird auch hier die Absicht am
kürzesten, leichtesten und vollkommensten erreicht,
wenn nach der Vorschrift im zweiten Theile der
chronischen Krankheiten, S. 5. Ein Gran ganz reinen Quecksilbers (wie zur Verfertigung der Thermometer genommen wird), eben so, wie man bei andern
trocknen Arzneisubstanzen verfährt, mit drei Mal 100
Granen Milchzucker binnen drei Stunden zur millionfachen Pulver-Verdünnung (wie an jener Stelle umständlich beschrieben ist) *) gerieben und ein Gran

---

*) Nach der Reibung des Granes Quecksilber mit den ersten
100 Granen Milchzucker bleibt auf dem auch noch so fein
matt geriebenen Boden der porcelänenen Reibeschale, trotz
allem, sorgfältigem Aufscharren, doch noch eine ziemliche

von letzterm, in gewässertem Weingeiste aufgelöst, diese Auflösung zweimal geschüttelt, und ein Tropfen von dieser Auflösung sofort noch durch 26 Verdünnungs-Gläschen zur decillionfachen Kraft-Entwickelung (*hydrargyrum purum potentiatum* $\overline{X}$.) erhöhet wird.

Ein mit letzterer Flüssigkeit befeuchtetes, feinstes Streukügelchen (wovon 300 einen Gran wiegen) ist die für alle geeigneten Fälle hinreichende Gabe dieses so sehr arzneilichen Metalls.

Die hierunten folgenden Symptomen entstanden von der Anwendung des (mercurius solubilis) schwarzen Quecksilber-Oxyduls, welches doch meist rein genug war, um gröfstentheils reine Quecksilber-Symptome zu liefern, wodurch, wie ich hoffe, die Kenntnifs der eigenthümlichen Kräfte dieses Metalles nicht wenig gewonnen hat.

Es leuchtet aus ihnen hervor, dafs wenn wir es blofs für solche Krankheitszustände wählen, deren Inbegriff bei den Symptomen des Quecksilbers in treffender Aehnlichkeit vorhanden sind; — wenn wir ferner nur die vollkommenste, reinste, hoch potenzirte Zubereitung desselben zum Gebrauche nehmen und eine so kleine Gabe von oben beschriebener Verdünnung, wir ein in sehr vielen Fällen unentbehrliches, höchst hülfreiches Heilmittel in demselben antreffen.

Doch, nur gar zu oft ward das Quecksilber in Krankheiten aller Art in der allöopathischen Praxis gemifsbraucht, wo man entweder überhaupt mit keinem gelindern Mittel helfen zu können glaubte, oder, wo man Verhärtungen und Verstopfungen voraussetzte und mit diesem, Alles auflösen sollendem Metalle aufzulösen trachtete, oder wo man in lästigen Uebeln,

Schwärze zurück, welche aber von den zweiten 100 Granen Milchzucker beim Reiben mit einem Grane der ersten Verreibung binnen der zweiten Stunde fast gänzlich aufgenommen und von der dritten Reibung vollends vernichtet wird.

wie sogar oft, ohne Grund, ein verstecktes, venerisches Miasm zum Grunde zu liegen wähnte. Wenn nun da bei den täglichen Gaben nach und nach Verschlimmerung der Zufälle erfolgte, so schob der Allöopathiker dieselben nicht auf die Unangemessenheit der Arznei für diese Krankheit, sondern gewöhnlich darauf, daſs für die groſse Krankheit die Gabe des Mittels noch zu klein sei, und stürmte dann mit verstärktern und öfter wiederholten Gaben angreifender Quecksilber-Präparate (wenn er's recht mit Gewalt erzwingen wollte, mit dem Sublimate) auf die Kranken los, rieb wohl auch noch eine Menge Quecksilber-Salbe in die Haut und zernichtete so das Leben in unzähligen Fällen, wenigstens die Gesundheit unwiederbringlich.

Da wir nunmehro aber wissen, daſs, fast ohne Ausnahme, alle langwierigen Krankheiten (reine Syphilis und Sykosis ausgenommen) aus mehr oder weniger entwickelter Psora entspringen, und selbst da, wo Syphilis oder Sykosis noch ungetilgt mit entwickelter Psora komplicirt war, die letztere mehr und zuvörderst bei der Heilung zu berücksichtigen ist, Quecksilber aber (und am schlimmsten dessen unreine, schärfere Präparate) nie zur gründlichen Hülfe für die Psora dienen, sondern stets nur sie desto unheilbarer machen, so wird man sich die vielen, mit verdienter Schande zu brandmarkenden Curen aller Arten von chronischen Krankheiten leicht erklären können.

Wenn ich also die medicinischen Blut-Vergieſsungen, die ewigen Abführungs-Mittel, den häufigen Miſsbrauch des Mohnsafts, um Schmerzen aller Art zu unterdrücken, Schlaf zu erzwingen und Durchfälle und Krämpfe zu stillen und den der Chinarinde, um Fieber-Typen zu stopfen und angeblich zu stärken, wo ungeheilte Krankheit uud ärztliche Verschleuderung der Säfte und Kräfte einziger Grund der Schwäche waren — wenn ich diese zweckwidrigen Vorkehrungen ausnehme, so finde ich kein Mittel in den Händen der sich als Heilkünstler brüstenden Allöopathiker, womit sie den chronisch Leidenden den Lebensfaden sichrer abkürzten, als ihr beliebtes Calomel und das Quecksilber-Sublimat. Wie viel anders die der Heilung der kranken Menschheit sich widmende Homöopathik!

Bei ihr erfordert auch die feinste Gabe des zur oben angegebnen, gröfsten Kraft-Entwickelung erhöheten, reinsten Quecksilbers von Seiten des ächten Jüngers dieser Heilkunst die sorgfältigste Wahl des Falles, wo diefs Mittel in chronischen Fällen unbedenklich und als unentbehrlich anzuwenden sei, aufser wo reine, nicht mit Psora komplicirte, venerische Schanker-Krankheit (Syphilis) dessen Anwendung unbedingt befiehlt — da dann aber auch jedesmal eine einzige der feinsten Gaben zur völligen Heilung dieses chronischen Miasms hinreicht.

Mit diesem einzig vernünftigen Gebrauche dieses edeln Metalls hat jener, seit mehrern Jahren in der gewöhnlichen Cur-Praxis eingerissene Mifsbrauch nichts gemein, nach welchem man das sogenante versüfste Quecksilber (calomel, mercurius dulcis) (worin das Quecksilber wegen seiner Verbindung mit etwas Kochsalzsäure an seinen ursprünglichen, eigenthümlichen Eigenschaften ungemein abgeändert erscheint) fast in allen Krankheiten ohne Unterschied, in grofsen Gaben, gewöhnlich zugleich mit Opium, blindlings anwendet, ohne genaue Kenntnifs weder des Calomels, noch des Opiums nach deren wahren Wirkungen und ohne die Fälle zu unterscheiden, wo entweder das erstere, oder das zweite, oder beide zusammen hinpassen. Man kann wohl sagen, dafs hier die vernnuftlose Praxis, die Allöopathie, ihren Gipfel erreicht.

Dieses menschenverderbliche Verfahren eignet sich blofs zu einer Rüge und ist keiner genauern Beurtheilung werth.

Etwas genauer durch seinen Mifsbrauch bekannt ist die vollkommen salzhafte Verbindung des Quecksilbers mit muriatischer Säure, das **Quecksilber-Sublimat** (Aetzsublimat, mercurius sublimatus corrosivus), das wegen seiner Auflösbarkeit in Wasser und Weingeist, folglich wegen seiner Verdünnbarkeit zu allen Graden, des homöopathischen Gebrauchs fähiger ist. Zur Kenntnifs seiner eigenthümlichen Wirkung (denn diese weicht gar sehr von der des reinen Quecksilbers ab) folgen unten einige Symptomen, die der Vermehrung werth sind. Einen sehr kleinen Theil eines Tropfens seiner quintillion- besser der decillion-fachen Verdünnung habe ich fast specifisch in den gewöhnlichen Herbst-Ruhren, in einer einzigen Gabe allein gereicht, heilbringend gefunden; die Wahrheit des homöopathischen Heilgesetzes wird auch hier handgreiflich bestätigt.

So hat auch die schweflichte Verbindung des Quecksilbers, der Zinober (cinnabaris) seine eigenthümlichen, von denen des reinen Quecksilbers abweichenden, doch nicht genau genug gekannten Eigenschaften. Ich habe durch unten folgende Symptomen einen kleinen Anfang zur Kenntnifs seiner arzneilichen Bedeutung gemacht.

Wann selbst die reinste Quecksilber-Bereitung für den unrechten Krankheitsfall, also unhomöopathisch gewählt, — Nachtheile bringt, so dient nach Beschaffenheit der entstandnen, widrigen Symptome, als Gegenmittel entweder Schwefelleber, oder Schwefel, oder Kampher, oder Mohnsaft, oder Chinarinde, oder Salpetersäure, alle diese jedoch schon in sehr kleiner Gabe, und nach den vorhandnen Symptomen ausgewählt.

Langsame Vergiftungen durch Quecksilber, besonders das Zittern der Vergolder, sollen ihre Hülfe auch in der Elektrisität gefunden haben.

Die vom schwarzen Quecksilber-Oxyd beobachteten und hier verzeichneten Symptomen sind gröfstentheils Erstwirkungen. Nur wenige lassen sich mit Gewifsheit unter die Nachwirkungen zählen, welche sich aber durch Unschmerzhaftigkeit und Entzündungslosigkeit auszeichnen, worunter ich z. B. eine Art harter, kalter, unschmerzhafter Drüsengeschwülste und eine gewisse, kataleptische Lähmungs-Schwäche der Muskeln rechne.

Die Abkürzungen der Namen folgender, beitragender Beobachter sind: *Grofs* [*Gfs.*], *Gutmann* [*Gn.*], *Fr. Hahnemann* [*F. H-n.*], *Hartmann* [*Htn.*], *Hornburg* [*Hbg.*], *Langhammer* [*Lr.*], *Rummel* [*Rl.*], *Stapf* [*Stf.*].

Schwarzes Quecksilberoxyd.

Im Kopfe ein Schwindel, am Tage.
Schwindel in der Stube, dafs sie sich beim Gehen anhalten mufste, um nicht umzufallen.
Selbst im Sitzen ist ihr schwindlicht.
Schwindel mehr im Sitzen als im Stehen, es ward ihr so trübe und schwarz vor den Augen, vorzüglich gegen Abend.
5. Schwindel; beim Sitzen am Schreibtische wird's ihm drehend im Kopfe, als wäre er betrunken, er steht auf und geht in der Stube herum wie ein Taumelnder, dann bricht ihm eine ängstliche Hitze aus, mit Uebelkeit, doch kömmt's nicht zum Erbrechen; dabei etwas Kopfweh (3 Tage nach einander, Mittags und Nachmittags).
Wenn er gebückt gesessen hat, und sich aufrichtet, so fühlt er im ersten Augenblick einen Schwindel.
Wenn sie sich auf den Rücken legt, so wird's ihr so drehend und weichlich; auf der Seite liegend, giebt es sich.
Schwindel, kalte Hände mit Fieberschauder, dann Eingenommenheit des Kopfs.
(Beim Stehen) heftiger Schwindel, während er den Kopf vorwärts beugte [*Lr.*]
10. Schwindel zum Niederlegen [*F. H-n.*]
Beim jählingen Herumdrehen, Schwindel; es geht alles mit ihm herum [*Stf.*]
Schwindel beim Gehen im Freien, dabei Uebelkeit und eine Empfindung, als wenn ein Wurm in der Brust den Hals heran in die Höhe stiege [*F. H-n.*]
Schwindel und Wanken, wenn sie aus der freien Luft in die Stube kömmt [*F. H-n.*]

Schwindlicht und wankend beim Gehen im Freien, in der Stube aber blofs Schwere des Haupts (n. 48 St.) [*Gn.*]

15. Art Schwindel; beim Liegen ist es ihm, als wenn er der Länge nach geschaukelt würde [*F. H-n.*]

In der Stirne wie drehend [*Stf.*]

Dumm und dämisch im Kopfe [*F. H-n.*]

Sie ist nach dem Essen wie betrunken; es steigt ihr eine Hitze und Röthe ins Gesicht, welches anschwillt.

Am Tage duttend und schläfrig.

20. Schwäche im Kopfe wie Duttenheit und als wenn es in der Stirne herumfisperte und um den Ring herum ginge.

Wenn sie gegessen hat und aufsteht, so dumm, so drehend und schwarz vor den Augen, über der Nase, am schlimmsten in der warmen Stube und gebessert in der freien Luft.

Kopfweh, wie Düseligkeit und Vollheit im Gehirne.

Etwas düster im Kopfe, früh beim Aufstehen, ein dumpfer Kopfschmerz.

Düsterheit des Kopfs, früh beim Erwachen.

25. In der Stube, Schwere und Eingenommenheit des Kopfs, auch beim Sitzen und Liegen.

Der Kopf ist schwer und wie von einem dumpfen Schmerze eingenommen und verdüstert.

Früh nach dem Aufstehen, wüste und übernächtig im Kopfe, welches in freier Luft verging.

Es benimmt ihm die Schärfe des Geistes, macht ihn düselig; er hört nicht, was gefragt wird, kann das Gelesene nicht gut behalten und verspricht sich leicht.

Das Sprechen wird ihm sauer, er kann nicht lesen, der Kopf ist ihm wüste, er kann nichts arbeiten und schläft ein, wenn er sitzt.

30. Gedanken sehr schwach; er kann sich äufserst schwer besinnen, und antwortet auf die Fragen verkehrt (— was er auch selbst merkt).

Die Gedanken vergehen ihm ganz [*F. H-n.*]

Die Gedanken verschwinden zuweilen, etliche Minuten lang [*F. H-n.*]

Er weifs nicht, wo er ist [*F. H-n.*]

Schwarzes Quecksilberoxyd. 359

Er konnte nichts berechnen, nichts überlegen [*F. H-n.*]

35. Bewufstlosigkeit und Sprachlosigkeit; sie schien zu schlafen, war aber pulslos, bei gehörig warmem Körper und von völligem Leichen-Ansehen; nach einer Stunde kam der Verstand wieder und einiger Ton der Stimme; sie wollte sprechen und konnte nicht; erst nach 12 Stunden kehrte die Sprache zurück [*F. H-n.*]

Zerstreutheit; während er etwas arbeiten will, kömmt ihm immer etwas anderes zu thun in den Sinn; immer verdrängte ein Gedanke den andern, — von Zeit zu Zeit (ein paar Tage lang) [*Gn.*]

Hitze und Schmerz im ganzen Kopfe [*F. H-n.*]

Abends, eine unruhige schmerzhafte Empfindung im Kopfe bis zum Schlafengehen; das starke Reden beschwerte ihn, man mufste gedämpft reden; gemindert durch Sitzen und Kopf-Auflegen.

Brennen im Kopfe.

40. Schmerz im Kopfe, wie eine ringförmige heftige Ausdehnung in einem Streifen, nie bis drei Finger breit, welcher dicht über den Augen und Ohren herum zu gehen scheint.

Drückendes Kopfweh, als wenn der Kopf recht fest zusammen gebunden wäre.

Abends, Kopfweh, als wenn das Gehirn ringsum mit einem Bande zusammen geschnürt wäre.

Kopfweh, wie dicht unter der Hirnschale, als wenn es darin zu schwer und zu enge wäre.

Kopfweh, ein Drängen nach aufsen.

45. Kopfweh, wie Pressen nach aufsen zu in den Seitenbeinen.

Kopf thut weh, als wenn er auseinander geprefst würde.

Kopfweh, als wenn das Gehirn auseinander gedrängt würde.

Vollheit im Gehirne, als wenn der Kopf zerspringen sollte.

Drückendes Kopfweh im Hinterhaupte.

50. Kopfschmerz, Herausdrücken in die Stirne und Knochenschmerz unter den Augenbrauen, selbst bei Berührung.

Heftiges Kopfweh, als wenn der Kopf oben aus einander fallen sollte und drückte, als wenn alles zur Nase herunter wollte.

Abends Kopfweh; im vordern und obern Theile des Hauptes ein schmerzhaftes Düsterheits-Gefühl mit Verdriefslichkeit [*F. H-n.*]

Drückender Kopfschmerz zur Stirne heraus [*Gn.*]

Drückender Kopfschmerz zur Stirne heraus, am meisten im Liegen; beim darauf Drücken mit der flachen Hand fühlte er Linderung (n. 41 St.) [*Gn.*]

55. Spannend drückender Schmerz im Vorderkopfe; beim darauf Halten mit der flachen Hand fühlte er Erleichterung [*Gn.*]

Wallen und Pochen im ganzen Vorderkopfe [*F. H-n.*]

Vom Hinterhaupte her, ein stark reifsender, anhaltender Schmerz, der vor bis in die Stirne ging und da drückte [*Hbg.*]

Stechen in der Stirne während dem Gehen in freier Luft [*F. H-n.*]

Reifsen in der Hirnschale, besonders in den Stirnknochen.

60. Reifsendes Kopfweh, im Vorderkopfe bis zum Wirbel.

Reifsender Kopfschmerz im untern Theile des Hinterkopfs.

Kopfweh wie ein reifsender langsamer Stich und wie Zerschlagenheit.

Stiche durch den ganzen Kopf.

Stechendes Kopfweh in der Stirne (sogleich).

65. (Beim Sitzen) absetzend bohrende Stiche in der linken Stirn-Seite, sehr schmerzhaft [*Lr.*]

(Beim Stehen) schmerzhaft reifsende Stiche in der linken Seite der Stirne [*Lr.*]

(Beim Sitzen) reifsende Stiche in der linken Gegend der Stirn, mit Frostschauder über den ganzen Körper, kalten Händen, heifsen Wangen und lauwarmer Stirne, ohne Durst [*Lr.*]

Ziehendes Wühlen im vordern Theile des Haupts. [*Gn.*]

Beim Bücken Kopfweh, wie Wühlen in der Stirne und wie eine Schwere darin.

70. Schmerz oben am Hinterhauptknochen.

Schwarzes Quecksilberoxyd.

Ein bohrender Schmerz am Hinterhaupte.
Zusammenziehender Kopfschmerz, der Kopf ist wie eingeschraubt, bald im Vorder- bald im Hinterhaupte, bald auf der linken Seite; dabei wässern die Augen [*F. H-n.*]
Früh, wenn er im Bette unrecht gelegen hat, zieht's ihm vom Gaumen bis in's Gehirn, wo es ihm sehr weh thut, als wenn alles zerschlagen wäre [*Stf.*]
Prellende Stöfse im Gehirne, besonders bei Bewegung und beim Vorbücken.

75. Drückender Schmerz an der linken Schläfe [*Gn.*]
Drückender Schmerz an der rechten Stirn-Seite [*Gn.*]
Heftiges Ziehen in der rechten Schläfe (d. 5. Tag.) [*Rl.*]
Zuckendes Ziehen und Kneipen in der rechten Schläfe, am Hinterkopfe den Nacken hinunter [*Rl.*]
Reifsender Kopfschmerz äufserlich.

80. Der ganze äufsere Kopf ist schmerzhaft bei Berührung.
Reifsender Schmerz äufserlich an der Stirne, in allen Lagen [*Lr.*]
Brennen an der linken Schläfe [*Gn.*]
Brennen in der linken Stirnhaut [*Gn.*]
Jücken an der Stirne [*F. H-n.*]

85. An der Stirne und auf dem Kopfe, brennendes Jücken [*F. H-n.*]
Ueber der linken Stirne, in der Kopfhaut, brennender Schmerz, der nach Berührung verging [*Gn.*]
Jückendes Beifsen im Nacken und auf dem Haarkopfe [*F. H-n.*]
Brennen und Jücken auf dem Haarkopfe [*F. H-n.*]
Jücken auf dem Haarkopfe, Tag und Nacht [*F. H-n.*]

90. Jückender, zum Kratzen nöthigender Kopf-Ausschlag [*F. H-n.*]
Trockner Ausschlag auf dem ganzen Kopfe, der über und über beim darauf Greifen weh thut [*F. H-n.*]
Kleine, erhabne, fest sitzende Grindchen, zwischen den Kopfhaaren [*F. H-n.*]

Viele Grinde auf dem Haarkopfe, welche jückten und nach dem Kratzen brannten [*F. H-n.*]

Nässender Ausschlag auf dem Haarkopfe, welcher gleichsam die Haare wegfrisst, mit empfindlichem Drücken, besonders an den wunden Stellen [*F. H-n.*]

95. Ohne Kopfweh, Ausfallen der Kopfhaare [*F. H-n.*]

Gefühl unter der Kopfhaut, beim Anfühlen mit der flachen Hand, als wenn sie unterschworen wäre [*Gn.*]

Schauder auf dem Haarkopfe, wobei sich die Haare zu sträuben, oder die Kopfbedeckungen sich zusammenzuziehen und zu zittern scheinen [*Gſs.*]

Brennendes Gefühl im rechten Augenbraubogen [*Gn.*]

Erweiterte Pupillen (n. 1St.) [*Lr.*]

100. Ein schwarzer Punkt vor den Augen, welcher unterwärts immer vor ihm hin zu gehen scheint [*F. H-n.*]

Schwarze Punkte vor den Augen [*F. H-n.*]

Es fliegt ihm immer vor dem Gesichte, wie schwarze Insekten, oder wie Fliegen [*F. H-n.*]

Es sieht ihr alles grün und schwarz vor den Augen, die Stube geht mit ihr um den Ring; sie muſs sich legen (während der Mahlzeit) [*F. H-n.*]

Das Gesicht vergeht ihm völlig, fünf Minuten lang, und alle halbe Stunden entsteht ein solcher Anfall, wo er fünf Minuten der Sehkraft gänzlich beraubt ist [*F. H-n.*]

105. Feurige Punkte vor dem Gesichte oberwärts nach den Wolken zu, besonders Nachmittags [*F. H-n.*]

Feuerfunken vor den Augen [*F. H-n.*]

Nebel vor dem einen, oder vor beiden Augen [*F. H-n.*]

Amaurotische Trübheit vor dem linken Auge, welche allmälig zunahm, von 10 Minuten Dauer.

(Abends beim Lesen, Buchstaben wie beweglich).

110. Amaurotische Blindheit des linken Auges ohne Schmerz, auf einige Minuten, beim Gehen in freier Luft.

Blödigkeit der Augen [*F. H-n.*]

Schwarzes Quecksilberoxyd.

Trübsichtigkeit beider Augen [*F. H-n.*]
Gesichts-Täuschung; es deuchtet ihm, als wenn ein Strohhalm vor beiden Augen herabhinge [*F. H.n.*]
Er sieht spitzige Dinge (z. B. eine Pfrieme) als mit doppelter Spitze [*F. H-n.*]
115. Wenn sie etwas sehen will, kann sie es nicht recht erkennen, und da ihr die Augen fast immer unwillkürlich zugezogen sind, so kann sie, je mehr sie das Zuziehen abwehren will, es desto weniger hindern; sie muſs sich legen und die Augen schlieſsen [*F. H-n.*]
Er kann die Augen nicht gut öffnen, gleich als wären die Augäpfel angeklebt [*F. H-n.*]
Die Augen werden ihm beim Sitzen, Stehen und Gehen wie mit Gewalt zugezogen, wie bei einem lang entbehrten Schlafe [*F. H-n.*]
Feuer-Licht blendet Abends sehr [*F. H-n.*]
Ein Brennen in den Augen, als wenn man die Nacht viel gelesen hat; das eine Auge ist roth.
120. Die Augen können den Feuer-Schein und das Tageslicht nicht vertragen [*F. H-n.*]
Brennen in den Augen [*F. H-n*]
Brennen und Beiſsen in den Augen, wie von Mährrettig [*F. H-n.*]
Im Weiſsen des Auges werden viele rothe Adern sichtbar [*F. H-n*]
Entzündung beider Augen mit brennend beiſsendem Schmerze; in der freien Luft schlimmmer [*F. H-n.*]
125. Hitze in den Augen und Thränen derselben [*F. H-n.*]
Wässern beider Augen, früh [*F. H-n.*]
Wässern und Thränen der Augen [*F. H-n.*]
Starkes Thränen des rechten Auges [*F. H-n.*]
Die Augen thränen in freier Luft.
130. Das Auge ist voll Thränen.
Brennender Schmerz im rechten obern und untern Augenlide [*Gn.*]
Das linke Unteraugenlid ist sehr geschwollen, besonders nach dem äuſsern Winkel zu, mit brennenden Schmerzen, fünf Tage lang, unter vielem Wässern des Auges, dem viel Niesen drei Tage lang, vorausging [*F. H-n.*]

Früh kleben die Augenlider zu.
Das obere Augenlid ist dick und roth wie ein Gerstenkorn.
135. Beständiges Fippern im untern Augenlide.
Starke Geschwulst, Röthe und Zuschnüren der Augenlider, welche beim Berühren sehr empfindlich waren [*F. H-n.*]
Drücken in den Augen [*F. H-n.*]
Drücken in beiden Augen, wie von Sand [*F. H-n.*]
Drücken im Auge, wenn man es bewegt; auch bei Berührung thut es drückend weh.
140. Jücken in den Augäpfeln [*F. H-n.*]
Im linken Auge, stichlichter Schmerz, einige Minuten lang (d. 7. Tag.) [*Rl.*]
Stechen in den Augen [*F. H-n.*]
Gefühl unter dem linken obern Augenlide, als wäre ein schneidender Körper dahinter [*Gn.*]
Fippern und Zucken in den Augenlidern [*F. H-n.*]
145. Blaurothe Ränder um die Augen, besonders unter denselben [*F. H-n.*]
Entzündungs-Geschwulst in der Gegend des Thränenbeins.
Gesichtszüge verfallen, Augen trübe und düster, das Gesicht weifs und erdfahl; länglichte Gesichtszüge [*Hbg.*]
Die rechte Seite des Gesichts ist besonders unter dem Auge geschwollen und heifs [*F. H-n.*]
Dumpfer Stich im linken Oberkieferknochen, nahe beim Auge [*F. H-n.*]
150. Rothe Flecken im Gesichte [*F. H-n.*]
Ein rauhhäutiger, theils röthlicher, theils weifslicher flechtenartiger Fleck auf der Haut des linken Jochbeins [*Lr.*]
Drückender Schmerz zu den beiden Jochbogen heraus [*Gn.*]
Reifsen im rechten Backenmuskel [*Gfs.*]
Starke Geschwulst der linken Wange [*F. H-n.*]
155. Auf dem linken Backen, ein grofser Ausschlags-Knoten unter der Haut (d. 10. Tag.) [*Rl.*]
Einzelne spitzige Stiche, jeder 5 Minuten anhaltend, im Jochbeine (auch in der Brust, im Knie und im äufsern Ellbogen-Knorren) mehr Vormittags und beim Gehen.

Schwarzes Quecksilberoxyd.

Reifsen auf der linken Backen-Seite, es reifst das ganze Ohr zusammen.

Er kann fast gar nichts hören und doch schallt alles sehr im Ohre [*Rl.*]

Ohren wie verstopft und ein Brausen darin.

160. Früh, Ohrensausen.

Brausen und Sausen im Ohre, als wenn etwas darin stäcke.

Brausen im Ohre, als wenn etwas hineingestopft wäre.

Surren vor den Ohren, als wenn Ohnmacht erfolgen sollte.

B r a u s e n v o r d e n O h r e n, pulsweise.

165. Schwerhörigkeit auf beiden Ohren [*F. H-n.*]

Ohrenbrausen [*F. H-n.*]

Brausen vor beiden Ohren, beim Liegen im Bette [*F. H-n.*]

Ohrenbrausen mit Schwerhörigkeit auf beiden Ohren [*F. H-n.*]

Sausen vor dem linken Ohre [*F. H-n.*]

170. Sumsen, wie von Wespen im linken Ohre (n. 5 Min.) [*F. H-n.*]

Flattern vor dem linken Ohre [*F. H-n.*]

Flattern und Krabbeln im linken Ohre [*F. H-n.*]

Ohrenklingen, wie von verschiednen hochklingenden Gläsern, vorzüglich Abends [*F. H-n.*]

Vielerlei Klingen vor beiden Ohren, Abends am ärgsten, viele Tage lang [*F. H-n.*]

175. Tief im linken Ohre Reifsen, beim Eintritt des Monatlichen [*F. H-n.*]

Drückend stechender Schmerz im Ohre; je wärmer sie im Bette ward, desto kälter und nässer ward's ihr im Ohre, zuletzt, als hätte sie Eis im Ohre.

Stiche im innern Ohre, beim Bücken.

Das linke Ohr ist schmerzhaft, wie entzündet; auch der Gehörgang schmerzt wie entzündet [*Rl.*]

Heftiger Schmerz im Ohre, als drängte sich etwas heraus [*Rl.*]

180. Das Ohr ist wie äufserlich und inwendig entzündet, mit theils klammartigen, theils stechenden Schmerzen und wie von Geschwulst verstopft [*Rl.*]

Zwängen im Ohre.
Ohren - Zwicken und Zerren darin.
Stechen und Brennen tief in beiden Ohren; im linken schlimmer [*F. H-n.*]
Beide Ohren sind innerlich wund und hautlos; das rechte schlimmer [*F. H·n.*]

185. Täglich mehrmals im innern rechten und linken Ohre ein Gefühl, als wenn kaltes Wasser herausliefe, welches jähling kömmt und nach etlichen Minuten vergeht; dazwischen jückt es sehr in beiden Ohren [*F. H-n.*]
Es läuft eine Feuchtigkeit aus beiden Ohren [*F. H·n.*]
Blut kömmt früh aus dem linken Ohre [*F. H-n.*]
Blut mit übelriechendem Eiter kömmt aus dem rechten Ohre geflossen und reifsender Schmerz darin [*F. H-n.*]
Aus beiden Ohren fliefst Eiter; vorne im rechten Ohre ist ein Eiterbalg, der beim Befühlen Eiter aus dem Ohre ergofs; dabei Schmerzen in der ganzen rechten Hälfte des Kopfs und Gesichts, wovor sie auf dieser Seite nicht liegen kann [*F. H-n.*]

190. Gelbliches Eiter kömmt aus dem linken Ohre [*F. H-n.*]
Flüssiges Ohrschmalz läuft aus beiden Ohren [*F. H-n.*]
Brennender Schmerz im linken Ohrknorpel [*Gn.*]
Das Ohrläppchen schmerzt sehr, acht Tage lang, und ist roth und heifs; zwei Tage darauf entsteht ein Knötchen im Ohrläppchen von zwölf Wochen Dauer [*F. H·n.*]
Knoten im Ohrläppchen, der sich nicht schieben läfst, blofs Anfangs schmerzt und vier Wochen dauert (n. 34 Tag.) [*F. H·n.*]

195. Brennend fressend jückendes und feuchtendes Blüthchen, schuppigen Ansehens, wie eine kleine Flechte, am rechten Ohrläppchen; es nöthigt zum Kratzen [*Lr.*]
Zerren und Zucken hinter dem linken Ohre, welches den Schlaf hindert; die Stelle thut beim Betasten weh [*F. H-n.*]
Auftreibung der Nasenwurzel [*F. H-n.*]

Schwarzes Queksilberoxyd.

Krabbelnde und nagende Empfindung in der Haut der Nasenwurzel [*F. H-n.*]
Spannen quer über die Nase [*F. H-n.*]

200. Das Nasenbein ist beim Anfassen schmerzhaft [*F. H-n.*]
Die ganze Nase, vorzüglich linker Seite, ist geschwollen, sehr roth und glänzend, mit Jücken, vorzüglich im Innern der Nasenflügel [*F. H-n.*]
Eine sehr schmerzhafte Blatter an der Nase.
Entzündungs-Geschwulst an der Nase.
Nasenspitze geschwollen, roth, entzündet, jückend.

205. Starkes Jücken an der rechten Nasen-Seite; er muſs darin reiben.
Von der Nase herab, ein Drücken, als wäre etwas Schweres darauf gebunden [*Hbg.*]
Anschwellen und Aufspringen der Nasenscheidewand [*F. H-n.*]
Geschwulst am linken Nasenflügel, wie bei starkem Flieſs-Schnupfen [*Lr.*]
Mangel an Luft durch die Nase [*F. H-n.*]

210. Nasenbluten von verschiedner Heftigkeit [*F. H-n.*]
Bluten aus dem linken Nasenloche; das Blut gerann beim Herauströpfeln, so daſs es in Zapfen an der Nase hängen blieb [*F. H-n.*]
Die Nase ist inwendig schorfig, und blutet beim Reinigen [*Rl.*]
Nasenbluten während des Schlafes [*F. H-n.*]
Während des Hustens, starkes Nasenbluten [*F. H-n.*]

215. Schmerz bei Berührung der Lippen mit den Fingern, als wenn sie feuerten und brennten, wie von Brennnesseln [*Stf.*]
Trockenheit der Lippen [*F. H-n.*]
Rauhheit und Trockenheit der Unterlippe, wie von kalter, rauher Luft (n. 7 St.) [*Lr.*]
Ausschlag an der obern Lippe, mehr am Rande derselben, mit gelben Krusten besetzt, von beiſsend brennendem Schmerze [*F. H-n.*]
Innerliche Geschwulst der Oberlippe.

220. Auf der innern Fläche der Unterlippe, den Schneidezähnen gegenüber, schmerzhafte Geschwüre.

Unter dem Rothen der Unterlippe und weiter nach dem Mundwinkel zu, Ausschlags-Blüthchen, die beim Berühren beifsend schmerzen.

Weiche, rothe Geschwulst der Oberlippe, die sich innerlich vom Zahnfleische trennt und da wie zerzupft aussieht; es entstehen an ihrer innern und äufsern Fläche tief schwärende Laschen, mit stechendem Schmerze, zuweilen mit Jücken [*F. H-n.*]

Starke Geschwulst der Oberlippe und der untern Backe, welche weich und doch sehr roth ist, worin zolltiefe (wie ausgebohrte) Löcher einfielen, wie mit graulich gelber Materie ausgestrichen, unter Ausflufs einer nur wässerigen, gelben Feuchtigkeit; sie rochen etwas faulig und bluteten beim Berühren, doch nur am Rande [*F. H-n.*]

Geschwüriger Mundwinkel, der wie wund schmerzt.

225. Am Innern der Lippen, ein weifsblaulichter Fleck [*F. H-n.*]

In den Mundwinkeln, Schmerz, als hätte man sich hinein geschnitten [*F. H-n.*]

Risse im Mundwinkel [*F. H-n.*]

Risse und Schrunden im Mundwinkel [*F. H-n.*]

Die Muskeln zwischen Unterlippe und Kinn wurden sichtbar krampfhaft hin und hergezogen.

230 Früh, um 3 Uhr, Verzerrung des Mundes auf die Seite, mit mangelndem Athem [*F. H-n.*]

Brennen in der Haut der Backe, vor dem Kinne [*Gn.*]

Rothe, hirsekorngrofse Geschwürchen an der rechten Seite des Kinnes, beim Berühren schmerzlos [*Lr.*]

Am Kinn eine Pustel voll Eiter einer Erbse grofs.

Eiternde, rothe Geschwürchen an der linken Seite des Kinnes, schmerzlos (d. dritten Tag.) [*Lr.*]

235. Er kann die Kinnbacken nicht aus einander bringen [*F. H-n.*]

Ein Spannen im Kinnbacken-Gelenke beim Aufsperren des Mundes.

Fast völlige Unbeweglichkeit der Kinnlade, so dafs er den Mund kaum etwas weniges öffnen kann, unter den heftigsten Schmerzen [*F. H-n.*]

Sie kann die Kinnladen nicht aus einander bringen; dabei spannender Schmerz an der rechten Seite des Zungenbeins, Bitterkeit aller Genüsse (aufser Milch, die gut schmeckt), Reifsen und Schwerhörigkeit im rechten Ohre, Abgang vieler lauten, sehr übel riechenden Blähungen und nässender Kopf-Ausschlag [*F. H-n.*]

Schmerz unter dem Unterkiefer.

240. Gegen Abend, Reifsen in der Unterkinnlade.

Unterm Kinne gelbkrustiger Ausschlag, einen Viertelzoll hoch, fast unschmerzhaft [*F. H-n.*]

Das Zahnfleisch schmerzt bei Berührung und beim Kauen, zumal harter Speisen [*Stf.*]

Jücken am Zahnfleische [*F. H-n.*]

Das Zahnfleisch trennt sich von den Zähnen los [*F. H-n.*]

245. Im Zahnfleische reifst es an verschiednen Stellen; es ist wund und geschwollen [*Gfs.*]

Zahnfleisch ist geschwollen, steht von den Zähnen ab.

Der obere Rand des Zahnfleisches steht wie in Zacken empor, welche weifs und geschwürig sind.

Schwärendes Zahnfleisch.

Schmerzhaftes, geschwollenes Zahnfleisch.

250. Geschwulst des Zahnfleisches die Nacht; am Tage besser.

Alle Nächte Zahnfleisch-Geschwulst.

Vorüber gehende Geschwulst des Zahnfleisches, früh blofs.

Die Nacht jedesmal, wenn er einschlafen will, brennender Schmerz im Zahnfleische, der ihn aufweckt.

Brennend klopfender Schmerz des Zahnfleisches, welcher sich nach Mittage vermehrt, durch Niederlegen sich befänftigt und in der Nacht vergeht.

255. Das stark geschwollene und schmerzhafte Zahnfleisch zieht sich zurück [*Hbg.*]

In dem schwammigen, von den Zähnen abgelösten und blutenden Zahnfleische, ein feines Reifsen, so wie auch in den Wurzeln der entblöfsten Zähne, fast den ganzen Tag und früh beim Aufstehen; Abends wird es etwas milder durch Tabakrauchen [*Gfs.*]

Das von den Zähnen abstehende Zahnfleisch sieht misfarbig aus und an den Spitzen weifs [*Gfs.*]

Schmerzlose Zahnfleisch-Geschwulst, mehre Tage über [*Lr.*]

Bluten des Zahnfleisches beim leisesten Berühren, 56 Tage lang [*F. H-n.*]

260. Schreckliches Reifsen in den Zähnen, besonders durch Essen vermehrt; die Zähne fangen an zu wackeln [*Gfs.*]

Schmerz in den Zähnen, besonders nach dem Essen, als wären sie angefressen [*Gfs.*]

Die Zähne werden schwarzgrau — schwarz [*F. H-n.*]

Bei Bewegung des Mundes, Gefühl, als wenn die Zähne los wären, vorzüglich die untern Vorderzähne [*Lr.*]

Gefühl, als wären alle Zähne los [*Stf.*]

265. Wackeln der Zähne, welche von der Zunge berührt schmerzten [*Hbg.*]

Schwäche in den Zähnen.

Zähne vorne wie ausgerenkt.

Schmerz der Schneidezähne.

Schmerz der Vorderzähne; wenn er Luft in den Mund zieht, so fährts ihm schmerzhaft in die Zähne.

270. Schmerz der vordern Schneidezähne, wenn er kalte Luft in den Mund zieht oder kalt oder warm trinkt, doch nur so lange, als dies geschieht.

Zahnweh, wie von stumpfen Zähnen.

Die Nacht arger Zahnschmerz, und wie er verging, grofser Frost darauf durch den ganzen Körper.

Reifsen in den Wurzeln aller Zähne den ganzen Tag.

Reifsender Zahnschmerz nach Mitternacht und vorzüglich früh.

275. Reifsender Zahnschmerz, der in die Ohren hineinsticht, vorzüglich des Nachts, er kann dafür nicht im Bette bleiben; er mufs aufsitzen die ganze Nacht.

Schwarzes Quecksilberoxyd.

Ziehender Zahnschmerz, selbst in den Vorderzähnen, früh.
Zuckender Zahnschmerz, vorzüglich die Nacht.
Zahnweh, pulsartige Rucke von den Zähnen des Unterkiefers aus bis ins Ohr und vom Oberkiefer aus bis in den Kopf, mit Schmerzhaftigkeit des Zahnfleisches, von Abends 9 Uhr an, die nur beim Niederlegen und Einschlafen nachlassen.
Zahnschmerz, wie starke Stiche.

280. Abends fürchterliche Stiche im Zahne.
Sie knirscht die Nacht im Schlafe mit den Zähnen und beifst sie so heftig gegen einander, dafs es sehr schmerzt und sie über den Schmerz aufzuwachen genöthigt ist.
Verlust der Sprache und des Bewufstseyns, zwölf Stunden lang [*F. H-n.*]
Verlust der Sprache und Stimme*); sie hört alles gut, kann aber blofs mit Zeichen und Geberden antworten, und ob sie sich gleich bemüht, die Sprachwerkzeuge in Thätigkeit zu setzen, so vermag sie doch keinen Buchstaben auch nur leise zu sprechen und eben so wenig einen Laut von sich zu geben, bei verfallenem Gesichte und weinend über ihren Zustand; sie kann nicht schlafen und fühlt sich sehr matt; doch hat sie Appetit auf alle Speisen und Durst auf Bier; Stuhl und Harn gehen gut ab [*F. H-n.*]
Die freie Luft ist der Zunge sehr empfindlich und auffällig [*F. H-n.*]

285. Weifsbelegte Zunge, mit weifslichem, geschwollenem Zahnfleische, das bei Berührung blutet [*Lr.*]
Stark belegte Zunge [*Hbg.*]
Wie mit Pelz belegte, weifse Zunge, besonders früh [*F. H-n.*]
Die Zunge ist gefühllos und wie pelzig [*F. H-n.*]
Sehr rauhe Zunge [*F. H-n.*]

290. Starke Geschwulst der Zunge [*F. H-n.*]
Geschwulst der Zunge.

*) Dieser Zustand dauerte drei Tage und ward durch Bilsen fast gänzlich gehoben, so dafs sie den vierten Tag alles sprechen konnte, auch mit gehöriger Stimme, nur noch etwas schwerfällig.

Geschwulst der weifs belegten Zunge.
Zunge stark geschwollen, weifs belegt.
Ein Kriebeln auf der Zunge.
295. Schmerz wie Nadelstiche, in der Zungenspitze.
Oben auf der Zunge her eine Längenfurche, worin es sticht, wie mit Stecknadeln.
Die Zunge schmerzt, als wäre sie aufgesprungen und brennenden Schmerzes.
Höchst schmerzhafter, geschwüriger Rand der geschwollenen Zunge.
Geschwollene, innerlich hohle, schwärende Zunge [*F. H-n.*]
300. Die Zunge ist geschwollen und an den Rändern so weich, dafs sie sich nach den Zwischenräumen der Zähne formt, in Zacken, die schwürig aussehen [*F. H-n.*]
Die vordere Hälfte der Zunge ist so hart, dafs es beim daran Schlagen mit den Fingernägeln ein Klappern verursacht, und ganz trocken [*F. H-n*]
Die Zunge ist am rechten Zungenbeine wie wund und steif (d. 6. Tag.) [*Rl.*]
Der innere Mund, vorzüglich das Innere der Backen, beköммt eine bläulichte Farbe [*F. H-n.*]
Geschwüre des innern Backens.
305. Nachts, Brennen im Munde.
Bläschen im Munde [*F. H-n.*]
Alles war wund im Munde [*Stf.*]
An den innern Backenflächen, runde, erhabne, weifse Blasen; wovon sich die Haut selbst ablösete, mit brennendem Schmerze [*Hbg.*]
Geschwüre und Laschen im Munde, die, besonders Abends, heftig brennend beifsend schmerzen [*F. H-n.*]
310. Eine Art Schwämmchen im Munde [*F. H-n.*]
Schwämmchen im Munde.
Immer Trockenheit im Munde.
Es zieht sich viel Schleim aus den hintern Nasen-Oeffnungen in den Hals; er mufs ihn ausrachsen.
Halsweh; Empfindung als wenn etwas im Halse stäcke.
315. Schmerz im Halse, als wenn ein Apfelkröbs darin stäcke.

Schwarzes Quecksilberoxyd.

Empfindung, als hätte er etwas im Halse, was er herabschlucken müſste [*Stf.*]

Schwieriges Schlingen; mit groſser Beschwerlichkeit und nur mit gewaltsamem Drücken brachte er etwas hinunter [*Hbg.*]

Schmerz im Halse beim Schlingen und Heiserkeit [*F. H-n.*]

Rauhigkeit an der Gaumdecke, die bei Berührung mit der Zunge beiſsend schmerzt, als wenn der Gaumen wund wäre [*Lr.*]

320. Trockenheit im Gaumen, wie von Hitze erzeugt [*Lr.*]

Es kömmt ihr heiſs zum Halse heran [*F. H-n.*]

Schmerz im Halse, wie Drücken.

Erst Brennen im Schlunde herab, dann im Unterleibe.

Schlucken wird ihm sauer und schmerzt, als wenn er sich hinten im Halse verbrannt oder kochendes Oel verschluckt hätte.

325. Nach dem mäſsigen Mittagessen stieg ihr ein glühend heiſser Dampf aus dem Leibe in den Hals, wobei der Hals immer schmerzhafter ward und heftiger Durst entstand.

Es kömmt ihr so heiſs zum Halse heran.

Schmerz im Halse, wie von Trockenheit.

Vorne auf der Zunge sehr schleimig und hinten im Halse sehr trocken.

Schmerz hinten im Halse, wie von allzu groſser Trockenheit.

330. So trocken in der Kehle, daſs er immer schlucken muſs.

Hals immer trocken, er that weh, als wenn er hinten enger wäre, es drückte darin, wenn er schluckte, und doch muſste er immer schlingen, weil er immer den Mund voll Wasser hatte.

Fein stechendes Halsweh, als wenn eine Nadel im Schlunde hinge.

Beim Schlingen, hinten im Halse Stiche, die selbst in die Ohren dringen.

Stechen hinten am Gaumen.

335. Beim Schlingen stechender Schmerz in den Mandeln des Halses.

Große Verlängerung und Anschwellung des Zäpfchens [*F. H-n.*]

Beim Schnauben, Schmerz auf der Seite im Halse, auch innen im Schlunde, drückend, und wie geschwollen [*Stf.*]

Wenn das Getränk bis in die Gegend des Kehlkopfs kömmt, so bringt sie es nicht weiter hinunter, sondern es fliefst wieder durch die Nase heraus [*Htn.*]

Immerwährend drückender Schmerz in der Speiseröhre, in der Gegend des Kehlkopfs, der beim Essen heftiger wird und die Empfindung verursacht, als müfste sie über ein Stück rohes Fleisch hinweg schlucken, unter brennendem Schmerze daselbst [*Htn.*]

340. Es kömmt ihm wie ein Wurm in die Höhe gestiegen, dafs er immer schlingen mufs, wodurch es etwas vergeht, ohne dafs er jedoch etwas hinunter rutschen fühlt [*F. H-n.*]

Blut kommt ohne Erbrechen und ohne Husten zum Halse heran und zum Munde heraus [*F. H.n.*]

Verschwärung der Mandeln, mit scharf stechenden Schmerzen im Rachen beim Schlingen.

Die Mündung des Ausführungskanals der Speicheldrüse zwischen den hintersten Zähnen ist geschwollen, weifs, geschwürig und höchst schmerzhaft.

Ausflufs eines zähen, stinkenden, häufigen Speichels, vorzüglich zu gewissen Stunden der Nacht oder des Abends.

345. Schmerz und Geschwulst der Speicheldrüsen.

Geschwulst der Hals- und Ohr-Drüsen, so dafs die Kinnbacken geschlossen sind und für Schmerz nicht bewegt werden können.

Geschwulst und brennend drückender Schmerz in der Ohrdrüse, welcher in der Kälte verging und in der Wärme wiederkam; berührt er sie mit etwas Schaafwollenem, so bekam er allemal Reitz zum Husten.

Stechender Schmerz der Halsdrüsen.

Anfallsweise ein drückender Schmerz in der Speiseröhre, als wenn da ein Geschwür entstehen wollte.

Schwarzes Quecksilberoxyd. 375

350. Empfindung im Schlunde, wie wund, auf der rechten Hals-Seite, auch aufser dem Schlingen.

Er spuckt viel aus [*F. H-n.*]

Beständiges Spucken [*Stf.*]

Zuflufs eines sehr sauern Speichels [*Gfs.*]

Ausspucken eines sehr schleimigen Speichels [*Stf.*]

355. Zusammenflufs seifenartigen Speichels, der oft mehr schleimig war und sich in lange Fäden dehnte [*Hbg.*]

Sehr starker fauliger Geruch aus dem Munde, den Andre weit mehr merken, als der Kranke selbst [*F. H-n.*]

Geschmack der Speisen wohl nicht übel, doch wie wenn man Wechselfieber hat.

Butter hat ihm einen häfslichen Geschmack.

Das geschmacklose Quecksilberoxyd fängt an einen merkbaren, dann einen auffallenden, widrigen (metallischen, erdigen, thonigen, seifenartigen, fauligen, säuerlichen) Geschmack zu bekommen — endlich unerträglich zu werden.

360. Früh bitter im Munde.

Früh starke Bitterkeit im Munde.

Vorzügliche Bitterkeit im Munde, nach Kaffee-Trinken.

Auswurf zähen Schleims, der bitter schmeckte.

Bitterkeit im Munde, vorzüglich aufser der Mahlzeit und wenn sie nichts ifst und trinkt.

365. Essen schmeckt nicht bitter, aber vor und nachher ist's ihm bitter im Munde.

Anhaltende Bitterkeit im Munde, während das Brod sauer aufstöfst.

Bitterkeit auf der Lippe und auf der Zunge während und aufser dem Essen [*F. H-n.*]

Roggenbrod schmeckt bitter [*F. H-n.*]

Fauliger Geschmack im Munde, am meisten des Morgens [*F. H-n.*]

370. Geschmack im Munde wie von Metall, der fast Erbrechen machte [*Hbg.*]

Schleimiger und salziger Geschmack aller Speisen und Getränke, auch des Wassers [*F. H-n.*]

Sehr salzig auf der Mund-Lippe [*F. H-n.*]

Schwarzes Quecksilberoxyd.

Salziger Geschmack auf der Zunge mehre Tage lang [*F. H-n.*]
Salziger Auswurf [*F- H-n.*]
375. Es schmeckt wie Eiter im Halse.
Salziger Geschmack im Munde.
Süfser Geschmack im Munde [*Rl.*]
Süfser Geschmack auf der Zungenspitze [*Rl.*]
Süfser Geschmack im Munde und täuschendes Gefühl im Körper, als wenn er aus lauter Süfsigkeit bestände.
380. Fauliger, sehr unangenehmer Geschmack im Halse.
Geschmack wie faule Eier im Munde, sobald er die Zunge bewegt und dann unwillkürliches Schlingen.
Kothiger, fauler Geschmack im Munde und der Speichel schmeckt salzig.
Gehopftes Bier schmeckt sauer.
Früh nüchtern schmeckt's ihr sauer im Munde, welches nach dem Essen vergeht.
385. Schleimiger Geschmack im Munde.
Säuerlicher Geschmack im Munde [*F. H-n.*]
Saurer Geschmack im Munde während und aufser dem Essen [*F. H-n.*]
Das Brod schmeckt süfs [*F. H-n.*]
Uebertrieben ist Efslust und Hunger, wobei er jedoch fast gar nichts essen kann, weil alles nicht schmeckt, zwar ohne einen garstigen Geschmack, doch geschmacklos [*F. H-n.*]
390. Heifshunger; sie fühlt, dafs es kein wahrer Hunger sei (n. 1 St.) [*F. H-n.*]
Kurz dauernder Heifshunger, bald nach hinreichender Mahlzeit (sogleich) [*F. H-n.*]
Wilder Heifshunger (n. ½, 1 St.) [*F. H-n.*]
Anhaltende Fresgier, wobei er immer matter wird [*F. H-n.*]
Er hat keinen Appetit zu trocknen Speisen, flüssige ifst er gern [*Stf.*]
395. Vorzüglich früh appetitlos [*Stf.*]
Appetit wenig, aber viel Hunger.
Das Süfse ist ihm zuwider.
Rindfleisch widersand ihm, und schmeckte ihm nicht.

Schwarzes Quecksilberoxyd.

Höchster Abscheu vor Fleische.
400. Widerwillen gegen Kaffee.
Widerwillen gegen Butter.
Verlorner Geschmack an allen Genüssen und Appetitlosigkeit.
Zu keinem warmen Essen Appetit, blofs zu kaltem, Butterbrod u. s. w.
Kein Verlangen nach Speisen; wenn's ihm aber vorgesetzt ward, so schmeckte es.
405. Gänzliche Appetitlosigkeit.
Mehr Appetit zu trinken, als zu essen.
Mehr Durst als Hunger und immerwährendes Frösteln.
Er ist gleich satt und wenn er auch nur ein Paar Bissen ifst.
Der Geruch der Speisen ist ihm angenehmer als das Essen.
410. Kein Appetit zu Wein und Branntwein, wozu er vorher gewöhnt war [*Stf.*]
Ekel vor Fleische und Erbrechen darauf [*F. H-n.*]
Uebelkeit [*Gn.*]
Es ist ihm sehr übel in der Brust, wo er schneidendes Drücken fühlt; es ist ihm, als müsse er sich übergeben und hat in keiner Lage und Stellung Ruhe, weil ihn grofse Angst hier und dorthin treibt [*Gfs.*]
Beim gewohnten Tabakrauchen spürt er Brechübelkeit in der Brust, vom Herzgrübchen an bis fast zum Halsgrübchen, mit Bedrücken und Schneiden daselbst [*Gfs.*]
415. Fortdauernde Brechübelkeit mit drückendem Schneiden in der Brust, und hier und dort (nach den Seiten der Brust hin) stumpfe Stiche, Schneiden im Unterleibe und schneidender Druck in der Herzgrube [*Gfs.*]
So süfs im Halse und zugleich brecherlich.
Empfindung, als wenn er eine Süfsigkeit gegessen hätte, die ihm Ekel erregte und davon Uebelkeit.
Uebelkeiten, die sich nach dem Essen vermehren.
Den ganzen Tag, Uebelkeit und Schauder.
420. Bei jeder Uebelkeit, Kopfweh.
Uebelkeit, ganz oben im Schlunde und nicht im

Schwarzes Quecksilberoxyd.

Magen, so dafs er sich nicht erbrechen konnte (vorzüglich nach dem Essen.)

Es ist ihm so übel und brecherlich, dafs ihm Hören und Sehen vergeht.

Brecherlichkeit mit Gesicht verdunkelndem Schwindel und fliegender Hitze begleitet.

Brecherlichkeit gleich nach dem Essen, bei vollem gutem Appetite und Geschmacke.

425. Er empfindet Ueblichkeit in· der Herzgrube, dann stöfst's ihm auf und das Aufstofsen versetzt ihm zuweilen den Odem [*Htn.*]

Uebelkeit in der Magen-Gegend (sogleich) und dann Zerschlagenheits-Schmerz in der rechten Seite, gleich über den Hüften, welcher durch Bewegung und Berührung schlimmer wird [*F. H-n*]

Nachts (1 Uhr) läuft ihr viel Wasser im Munde zusammen, dabei Uebelkeit, dafs sie darüber aufwacht und sich erbrechen mufs; es kömmt sehr Bitteres heraus [*F. H-n.*]

Es stieg ihr bisweilen eine Flüssigkeit in den Hals von einer Schärfe, wie Branntwein, nicht wie Säure.

Heftiges, bittres Schleim-Erbrechen [*F. H-n.*]

430. Nicht lautes Aufstofsen [*F. H-n.*]

Aufstofsen bald nach dem Mittagessen, mit fauligem Dunste im Munde [*F. H-n.*]

Beständiges Aufstofsen von Luft.

Aufstofsen oft ohne Geschmack, zuweilen mit einem sauern Geschmacke.

Aufstofsen eines bittern Wassers.

435. Aufstofsen schmeckt bitter und riecht ihm faul an.

Gallichtes Aufstofsen, Nachmittag.

Aufstofsen, wie nach frisch gebackenem Brode.

Nach Essen und Trinken schwulkt es ihm herauf.

Soodbrennen.

440. Ranzig kratziges Soodbrennen nach einfachem Abend-Essen (d. 1. Tag.) [*Rl.*]

Beim Essen, Aufstofsen, so dafs eine scharfe Feuchtigkeit in den Mund kömmt (d. 9. Tag.) [*Rl.*]

Beim Mittags-Essen, schlucksendes Aufstofsen (d. 9. Tag.) [*Rl.*]

Schwarzes Quecksilberoxyd.

Nach dem Essen, starker Schlucksen.
Oefteres Schlucksen, vorzüglich Vormittags.
445. Schlucksen [*F. H-n.*]
Oefteres Schlucksen [*Lr.*]
Bei mäfsig schnellem Gehen, ein Drücken von der linken Seite der Herzgrube bis heran an den Schildknorpel, wo es dann am ärgsten schmerzt [*F. H-n.*]
In der Herzgrube ein zuschnürendes Reifsen; dann geht's in die Brust [*F. H-n.*]
Wagerecht mit der Herzgrube, rechts neben der Herzgrube fühlt er eine Arterie heftig schlagen und fühlte und sah es durch die Kleider [*Gfs.*]
450. Brennender Schmerz in der Herzgrube (sogleich).
Geschwür-Schmerz im Magen und Bauche.
Heftiger Magenschmerz, als wenn man sich stark erbrochen hätte.
Starkes Stechen in der Leber-Gegend, wovor er ht einathmen noch aufstofsen kann.
Ein empfindliches Wehthun im Magen, vorzüglich beim Tiefathmen und beim Anfühlen.
455. In der Herzgrube, ein Schmerz, wie ein Kreuzschnitt.
Wenn sie niedrig sitzt, kömmt's ihr heifs in die Herzgrube und es wird ihr schwarz vor den Augen, welches durch Aufstehen vergeht.
Wenn er sitzt, liegt ihm das Essen in der Herzgrube wie ein Stein, als wenn es auf einem Klump zusammen käme.
Vollheit und Spannung in der Herzgrube, welche den Athem verengt, bei unvermindertem Appetit.
Nach dem Essen, ein Drücken in der Herzgrube und Uebelkeit zugleich.
460. Brod drückt im Magen.
Ifst er wenig, so zieht's ein Paar Stunden den Magen herab und er hat eine Art Krampf darin.
Er kann auch das Leichtverdaulichste nicht vertragen; schon ein wenig Brod liegt ihm im Magen und zieht ihm den Magen herab, und doch hat er starken Hunger; ifst er nur etwas mehr, so wird er mifslaunig, dafs er's kaum aushalten kann.

Magen ist voll und zugeschnürt.
Beim Vorbiegen wird gleich die Verdauung gehindert.

465. Wenn er etwas Kaltes (z. B. ein Stück kaltes Holz) anfafst, bekömmt er Leibweh [*F. H-n.*]

Leibschmerz und viel laute Blähungen [*F. H-n.*]

Brennen um den Nabel herum [*F. H-n.*]

Brennen im Unterleibe [*F. H-n.*]

Kneipen im Leibe weckte sie die Mitternacht auf, zwei Nächte nach einander, eine Stunde lang [*F. H-n.*]

470. Ueber der linken Nieren-Gegend, ein schneidendes Reifsen [*Gfs.*]

Beim Harnen Schneiden im Unterleibe [*F. H-n.*]

Drückend spannender Schmerz im Unterbauche; beim darauf Drücken wurde es schlimmer, beim Ausathmen verging es; während dem Gehen wurde es schlimmer, besonders beim Treppen-Steigen ward er zu einer Art schneidendem Schmerze [*Gn.*]

Empfindung in den Därmen, als wären sie zu locker und zu schlaff; beim Gehen schütterten die Därme, als hätten sie keine Festigkeit.

Beim Gehen Schmerz im Unterleibe, als wenn die Gedärme erschlafft wären.

475. Frostig im Unterleibe.

Ueber dem Nabel, ein spannender Schmerz, tief darin, durch Essen gemildert [*F. H-n.*]

Ein bohrender Stich senkrecht von der Mitte des Unterbauchs bis zum After heraus [*Gn.*]

Tief unten im Unterbauche Schnitt-Stiche, wie mit einem Messer von der rechten zur linken Seite, während dem Gehen ärger, als beim Stehen und Sitzen; zugleich zwängt es sie schmerzhaft zum Stuhle, ohne den mindesten Abgang, vier Tage lang [*F. H-n.*]

Im Unterbauche dicht über den Zeugungstheilen, Gefühl, als wenn etwas sehr Schweres nach den Schaamtheilen herabzerrte, 48 Stunden lang; dabei zerrender Schmerz in beiden Oberschenkeln, als wenn die Muskeln und Flechsen zu kurz wären [*F. H-n.*]

480. Schmerzhaftes Zusammenziehen im Unterbauche [*F. H-n.*]

Abendluft erregt ihm Leibweh und Durchfall.

Beim Gehen in freier Luft ist's ihm im Unterleibe, als wenn er sich verkältet hätte.

Bauchweh wie von Verkältung.

Erst Kneipen in der Herzgrube, dann weicher Stuhl und hinterdrein doch noch Kneipen und Kollern im Unterleibe, Abends.

485. Kneipen im Unterleibe.

Erst Röthe und Hitze in den Backen, dann brennend kneipende Schmerzen im Oberbauche.

Blofs beim Kneipen im Bauche ist er frostig.

Beim Kneipen im Unterleibe überläuft ihn Frost und Schauder.

Schneidender Schmerz im Oberbauche.

490. Winden und Schneiden im Unterleibe mit Weichlichkeits-Gefühl.

Abends, Schneiden im Unterbauche, mit drückendem Schmerze im Oberbauche, welcher nöthigt, die Kleider-Befestigung in dieser Gegend zu lösen (n. 24 St.)

Die Nacht Schneiden, oder vielmehr Reifsen im Unterleibe, welcher äufserlich kalt anzufühlen war.

Unsägliche Bauchschmerzen, die blofs im Liegen vergehen.

Er kann nicht auf der rechten Seite schlafen, denn es thun ihm die Gedärme weh, als wenn sie gedrückt würden.

495. Heftiges Drücken in der rechten Bauch-Seite, als wenn ihm die Gedärme heraus gedreht würden.

Druck im Unterleibe (sogleich).

Drückender Schmerz im Unterleibe, welcher bis zur Kehle heraufsteigt, als wenn eine Brodrinde im Schlunde kratzte und als wenn Sood oder Aufstofsen kommen wollte.

Drücken im Unterleibe, wie von einem Steine.

Früh, schon im Bette ein schmerzhafter Druck in der rechten Seite des Unterleibes.

500. Ein stämmender, herausdrückender Schmerz in der Gegend der Leber.

Auftreibung des Unterleibes.
Nach dem Essen, Glucksen im Unterleibe oder den Unterleibsmuskeln, nach der Zeitfolge des Pulses.
Auf jedes Trinken, Kollern im Unterleibe.
Häufiger Abgang von Blähungen.
505. Abends ein stechendes Jücken am Unterleibe, nach dem Kratzen brennt's, auf der Haut sieht man keinen Ausschlag.
Aufgetriebner harter Unterleib [*F. H-n.*]
Kollern und Knurren im Unterleibe vor jedem Stuhlgange (n. 2 Tagen.) [*Hbg.*]
Abends eine Stunde vor Niederlegen in's Bett und bei jedesmaligem Urinlassen plagen ihn Blähungen, treiben den Leib sehr auf und gehen dann geruchlos ab [*Htn.*]
Häufiger Abgang von Blähungen [*Lr.*]
510. Schofsbeule [*F. H-n.*]
Kleine Beulen im linken Schofse und Brennen beim Harnen [*F. H n.*]
Drückend bohrender Schmerz im rechten Schofse, im Liegen und Gehen (n. 12 St.) [*Gn.*]
Drückender Schmerz im linken Schofse (n. 80 St.) [*Gn.*]
Spannen in der linken Schofs-Gegend [*Htn.*]
515. Empfindliche Stiche im linken Schofse, die beim Einathmen schlimmer sind [*Gfs.*]
Schmerz wie von Geschwulst der Leisten-Drüsen (d. 1. Tag.) [*Rl.*]
Drückender Schmerz in der Leisten-Drüse, von Zeit zu Zeit.
Stiche in der Schamleiste (und Ferse) gegen Abend.
Kriebeln in der Leisten-Drüse.
520. Ziehender Schmerz im Schofse und in den Hoden.
Geschwulst der Leisten-Drüse (Schofsbeule), erst mit Röthe darum herum, schmerzhaft beim Gehen und darauf Drücken, dann selbst roth auf ihrer Erhabenheit und entzündet; er konnte ohne grofse Schmerzen weder stehen, noch gehen und mufste liegen.
Die Schofs-Drüse schwillt an und wird roth und entzündet und ist beim Befühlen und starkem Gehen schmerzhaft.

Geschwulst der Leisten-Drüse, die Haut darum herum roth, für sich ohne grofse Schmerzen, aber beim Druck und anhaltendem Gehen schmerzhaft.
Nadelstichartiger Schmerz im rechten Schofse, am Darmbeine [*Gn.*]

525. In der rechten Schofs-Gegend heftige grofse Messer-Stiche, wovor er jedesmal erschrickt [*F. H-n.*]

Oefterer Stuhldrang, wonach mit vieler Anstrengung wenig harter, dicker Koth, in langen Zwischenperioden abgeht [*Gfs.*]

Nach einigem Leibschneiden, Stuhlgang (d. 2. Tag.) [*Rl.*]

Nach Kneipen und Winden im Bauche, Stuhlgang (d. 10. Tag,) [*Rl.*]

Es thut ihm alle Augenblicke Noth zu Stuhle zu gehen, mit einem Zwängen auf den Mastdarm, ohne etwas verrichten zu können [*F. H-n.*]

530. Beständiger Drang zum Stuhle, es ging aber immer nur wenig ab, mit Kneipen im Bauche [*Stf.*]

Stuhlgang nur alle 3 Tage einmal (n. 14 Tagen.) [*Hbg.*]

Mehrtägige Leibesverstopfung mit Schnupfenfieber, hypochondrischer Niedergeschlagenheit und Ekel für allen Genüssen, aufser Biere.

Leerer Drang zum Stuhle, früh.

Vergebliches Pressen zum Stuhle und austretende Goldaderknoten, welche wie wund schmerzen.

535. Aengstliches Drängen zum Stuhle, jedesmal mit grofser Uebelkeit und Pressen in den Schläfen, dabei und vorher.

Kalter Angst-Schweifs im Gesichte mit höchster Unbehaglichkeit eine Viertelstunde lang, dann durchfälliger Stuhl.

Vor dem durchfälligen Stuhle, viel Drang, Angst und Zittern am ganzen Leibe, nach dem Stuhle bitter kratziges Aufstofsen und etwas Soodbrennen.

Viel Drängen beim Stuhlgang und wenig Ausleerung (d. 3. Tag.) [*Rl.*]

Heftiges Noththun, was ihn oft jählings zu Stuhle treibt.

540. In kleinen Stückchen, wie Schafkoth, abgehender Stuhlgang.

Zäher Stuhlgang.
Stuhlgang sauern Geruchs.
Frost vor jedem Stuhlgange.
Vor jedem Stuhlgange, Schauder.

545. Vor dem durchfälligen Stuhlgange, Frost und Drängen und während des Frostes, überlaufende Hitze.
Von einem durchfälligen Stuhlgange bis zum andern, Frost; beim zu Stuhle gehen selbst aber überlief ihn eine Hitze, vorzüglich im Gesichte.
Nach einem mit vielem Kneipen verbundenen Stuhlgange ist er sehr erschöpft.
Beim Laxiren wird ihm übel und er bekömmt viel Aufstofsen.
Mit Leibschneiden und Zwängen begleitete kleine Abgänge blutigen Schleims.

550. Sehr fester Stuhlgang, der bei ungeheuern Schmerzen im After und erst in langer Zeit herauszubringen war [*F. H-n.*]
Stuhlgang wenigen harten Koths, ohne Pressen, (d. 24. Tag.) [*Lr.*]
Harter Stuhlgang [*F. H-n.*]
Mehrere den After angreifende, brennend beifsende Stuhlgänge den Tag über, ohne doch etwas bedeutendes auszuleeren [*Hbg.*]
Schleim und Blut am Kothe, der doch nicht hart war [*F. H-n.*]

555. Breiartiger Stuhl mit Schleim [*F. H-n.*]
Schwefelgelber Stuhl [*F. H-n.*]
Gelblicher, durchfälliger Stuhl, zweimal täglich, ohne Empfindung, mehrere Tage [*F. H-n.*]
Weifsgrauer Stuhl [*F. H-n.*]
Schleimabgang durch den Stuhl mit wenigem Kothe, vier bis fünf Mal [*F. H-n.*]

560. Der Stuhlgang kömmt blofs die Nacht [*F. H-n.*]
Er kann den Stuhlgang oft nicht schnell genug los werden, wenn er's versieht, geht er unwillkürlich ab, ob er gleich nur breiartig ist [*F. H-n*]
Durchfall [*F. H-n.*]
Durchfall Abends [*F. H-n.*]
Nacht-Durchfall [*F. H-n.*]

Schwarzes Quecksilberoxyd.

565. Blutstreifiger Durchfall [*F. H-n.*]
Rothschleimiger Stuhl (n. einigen St.)
Blutige Stühle mit schmerzhafter Empfindung von Schärfe am After.
Nach Druck im Unterleibe wie von einer Kugel, erfolgen Stühle dunkelgrünen Schleims.
Dunkelgrüne, gallige, schäumige Stuhlgänge.
570. Grüne, schleimige, scharfe Stühle, welche den After anfressen.
Durchfall grünen Schleims mit Brennen am After und Heraustreten des Afters.
Weicher, bräunlicher, leichter Stuhlgang, welcher oben auf dem Wasser schwamm.
Durchfall mit Schneiden und Pressen im Mastdarm.
Brennender Durchfall.
575. Brennen im After.
Durchfall mit vielem Blute mehrere Tage, dann harter Stuhl mit Blute [*F. H-n.*]
Grüner Durchfall mit heftigem Kneipen und Schneiden [*Stf.*]
Bei weichen Stühlen, brennender Schmerz im After.
Nach dem Stuhlgange jedesmal Brennen im After.
580. Ein Blutaderknoten tritt vor den After, und schmerzt beim Stuhlgange, auch beim Berühren, stechend.
Beim Harnen, Blutausfluſs aus dem Mastdarme [*F. H-n.*]
Blutabgang nach dem Kothabgange [*F. H-n.*]
Kneipendes Gefühl im After, wie beim Durchfalle, mit vielem Blähungsabgange [*Lr.*]
Scharfe Stiche im After, wobei er zusammenfährt [*Gſs.*]
585. Jucken im After, wie von Madenwürmern.
Wundheit am After (d. 10. Tag.) [*Rl*]
Madenwürmer (Ascariden) dringen kriebelnd zum Mastdarme heraus (n. ½ St.) [*F. H-n.*]
Abgang mehrerer und groſser Spuhlwürmer [*F. H-n.*]
Oefteres Drängen zum Harnen mit wenigem Urinabgange (n. 2 St.) [*Lr.*]
590. Beständiges Drängen auf den Harn, es geht aber keiner ab [*F. H-n.*]

Drängen auf den Harn, dafs er Tag und Nacht wenigstens alle Stunden harnen mufste, mit starkem Brennen in der Harnröhre beim Anfange des Harnabgangs [*F. H-n.*]

Ungemein schwacher Strahl des Urins [*F. H-n.*]

Beständig Drang zum Harnen, wohl alle 10 Minuten, es ging aber nur wenig ab.

Oefteres Pressen zum Uriniren (nach einer nächtlichen Samen - Ergiefsung).

595. Nach dem Wasserlassen, Pressen.

Während des Harnens, eine entfernt brecherliche Weichlichkeit.

Pressen in den Geburtstheilen, worauf sie viel harnen mufs.

Es treibt ihn, früh um 4 Uhr im Bette, auf den Urin.

Sie mufs dreimal die Nacht zum Harnen aufstehen und es geht jedesmal viel Urin.

600. Viel Harnabgang, auch die Nacht etliche Mal.

Dunklerer Harn [*F. H-n.*]

Viel rother und brauner Urin [*F. H-n.*]

Oftes und vieles Uriniren (d. 3. Tag.) [*Rl.*]

Harn mit flockigen, weifsen Wolken.

605. **Harn gleich beim Abgange höchst trübe und macht Bodensatz.**

Harn wie mit Mehl angerührt, mit dickem Satze.

Urin röthlich, wird dick beim Stehen und schneidet, wenn er ihn läfst.

Ganz dunkler Urin mehre Wochen lang [*Rl.*]

Harn geht zuerst hell, weiterhin aber weifs, wie mit Kreide vermischt ab und kurz darauf schmerzt, nach blofser Berührung des Gliedes, die Harnröhre wie brennend.

610. Braunrother Harn [*F. H-n.*]

Er läfst weit mehr Harn, als er getrunken hat [*F. H-n.*]

Allzu oftes, übermäfsiges Harnen [*F. H-n.*]

Allzu häufiges Harnen mit brennend beifsendem Schmerze [*F. H n.*]

Stückchen verhärteteten Schleims gehen mit dem Harne ab wie Stückchen Fleisch.

615. Ganze Stücken weifser Fasern und Flocken gehen nach dem Urine fort, ohne Schmerz.

Schwarzes Quecksilberoxyd.

Urin riecht sauer.
Es geht sehr wenig, wie mit Blut gemischter Harn ab.
Selten abgehender, feuerrother Harn.
Dunkelrother Harn, wie mit Blut gemischt.
620. Er kann das Wasser nicht halten, wenn ihm das Harnen ankömmt [*F. H-n.*]
Wenn ihm das Uriniren ankömmt, muſs er eilen; er könnte es sonst nicht halten.
Brennen in der Harnröhre auſser dem Uriniren [*Rl.*]
Brennen in der Harnröhre beim Anfange des Urinirens [*Rl.*]
Früh, Schneiden beim Harnlassen (d. 8. Tag.) [*Rl.*]
625. Schneiden beim Anfange des Harnens (d. 10. Tag.) [*Rl.*]
Beim Harnen, erst brennender, dann beiſsender Schmerz.
Brennen beim Urinlassen.
Scharfer Urin [*F. H-n.*]
Brennen beim Wasserlassen [*F. H-n.*]
630. Blutausfluſs aus der Harnröhre [*F. H-n.*]
Jücken an den Schambeinen über der Ruthe (n. 2 St.) [*Gn.*]
Ein Glucksen in der Harnröhre, welches eine Aehnlichkeit mit Stechen hat.
In der Harnröhre, mehr ein Klopfen, als ein Stechen.
Stiche vorne in der Harnröhre, auſser dem Uriniren.
635. Stiche in der Harnröhre nach dem Unterleibe, gegen Abend.
Ein stumpfes Stechen (etliche Mal) in der Harnröhre.
Eingeschlafenheit (Absterben) der männlichen Ruthe, eine Viertelstunde lang [*F. H-n.*]
Schneidend beiſsender Schmerz in der ganzen Harnröhre während des Harnens, besonders gegen das Ende, bis zum letzten Tropfen, und dabei kann er nicht schnell genug das Wasser abschlagen; gewöhnlich ist schon etwas unwillkürlich abgegangen, ehe er dazu gelangt [*F. H-n.*]
Bläschen vorne auf und an der Seite der Eichel; sie fraſsen tiefer und griffen weiter um sich;

mehrere kleine weifse Bläschen, die auch sieperten, aber bald wieder verschwanden [*Hbg.*]
640. Ein ziehendes Stechen in der Harnröhre, aufser dem Uriniren.

Abends, Brennen um die Eichel, dann Bläschen auf der innern Fläche der Vorhaut, welche ausbrechen zu (bald von selbst heilenden) Geschwürchen.

Jücken der Eichel.

Ein jückendes Stechen in der Eichel, wenn sie gedrückt wird.

Jückendes Stechen in der Eichel nach dem Harnen.
645. Ein Kriebeln am Fleischbändchen der Eichel und im Hodensacke.

Eichel sehr kalt und eingeschrumpft (n. 3St.)

Kriebelndes Jücken an der Eichel [*Gn.*]

Geschwulst des vordern Theils der Harnröhre mit Eiterung zwischen der Eichel und Vorhaut; sie ist roth und heifs anzufühlen, und beim Berühren, so wie während dem Gehen, sehr schmerzhaft; dabei tobender Schmerz in der Stirne und rauher krätziger Ausschlag an den Händen, besonders da, wo der Daumen angefügt ist, mehr auf der obern Seite, sehr jückend des Nachts [*F. H-n.*]

Reifsend stechender Schmerz vorne in der Eichel, der durch das ganze Glied bis hinter zum After sich zieht, auch zuweilen bis in die Weichen [*Htn.*]
650. Entzündung der Vorhaut mit brennendem Schmerze daran [*F. H-n.*]

Starke Geschwulst der Vorhaut, als wenn sie mit Luft oder Wasser zu einer Blase ausgedehnt wäre [*F. H-n.*]

Geschwulst der Vorhaut und an ihrer innern Fläche Entzündungs-Röthe und schmerzhafte Empfindlichkeit.

Eicheltripper.

Grünlicher, schmerzloser Harnröhr-Tripper, vorzüglich Nachts.
655. Wohllüstiges Jücken an und in der Vorhaut des männlichen Gliedes, das zu kratzen nöthigt [*Lr.*]

Geschwulst der Vorhaut, mit Brennen, Beifsen und

Schwarzes Quecksilberoxyd. 389

Röthe, und auf der innern Fläche derselben Risse und Schrunden, äufserlich aber ein rother, feiner Ausschlag [*F. H-n.*]

Mehrere kleine rothe Bläschen am Ende der Eichel unter der Vorhaut, welche nach 4 Tagen zu Geschwürchen aufbrachen und eine gelblich weifse, das Hemde färbende stark riechende Materie ergossen; später bluteten die gröfsern Geschwürchen, und erregten beim Anfühlen einen Schmerz, der den ganzen Körper angriff; sie waren rund, ihre Ränder, wie rohes Fleisch, lagen über, und ihr Boden war mit einem käsigen Ueberzuge bedeckt. [*Hbg.*]

Stechendes Jücken am Vorhautbändchen [*F. H-n.*]

Wohlthuendes, kitzelndes Jücken vorn an der Eichel des männlichen Gliedes, das zu kratzen reizte (n. 9 St.) [*Lr.*]

660. Kälte-Gefühl in den Hoden, Nachmittag und Abend, 14 Tage lang [[*F. H-n.*]

Ehe die Blähungen abgehen, ist der geschwollene Hode empfindlich, doch nicht schmerzhaft [*Htn.*]

Heftige Stiche im Hodensacke.

Ein drückendes Ziehen in den Hoden, doch mehr Ziehen als Drücken.

Ziehender Schmerz in den Hoden und im Schofse.

665. Ein Ziehen im Samenstrange, ruckweise.

Jücken im rechten Hoden [*Gn.*]

Krampfhaft reifsender Schmerz, der zwischen den Hoden anfängt, dann in das Glied dringt und in den Geschwüren bedeutendes Jücken erregt [*Htn.*]

Samenergiefsung ohne wohllüstige Träume [*Lr.*]

Unvollkommne Erectionen mit Spannen in der Scham-Gegend, entstanden, wie ihm deuchtet, von vielen Blähungen [*Htn.*]'

670. Bohrender Stich im Mittelfleische im Gehen und Sitzen [*Gn.*]

Samenergiefsung im Mittags-Schlafe, darauf in der Harnröhrmündung brennender Schmerz beim Uriniren.

Schmerzhafte Erectionen.

Nächtliche Samenergiefsung.

Nächtliche Samenergiefsung mit Blut gemischt.

Schwarzes Quecksilberoxyd.

675. Auf eine nächtliche Pollution ist er, früh nach dem Aufstehen, über und über kalt, doch aber nicht matt.

Brennen in der männlichen Harnröhre im Beischlafe (d. 7. Tag.) [*Rl.*]

Beim Gehen, starker Schweiſs an den Geschlechtstheilen und den nahen Theilen.

Wundheit zwischen den Zeugungstheilen und den Oberschenkeln.

Beiſsen in der weiblichen Harnröhre beim Harnen [*F. H-n.*]

680. Milder Weiſsfluſs [*F. H-n.*]

Weiſsfluſs, besonders Abends von 8 bis 10 Uhr, der nicht tröpfelt, grünlich aussieht und Beiſsen vorne in den Geburtstheilen verursacht, so daſs sie besonders Abends und die Nacht viel kratzen muſs; nach dem Kratzen brennt es heftig [*F. H-n.*]

Abgang von Flocken, Schleim und Eiter, wie Haselnüsse groſs aus der Mutterscheide [*F. H-n.*]

Jückend an den Schamlippen.

Langwieriges Jücken an den Schamlippen, kurz vor dem Monatlichen.

685. Blüthchen an den Schamlippen.

Innere Entzündungs-Geschwulst der Mutterscheide, als wenn sie roh und wund wäre.

Weiſsfluſs mit beiſsender Empfindung.

Eiterartiger weiſser Fluſs.

Fressender weiſser Fluſs.

690. Beim Beischlafe, ungemein leichte und gewisse Empfängniſs und Schwangerschafts-Entstehung [*F. H-n.*]

Beim Monatlichen, Aengstlichkeit, daſs sie sich nicht zu lassen weiſs.

Sechs Tage nach dem Monatlichen, wieder Blutabgang [*F. H-n.*]

Das Monatliche geht zu stark und mit Leibschmerz begleitet. [*F. H-n.*]

Mutterblutfluſs bei einer alten Frau, deren Monatzeit schon vor 11 Jahren aufgehört hatte [*F. H-n.*]

695. Mutterblutfluſs drei Wochen lang [*F. H-n.*]

Monatliches wird unterdrückt [*F. H-n.*]

Groſser Vorfall der Mutterscheide [*F. H-n.*]

Knäutel an den Schamlefzen [*F. H-n.*]

Sehr öfteres Niefsen, vorzüglich früh.
700. Ein sehr heftiges Niefsen (sogleich).
Niefsen (nach 5 Minuten) [*F. H-n.*]
Oefteres Niefsen [*F. H-n.*]
Oefteres Niefsen, ohne Fliefs-Schnupfen [*Lr.*]
Sie mufste täglich einmal, zwölf Tage hinter einander niefsen [*F. H-n.*]
705. Drei Tage lang fast beständiges Niefsen, dann starke Geschwulst des linken untern Augenlides, vorzüglich nach dem äufsern Winkel zu, mit brennendem Schmerze und Wässern, 5 Tage lang [*F. H-n.*]
Geruch aus der Nase, wie bei einem heftigen Schnupfen, fauliger Art [*F. H-n.*]
Schnupfen mit viel Niefsen [*F. H-n*]
Schnupfen zwei Tage lang [*F. H-n.*]
Es tröpfelt den ganzen Tag viel Feuchtigkeit aus der Nase, ohne dafs sie Schnupfen hat [*F. H-n.*]
710. Scharfes, wie alter Käse riechendes Eiter fliefst aus der Nase [*F. H-n.*]
Trockner Husten [*F. H-n.*]
Husten mit Auswurf [*F. H-n.*]
Angreifender, kurzer, trockner Husten, dessen kizzelnder Reiz unter dem Obertheile der Brust gefühlt wird und welcher vorzüglich unter dem Reden entsteht und fast nicht zu Worte kommen läfst.
Manche Nächte, starker Husten, und Reiz dazu von unten herauf, wie aus dem Magen; er kömmt beim Wachen und im Schlafe, und er braucht sich nicht dabei aufzurichten.
715. Husten, welcher klingt und ihm deuchtet, als wenn alles trocken in der Brust wäre, mit Schmerz in der Brust und im Kreutze [*F. H-n.*]
Einen Abend um den andern, heftigster, erschütternder Husten-Anfall, Abends, da er einschlafen wollte, als wenn Brust und Kopf zerspringen sollten, eine halbe Stunde lang; nach dem Husten arges Dehnen.

Schurr-Husten.
Beim Husten ist's, als wenn's ihm den Athem versetzen wollte.
(Der Husten weckt ihn früh, um 2, 3 Uhr, auf.)
720. Beim Husten Brecherlichkeit.
Blut-Husten [*F. H-n*]
Blut-Auswurf beim Gehen im Freien [*F. H-n.*]
Blut-Auswurf beim Arbeiten [*F. H-n.*]
Er hustete während des Liegens, 3 Stunden lang (Vormittags) über ein Pfund Blut aus [*F. H-n.*]
725. Schwerathmen wie von Mangel an Luft, früh [*F. H-n.*].
Kurzäthmigkeit, Dämpfigkeit.
Beim Treppen-Steigen, Kurzäthmigkeit.
Kurzäthmigkeit beim Gehen, als wenn er nicht genug Athem einziehen könnte.
Eine Beängstigung unter dem Brustbeine; er muſs tief athmen.
730. In der Gegend des Brustbeins, Beengung.
Die Brust schmerzt wie beklommen [*F. H-n.*]
Aengstlich um die Brust herum; eine Art Engbrüstigkeit [*Stf.*]
Legt er sich (Abends im Bette) auf die linke Seite, so ist er engbrüstig und muſs recht tief athmen, wobei er aber in der linken Schoſs-Gegend einen unerträglichen Schmerz fühlt [*Gſs.*].
Engbrüstigkeit nach dem Essen [*F. H-n.*]
735. Ein drückender Schmerz an der Seite des Brustbeins, welcher durch den Rücken geht, auch in der Ruhe, doch schlimmer im Gehen, Abends; nachgehends schmerzte die Stelle wie zerschlagen.
Brennende Empfindung in der Brust bis in den Hals heran [*F. H-n.*]
Brennen in der linken Seite, wo die Rippen aufhören [*F. H-n.*]
Drücken in der linken Brust, welches das Tiefathmen hindert [*F. H-n.*]
Drückender Schmerz in der rechten Brusthöhle, wenn er den Odem an sich hielt, und weder einnoch ausathmete, vergehend beim Ein- und Ausathmen [*Gn.*]

740. Ein Klemmen und Spannen in der linken Seite, gleich unter den Ribben, eine Empfindung, die, obgleich wenig schmerzhaft, doch das Leben befährdet; es mangelt ihm sehr an Athem und er durfte sich nicht rühren, denn bei der mindesten Bewegung, z. B. des Arms, oder beim Sprechen eines Worts, drohte die Seele den Körper zu verlassen (n. 1 St.) [*F. H-n.*]

Beim Bücken, Brustschmerz, einzelne Stiche.

Aufser dem Athmen, blofs beim Niefsen und Husten, ein Stich vorne und oben in der Brust durch und durch bis in den Rücken; es sticht und klemmt die Brust zusammen.

Einzelne spitzige Stiche (jeder 5 Minuten anhaltend) in der Brust, (im Knie, im Jochbeine und im äufsern Ellbogenknorren) mehr Vormittags und beim Gehen.

Beim Athmen Stiche oben und vorne auf der Brust durch und durch bis in den Rücken, es sticht und klemmt die Brust zusammen.

745. Auf der linken Brust, aufser und während des Athmens, 5, 6 starke Stiche.

Stechen in der linken Seite [*F. H n.*]

Stiche in der rechten Brust beim Niefsen und Husten [*F. H-n.*]

Beim Einathmen, während des Gehens im Freien, Stechen an der letzten rechten Ribbe und in der Leisten-Gegend, mit Beengung des Athems.

Stumpfe Stiche in der rechten Brusthöhle, einige Minuten lang, blofs beim Ausathmen, im Liegen und Bücken [*Gn.*]

750. Bei jedem Einathmen, ein Stich unter den kurzen linken Ribben in der Seite, wie mit einem Messer [*Gfs.*]

In der Brust, ein Wundheits-Schmerz.

Zerschlagenheits-Schmerz in der linken Seite der Brust beim Befühlen [*F. H-n.*]

Schmerz wie von einem Stofse im obern Theile der Brust, Abends [*F. H-n.*]

In der linken Seite unter den letzten Ribben, schmerzhaftes Gefühl, als wenn's da geschwollen wäre [*F. H-n.*]

755. Fippern in den rechten Brustmuskeln (n. 24 St.) [Gn.]
Schmerz in beiden Brüsten [F. H-n.]
Unnatürliche Anschwellung der weiblichen Brüste, vorzüglich der Warzen, welche auch härter als gewöhnlich waren [F. H n.]
Periodischer Schmerz in den Brüsten, als wenn etwas darin zum Schwären kommen wollte [F. H-n.]
Nach dem Essen, unter den Brüsten, ein ruckweises Greifen [F. H-n.]

760. Schreckliches Reifsen in den Brustmus eln, neben der linken Achsel [Gfs.]
(Beim Sitzen) Spann-Schmerz vorne um die Brust, das den Athem vermindert (mehrere Tage lang) [Lr.]
Heftiger Zerschlagenheits-Schmerz vorne über die Brust; er wufste nicht, wie er sitzen und sich regen sollte, um sich wieder davon zu befreien [Lr.]
Pockenartiger Ausschlag gleich über dem After, drückenden Schmerzes, im Sitzen mehr [F. H-n.]
Auf dem Steifsbeine, reifsender Schmerz, der durch Andrücken an den Unterleib gemindert wird [F. H-n.]

765. Greifender Schmerz im Kreutze, vorzüglich beim Stehen, vom Gehen etwas gemildert [F. H-n.]
Schmerz im Kreutze, wie zerschlagen.
Im Kreutzknochen Schmerz, wie von einem harten, unbequemen Lager.
Kreutzschmerz, welcher beim Sitzen sich mindert.
Greifender Schmerz im Kreutze, besonders beim Stehen; durch Gehen gemindert.

770. Zerschlagenheits-Schmerz im Kreutze, besonders schlimm beim Sitzen (mehrere Tage über) [Lr.]
Jücken am Kreutzbeine, beim Gehen [Gn.]
Stechendes Jücken im Kreutzbeine, beim Gehen [Gn.]
Stechen im Kreutze beim gewöhnlichen Athmen (n. 1 St.) [F. H-n.]
Im Kreutze und in den Schenkeln stechender Schmerz mit Unhaltbarkeit im Kreutze, in den Knieen und Füfsen [F. H-n.]

Schwarzes Quecksilberoxyd. 395

775. Feine Stiche, rechts neben den falschen Stachelfortsätzen des Kreutzknochens [*Gfs.*]
Im Kreutze und in den Beinen, stechender Schmerz bei der Berührung; es deuchtete ihn kein Halt und keine Kraft im Kreutze und in den Unterschenkeln zu seyn, vom Knie bis in die Fufssohlen [*F. H-n.*]
Scharfe Nadelstiche im Rückgrate, zwischen den Schulterblättern [*Gfs.*]
Feine und grobe Stiche in den Muskeln des Rückens während des Gehens [*F. H n.*]
Beifsender Rückenschmerz, besonders während des Sitzens [*F. H-n.*]
780. Jücken auf dem Rücken, Abends im Bette [*F. H-n.*]
Kitzelndes Jücken auf der linken Seite des Rückens, das zum Kratzen nöthigte [*Lr.*]
(Ein brennendes Jücken und eine Hitze des ganzen Rückens, am meisten beim Gehen im Freien.)
Schmerz im Rücken, wie zerschlagen.
Brennend heifse Empfindung auf dem ganzen Rücken [*F. H-n.*]
785. Der Rücken schmerzt wie zerschlagen [*F. H-n.*]
Bei Bewegung, vorzüglich in freier Luft, Zerschlagenheits-Schmerz auf der linken Seite des Rückens, wie von vielem Bücken, mehrere Tage lang [*Lr.*]
Auf der rechten Schulter bis in den Nacken, brennender Schmerz (während des Sitzens) [*F. H-n.*]
Brennen zwischen den Schultern den Rücken herab.
Zwischen den Schultern, wo der Hals anfängt, beim Drehen des Kopfs und wenn er (beim Liegen) den übrigen Körper wendet, heftiger Schmerz, der, wenn er etwas aufhob, so heftig ward, dafs er die Zähne zusammenbeifsen mufste [*F. H-n.*]
790. Fippern im rechten Schulterblatte [*Gn.*]
Reifsen in den Schulterblättern.
Im Schulterblatte ein unschmerzhaftes Pochen, was sich in Zittern endigt.
Unter den Schulterblättern ein klemmender Schmerz beim Bewegen, nach Mitternacht im Bette.
Im linken Schulterblatte, Zerschlagenheits-Schmerz

mit Stechen und Spannen darin, beim Kopfwenden so heftig, dafs er weint und schreit (früh gleich nach dem Erwachen) [*F. H-n.*]
795. Bückelchen und Schwärchen auf den Schulterblättern und am Bauche [*F. H-n.*]
Jücken im Rücken, am rechten Schulterblatte [*Gn.*]
Auf der rechten Schulter bis an den Nacken, brennender Schmerz, im Sitzen [*F. H-n.*]
Steifigkeit im Nacken und beim Bewegen, Stechen darin [*F. H-n.*]
Rheumatism im Nacken, wie Drücken, selbst in Ruhe, am meisten beim Zurückbiegen des Kopfs.
800. Geschwollener und so steifer Hals, dafs er ihn nur mit Mühe umdrehen konnte [*Hbg.*]
Schmerzhafte Steifigkeit des Halses, dafs sie den Kopf nicht umdrehen kann, mit Schwerheits-Gefühl darin [*F. H-n.*]
Die linke Achsel wird beträchtlich höher, als die rechte, ohne jedoch an den Seiten ihren Umfang zu vergröfsern, mit Schmerz darin, der ihn sogar aus dem Schlafe weckt, besonders beim Bewegen [*F. H-n.*]
Die Achseln sammt dem Oberarme sind ihm wie eingeschlafen, früh im Bette [*F. H-n.*]
Fürchterliche Stiche am Schulter-Gelenke, Abends.
805. Knacken in den Achsel- und Ellbogen-Gelenken.
Mehr Zucken als Pucken im Achsel-Gelenke, alle Viertelstunden einmal.
Reifsen im rechten Schulter-Gelenke, den Oberarm-Röhren und im Hand-Gelenke (im Knie- und Hüft-Gelenke und den Röhrknochen des Oberschenkels).
In den Achseln Schmerz wie eine niederdrückende Empfindung.
In den Oberarmknochen ein quetschender Schmerz.
810. Ein zuckendes Reifsen in beiden Oberarmen; dann thut auch das Fleisch davon beim Befühlen weh.
Brennen auf beiden Armen, dafs ihm alles aus den Händen fällt und er die Arme sinken lassen mufs [*F. H-n.*]
Der rechte Arm und die Hand war wie eingeschla-

Schwarzes Quecksilberoxyd.

fen, welches sich durch Bewegung minderte [*F. H-n.*]

Reifsen im rechten Arme auf der innern Fläche [*Gfs.*]

Lange kann er den Arm nicht auf einer Stelle liegen lassen, es entsteht ein unerträglicher Müdigkeits-Schmerz darin; er mufs ihn bald ausstrecken, bald krumm machen, doch ist ihm wohler beim Ausstrecken.

815. Zucken ganzer Muskeln am rechten Arme [*Rl.*]

Der rechte Arm wird geschüttelt und geworfen, die ganze Nacht hindurch [*F. H-n.*]

Der linke Arm deuchtet schwer beim Hochheben und schmerzt wie verstaucht [*F. H-n.*]

Reifsen im Ellbogen-Gelenke.

Einzelne, spitzige Stiche, jeder 5 Minuten anhaltend, im äufsern Ellbogenknorren (auch im Jochbeine, in der Brust und am äufsern Knieknorren) mehr Vormittag und beim Gehen.

820. Langsamer, reifsender Stich im Ellbogen-Gelenke.

Am linken Arme, besonders auf dem Ellbogen, Ausschlag von kleinen, rothen, nicht entzündeten Erhöhungen, deren Spitzen weifs schulferig wurden und jückten; nach dem Kratzen brannten sie [*F. H-n.*]

Rothe, starke, heifse Geschwulst des linken Ellbogens, die sich bis in die Hand vor erstreckt und äufserst brennend und reifsend, auch zugleich wie von Ameisen kriebelnd schmerzt (n. 6 St.) [*F. H-n.*]

Brennen in den Ellbogen-Gelenken [*F. H-n.*]

Jücken am linken Ellbogen [*F. H-n.*]

825. Stechen am Ellbogen [*F. H-n.*]

In den Vorderarmknochen (und den Schienbeinröhren), Schmerz, wie von Ermüdung, für sich, aber nicht beim Befühlen.

Jückender Friesel-Ausschlag am Vorderarme.

Flechte am rechten Vorderarme, welche rund ward, die Haut abgehen liefs, wohllüstiges Jücken verursachte und 18 Tage dauerte (n. 6 St.) [*F. H-n.*]

Grofse, rothe, runde, schuppige Flecken mit brennendem Schmerze, einen Zoll im Durchschnitte, auf dem Vorderarme und der Handwurzel [*F. H-n.*]

830. In den Hand-Gelenken, Anfälle von unschmerzhaftem Klopfen.

Auf dem Handrücken, ein rothes Knötchen, bei seinem Entstehen von brennender Empfindung.

(Beim Gehen) dumpf stechender Klamm-Schmerz in der Knochenhaut des rechten innern Vorderarms [*Lr.*]

Dumpf stechender Klamm-Schmerz des rechten untern Vorderarms, in allen Lagen (n. 3 St.) [*Lr.*]

In allen Lagen, dumpf stechender Klamm-Schmerz in den Muskeln des linken äufsern Vorderarms [*Lr.*]

835. In der innern Seite der Handwurzeln, Bläschen voll wässeriger Feuchtigkeit [*F. H-n.*]

Schmerzhafte Steifigkeit des rechten Hand-Gelenks [*F. H-n.*]

Eine Kraftlosigkeit und Lähmigkeit im linken Hand-Gelenke und Knacken und Stechen darin [*F. H-n.*]

Schmerz in der linken Hand (in den Knochen), beim Ausstrecken, Zugreifen darauf Drücken, wie lähmig und starr [*Rl.*]

Die Hand ist wie starr und steif [*Rl.*]

840. Im Hand-Gelenke Knacken, Stechen und Kraftlosigkeit [*F. H-n.*]

Das linke Hand-Gelenk ist geschwollen und schmerzt beim derb Anfassen und Bewegen [*F. H-n.*]

Tiefe Schrunden an den Händen, wie Einschnitte (aufgesprungene Hände) [*F. H-n.*]

Beträchtliche Geschwulst der linken Hand [*F. H-n.*]

Spannen in der ganzen Hand [*F. H-n.*]

845. Ziehender Schmerz in den Händen bei Kälte der Finger [*F. H-n.*]

(Bei Regung der Hände), starker Klamm-Schmerz in der linken Hand, besonders in den Fingern [*Lr.*]

Hände und Finger erstarren leicht bei Arbeit, und schmerzen klammartig (d. 7. Tag.) [*Rl.*]

Der Handrücken schält sich ab [*F. H-n.*]

Abends im Bette, an den Handrücken, fressendes Jücken, das nach dem Kratzen vergeht, aber bald wiederkömmt [*Gfs.*]

850. Starkes Kitzeln im linken Handteller, das zum Kratzen nöthigt (n. 6 St.) [*Lr.*]
Feines Kitzeln im rechten Handteller, das zu kratzen reizt (n. 5 St.) [*Lr.*]
Es zieht ihm die Finger beider Hände krumm zusammen, am meisten den Daumen, so dafs er ganz eingeschlagen ist, wie bei der Fallsucht; ohne Beihülfe kann er mit vieler Anstrengung doch die Finger, unter Zittern der Hände, nicht weiter als bis zu zwei Dritteln gerade machen [*F. H-n.*]
Klammartige Zusammenziehung der Finger und der Hand; sie werden krumm gezogen.
Schmerzhafter Klamm der Finger und der Hand, erst ausstreckend, dafs er sie nur schwierig einbiegen konnte; nach dem Zusammenbiegen aber Klamm, der die Finger fest einwärts zog.

855. Absterben der Finger [*F. H-n.*]
Tiefe Schrunden an den Fingern, die im Grunde wund und blutig sehen [*F. H-n.*]
Tiefes Aufspringen der Finger wie im Schnitte, besonders an der innern Seite [*F. H-n.*]
Eine tiefe Schrunde wie ein Schnitt, zwischen Daumen und Zeigefinger, blutig und schmerzend [*F. H-n.*]
Auf den Finger-Gelenken, kleine Laschen, welche etwas schwären [*F. H-n.*]

860. Früh Einschlafen der Finger, dann Sumsen darin, dann Reifsen bis in den halben Vorderarm [*F. H-n.*]
Geschwulst (schmerzhafte) der hintersten Fingerknöchel [*F. H-n.*]
Reifsen hie und da in den Finger-Gliedern [*Gfs.*]
Kitzelnd stechendes Jücken an der innern Seite des hintersten Daumen-Gliedes der rechten Hand, das zu kratzen nöthigt [*Lr.*]
(Zur Nachmittagszeit) zieht es den Daumen an den Zeigefinger (an der linken Hand, welche während dem Sitzen horizontal gehalten ward); dieser Daumen und Zeigefinger blieben mehrere Minuten lang wie durch einen heftigen Klamm (Krampf) ganz fest an einander gequetscht; dabei stach's fein im Daumen; dann wich der Daumen von selbst vom Zeigefinger ab, da er doch zuvor

durch starke Beihülfe nicht zu trennen war [*F. H-n.*]

865. Beim Zubiegen des Mittelfingers, ein drückender Schmerz im Mittelgelenke.

Unter dem Daumennagel, beim Schreiben, ein brennendes Zucken.

Sichtbares Zucken in den Flechsen der Finger (der Zehen und der Achillsenne), Abends, mit starkem Frostschauder, der ihn hoch in die Höhe warf.

Dumpf stechender Klamm-Schmerz in dem linken Zeigefinger [*Lr.*]

Am Ballen der Hand herab, unter dem kleinen rechten Finger, an der äufsern Seite, ein wühlender Schmerz, in der Ruhe am schlimmsten [*Gn.*]

870. Abschulfern, Abblättern und Abstofsen der Fingernägel [*F. H-n.*]

Scharfe Stiche hinten im rechten Darmbeine (n. 2 St.) [*Gfs.*]

In der vordern, untern Spitze des linken Darmbeins, empfindliche, tacksmäfsige, scharfe Stiche (n. 24 St.) [*Gfs.*]

Bohrender Schmerz in den rechten Gesäfsmuskeln (im Sitzen) [*Gn.*]

Brennen in den Hinterbacken [*F. H-n.*]

875. Stechen im rechten Hüft-Gelenke beim Gehen [*F. H-n.*]

Ein rothes Blütchen mit weifser Spitze auf dem Hinterbacken, welches stechend schmerzt.

Reifsen im Hüft-Gelenke (die Nacht?) im Knie und in den Röhrknochen des Oberschenkels (im rechten Schulter-Gelenke, dem Hand-Gelenke und dem Oberarm-Röhrknochen).

An den Unter-Gliedmafsen Jücken, Abends.

Schmerz des rechten Oberschenkels, als wenn er zerschlagen wäre, vorzüglich beim darauf Fühlen und vom Gehen verschlimmert [*F. H-n.*]

880. Jücken, welches vom Kratzen angenehm wird, an den innern Seiten des Oberschenkels, wobei kleine Hübelchen erscheinen [*F. H-n.*]

Kälte beider Oberschenkel [*F. H-n.*]

(Beim Sitzen) klammartiger Schmerz in den Flechsen des linken äufsern Oberschenkels, nahe beim Knie [*Lr.*]

Schwarzes Quecksilberoxyd.

Beim derb Auftreten viel Stechen im Beine, als wenn's zu kurz wäre.
Das Bein ist beim Gehen wie steif.
885. Stichartiges Reifsen in den Muskeln des rechten Oberschenkels, in allen Lagen [*Lr.*]
Spannender Schmerz im rechten Oberschenkel (im Sitzen [*Gn.*]
Bei nächtlichem Schlummer, ohne Schlaf, heftig spannender Schmerz am hintern Theile des linken Oberschenkels, in dem Hinterbacken bis in die Kniekehle (wo der Hinterbacken vom Oberschenkel durch die Kehlung sich abschneidet, am schlimmsten), der blofs in der Lage auf dem Rücken, wenn etwas unter den hintern Oberschenkel gelegt wird, was ihn unterstützt, am besten gemindert wird; sie darf auf dem Stuhle wegen vermehrten Schmerzes nicht auf dem hintern Oberschenkel sitzen, periodisch schlimmer [*F. H-n.*]
Ziehender Schmerz auf der vordern Fläche des linken Oberschenkels [*Gfs.*]
Schmerz des rechten Oberschenkels, als wenn er zerschlagen wäre, besonders verschlimmert beim Anfassen und Gehen.

890. Ziehen und Schwere in den Beinen,
Oeftere eingeschlafene Lähmigkeit der Schenkel.
Früh, in den Oberschenkeln, ein schmerzhafter, herabziehender Druck, tiefer als die Muskeln sind.
Wundheit zwischen den Oberschenkeln und den Zeugungstheilen.
Jücken an den Oberschenkeln.
Abends (nach Hitze des Kopfs und auf dem Fufsrücken), Ausschlag an beiden Oberschenkeln, welcher jückte und nach dem Kratzen ein brennendes Wasser aussieperte, als wenn man in eine Wunde Branntwein giefst; nach dem Jücken, um Mitternacht Schweifs am Unterleibe und den Oberschenkeln; alles ohne Durst.

895. Stechen und Jücken in der Haut der Oberschenkel, was ihn nach Mitternacht um 3 Uhr aufweckt.
Stiche in den Ober- und Unterschenkeln bei Bewegung.

Jückender Ausschlag an den Schenkeln, besonders an der innern Fläche der Oberschenkel [*F. H-n.*]

Kleine Ausschlags-Knötchen an der innern Seite der Oberschenkel [*F. H-n.*]

Eine Flechte am hintern Theile des Oberschenkels, welche beim Kratzen die Oberhaut gehen liefs, und bei jedem Kratzen schmerzte, 30 Tage lang (n. 5 Wochen.) [*F. H-n.*]

900. Oben am linken Oberschenkel, eine Beule, beim Gehen und darauf Greifen schmerzhaft [*F. H-n.*]

Fressend jückende Geschwürchen am rechten äussern Oberschenkel, die zu kratzen nöthigten [*Lr*]

Glänzende, durchsichtige Geschwulst der beiden Ober- und Unterschenkel [*F. H-n.*]

Zusammenknicken der Beine [*F. H-n.*]

Die Beine wurden wider Willen fortgerückt [*F. H-n.*]

905. Unwillkürliches Zucken in den Beinen [*F. H-n.*]

Klamm am untern Theile des Oberschenkels, gleich über der Kniekehle.

Sie kann die Beine kaum erschleppen, so schwer deuchten sie ihr [*F. H-n.*]

Mattigkeit in den Füfsen, sie wollen nicht fort, die Schwierigkeit ist ganz unten um die Fufsknöchel der Unterfüfse [*Stf.*]

Zittern der Beine beim Gehen [*F. H-n.*]

910. Feines Zittern der Beine beim Gehen, besonders um die Kniee und in der Leisten-Gegend am stärksten [*F. H-n.*]

Beide Kniee deuchten ihm zu grofs und zu dick, und er empfindet darin ein Zucken, 36 Stunden lang [*F. H-n.*]

Kriebeln wie vom Kriechen eines grofsen Käfers vom rechten Knie an, vorne, bis in die Mitte des Oberschenkels aufwärts [*F. H-n.*]

Die Knie-Gelenke schmerzen im Liegen wie zerbrochen [*F. H-n.*]

Ziehender Schmerz in den Oberschenkeln durch die Unterschenkel herab.

915. Langsamer, reifsender Stich im Sitzen und Gehen, im rechten Kniee.

Beim Spazieren, eine grofse Müdigkeit über dem Kniee.

Reifsen im Knie-Gelenke.
Einfacher Schmerz des rechten Kniees und als wäre es steif (d. 1. Tag.) [*Rl.*]
In den Knie-Gelenken, Anfälle unschmerzhaften Pochens.

920 Schwäche in den Knieen und den Fuſs-Gelenken, am schlimmsten beim Stehen, als wenn die Flechsen ohne Kraft und Festigkeit wären.
Gefühl, als wenn die Kniekehle zu kurz wäre.
Beim Gehen im Freien, ein Stechen im Knie-Gelenke.
Einzelne spitze Stiche (jeder 5 Minuten anhaltend), am äuſsern Knorren des Kniees, nicht im Gelenke (auch im Jochbeine, in der Brust und am äuſsern Ellbogenknorren) mehr Vormittag und beim Gehen.
Müdigkeit und Unruhe in den Unterschenkeln, Abends.

925. Krampfhafte Heraufgezogenheit der Unterschenkel; sie blieben die ganze Nacht heraufgezogen, ob er sie wohl auszustrecken wünschte [*F. H-n*]
Geschwulst beider Unterschenkel [*F. H-n.*]
Wasser-Geschwulst der beiden Unterschenkel und Füſse [*F. H-n.*]
Ungemein starke Geschwulst des einen Unterschenkels [*F. H-n.*]
Viele schwärende Laschen, aus kleinen, sehr jückenden Blüthchen entstanden, am linken Unterschenkel, die 8 bis 10 Tage offen blieben; beim Abheilen ging die Haut, darum herum sich blätternd, ab [*F. H-n.*]

930. Steifheits-Gefühl im linken Unterschenkel bis in die Kniekehle [*F. H-n.*]
Jücken an den Unterschenkeln [*F. H-n.*]
(Beim Gehen im Freien) stichartiges Reiſsen in den Muskeln des rechten Unterschenkels [*Lr.*]
Auf der innern Seite des linken Unterschenkels über der Wade, ziehender Schmerz [*Gſs.*]
Auf dem rechten Schienbeine, eine harte Erhabenheit, die roth und glänzend aussieht und spannend schmerzt [*F. H-n*]

935. Ein bohrender Schmerz im Schienbeine.
Ein ziehender Schmerz in den Schienbeinen.

In den Schienbeinen (und Vorderarmknochen) Schmerz, wie von Ermüdung für sich, aber nicht beim Befühlen.

Beim Gehen im Freien ein Stechen in der Wade.

Es zog die Wade krampfhaft zusammen und trieb da grofse Knäutel auf.

940. Ungeheures Wachsen der einen Wade [*F. H-n.*]

Zieht längliche Vertiefungen, tiefe Furchen in die Waden [*F. H-n.*]

Drückender Schmerz in der Beinhaut des rechten Schienbeins, fast wie Klamm (beim Stehen) [*Lr.*]

Schmerzhafter Klamm in der rechten Wade [*F. H-n.*]

(Beim Stehen) dumpf stechender Klamm-Schmerz, fast wie Reifsen, in der Beinhaut des linken vordern Schienbeins (n. 2 Tag.) [*Lr.*]

945. Heftiges Drücken unter den Fufsknöcheln und im Fufs-Gelenke oben in der Biegung beim Gehen, so dafs er stehen bleiben mufste [*F. H-n.*]

Starke Geschwulst des rechten Fufs Gelenks, mit stechenden Schmerzen darin, besonders beim Gehen und Abends [*F. H-n.*]

Das rechte Unterfufs-Gelenk schmerzt wie verstaucht (d. 4. Tag.) [*Rl.*]

Stechen vom äufsern Fufsknöchel bis in die Kniekehle.

Reifsen in den Fufsknöcheln bis in den Fufsrücken, mit Geschwulst umher.

950. Unter dem äufsern Fufsknöchel im Fufs-Gelenke ein schmerzhaftes langsames Ziehen, was auch in die Höhlung der Fufssohle kam; wenn es anfing, hatte es eine Aehnlichkeit mit Stechen und Greifen.

Kalte Füfse, Abends nach dem Niederlegen, im Bette.

Gegen Morgen kaltschweifsige Füfse.

Stiche in der Ferse (und Schamleiste), Abends.

(Brennen in den Fufssohlen, Abends.)

955. Geschwulst der Fufsrücken [*F. H-n.*]

An den Fufssohlen Empfindung, als wenn sie in kaltem Wasser stäcken mit einem gleichzeitigen Gefühl von Brennen darin [*F. H-n.*]

(Beim Stehen) wühlender Schmerz in der rechten Fufssohle [*Lr.*]

Schwarzes Quecksilberoxyd.

Dumpf stechender Klamm-Schmerz in der rechten Fufssohle, nahe bei der Ferse, blofs beim Sitzen bemerkbar [*Lr.*]

(Beim Sitzen) reifsender Schmerz in der linken Ferse, wie Verrenkungs-Schmerz [*Lr.*]

960. Reifsend ziehender Schmerz von der Ferse bis zu den Hinterbacken, blofs hinten herauf, die Nacht fast ärger als am Tage; er konnte dann nicht gehen, weil es ihm die Kniee einknickte und so zusammenzog [*F. H-n.*]

Beim Gehen schmerzt die Achilles-Senne.

Sichtbares Jücken in der Achilles-Senne, und in den Flechsen der Fufszehen, Abends, mit starkem Frostschauder, der ihn hoch in die Höhe warf.

Starke Geschwulst der Ferse, dafs sie kaum auf die Zehen treten konnte, dabei brannte und bifs es heftig im ganzen Fufse; selbst im Bette schmerzte es darin so sehr, dafs sie aus dem Bette steigen mufste [*F. H-n.*]

Klammartiges Zusammenziehen der Fufszehen, die Nacht.

965. Anfallsweise, Reifsen von der grofsen Fufszehe bis über's Knie.

Geschwulst aller Zehen [*F. H-n.*]

Bald kommende, bald vergehende, bald wiederkehrende Geschwulst dreier Zehen, die Nachts schmerzen [*F. H-n.*]

Bohrender Schmerz in der Spitze der dritten Zehe; in Ruhe und Bewegung [*Gn.*]

Brennender Schmerz unter der linken grofsen Zehe (in der Ruhe) (n. 25 St.) [*Gn.*]

970. Jücken zwischen den Fufszehen, am meisten Nachmittag und Abend [*F. H-n.*]

Jückender Stich an der Wurzel der zwei letzten linken Zehen (in der Ruhe) [*Gn.*]

Angefressene Nägel der Finger und Zehen mit Jücken [*F. H-n.*]

Das (vorhandene) Geschwür blutet.

Krätzähnlicher, jückender Ausschlag am Unterleibe und den Schenkeln [*F. H-n.*]

975. Ausschlag an den Beinen, den Geschlechtstheilen, Kniekehlen, am Halse und Unterleibe, welcher

roth, wie wund, nässend jückend, beträchtlich erhaben und an mehrern Stellen vom Ansehen der fetten Krätze ist [*F. H-n.*]

Kleine runde Stippchen, die allmälig zu rundlichen, schwärigen Flecken und endlich schorfig werden, vorzüglich an den Ober- und Unterschenkeln [*F. H-n.*]

Ausschlag rother, erhabener Fleckchen, mit jückend stechendem Schmerze.

Nessel-Ausschlag, welcher nach 2 Tagen zu rothen Flecken wird.

Flechten, welche beim Berühren ein Brennen verursachen.

980. Ganz kleine, wässerige Feuchtigkeit enthaltende, durchsichtige (Bläschen) Hübelchen kamen an verschiedenen Stellen des Körpers hervor, früh vor Tage [*F. H-n.*]

Dürre, erhabene, brennend jückende Flechten am ganzen Körper, besonders an den Beinen, Armen, Hand-Gelenken und Händen, selbst zwischen den Fingern [*F. H-n.*]

Aus kleinen, sehr jückenden Blüthchen entstanden Geschwürchen, drei Linien im Durchmesser, welche nach 8 bis 14 Tagen heilten, worauf die Haut darum herum sich abblätterte [*F. H-n.*]

Jücken, welches durch Kratzen angenehm wird. [*F. H-n.*]

Jücken in den Gelenken, wie von Krätze, Tag und Nacht, Abends ärger, doch ohne sichtbaren Ausschlag [*F. H-n.*]

985. Unerträgliches, stichlichtes Jücken am Körper, als wenn hie und da ein Floh stäche, Abends (d. 7. Tag.) [*Rl.*]

Arges Jücken an allen Theilen des Körpers, dafs sie viel kratzen mufs, zumal Nachts; dabei hohe Röthe und Hitze im Gesichte [*F. H-n.*]

Pusteln an den Ober- und Untergliedmafsen mit Eiter in der Spitze und Jücken [*F. H-n.*]

Reifsen an verschiedenen Stellen des Körpers [*Gfs.*]

Reifsen hie und da in den Gliedmafsen, mehr in den Muskeln, durch darauf Drücken sehr erhöhet [*Gfs.*]

Schwarzes Quecksilberoxyd.

990 Zucken und Reifsen in den Gliedern, bald hie bald da [*Stf.*]

Von geringer Hand-Arbeit ward er angegriffen, und heifs und das Blut wallte lebhafter (d. 5. Tag.) [*Rl.*]

Nach einer kleinen Hände-Arbeit, grofse Erschöpfung, Mattigkeit, Zittern, Hitz-Empfindung (d. 9. Tag) [*Rl.*]

Beim Fufs-Waschen wird es ihm ganz matt, zitterig und schwindlig [*Rl.*]

Reifsender Schmerz in den Händen, im Rücken und in der Brust-Seite mit innerm Kopfweh.

995. Ziehen und Reifsen in allen Gliedern.

Ziehende Schmerzen in den Gliedmafsen, vorzüglich Nachts.

Wie zerschlagen in den Gliedern, Mattigkeit in den Dickbeinen.

Zuckender Schmerz an der leidenden Stelle.

Zuckungen [*F. H-n.*]

1000. Unwillkürliches Zucken der Glieder [*F. H-n.*]

Wegen Zucken und Schwere der Oberschenkel und wegen heftigem Schweifse am ganzen Körper und im Gesichte mufs er sich Vormittags niederlegen [*F. H-n.*]

Viel Gähnen und eine Viertelstunde Kreutzschmerz; dann steifes Ausstrecken der Unter- und Obergliedmafsen mit eingeschlagenen Daumen und Mattigkeit darauf [*F. H-n.*]

Blässe mit Kälte; dabei Schwere, Trägheit und Schläfrigkeit [*F. H-n.*]

Gelbsucht mit beifsendem Jücken über den Unterleib.

1005. Safrangelb wird die Wäsche durch die unmerkliche Ausdünstung gefärbt, eine Gilbe, die das Waschen nicht wieder hinwegnimmt [*F. H-n.*]

Geschwollene Stelle, auf welcher, ohne vorgängiges Nässen, ein grauer platter Grind entstand, nach dessen Entstehung sich Geschwulst und Schmerz legte [*F. H-n.*]

(Knacken in allen Gelenken.)

In mehrern Theilen Klamm bei Bewegung.

In den Gelenken, Anfälle von unschmerzhaftem Pochen.

1010. Eingeschlafenheit des Kopfs, beider Arme und beider Oberschenkel während dem Liegen [*F. H n.*]

Sobald sie sich niedersetzt, schlafen ihr gleich alle Theile ein, die Ober- und Unterschenkel, die Ober- und Vorderarme sammt den Händen, sogar, doch im mindern Grade, der Unterleib, Rücken und Brust, so dafs sie fast gar nichts an sich fühlt; alles ist wie taub und abgestorben: bewegt sie sich, so kriebelt es in dem bewegten Theile, wie nach Eingeschlafenheit zu geschehen pflegt [*F. H-n.*]

Grofser Zerschlagenheits-Schmerz im ganzen Körper, vorzüglich in den Oberschenkeln; es war ihm als wäre er durchgeprügelt worden, viele Tage lang.

Alle Glieder schmerzen wie ausgerenkt, mehr beim Sitzen.

Gichtähnlicher Schmerz der Gelenke, mit Geschwulst derselben.

1015. An mehrern Stellen des Körpers ganz feine, kurze Nadelstiche, zwei, drei Minuten auf derselben Stelle, schnell hinter einander, wie im Knochen (n. 8 St.)

Erstarrung aller Glieder, so dafs er sie Stunden lang nicht im mindesten rühren kann, und dafs sie doch leicht von Andern bewegt werden können [*F. H-n.*]

Sie reibt mit beiden Händen die Schläfe und Backen und wird ohnmächtig [*F. H-n.*]

Alle Knochen thun ihm weh, beim Sitzen, Liegen, Gehen und Stehen [*F. H-n.*]

Die Zufälle verschlimmern sich gewöhnlich Abends [*F. H-n.*]

1020. Abendluft ist ihm zuwider.

Frostigkeit beim Gehen in freier Luft.

Beim Gehen, Herzklopfen.

Beim Gehen im Freien gleich Stirn-Schweifs.

Beim Gehen ist er immer in gelindem Schweifse.

1025. Starker Schweifs im Gehen.

Schweifs bei jeder Bewegung.

Beim Trinken von etwas Warmen, gleich Schweifs.

Die Beschwerden sind häufiger auf der linken Seite des Körpers (wie in der Lustseuche?) [*F. H-n.*]

Es ist ihm wohler beim Gehen, als im Liegen oder Sitzen [*F. H-n.*]

1030. Sogenannte Wassersüchtige verloren sehr schnell die Geschwulst und bekamen übelriechende, schnell faulende Schenkel-Geschwüre dafür [*F. H-n.*]

Alle Bedeckungen sind ihm zu schwer, Kleider und Betten [*F. H-n.*]

Abends eine immerwährende Unruhe in allen Gliedern, als wenn's darin zuckte, wie nach allzu grofser Strapatze; er kann die Glieder nicht still liegen lassen.

Gegen Abend eine Unruhe, dafs er nirgends bleiben konnte; er konnte nicht zwei Minuten sitzen bleiben; es trieb ihn weg; auch liegen konnte er nicht, da bekam er Zucken in den Beinen, sie wurden schwer, er mufste wieder auf; auch in der Nacht fuhr er immer auf, mit Zucken, selbst des Kopfes und schlug im Schlafe mit den Armen um sich.

Fast ununterbrochener Schmerz in den Gelenken, wie aus Verrenkung, Zusammendrücken und Zusammenbrechen zusammengesetzt, welcher auf keiner Stelle ruhen läfst, so dafs er im Sitzen und Liegen die Glieder bewegen und sich nach allen Seiten drehen und wenden mufs.

1035. Müdigkeit mit reifsend ziehendem Schmerze beider Oberschenkel, Nachmitternacht im Bette; nach dem Aufstehen aus dem Bette, beim Auftreten, Schmerz von der Leisten-Gegend an bis ans Knie, als wenn das Fleisch des vordern Oberschenkels los geschlagen wäre [*F. H-n.*]

Mattigkeit und Müdigkeit in allen Gliedern [*F. H-n.*]

Matt vorzüglich im Sitzen, als wenn ihm alle Glieder abfallen wollten.

Anfälle wie von innerer Erschlaffung an Geist und Körper.

Im Sitzen ist er gar nicht matt, aber sehr beim geringsten Gehen, da thun ihm die Beine oben und unten sehr weh, als wenn er schon weit gegangen wäre.

1040. Früh nicht matt, und doch greift ihn das geringste Gehen an.

Nach einem mit vielem Kneipen verbundenem Stuhlgange ist er sehr erschöpft.

Lässigkeit und wie Blei in den Adern, mehr beim Sitzen.

Schwäche weniger beim Gehen als beim Stehen.

Es fehlt ihm überall, ohne dafs ihm etwas weh thut, er ist matt, zu nichts aufgelegt und verdriefslich.

1045. Hinfälligkeit mit einem unaussprechlichen Uebelbefinden Leibes und der Seele, welches zum Niederliegen zwingt.

Das Sprechen wird ihm sauer, er kann nicht lesen, der Kopf ist ihm wüste; er kann nichts arbeiten und schläft ein, wenn er sitzt.

Starke Mattigkeit, er kann sich kaum forttragen [*Hbg.*]

Ungeheure Mattigkeit und Zusammenknicken der Kniee [*Stf.*]

Eine Art Ohnmacht, wobei doch das Bewufstseyn bleibt, am meisten beim Liegen; dabei schnappt er sehr nach Athem, bei Trägheit und Mattigkeit in allen Gliedern [*F. H-n.*]

1050. Früh weichlich (üblig). Schwere in den Beinen, Mattigkeit und Schläfrigkeit.

Grofse Müdigkeit.

Alle Nachmittage, um 5, 6 Uhr überfällt ihn eine grofse Mattigkeit.

Sehr matt von einer kleinen Bewegung.

Mattigkeit mit Schwermuth.

1055. Grofse Mattigkeit Abends.

Kurze Ohnmacht, die in einen fünf Minuten langen Schlaf überging; vor der Ohnmacht war es ihr ganz süfslicht in der Brust herangestiegen [*F. H-n.*]

Ohnmacht bei ziemlich gutem Pulse, zehn Stunden lang [*F. H-n.*]

(Beim Sitzen) Schläfrigkeit, die beim Gehen sogleich wieder verging [*Lr.*]

Vor dem Mittag- und Abendessen viel Gähnen.

Mitten im Stehen überfiel sie ein unüberwindlicher Schlaf.

1060. Erst Schläfrigkeit dann Schlaflosigkeit.

Schwarzes Quecksilberoxyd. 411

Grofse Neigung zum Schlafen [*F. H-n.*]

Immer Schlummer, aber gar kein fester Sehlaf [*F. H-n.*]

Der Nacht-Schlaf ist nur wie Düseligkeit; er wirft sich herum, als wenn ihm die Betten lästig wären und wacht immer auf.

Er kann nicht auf der rechten Seite schlafen, denn es thun ihm die Gedärme weh, als wenn sie gedrückt würden.

1065. Schläfrigkeit von schreckhaftem Auffahren, Herzklopfen und Schrecken der Phantasie (z. B. als wenn er einen epileptischen Anfall zu befürchten hätte) unterbrochen.

Nächtlicher Schlaf mit offenem Munde, ohne Schnarchen, aber öfterm Hin- und Herwerfen im Bette, als wenn er keine Ruhe finden könnte (n. 23 St.) [*Lr.*]

Allzusehr zum Schlafe geneigt, allzu viel und allzu fester Schlaf [*F. H-n.*]

Grofse Tages-Schläfrigkeit [*F. H-n.*]

Er schläft ungeheuer lange, 12 Stunden lang, und schliefe länger, wenn ihn niemand weckte [*Htn.*]

1070. Er schläft Tag und Nacht alle Augenblicke ein, und wacht auch alle Minuten wieder auf, so dafs es kein ordentlicher Schlaf und kein ordentliches Wachen war [*F. H-n.*]

Zu viel und zu fester Schlaf [*F. H-n.*]

Zu viel Schlaf bei Tag und Nacht [*F. H-n.*]

Sie kann nie ausschlafen; auch Nachmittag um 3 Uhr zieht es ihr die Augen mit Gewalt zu, dafs sie zwei, drei Stunden wider Willen schlafen mufs [*F. H-n.*]

Sie kann Nachmitternacht nicht fest schlafen und fühlt in der Nacht heftig spannenden Schmerz im linken Beine [*F. H-n.*]

1075. Viel Schlaf am Tage und die Nacht Schlaflosigkeit [*F. H-n.*]

Schlaflosigkeit mit ungeheurer Unruhe, Aengstlichkeit und Mifsgefühl.

Unter höchster Kraftlosigkeit und beständiger Schläfrigkeit ist er unvermögend einzuschlafen.

Schlaflosigkeit und Munterkeit die Nacht bis 3 Uhr

und dann vor dem Einschlafen, Schweifs (von 2 bis 3 Uhr).

Er schläft vor Mitternacht nicht ein und wacht schon ganz früh, noch im Dunkeln, wieder auf, mit etwas Schweifs.

1080. Er kann die Nacht vor 1 Uhr nicht einschlafen für Munterkeit.

Er kann Nachts nur spät und schwer einschlafen.

Es dauert Abends lange, ehe er einschläft.

Kann Abends vor 2 Stunden nicht einschlafen.

Er wacht jede Nacht von 2 bis 4 Uhr.

1085. Er kann nicht einschlafen, wirft sich umher, ohne zu wissen warum und früh kann er nicht aufstehen für Lässigkeit.

Wirft sich bis nach Mitternacht (1 Uhr) im Bette herum und kann nicht einschlafen.

Sobald er Abends in's Bett kömmt, fängt der Schmerz wieder an und vertreibt den Schlaf.

Wenn er eben im Einschlafen begriffen ist, so wird der Schmerz stärker und er wacht wieder auf.

Er wacht alle Nächte um 4 Uhr auf und es treibt ihn zum Harnen.

1090. Er schläft spät ein [*F. H-n.*]

Er kann nur gegen Morgen schlafen [*F. H-n.*]

Er wacht die Nacht ungemein leicht auf [*F. H-n.*]

In der Nacht wacht er auf und schwitzt blofs an den Unterschenkeln, vom Knie bis zu dem Unterfufse hin, nicht an den Oberschenkeln und Unterfüfsen; entblöfst er die Füfse, so ist der Schweifs augenblicklich weg [*Gfs.*]

(Nach 2 Stund.) Sie erwacht um 11 Uhr aus dem Schlafe, wie von einem Schreck und heult laut mit Thränen einige Minuten lang, ehe sie sich besinnen und wieder ruhig werden konnte [*F. H-n.*]

1095. Oefteres Erwachen aus dem Schlafe, wie von Schreck [*Lr.*]

Oefteres Aufwachen, wie von Lärm [*Lr.*]

Oefteres Aufwachen aus dem Schlafe wie von Munterkeit (n. 22 St.) [*Lr.*]

Er wacht die Nacht alle Viertelstunden auf und träumt nicht.

In der Nacht, während öfteren Aufwachens, Dehnen und Renken.

1100. Er wacht sehr zeitig auf und kann dann nicht wieder einschlafen, ohne dafs ihm sonst etwas fehlt.

Beim Einschlafen fährt sie von einem heftigen Schrecke zusammen, wovon es ihr in die Zähne fuhr und ein derber Stich durch's Knie mit Schauder.

Oefteres Erwachen aus dem Schlafe, als ob er schon ausgeschlafen hätte mit vielem Herumwerfen im Bette [*Lr.*]

Sie fährt im Schlafe oft auf, indem sie mit den Armen in die Höhe fährt [*F. H-n.*]

Unruhiger Schlaf [*F. H-n.*]

1105. Sehr unruhiger Schlaf durch öfteres Erwachen aus dem Schlafe unterbrochen [*Lr.*]

Viel Träume [*F. H-n.*]

Viel Phantasiren im Schlafe [*F. H-n.*]

Konnte Abends vor schrecklichen Bildern nicht einschlafen [*Hbg.*]

Im Schlafe, Stöhnen, Wimmern, Schwatzen, bei sehr schnellem Odem und Kälte der Hände (nicht aber der Füfse) (n. 2 St.)

1110. Viel Aengstlichkeit und Wallung im Blute die Nacht und Stechen in den Adern.

Unruhige Nacht voll Hitze; er glaubt, halbwachend, Diebe einbrechen zu hören.

Hat fast gar keinen Schlaf, fürchtet sich einzuschlafen.

Schlaf; wenn er aber aufwacht, geht ihm alles im Kopfe rings herum; der Schlaf ist ihm mehr zuwider als angenehm.

Vor Mitternacht, bald nach dem Einschlafen, Beängstigung im Schlafe, er fuhr schreckhaft auf und war beängstigt, bis er erwachte.

1115. Den meisten Theil der Nacht bringt er mit Wachen und Träumen zu.

Angenehme Träume, nach Mitternacht. *)

---

*) Vielleicht Heil-Erfolg nach vorgängigem, entgegengesetzten Zustande.

Historische Träume in Menge, die Nacht.
Aengstliche Träume mit Herzklopfen, und kann doch nicht aufwachen.
Schreckhafte Träume die Nacht, als fiele er von einer Höhe herab.

1120. Unruhige Nächte, Träume von Strafsenräubern.
Lebhafte Träume von Tages-Geschäften, da er doch in gesunden Tagen gar nichts träumt [*Htn*]
Aengstliche Träume (z. B. vom Verschlucken einer Nadel), worüber sie nicht ganz aufwacht [*F. H-n.*]
Beängstigende Träume: vom Beifsen eines Hundes, vom Anstiften eines Aufruhrs, Nachmitternacht [*Gn.*]
Lebhafte, angenehme und unangenehme Träume [*Lr.*]

1125. Sie träumt von Leuten, die vor dem Fenster wären, und darüber aufgewacht, läfst sie sich's nicht ausreden, dafs sie da wären [*F. H-n.*]
Träume von Wasser-Noth.
Furchtbare Träume von Schiefsen.
Schreckliche Träume, in welchen er auffuhr; er glaubte nicht in seiner Wohnung zu seyn, setzte sich im Bette auf und sprach von einem ganz entfernten Dorfe [*Hbg.*]
Lebhafte Träume, auf die er sich aber nicht besinnen kann [*Gn.*]

1130. Lebhafte unerinnerliche Träume [*Lr.*]
Verliebte Träume und Ruthe-Steifigkeit die zweite Nacht, ohne Samenergiefsung [*Gn.*]
Gähnen [*F. H-n.*]
Viel Gähnen [*F. H-n.*]
Oefteres Gähnen, als wenn er nicht ausgeschlafen hätte [*Lr.*]

1135. Viel Durst [*F. H-n.*]
Er will immer trinken [*F. H-n.*]
Wasser-Durst (gegen Abend) [*F. H-n.*]
Viel Durst Tag und Nacht [*F. H-n.*]
Sehr viel Durst auf eiskaltes Wasser [*F. H-n.*]

1140. Heftiger Durst nach kaltem Getränke, besonders nach frischem Wasser [*Lr.*]
Aufserordentlich arger Durst [*F. H-n.*]
Frost-Schauder über den ganzen Körper, ohne Hitze und Durst, in jeder Lage [*Lr.*]

Schwarzes Quecksilberoxyd. 415

Er friert beim Herausgehen an die freie Luft [*F. H-n.*]

Im Freien friert sie mehr als im Zimmer, ob es gleich derselbe Wärmegrad war [*F. H-n.*]

1145. Früh und Abends, Frösteln am ganzen Körper; es schüttelt ihn durch [*Stf.*]

Beständig kalte Hände und Füfse [*Hbg.*]

Kälte und Kälte-Gefühl und Frost und Schütteln mit Bläue des Körpers, den ganzen Tag über; dabei mufste sie sich vorwärts krümmen [*F. H-n.*]

Er hat Frost und es überläuft ihn kalt, am meisten aber über die Hände; hinter den Ohren ist ihm eine trockne Hitze [*Htn.*]

Kalte Füfse, Abends im Bette, nach dem Niederlegen.

1150. Frösteln im Rücken mit Hitze in beiden Ohrläppchen [*Rl.*]

Früh, beim Erwachen, Frost im Bette.

Schauder, früh im Bette.

Innerlicher Frost, auch früh im Bette.

Früh Frost und Schauder gleich beim Aufstehen.

1155. Vormittag, innerlicher Frost des ganzen Körpers.

Früh, Frost und gegen Mittag Hitze.

Nach dem Mittags-Schlafe, Frost.

Frost gegen Abend; je mehr er sich am warmen Ofen wärmen wollte, desto mehr fror ihn.

Früh im Bette und Abends im Bette, Frost.

1160. Schauder Abends im Bette, eine halbe Stunde lang, ohne Hitze darauf.

Frost, Abends, nach dem Niederlegen im Bette.

Abends, im Bette, eine halbe Stunde lang, Frost im ganzen Körper unter der Haut.

Frost, Abends im Bette, bis Mitternacht, dann Hitze mit heftigem Durste.

Abends, starker Schüttelfrost; es wirft ihn im Bette hoch in die Höhe (zugleich Flechsenzucken der Achillsenne und der gemeinsamen Zehen-Biegungssenne).

1165. Die Nacht, Anfangs, mehr Frost, dann abwechselnd Frost und Hitze.

Fieberanfälle, vorzüglich Nachts.

Eiskalte Hände.

Schwarzes Quecksilberoxyd.

Ueber und über Frostigkeit, mit eiskalten Händen.
Frost, wie mit kaltem Wasser überschüttet.

1170. Frost liegt in allen Gliedern, wie starkes Schnupfenfieber; er muſs sich legen.

Nach dem Froste, Zittern aller Glieder.

Durst am Tage.

Schauder, mit öfterer fliegender Hitze untermischt.

Schauder von oben bis herunter bei der geringsten Bewegung; zwischendurch Hitz-Anfälle.

1175. Starker Frost von der Nase und den von Augen an bis an den Hinterkopf, mit äuſserlich reiſsendem Schmerze, Vormitternacht beim Liegen im Bette [*F. H-n.*]

Abends 9 Uhr, Frost über und über und die Nacht durch; dabei alle Stunden Harnen und während des Liegens und Schlummerns unwillkürliches Zucken, Werfen und Rucken des Kopfs, der Arme und Beine [*F. H-n.*]

Abends im Bette, heftiges Schütteln für Frost; sie konnte sich nicht erwärmen [*Hbg.*]

Langsamer, matter Puls [*Lr.*]

Schnelles, heftiges Schlagen aller Pulse.

1180. Doppelt geschwinderer Puls.

Bei Hitze im Gesichte, Frost am ganzen Körper.

Er friert innerlich, bei Gesichts-Hitze und brennender Empfindung in den Backen.

Zuweilen Hitze im Gesichte, zuweilen ein Schauder.

Frost, und abwechselnde Hitze im Kopfe und Gesichte.

1185. Fieber: erst Hitze und Röthe im Gesichte und Hitz-Gefühl im ganzen Körper, besonders in den inwendigen Händen, ohne äuſserlich fühlbare Wärme, dann abwechselnd innerlicher Frost, der zum Hinlegen nöthigt, ein Frostschütteln selbst bis in die Nacht hinein und selbst bei diesem Schüttelfroste, Hitz-Gefühl in den Handtellern bei eiskalten Fingerspitzen.

Oeftere Fieberanfälle von allgemeiner fliegender Hitze und öfters wiederkehrendem Froste und Schauder (besonders über Gesicht, Rücken, Brust und Arme) zusammengesetzt.

Schwarzes Quecksilberoxyd.

Abwechselnde Empfindung von Hitze und Frost; durch äufsere Berührung nicht fühlbar.

Hitze und Hitz-Empfindung im Gesichte, mit Gesichts-Blässe.

Nach Mitternacht Hitze und Röthe der linken Backe und Schweifs der innern Handflächen; nachgehends Durchfall und Ekel für Speisen.

1190. Anfälle von Hitze mit gröfster Angst, wie von Zusammenpressen der Brust, ohne Durst, abwechselnd mit Kälte-Empfindung über den ganzen Körper und grofser Hinfälligkeit.

Hitze, Röthe und Drücken in beiden Augen [*F. H-n.*]

Wenn er einige Zeit sitzt, kömmt ihm Hitze in die Backen und den Kopf, mit Gesichts-Röthe, ohne Durst [*Stf.*]

Es kömmt ihm in kalter und rauher Luft sehr warm vor, in allen Theilen des Körpers, vier Tage lang (sogleich) [*F. H-n.*]

Von Zeit zu Zeit, Hitze im Kopfe und Gesichte [*Stf.*]

1195. Beständige untermischte Hitze und Frost; aufser dem Bette Frost, im Bette Hitze, mit ungeheurem nächtlichem Milch-Durst; (er trank in Einer Nacht auf drei Kannen Milch) [*Stf.*]

Fieberschauder über den ganzen Körper, ohne Hitze und ohne Durst, in allen Lagen (n. 7½ St.) [*Lr.*]

Schweifs, welcher brennende Empfindung in der Haut verursacht [*F. H-n.*]

Tag und Nacht sehr zum Schweifse geneigt, die Nacht noch mehr [*F. H-n.*]

Starker Schweifs die ganze Nacht, von Abend bis früh [*F. H-n.*]

1200. Stinkender Schweifs viele Nächte hindurch [*F. H-n.*]

Heftiger Nacht-Schweifs [*F. H-n.*]

Nachts sehr starker, wie fettiger und öliger Schweifs, wovon die Wäsche wie steif oder gestärkt und gelblich anzufühlen wird [*F. H-n.*]

Heftige stinkende Schweifse, so dafs Unter- und Deckbette wie durch's Wasser gezogen waren [*Hbg.*]

Schweiſs im Gesichte und auf der Brust [*F. H-n.*]

1205. Häufiger kalter Schweiſs im Gesichte, wobei der übrige Körper trocken ist [*F. H-n.*]

Ungemein starker Schweiſs, der sauer und widerlich riecht und die Finger gleichsam aufweicht und schwammicht und runzlicht macht, wie bei Waschweibern [*F. H-n.*]

Sauer riechender Schweiſs, und wenn sie ein Glied aus dem Bette vorstreckte, erfolgte gleich darin das heftigste Reiſsen.

Schweiſs alle Abende, 1½ Stunde nach dem Niederlegen.

Starker Früh-Schweiſs.

1210. Während des Früh-Schweiſses, Durst, Uebelkeit bis zum Erbrechen und unausstehliches unbändiges Herzklopfen.

Tages-Schweiſs mit Uebelkeit.

Starker Schweiſs Abends im Bette; er schläft im Schweiſse ein.

Starker Nacht-Schweiſs.

Schweiſs in den Handtellern und an den Fuſssohlen.

1215. Theilweiser Schweiſs; er schwitzt die Nacht an verschiednen Stellen und an andern Theilen ist er trocken; die schwitzenden Stellen waren nicht über 6 Zoll groſs, der Schweiſs aber triefend stark; der Kopf und das ganze Gesicht waren trocken [*F. H-n.*]

Sobald sie iſst, bekömmt sie eine groſse Aengslichkeit mit Schweiſs auf dem Kopfe und an der Stirne, die ihr eiskalt deuchtet; sie muſs an die freie Luft gehen, ehe der Schweiſs vergeht, Athem mangelt und dabei sticht's in der rechten Seite dicht unter den Ribben [*F. H-n.*]

Anfallsweise Zittern.

Herzklopfen.

Auf kleine Ueberraschung höchster Schreck, sie zittert am ganzen Leibe, ist wie gelähmt, es steigt ihr eine ungeheure Gluth in die rechte Wange, welche sogleich schwoll und blauroth ward und zwei Stunden so blieb; sie war so angegriffen, daſs sie sich gar nicht wieder beruhigen konnte, alle Glieder waren wie zerschlagen, heftiges Frostschütteln, Schwanken der Kniee nöthigte sie, sich vor der Zeit zu legen.

1220. Unruhe, auf keiner Stelle hat er Ruhe; er kann weder stehen noch liegen, und ist wie wahnsinnig, oder als ob er ein grofses Verbrechen begangen hätte.

Gemüth, unruhig, niedergeschlagen; Angst, ohne besondre Gedanken.

Unaussprechliches Gefühl eines innern, unerträglichen Uebels, wobei er Stillschweigen beobachtet und das Bett nicht verlassen will.

Glaubt Höllenmarter auszustehen, ohne sich darüber erklären zu können.

Angst.

1225. Viel Aengstlichkeit und Wallung im Blute die Nacht und Stechen in den Adern.

Sie ist immer so ängstlich und bänglich; es kommt ihr dann jähling in die Herzgrube, die Hände fangen an zu schwitzen und es wird ihr heifs im Gesichte.

Angst, als wenn er etwas verbrochen hätte [*Hbg.*]

Nirgends Ruhe, immer ängstlich [*Hbg.*]

Er hat keine Ruhe, und mufs bald dahin, bald dorthin gehen und kann nirgend lange bleiben [*F. H-n.*]

1230. Höchste Unruhe die Nacht hindurch von Abend bis früh, bald stand er auf, bald legte er sich, er fand nirgends Ruhe [*Stf.*]

Höchste Unruhe die ganze Nacht hindurch, gegen 8 Uhr Abends beginnend und bis früh dauernd; er stand bald auf, weil er keine Ruhe im Liegen hatte, legte sich wieder nieder, weil es ihm im Gehen unerträglich war, und hatte nirgends Ruhe [*Stf.*]

Angst und Bangigkeit im Blute, er wufste sich nicht zu lassen; es war, als wenn er ein Verbrechen begangen hätte, ohne Hitze, auch dabei, als wenn er seiner Sinne nicht mächtig wäre, den ganzen Tag.

Angst, die ihn weit jagen konnte, als wenn er etwas verbrochen hätte oder ihm ein Unglück bevorstände.

Er glaubt, seinen Verstand zu verlieren, glaubt zu sterben; mit Täuschungen der Phantasie, sieht z. B. Wasser fliefsen, wo keins fliefst (früh).

1235. Unter Gedankenlosigkeit, als wenn er etwas Böses begangen hätte.

Keine Lust zu einer ernstlichen Arbeit [*Gn.*]

Abends sehr schreckhaft zum Zusammenfahren [*F. H-n.*]

Er hatte keinen Muth zu leben [*F. H-n.*]

Er wünschte lieber den Tod, war gegen Alles, auch das Liebste gleichgültig [*Hbg.*]

1240. Den ganzen Tag über grofse Ernsthaftigkeit mit vieler Gleichgültigkeit; er ärgerte sich sogar, wenn andere über eine Kleinigkeit lachten, und war dabei höchst gleichgültig gegen alles, was ihn umgab [*Lr.*]

Er ist gleichgültig gegen alles in der Welt, hat kein Verlangen zu essen, und doch, wenn er ifst, schmeckt es ihm und er kann das Gehörige zu sich nehmen.

Höchste Gleichgültigkeit.

Er achtet nichts und ist gleichgültig gegen Alles.

Es ist ihm alles zuwider, selbst Musik.

1245. Mehr gleichgültiges Gemüth [*Gfs.*]

Er ist ohne Ursache sehr unzufrieden mit sich selbst und mit seiner Lage [*Gn.*]

Den ganzen Tag Mifsmuth mit Aengstlichkeit verbunden; er glaubte immer etwas unangenehmes erfahren zu müssen [*Lr.*]

Den ganzen Tag hindurch mürrisch; er war äusserst einsylbig und ernsthaft dabei [*Lr.*]

Den ganzen Tag verdriefslich und ärgerlich; er glaubte, dafs alle seine Bemühungen endlich noch scheitern würden [*Lr.*]

1250. Gemüth, reitzbar, zornig, unternehmend.

Sehr ärgerlich und unverträglich, leicht reitzbar, sehr argwöhnisch.

Mit Jedermann zänkisch, wollte überall recht haben, zanksüchtig.

Streitsüchtig, zanksüchtig.

Den ganzen Tag über mürrisch und mifstrauisch; er behandelte die Menschen, mit denen er um-

Schwarzes Quecksilberoxyd.

ging, fast beleidigend, und sah sie alle als seine ärgsten Feinde an [*Lr.*]

1255. Während des ganzen Tages verdriefslich, wie mit sich selbst uneinig und unzufrieden, und hatte durchaus keine Lust zum Sprechen und Scherzen [*Lr.*]

Sehnsüchtiges Heimweh [*Gn.*]

Ein fast unwiderstehlicher Trieb, in die Entfernung zu reisen [*Gn.*]

Hastigkeit und Geschwindigkeit im Reden [*F. H-n.*]

Er sprach ungereimt: siehe da schlägst du eine Fliege auf deiner Hand und vorhin hast du mir's verboten (welches nicht an dem war).

1260. Er ist albern, macht Faxen und dummes, widersinniges Zeug; er machte sich Abends (im heifsen Sommer) Feuer in den Ofen, legte Degen kreuzweise zusammen und stellte in den einem Winkel der Stube Lichter, in den andern Stiefeln, und das alles im vollen Ernste, wobei er völlig gleichgültig gegen Wärme und Kälte war, im Kopfe aber war es ihm düster und schwer.

Wahnsinn; sie deckt sich des Nachts auf, reifst das Stroh umher und schimpft dabei; am Tage springt sie hoch in die Höhe (wobei sie einer muthwilligen, ausgelassenen Person gleicht) im Freien sowohl als in der Stube; sie redet und schimpft viel vor sich hin, kennt ihre nächsten Anverwandten nicht, schmiert den häufig ausgeworfenen Speichel mit den Füfsen aus einander, und leckt es zum Theil wieder auf; auch leckt sie oft Kuhmist und den Schlamm aus Pfützen auf; sie nimmt oft kleine Steine in den Mund, ohne sie zu verschlucken, und klagt dabei, dafs es ihr die Gedärme zerschneide; es geht viel geronnenes Blut mit dem Stuhlgange fort; sie thut niemand etwas Leides, wehrt sich aber heftig, wenn man sie anrührt; sie folgt keinem Geheifse, stellt sich nicht zum Essen ein, ob sie wohl unordentlich die meisten Tage Speise und Trank zu sich nimmt; sie sieht sehr blafs und verfallen aus und scheint viel matter als ehedem zu seyn [*F. H-n.*]

Beim Spazierengehen hatte er große Neigung, die ihm begegnenden, fremden Leute, mit zwei Fingern bei der Nase zu fassen.

Bei dem ungereimten Beginnen war er dennoch zum Weinen aufgelegt, und da dieser Paroxism verging, fühlte er eine große Mattigkeit.

Fast unwillkürliches Weinen mit Erleichterung.

(*Versüßtes Quecksilber.*)

Unter einem anhaltenden, von beständiger Hitze begleiteten Fieber mit Nacht-Schweißen, Sinken der Kräfte, reißenden Gliederschmerzen, und Zittern, häufige, runde, tiefe, um sich fressende Geschwüre im Munde und Rachen, im Gesichte, an den Geschlechtstheilen und an dem übrigen Körper, mit weißem Boden und entzündeten, höchst schmerzhaften Rändern.

(*Quecksilber-Sublimat.*)

Schwäche des Verstandes; er sieht uns mit großen Augen an und versteht uns nicht (n. 2 St.)

Kopfschmerz, Stechen mit Drücken gemischt, über dem linken Auge, durch Vorbücken verschlimmert.

Ein Wuwwern im linken Ohre, so wie der Puls geht.

Entzündung der Augen, die aus ihren Höhlen hervortreten [*Schwarze* *).]

5. Stierer Blick [*Schw.*]

Verzerrung des Gesichts [*Schw.*]

Reißen in der obern Kinnlade (der Highmorischen Höhle) gegen das Auge zu, mit darauf folgender Geschwulst.

---

*) C. Fr. *Schwarze*. Beob. und Erfahr. i. d. Med. Dresden, 1827. S. 322.

Quecksilber-Sublimat.

Am Zahnfleische und im Munde, ein brennender Schmerz.

Die Unterlippe sehr aufgeschwollen und die innere Seite so nach aufsen gekehrt, dafs der Rand derselben auf dem Kinne ruhete [*Schw.*]

10. Geschwulst der Lippen, der Zunge, des Halses [*Schw.*]

Rauhigkeit im Halse, welche das Reden, aber nicht das Schlingen beschwerlich macht.

Salziger Geschmack im Munde (n. 2 St.)

Speichelflufs [*Schw.*]

Unauslöschlicher Durst [*Schw.*]

15. Erbrechen [*Schw.*]

Drückendes Gefühl in der Magen-Gegend und der Brust [*Schw.*]

Gleich nach dem Stuhlgange, Herabpressen vorne unter dem Nabel, welches einige Zeit anhält.

Schneiden im Leibe (sogleich) mit Frostigkeit in freier, obgleich warmer Luft.

Schmerzhaftes Brennen vom Munde bis in die Magen-Gegend [*Schw.*]

20. Sehr aufgetriebner, schmerzhafter Unterleib [*Schw.*]

Ungemeine Auftreibung des Unterleibes (n. 12 St.)

Stuhlgang zähen Kothes.

Stuhlgang dünn geformten Kothes.

Unter fast stetem Leibschneiden und unerträglichem, schmerzhaftem fast vergeblichem Pressen, Drängen und Stuhlzwange, öfterer Abgang wenigen blutigen Schleimes, bei Tag und Nacht.

25. Ausleerung von Koth mit Schleim und dunklem, geronnenem Blut vermischt [*Schw.*]

Durchfall [*Schw.*]

Tenesmus [*Schw.*]

Harnstrenge [*Schw.*]

Jücken vorne in der Harnröhre.

30. Harnröhrtripper, erst dünn, dann dicker; zuletzt beifsender Schmerz beim Harnlassen und Stiche durch die Harnröhre hin.

Weifser Flufs, blafsgelb von ekelhaft süfslichtem Geruche.

(Bei Berührung des Muttermundes im Beischlafe,

wie drückender Schmerz, worauf ein Pressen erfolgt.)

Ungeheurer Schnupfen.
Trockner Husten.
35. Hohler, angreifender, trockner Husten (n. 2 St.)
Nächtlicher stechender Schmerz quer durch die ganze Brust.
Beklemmung auf der Brust.
Um die Brustwarzen herum, schmerzhafte Drüsengeschwülste.
Stechender Schmerz im Hüft-Gelenke bei Bewegung und Ruhe.
40. Empfindung von Eingeschlafenheit des Unterschenkels.
Eiskalte Füfse. (n, 2 St.)
Gegen Abend, unangenehmes Gefühl in der Beinhaut aller Knochen, wie beim Eintritt eines Wechselfiebers, mit Hitz-Gefühl im Kopfe (n. 6 St.)
(Früh, auf den Armen und am Leibe unschmerzhafte Blasen, die am Tage vergehen.)
Fein stechender Schmerz hie und da in den Muskeln, bei Tage.
45. Er fährt beim Einschlafen heftig zusammen mit einer Erschütterung des ganzen Körpers (n. 8 St.)
Er friert an den Kopf.
Bei der mindesten Bewegung, scho 'm Aufstehen vom Sitze, Frost und Leibsch n.
Von freier, obgleich warmer Luft, die ihr sehr zuwider ist, Frost, Leibschneiden und Stuhlzwang.
Beim Vorbücken Hitze, beim Wiederaufrichten Kühlung.
50. Er kann Nachts auf keiner Stelle ruhen, wegen Gefühl von Hitze und Aengstlichkeit.
Oeftere mifsmuthige Laune, dafs man ihm nichts zu Danke gemacht haben soll, — mit Heiterkeit abwechselnd.

(*Essigsaures Quecksilber*, Acetas mercurii.)

(Augen in den Winkeln entzündet, mit brennend jückendem Schmerze, früh und Abends.)
Trockenheit im Halse, die im Sprechen hindert, mit einem kralligen Husten.
Beim Husten mehr als beim Schlingen, hinten im Halse ein drückendes Stechen.
Oefteres Harnen.
5. Früh geht der Harn in Menge, aber langsam ab (Harnröhr - Enge?) mit Zwängen.
Ein Brennen in der Harnröhre, beim Uriniren und aufserdem.
Schneiden in der Harnröhre beim letzten Tropfen Urin.
Geschwulst und Entzündung des vordern Theils der Ruthe (mit brennenden und feinstechenden Schmerzen, die Nachts aus dem Schlafe wecken); kaltes Wasser vermehrt die Schmerzen, laues vermindert sie.
Zusammenziehender Schmerz im Hoden.
10. Innere Geschwulst innerhalb der Schamlefzen.
(Monatzeit vier Tage zu früh, zum Neumonde.)
In der Brust Schmerz, als wenn sie unterschworen, wie roh und wund wäre.
Auf dem Brustbeine, gleich über der Herzgrube, ein Drücken und Engigkeit des Odems im Stehen, auch wenn er nicht ging.
Reifsen in den Händen, wovon die Knöchel roth und dick werden.
15. Die Ränder des Geschwürs werden sehr schmerzhaft.
Ausschlag von jückenden, aufspringenden Blüthchen; nach dem Kratzen brennt's wie Feuer.
Vormittag ziehender Schmerz in den Gliedern und Schauder, ohne Hitze darauf.
Schwere Träume Nachmitternacht z. B. von Ertrinken, von Räubern, welche ihn umbringen wollen, von Wasser- und Feuersgefahr.
Nachts, vorzüglich Nachmitternacht, Hitze ohne Durst und ohne Schweifs, aber Gefühl, als wenn er schwitzte.
20. Bei Bewegung viel Schweifs.

(*Rothes Quecksilberoxyd*, merc. praecipit. ruber.)

(Erstickungs-Anfälle, die Nacht beim Liegen, während des Einschlafens; er mufste jählich aufspringen, wovon es jedesmal verging.)
(Heftiges Herzklopfen, welches die Brust zu zersprengen drohte.)

(Vom innern Gebrauche des Zinnobers.*)

Brausen im Kopfe, eine halbe Stunde nach dem Mittagessen und Abends vor Schlafengehen, was ihn düselig macht.

Ein Herausstehen in den äufsern Theilen des Kopfs, blofs am Tage.

Beim Befühlen des Kopfs thut die äufsere Hirnschale weh und selbst die Haare schmerzen.

(Entzündung des rechten Auges; es jückt, drückt und sticht im innern Winkel und am untern Lide, unter beständigem Thränen, wenn er worauf sieht, mit argem Fliefs-Schnupfen.)

5. Im Gaumen eine zusammenziehend brennende Empfindung.

Im Halse, drückend zusammenziehender Schmerz, beim leeren Schlingen des Speichels.

Nachts viel Trockenheit und Hitze im Munde und Halse, er mufs öfters trinken; dabei hinten unter der Zunge etwas Stechen.

Ein stechendes Jücken am vordern Halse, mit aufgelaufenen Halsdrüsen und vorne auf der Brust; es erscheinen rothe Pünktchen, die sich in runde Flecken, mit harten körnigen Blüthchen besetzt, zusammenziehen; beim Kratzen brennt der Ausschlag und jückt noch mehr; zuletzt schmerzen die Stellen.

Viel Appetit zum Essen und Trinken und viel Reitz zum Beischlafe.

*) Die Wirkung dauerte neun Tage.

Zinnober, innerlich.

10. Grofser Appetit zum Essen und zum Beischlafe.
Kein Appetit; alle Speisen sind ihm zuwider.
Sogleich Brecherlichkeit.
Es stieg die Nacht beim Liegen im Bette eine Hitze herauf aus dem Magen in den Hals und Kopf, die beim Aufsitzen verging.
Alle Tage zweimal gelinder, weicher Stuhl und jedesmal Kneipen vorher, weniger hinterdrein.
15. Täglich zweimal offener Leib.
Ein Schmerz wie Wundheit in der Harnröhre beim Uriniren, obgleich die Harnröhre beim Druck unschmerzhaft ist.
Die Ruthe ist geschwollen.
Zucken in der Ruthe.
In der Vertiefung hinter der Eichel, jückender Schmerz; es schwitzt da Eiter aus von ekelhaft süfslichem Geruche.
20. Kleine, rothe Fleckchen an der Eichel.
Reifsende Stiche in der Eichel.
An der Eichel schimmern rothe Pünktchen, wie wenn Körnchen ausblühen wollten.
Abends an der Krone der Eichel, brennend stechendes Jücken, was auf Reiben wohl nachliefs, aber bald darauf stärker wieder anfing.
Röthe und Geschwulst der Vorhaut; sie sieht wie wund aus, mit jückendem Schmerze.
25. (Hie und da an der Vorhaut Wärzchen, welche bei der Berührung bluten.)
Weifser Flufs, welcher beim Abgange ein Pressen in der Mutterscheide erregt.
Abends im Bette, starke Erectionen.

———

Viel Schnupfen.
(Wenn sie sich legt, mufs sie unabgesetzt forthusten, wenn sie sitzt, weniger; einzelne, ganz trockne Husten-Stöfse.)
30. Pochen, wie Puls, und Stechen hie und da neben dem Brustbeine und unter den kurzen Ribben, am meisten im Gehen, am wenigsten beim Sitzen und Liegen.

Reifsender Schmerz und als wenn alles entzwei wäre, in der Seite des Rückens, besonders Nachts, bei der mindesten Bewegung im Bette und im Arme beim Schreiben; beides durch Ofen-Wärme zu mindern.

Starke Stiche zuweilen im Arme.

Schweifs zwischen den Oberschenkeln beim Gehen, welcher übel riecht und wund frifst.

Abends, nach dem Einschlafen ein schmerzhaftes Zucken im Unterschenkel, was ihn aufweckte.

35. Im Fufse eine drückende Empfindung, als wenn der Fufs einschlafen wollte.

(Rheumatischer Schmerz in der grofsen Zehe.)

Nach dem Essen, eine sehr unbehagliche Empfindung im Körper, als wenn er aufgebläht und aufgeblasen wäre: — über Brust und Magen wie beklommen.

Kälte in den Gelenken; Schauder und Ziehen in den Armen und Beinen.

Lähmige Empfindung in allen Gliedern; er ist träge und schläfrig.

40. Nächtliche Schlaflosigkeit, ohne Schmerzen und ohne Ermattung; es war ihm früh, als wenn er gestärkt wäre und keinen Schlaf nöthig hätte.

Nach Mitternacht erwacht er plötzlich, wie aus einem Traume und hat keinen Odem, dem Alpdrücken gleich.

(Von Räucherung mit Zinnober.)

Unbändiges Kopfweh.

Schmerz in den Halswirbeln wie verrenkt.

Zweiwöchentlicher, nächtlicher Durchfall, ohne Bauchweh.

— (Rand der Geschwüre wird schmerzhaft und sperrt.)

Verschiedne Quecksilbermittel.

Verstandes - Schwäche [*Swedjaur* *), traité des malad. vénér. Tom. II. S. 368.]
Selbsttäuschung; er hält sich für gesund [*Jac. Hill* **) in Edinb. Essays IV.]
Verrücktheit [*Larrey* ***) in Description de l'Egypte, T. 1. Memoires et obs.]
Klage: sie sei von Verstande und wisse nicht, was sie thue [*Degner* ****) in Acta Nat. Cur. VI, obs. 600.]

5. Grofser Gedächtnifs-Mangel; er hatte oft den ersten Theil eines Satzes vergessen, wenn er den letzten Theil desselben vorbringen wollte [*Hufeland's* †) Journal d. pr. A. X· 1. S. 62.]
Kopfweh in den Schläfen [*Degner*, a. a. O.]
Anfälle von unbändigem Kopfschmerz, welcher äusseres Zusammendrücken des Kopfs zur Linderung verlangt [*Pet. Schenk* ††), VII, obs. 213.]
Geschwulst des Kopfs, der Halsdrüsen, des Zahnfleisches [*Schlegel*, in Hufel. Journ. VII, 4.]
Starke Kopf- und Hals-Geschwulst [*Degner*, a. a. O.]

10. Die Haare fallen aus [*Heuermann* †††), Bemerk. und Untersuch. II. S. 29, 30.]
Veränderte Gesichtszüge [*Swedjaur* ††††), a. a. O.]
Das Gesicht wird bleifarbig [*Swedjaur*, a. a. O.]
Geschwulst des Gesichts, des Halses und aller innern Theile des Mundes [*Swedjaur*, a. a. O.]

*) Von Quecksilberrauch.
**) Vom Rauche eines Quentchens Zinnober.
***) Vom innern Gebrauche verschiedner Quecksilbermittel in Egypten.
****) Von äufserer Auflegung des Sublimats in Pflaster.
†) Vom Gebrauche des Quecksilberoxyds, — dabei Gurgelwasser von Nufsschalen.
††) Von Zinnoberrauch.
†††) Von verschiednen Quecksilbermitteln; besonders Calomel.
††††) Vom innern Gebrauche der Quecksilber-Oxyde und Salze.

Ueberempfindlichkeit des Gehörorgans; er fährt durch das geringste Geräusch zusammen [*Fourcroy**), in der Uebersetzung von *Ramazzini* Maladies des artisans, S. 42.]

15. Nasenbluten [*Pet. Schenk*, a. a. O.]

Heftiges Nasenbluten [*Heuermann*, a. a. O.]

Beinfraſs am Oberkiefer [*Michaelis* in Hufel. Journ. XXVIII, 4. S. 57.]

Krampfhafte Bewegung der Lippen [*Louvrier***), in Annalen der Heilkunde, 1810, December, S. 1123, 1126.]

Die Sennen der Kinbackenmuskeln werden angegriffen und machen ihrer Wundheit wegen die Oeffnung des Mundes schmerzhaft [*Heuermann*, a. a. O.]

20. Das Zahnfleisch ist geschwollen und blutet bei der geringsten Berührung [*Heuermann*, a. a. O.]

Geschwulst des Zahnfleisches und Rachens [Misc. Nat. Cur.***) Dec. III. ann. 5, 6.]

In den Nerven der Zähne, ein heftig brennender Schmerz [*Heuermann*, a. a. O.]

Die Zähne treten in die Höhe, werden locker und los und fallen aus [*Heuermann*, a. a. O.]

Wackelnde Zähne [*Degner*, a. a. O.]

25. Die Zähne werden schwarz, wackeln und fallen endlich aus [*Swedjaur*, a. a. O.]

Zittern der Zunge und Stammeln hievon, was nicht durch Elektrisität zu heben war [*Fourcroy*, a. a. O.]

Geschwulst der Zunge [*Schlegel*, a. a. O.]

Starre, geschwollene Zunge [*Degner*, a. a. O.]

Geschwulst der Zunge, daſs sie kaum im Munde Platz hat [*Engel*, Specimina med. Berol. 1781, S. 99.]

30. Geschwollene, höchst empfindliche, eine Hand breit aus dem Munde hervorragende und zwischen den Zähnen gleichsam eingeklemmte Zunge [*Frie-*

---

*) Vom Rauche des Quecksilbers.
**) Vom Einreiben der Quecksilbersalbe.
***) Von Einreibung der Quecksilbersalbe.

Verschiedne Quecksilbermittel. 431

se*), in Geschichte und Versuche einer chirurg. Gesellschaft. Kopenh. 1774.]
Zunge weifs belegt, dick, fast unbeweglich, an den Rändern geschwürig angefressen [*Heuermann*, a. a. O.]
Schwämmchen auf der Zunge [*Thom. Acrey* **) in Lond. med. Journ. 1788.]
Schwämmchen im Munde [*Schlegel*, a. a. O.]
Viele fressende Geschwüre im Munde [*Fourcroy*, a. a. O.]
35. Sehr schmerzhafte, um sich fressende Geschwüre im Munde [*Fourcroy*, a. a. O.]
Die Geschwüre des innern Mundes bluten, besonders zur Nachtzeit [*Heuermann*, a. a. O.]
Gestank des Mundes [*Degner*, a. a. O.]
Aashafter Gestank des Mundes [*Schlegel*, a. a. O.]
Grofser Gestank des Mundes [*Jac. Hill*, a. a. O. — *Fourcroy*, a. a. O.]
40. Oft gehen die Gaumenknochen, oder die Kieferknochen verloren [*Swedjaur*, a. a. O.]
Anfangender Speichelflufs [*Oettinger****), Diss. Cinnabris exul. redux. Tübing. 1760. S. 22.]
Sogleich heftigster Speichelflufs [*Jac. Hill*, a. a. O.]
Speichelflufs [*Wedel*****), Amoenit. Mat. med. S. 153.]
Starker Speichelflufs [*Schlegel*, a. a. O.]
45. Blutiger Speichelflufs [*Degner*, a. a. O.]
Verblutungen mit dem Speichelflusse [*Heuermann*, a. a. O.]
Die Oeffnungen der Speichelgänge der Parotis sind angefressen [*Heuermann*, a. a. O.]
Der unerträglich stinkende Speichel, frifst die Lippen und Backen an, zerfrifst sie auch wohl [*Heuermann*, a. a. O.]
Eustach's Röhre im Schlunde oft durch Geschwulst zusammengedrückt und davon Taubheit [*Heuermann*, a. a. O.]

*) Vom Einreiben vieler Quecksilbersalbe.
**) Innerlich Calomel, äufserlich Einreibung der Quecksilbersalbe.
***) Vom künstlichen Zinnober innerlich gebraucht.
****) Vom innern Gebrauche des Bergzinnobers.

50. Rachen entzündet, daſs sie fast nicht schlingen kann [*Degner*, a. a. O.]
Brennender Schmerz im Rachen, wie von glühenden Kohlen [*Degner*, a. a. O.]
Zittern des Schlundes und der Speiseröhre; er schluckte bloſs krampfhaft, oft mit Gefahr zu ersticken [*Fourcroy*, a. a. O.]
Mangel an Appetit [*Huber**), in Nov. Acta Nat. Cur. III. obs. 100.]
Brecherlichkeit [Misc. Nat. Cur. a. a. O.]
55. Erbrechen mit konvulsivischen Bewegungen [*Hoffmann* in *Baldinger's* Magaz. S. 963.]
Aengstlichkeit um die Herzgrube [Misc. Nat. Cur. a. a. O.]
Groſse Aufspannung des Unterleibes [*Riverius ***), Obs. med. S. 92.]
Ungeheures Bauchkneipen [*Jac. Hill*, a. a. O.]
Unerträglich stechendes Bauchweh [Misc. Nat. Cur. a. a. O.]
60. Leberkrankheiten [*Larrey*, a. a. O.]
Vollkommne Gelbsucht. [*J. Cheyne*, in Dublin hospital reports and communications in med. and Surgery. Dublin, 1816. Vol. I.]
Gefährliche Durchfälle [*Heuermann*, a. a. O.]
Grüne Stühle [*Michaelis*, in Hufel. Journ. VI. S. 22, 24.]
Stuhlgänge gehen mit Brennen und Beiſsen im After ab [*Felix Plater*, Obs. I.]
65. Oeftere Stuhlgänge vom Geruche des Mund-Gestanks [*Degner*, a. a. O.]
Beständiger Stuhlzwang mit sehr häufigem Blutabgange durch den Stuhl [Mis. Nat. Cur. a. a. O.]
Der Harn geht bloſs tröpfelnd ab, mit Brennen [*Fel. Plater ****), Obs. 1. Basil. 1614.]
Beim Harnen, brennende Schärfe [*Plater*, a. a. O.]
Ungeheurer Harnfluſs (diabetes), mit höchster Abmagerung [*Schlichting*, in Act. Nat. Cur. VIII.]

---

*) Bei mehrwöchentlichem, innern Gebrauche der Sublimatauflösung.
**) Vom Einreiben der Quecksilbersalbe.
***) Von rohem Quecksilber mit Süſsholzpulver gerieben.

70. Entzündung der Harnröhröffnung [*Hufel.* Journ. *)
XXVI, 4.]
Harnröhrtripper [*Hufel.* Journ. a. a. O.]
Anhaltende Heiserkeit [*Fourcroy*, a. a. O.]
Husten [*Jac. Hill*, a. a. O.]
Blutspeien [*Swedjaur*, a. a. O.]
75. Heftiges Blutspeien [*A. Gottl. Richter* **), chirurg
Bibl. VI. S. 277.]
Heftige Beklemmung in der Brust und um das Herz
[*Heuermann*, a. a. O.]
Grofse, in Anfällen wiederkehrende Engbrüstigkeit;
er konnte vor Erstickungs-Furcht weder gehen,
noch sich bücken [*Fourcroy*, a. a. O.]
Erstickung [*Riverius*, a. a. O.]
Zittern [*Swedjaur*, a. a. O.]
80. Heftigstes Zittern zuerst der Hände, dann des
ganzen Körpers [*Fourcroy.* a. a. O.]
Anfälle von krampfhafter Zusammenziehung der
Arme und Schenkel [*Riverius*, a. a. O.]
Oertlicher oder allgemeiner Starrkrampf [*Swedjaur*,
a. a. O.]
Erst flüchtige, nachgehends fixe, höchst durchdringende Schmerzen in den Lenden und Knieen, dann
auch in den übrigen Gliedmafsen [*Huber*, a. a. O.]
Die gewaltigsten Schmerzen in den Muskeln, den
Flechsen oder Gelenken, den rheumatischen oder
arthritischen Schmerzen gleich [*Swedjaur*, a. a. O.]
85. Leichtzerbrechlichkeit der Knochen, nach vorgängigen rheumatischen Schmerzen [*Fourcroy*, a.
a. O.]
Fressende Geschwüre [*Swedjaur*, a. a. O.]
Schwammige, blaulichte Geschwüre, welche leicht
bluten [*Swedjaur*, a. a. O.]
Geschwüre, bei der geringsten Berührung äufserst
schmerzhaft, welche eine scharfe, fressende Jauche
von sich geben, schnell um sich greifen und un-
gleiche Erhabenheiten und Höhlungen bilden, wie
von Insekten angefressen, mit ungleichem, schnellem Pulse; der Kranke verliert den Schlaf, hat

---

*) Vom innern Gebrauche des Sublimats.
**) Von Sublimat innerlich.

keine Ruhe, zerfließt Nachts in Schweiß; das Geringste reizt ihn und macht ihn ungeduldig [*Swedjaur*, a. a. O.]

Ausschlag auf der Haut wie Friesel, der den Masern etwas ähnelt, mit Brennen und Jücken begleitet [*Bell**), über bösart. Tripper und vener. Krankh. Leipzig 1794, II. S. 236.]

90. Die Haut überall, besonders auf der Brust, den Oberschenkeln und dem untern Theile des Rückens mit Ausschlag wie Friesel überzogen [*Engel*, a. a. O.]

Flecke über den ganzen Körper vom Ansehen der skorbutischen, und zwischen ihnen krätzartiger Ausschlag, Flechten und Blutschwären [*Huber*, a. a. O.]

Die Oberhaut schält sich, besonders an den Händen und Füßen, ab [*Heuermann*, a. a. O.]

Rothlauf [*Clare***)]

Verdickung der Beinhaut [*J. Hunter*, Abh. über d. vener. Krankh. S. 632.]

95. Knochen-Geschwülste [*Louvrier*, a. a. O.]

Beinfraß und Abscesse in den Gelenken [*Bethke*, Schlagfluß, S. 406.]

Höchste Abmagerung [*Fourcroy*, a. a. O.]

Austrocknung des ganzen Körpers [*Richter*, a. a. O. — und *Louis* bei *Pibrac* in Memoires de l'acad. royale de Chirurgie T. IV.]

Allgemeine Magerkeit und Erschöpfung der Kräfte [*Swedjaur*, a. a. O.]

100. Höchste Empfindlichkeit gegen Elektrisität [*Hunter*, a. a. O.]

Allgemeine Unbeweglichkeit; eine Art kataleptischer Zustand [*Swedjaur*, a. a. O.]

Lähmungen verschiedner Glieder [*Swedjaur*, a. a. O.]

Schlagfluß [*Swedjaur*, a. a. O.]

Ohnmachten [*Swedjaur****), a. a. O.]

105. Innere wiederholte Ohnmachten [Miscell. Nat. Cur. a. a. O.]

---

*) Von Einreibung der Quecksilbersalbe.
**) Bei äußerer Anwendung der Quecksilbersalbe.
***) Vom Quecksilberdunste.

Mangel an Kräften [*Huber*, a. a. O.]
Fortwährende Schlaflosigkeit [*Degner*, a. a. O.]
Erst schneller, aussetzender, starker Puls, dann zitternder schwacher Puls [*Jac. Hill*, a. a. O.]
Fieber; allgemeine Reitzbarkeit des Nervensystems [*Swedjaur*, a. a. O.]
110. Fieber, mit sehr schmerzhaften Lokal-Entzündungen, die sich in Brand endigen [*Swedjaur*, a. a. O.]
Schleichende Fieber [*Swedjaur*, a. a. O.]
Schleichendes Fieber mit merklicher Abzehrung des Körpers*) [*Richter*, a. a. O.]
Hektisches Fieber [*Richter*, a. a. O. I, 1. S. 40.]
Hitzige, faulige Fieber [*Heuermann*, a. a. O.]
115. Abmattende Schweifse [*Wedel*, a. a. O.]
Sehr beklemmtes Athemholen, grofser Abscheu vor flüssigen Dingen, dann eine Art Wuth, in welcher er alles zerrissen hatte, dessen er sich bemächtigen konnte**) [Anmerk. des französischen Uebersetzers von *Cullen's* first lines.]

*) Durch Selterwasser und Milch gehoben.
**) Neun Tage nach Einreibung der Quecksilbersalbe gegen vermeintliche Lustseuche bei einem Jünglinge.

Sturmhut, (Aconitum Napellus).

(Der aus dem Kraute zur Zeit der anfangenden Blüthe frisch ausgeprefste und mit gleichen Theilen Weingeist gemischte Saft.)

Obgleich die folgenden Symptome noch nicht die ganze Bedeutung dieser höchst schätzbaren Pflanze ausdrücken, so eröffnen sie doch dem nachdenkenden homöopathischen Arzte eine Aussicht zur Hülfe in Krankheitszuständen, wo die bisherige Medicin ihre gefährlichsten Anstalten, z. B. reichliches Blutvergiefsen, und den ganzen zusammen gesetzten, Entzündung dämpfen sollenden Cur-Apparat sehr oft vergeblich, und fast immer mit traurigen Nachwehen anwendeten. Ich meine die sogenannten rein inflammatorischen Fieber, wo die kleinste Gabe Sturmhut alle diese bisherigen antipathischen Behandlungen entbehrlich macht und schnell und ohne Nachwehen hilft. In den Masern, im Purpurfriesel, und in den hitzigen Seitenstich-Fiebern u. s. w. gleicht seine Hülfskraft einem Wunder, wenn er bei einem etwas kühlen Verhalten des Kranken, allein, unter Vermeidung aller andern medicinischen Dinge, selbst der Gewächssäuren, zu einem Tausendtel *) eines Tropfens der decillionfachen Kraft-Entwickelung

---

*) D. i. ein Mohnsamen grofses, feinstes Streukügelchen damit befeuchtet, deren mehr als tausend von einem Tropfen Weingeist befeuchtet werden und die so klein sind, dafs ihrer 300 nur einen Gran wiegen.

auf die Gabe gereicht wird. Selten ist eine zweite solche Gabe, 36 oder 48 Stunden nach der ersten nöthig.

Um jedoch auch hier allen Cur-Schlendrian, der sich bei seinen Handlungen nur gar zu gern nach oft eingebildeten Krankheits-Namen richtet, von unserm gewissenhaften Heilverfahren zu entfernen, müssen auch in allen Krankheitszuständen, wo Sturmhut gereicht werden soll, die vorzüglichsten Symptome des Uebels, also auch der akuten Krankheit, in treffender Aehnlichkeit unter den Sturmhuts-Symptomen anzutreffen seyn.

Dann ist der Erfolg zum Erstaunen.

Gerade darin, worauf sich die Allöopathie am meisten einzubilden pflegt, in den grofsen, akuten entzündlichen Fiebern die alleinige Retterin durch dreiste, häufige Aderlässe zu seyn, und hiedurch alles homöopathische Verfahren an Hülfe zu übertreffen wähnt, gerade darin hat sie am meisten unrecht. Gerade darin zeigt sich der unendliche Vorzug der Homöopathie, dafs sie keinen Tropfen Blutes, dieses theuern Lebenssaftes zu verspritzen nöthig hat (was der Allöopathiker, oft unersetzlich, in Strömen schonungslos vergiefst), um diese gefährlichen Fieber nicht selten in eben so viel Stunden in Gesundheit zu verwandeln, als das allöopathische, Leben vermindernde Verfahren oft Monate zur völligen Wiederherstellung derer bedarf, die der Tod nicht dabei dennoch hinwegraffte, wenigstens in den künstlich von ihnen erzeugten chronischen Nachwehen.

Zuweilen ist in diesen akuten Krankheits-Fällen eine homöopathische Zwischenarznei für die nach zwölf- oder sechszehnstündiger Wirkung der ersten Sturmhutgabe übrig gebliebenen, andern Krankheits-Symptomen nöthig, aber höchst selten eine zweite Sturmhut-Gabe nach dieser Zwischen-Arznei.

Schon in vier Stunden ist bei dieser sorgfältig befolgten Anwendung des Sturmhuts in gedachten Krankheitszuständen alle Lebensgefahr verschwunden und der gereizte Kreislauf kehrt dann von Stunde zu Stunde in seinen ruhigern Lebensgang zurück.

Obgleich der Sturmhut seiner kurzen Wirkungsdauer wegen (die bei so kleinen Gaben nicht über 48 Stunden reicht) blofs in akuten Fällen hülfreich seyn zu können, scheinen sollte, so ist er doch auch in den hartnäckigsten, chronischen Uebeln da eine unentbehrliche Beihülfe, wo der Körperzustand eine Verminderung der sogenannten Straffheit der Faser (des *strictum* der Alten) verlangt, worüber ich mich hier nicht weitläuftig äufsern kann; seine Hülfe hiefür leuchtet aus seinen Symptomen hervor, die er an gesunden Menschen hervorbringt und die hierunten zum Theil verzeichnet stehen.

So ist auch der Sturmhut in angezeigter, feiner Gabe in der Luftröhr-Entzündung (Croup, häutigen Bräune) in mehrern Arten von Hals- und Rachen-Entzündung, so wie in den örtlichen, akuten Entzündungen aller andern Theile das erste und Haupt-Heilmittel, vorzüglich wo, nächst Durst und schnellem Pulse, eine ängstliche Ungeduld, ein nicht zu besänftigendes Aufsersichseyn und agonizirendes Umherwälzen zugegen ist.

Er erzeugt alle die krankhaften Zustände, welche in Aehnlichkeit bei Personen sich ereignen, die einen mit Aergernifs verbundnen Schreck gehabt haben, und er ist auch die sicherste, schnellste Hülfe für sie.

Bei jeder Wahl des Sturmhuts als homöopathisches Heilmittel ist vorzüglich auf die Gemüths-Symptomen zu sehen, damit besonders diese recht ähnlich seyen.

Daher ist er unentbehrlich nach Schreck oder Aergernifs bei Frauenzimmern, während des Monatlichen, welches ohne diefs vortreffliche Besänftigungsmittel, nur gar zu leicht von solchen Gemüths-Erschütterungen, oft augenblicklich, unterdrückt wird. Zu dieser Absicht ist schon ein einmaliges, augenblickliches Riechen in ein Gläschen hinreichend, in welchem ein Senfsamen grofses, mit der potenzirten Decillion-Verdünnung des Akonits befeuchtetes Streukügelchen liegt (was man jahrelang wohl verpfropft zu diesem Gebrauche aufheben kann, ohne dafs das Kügelchen darin seine Heilkraft verliert).

Die meisten der einander entgegen gesetzt zu seyn scheinenden, hierunten verzeichneten Sturmhut-Symptomen sind nur Wechselzustände, und mittelst beider kann er heilbringend seyn, doch ist er es am meisten mit denen, die einen tonischen Charakter haben.

Gewächssäuren und der Wein heben seine Wirkungen auf, und sonst noch andre Arzneien, die seinen etwanigen, lästigen Symptomen (durch allzu grofse Gabe oder unhomöopathische Wahl erzeugt) palliativ oder homöopathisch entsprechen.

Die Namens-Verkürzungen meiner Mit-Beobachter sind folgende: *Ahner* [*Ar.*], *Fr. Hahnemann* [*Fr. H-n.*], *Hornburg* [*Hbg.*], *Rückert* der ältere [*Rt. d. ä.*], *Wahle* [*We.*].

Sturmhut.

Schwindel; Empfindung von einem Hin- und Her-schwanken im Gehirne.

Schwindel, vorzüglich beim Bücken; sie torkelte hin und her, vorzüglich auf die rechte Seite (n. 36 St.) [Archiv f. d. Homöopath. Heilkunst, V. III.]

Sie konnte für Schwindel kaum in's Bett kommen, wobei alles mit ihr im Kreise umherging (n. 37 St.) [A. f. d. H.]

Es ist ihr drehend im Kopfe, so dafs sie ihn gar nicht bewegen darf, mit dem Gefühl, als sollten die Augen zufallen [A. f. d. H.]

5. Wie trunken; es geht alles mit ihr rund herum, sie torkelt beim Gehen, als sollte sie umfallen, mit Uebligkeit, beim Sitzen nicht, am schlimmsten beim Aufstehen vom Sitzen, weniger beim Gehen (n. $\frac{2}{3}$ St.) [A. f. d. H.]

Sehr vermehrter Schwindel beim Schütteln des Kopfs, wobei ihr ganz schwarz vor den Augen wird [A. f. d. H.]

Schwindel und Düseligkeit.

Schwindliche Schwere des Kopfs, vorzüglich in der Stirne und beim Vorbücken, mit Uebelkeit und Weichlichkeits-Gefühl in der Herzgrube (n. 2 St.) [A. f. d. H.]

Schwindel [*Matthioli*, Comment. in Diosc. lib. IV. Cap. 73. — *Vinc. Bacon*, in Philos. Transact. XXXVIII. S. 287.]

10. Schwindel, Engbrüstigkeit und trockner Husten mit Hüftweh [*Greding*, vermischte Schriften, S. 90 — 113.]

Sturmhut.

Schwindlichte Gesichts-Verdunkelung, bei ungeändertem Pulse [*Claud. Richard,* bei *P. Schenck,* lib. VII. obs. 136.]
Schwindel und Kopfweh, durch starke Bewegung ungeändert (n. ¼ St.) [*Fr. H-n.*]
Schwindel und Kopfweh im Vorder- und Hinterhaupte, beides am schlimmsten beim Bücken (n. 10 Min.) [*Fr. H-n.*]
Störung der Aufmerksamkeit beim Lesen und Schreiben durch einen öftern Stillstand der Gedanken [*Rt. d. ä.*]

15. Befangenheit des Geistes; er ist nicht im Stande, den Gedanken, den er gefaſst und schon halb nieder geschrieben hat, ohne sich erst wieder zu besinnen, vollends aufzuzeichnen (n. 3 Tag.) [*We.*]
Benommenheit des Kopfs; als hätte er ein Bret vor der Stirne (n. ¼ St) [*A. f. d. H.*]
Der Kopf ist ihm vorn wie vernagelt, in der warmen Stube [*A. f. d. H.*]
Unstätigkeit der Ideen; will sie einen Gedanken festhalten, so verdrängt ihn sogleich ein zweiter, diesen wieder ein dritter, und so fort und fort, bis sie ganz konfus wird [*A. f. d. H.*]
Mangel an Gedächtniſs; es ist ihm, wie ein Traum, was er nur eben erst gethan hat und er kann sich dessen kaum entsinnen [*A. f. d. H.*]

20. Gedächtniſs-Schwäche (n. 5 u. 9 St.)
Lebhaftes Gedächtniſs.
Geschwächtes Denkvermögen [*We.*]
Er kann nichts denken, nichts überlegen, weiſs nichts und hat von nichts eine Vorstellung im Kopfe, wie sonst, — sondern fühlt, daſs alle diese Seelenverrichtungen in der Gegend der Magengrube vor sich gehen; — nach zwei Stunden kömmt zweimal ein Schwindel und nun kehrt die gewöhnliche Denkkraft wieder in den Kopf zurück [*J. B. v. Helmont,* in Demens Idea, §. 12.]
Früh, Wüstheit und Leerheit im Kopfe, wie nach einem starken Rausche [*Rt. d. ä.*]

25. Eingenommenheit des Kopfs, wie nach einem Rausche, mit Drücken in den Schläfen.

Dummlicher Zerschlagenheits - Kopfschmerz nebst Zerschlagenheit in allen Gliedern (n. 14 St.)

Vollheits und Schwerheits-Gefühl in der Stirne, als läge daselbst eine herausdrängende Last und als wollte alles zur Stirne heraus (n. ¼ St.) [A. f. d. H.]

Betäubendes ziehendes hinein Drücken in die linke Schläfe [A. f. d. H.]

Gefühl, als zerrte ihn jemand bei den Haaren aufwärts [A. f. d. H.]

30. Halbseitiges Ziehen im Kopfe. [A. f. d. H.]

Drückender Schmerz in der Schläfe-Gegend, hernach auch ruckweise im Hinterkopfe, zuletzt Eingenommenheit des Kopfs zusammenziehenden Schmerzes [Rt. d. ä.]

Zusammenziehender Schmerz in der Stirne [Ar.]

Spannung über die ganze Stirne [Hbg.]

Beim Vorbücken ist ihr alles so voll in der Stirne, als wollte alles heraus (n. 25 St.) [A. f. d. H.]

35. Kopfweh, als wenn die Augen aus dem Kopfe fallen sollten (n. ½ St.)

Kopfweh, als wenn sich das Gehirn herausdrückte (n. ½ St.)

Kopfweh, als wenn hie und da ein Theil des Gehirns in die Höhe gehoben würde, welches schon bei geringer Bewegung, selbst durch Trinken und Reden erhöhet wird (n. ½ St.)

Reden vermehrt das Kopfweh.

Stechend klopfender Kopfschmerz, als wenn inwendig ein Geschwür wäre, welcher zuweilen am Reden hindert.

40. Ein bald fein stechender, bald klopfender, bald drückender Kopfschmerz in der Stirne beim Gehen, welcher im Sitzen nachläfst.

Hie und da im Kopfe, ein feines Klopfen.

Kopfweh; ein Klopfen an der linken Seite der Stirne, während anfallsweise in der rechten Stirn-Seite starke Stöfse entstehen (n. 3 St.)

In der linken Kopf-Seite, Schmerz, als wenn der Kopf zusammengedrückt würde [Ar.]

Kopfweh, als wäre die Hirnschale äufserlich mit

einer Binde zusammengeschnürt und fest zusammengezogen [*Helmont*, a. a. O.]
45. Sehr empfindlich scharf drückender Kopfschmerz über der Stirne [*We.*]
Herausdrückender Schmerz in der Stirne [*We.*]
Reifsender Schmerz in der linken Schläfe [*Ar.*]
Im linken Schlafe ruckweise stechender Schmerz; es fahren Stiche durch die Schläfe in den Kopf [A. f. d. H.]
Stechend pochendes Kopfweh in den Schläfen [A. f. d. H.]
50. Ruckweises Stechen im Kopfe, besonders in der Stirne [A. f. d. H.]
Reifsender Schmerz im linken Schlafe, mit brausendem Ohrenklingen [A. f. d. H.]
Gefühl von Zusammenziehung des Hirns unter der Stirne (n. 20 St.) [A. f. d. H.]
Klemmender, spannender Kopfschmerz dicht hinter den Augenhöhlen.
Ein Kneipen und Klemmen in der Stirne, als wenn es in den Knochen wäre; wie krank fühlt sie sich, als wenn Wahnsinn bei ihr entstehen wollte (n. 12, 24 St.)
55. Ein Klemmen in der Stirne, über der Nasenwurzel, als wenn sie den Verstand verlieren sollte (krank im Kopfe wäre), durch Gehen in freier Luft verschlimmert (n. 4 St.)
Eine Empfindung von Knistern (wie beim Hin- und Her-Biegen des Knistergoldes entsteht) in den Schläfen, in der Nase und Stirne.
Stechendes und einigermafsen drückendes Kopfweh über den Augenhöhlen nach dem Oberkiefer zu, welches Brecherlichkeit erregt, oder wie beim Erbrechen durch Brechmittel zu entstehen pflegt (n. 2 St.)
Drückend stechendes, brecherliches Kopfweh über der Augenhöhle nach der obern Kinnbacke herab.
Gefühl, als zerrte ihr etwas aus dem Kopfe heraus, wobei es ihr die obern Augenlider aufwärts zieht (n. ½ St.) [A. f. d. H.]
60. Zuckend reifsender Schmerz im Hinterhaupte [*Ar.*]
Ruckweise stechend ziehend reifsender Schmerz in der obern rechten Kopf-Seite [*Ar.*]

Ein Stich im Hinterhauptbeine [*Hbg.*]

Kriebeln auf der linken Seite des Kopfs, wie von einer Bürste [*Hbg.*]

Empfindung, als wenn eine Kugel aus der Gegend des Nabels heraufstiege, und im Wirbel und Hinterhaupte eine kühle Luft verbreitete [*Matthioli*, a. a. O.]

65. Brennender Kopfschmerz, als wenn das Gehirn von siedendem Wasser bewegt würde [*Matthioli*, a. a. O.]

Schwere des Hauptes [*V. Bacon*, a. a. O.]

Schmerz am Hinterhaupte und Halse [*Richard*, a. a. O.]

Wie, wenn man sich nach starkem Schweifse verkältet hat —: Kopfweh, Ohrensausen, Schnupfen und Bauchweh, vorzüglich früh [*Greding*, a. a. O.]

Es wurde ihr gegen Abend so heifs im ganzen Kopfe, worauf sich bald Schmerzhaftigkeit des ganzen Kopfes, vorzüglich der Stirne, einfand und den ganzen Abend dauerte (n. 11 St.) [A. f. d. H.]

70. (Aufgedunsenes Gesicht und Stirne.)

Bläulichtes Gesicht, schwarze Lippen [*Matthioli*, a. a. O.]

Verzerrung der Gesichtsmuskeln [*Matthioli*, a. a. O.]

Sehr stark erweiterte Pupillen [*We.*]

Verfinsterung der Augen [*Bacon*, a. a. O.]

75. Wiederholte Erblindung bei ungehindertem Sprachvermögen [*Matthioli*, a. a. O.]

Verdrehung der Augen [*Matthioli — Bacon*, a. a. O.]

Verdrehung der Augen und Zähneknirschen (um Mitternacht) [*Greding*, a. a. O.]

Beim Oeffnen der Augenlider Schmerz im innern Auge (als sollte es herausgedrückt werden), welcher Schmerz sich in die Augenbraubogen-Gegend bis in's innere Hirn verbreitet (n. 21 St.) [A. f. d. H.]

Erweiterte Pupillen (sogleich).

80. Er sieht stier mit den Augen (sogleich).

Lichtsucht, Begierde in's Helle zu sehen (n. 3 St.)

Vor dem Gesichte schwebende, schwarze Fleckchen.

Neblig vor den Augen; sie sieht nicht recht, mit Schwindel-Gefühl [A. f. d. H.]

Lichtscheu (n. 6 u. 12 St.)*)

85. Scharfes Gesicht.
Trockenheit der obern Augenlider, welche gleichsam ein Drücken in den Augen verursacht (n. 5 St.)
Schwere der Augenlider; sie deuchten ihr beim Aufheben zu schwer [A. f. d. H.]
(Es friert ihn an den Augen in freier Luft.)
Sehr schmerzhafte Augen-Entzündung (chemosis).

90. Gefühl in den Augen, als wären sie dick geschwollen (n. 5 St.) [A. f. d. H.]
Es zieht ihr ruckweise die Augen zu, wie bei unwiderstehlicher Schläfrigkeit [A. f. d. H.]
Herausgetretene Augen [*Matthioli*, a. a. O.]
Drücken der Augen, am merklichsten beim Herabsehen und Hin- und Herwenden der Augen, zugleich mit Hitze darin [*Rt. d. ä.*]
Drücken und Brennen im linken Auge und über den Augenbrauen [*Hbg.*]

95. Harte, rothe Geschwulst des rechten obern Augenlides, mit spannender Empfindung, vorzüglich früh [*Fr. H-n.*]
Triefende Augenentzündung, die ihm so schmerzhaft und erschrecklich ist, dafs er sich lieber den Tod wünscht [*Richard*, a. a. O.]
Beständiges, dumpfes Sumsen vor den Ohren und dann Ohnmacht [*Bacon*, a. a. O.]
Schmerz im Jochbeine, wie von einem innern Geschwüre daselbst.
Ohrenklingen (n. 10 Minuten.) [A. f. d. H.]

100. Es ist ihm, als wenn sich etwas vor das linke Ohr gelegt hätte [*Ar.*]
Kitzelnde Empfindung im rechten Ohre, als wenn ein Würmchen hineinkröche [*Ar.*]
Reifsen im linken Ohre [*Hbg.*]
Schmerz hinter dem linken Ohre, wie von Drücken mit dem Daumen [*Hbg.*]
Empfindung, als wenn die Backen sehr geschwollen wären [*Bacon*, a. a. O.]

*) Vermuthlich Wechselsymptom mit 81 —, so dafs beides Erstwirkungen sind.

105. Schmerz im Kiefer-Gelenke hinter dem Jochbeine, beim Kauen.

Unter dem Schweifse fuhr ihm einigemal ein brennender Schmerz ins linke Ohr und in die obere Kinnlade.

Schweifs der Backe, auf welcher sie im Bette liegt.

Kriebelnder Schmerz an den Wangen.

Gefühl von betäubenden Zusammendrückem der Nasenwurzel [A. f. d. H.]

110. Nasenbluten.

Schweifs der Oberlippe, unter der Nase.

Jückende Blüthchen an der Oberlippe (n. 24 St.)

Stechende Rucke im Unterkiefer.

Stechender Schmerz in verschiednen Zähnen (n. 36 St.) [We.]

115. Drückender Zahnschmerz im linken Oberkiefer [We.]

Sehr durchdringender Schmerz in den Kinnladen, als wenn sie abfallen sollten [Matthioli, a. a. O.]

In Zunge und Kinnbacken ein Kriebeln und Brennen, so dafs die Zähne zu wackeln scheinen [Bacon, a. a. O]

Beifsende Empfindung auf der Zunge, mehr nach der Spitze zu [A. f. d. H.]

Durchdringende, feine Stiche in der Zungenspitze.

120. In der Zunge, ein Brennen von langer Dauer [Ant. v. Stoerck, libellus de Stram. Hyos. et Acon. S. 71, 74, 80, 91, 96, 110.]

Augenblickliche, flüchtige Stiche in der Zunge mit Speichelflufs [Stoerck, a. a. O.]

Kühle und Trockenheit des Mundes, ohne Durst [Hbg.]

Trockenheits-Gefühl erst der Lippen, dann des innern Mundes mit nach dem Kopfe aus der Brust aufsteigender Hitze (ohne Backenröthe).*)

Kurzdauernde Lähmung der Zunge.

125. Trockenheit des innern Mundes (sogleich).

---

*) Dieser Einschlufs bezieht sich auf eine Person, die in gesunden Tagen gewöhnlich sehr rothe Backen hatte, welche daher homöopathisch aufgehoben wurden, da Sturmhut Backen-Hitze fast stets für sich erzeugt.

Auf der Mitte der Zunge, Gefühl von Trockenheit und Raubheit, ohne Durst (n. 1 St.)
Gefühl von Trockenheit im vordern Theile des Mundes.
Gefühl von Wundheit der Speicheldrüsen - Mündungen, als wenn sie angefressen wären.
Im Halse ein Kratzen, mit beschwerlichem Schlingen [A. f. d. H.]
130. Ziehen von der Seite des Halses hinters Ohr weg [A. f. d. H.]
Auf der linken Seite des Halses, innerlich, auf einer kleinen Stelle, ein stechendes Würgen, aufser, vorzüglich aber bei dem Schlucken und Reden. Nach $\frac{1}{4}$ Stunde zogs auf die rechte Seite, indem das schmerzliche Gefühl auf der linken Seite verschwand, verweilte da $\frac{1}{4}$ Stunde und verschwand gänzlich [A. f. d. H.]
Brickelnde Empfindung hinten auf der Zunge, wie von Pfeffer, mit Zuflufs des Speichels.
Kriebeln im Schlunde.
Fein stechende Empfindung hinten im Halse, wie von den stachlichten Härchen des Hainbuttsamens (n. 1 St.)
135. Brennender und fein stechender Schmerz hinten im Halse (Rachen).
Zusammenziehendes Gefühl hinten im Halse, wie von herben Dingen.
Pfefferartiger Geschmack im Munde [*Matthioli*, a. a. O.]
Bei mangelndem Appetite, bitterer Geschmack im Munde, mit Schmerzen in der Brust und unter den kurzen Ribben [*Greding*, a. a. O.]
Bitterer Geschmack.
140. Lätschiger, fischartiger Geschmack, wie von ababgestandenem, faulendem Wasser.
Es war ihr, als käme der ganze Mund voll Luft, mit Geschmack von faulen Eiern [A. f. d. H.]
Säuerlicher Geschmack im Munde bei Appetitlosigkeit [A. f. d. H.]
Was ihm früher sehr gut und stark schmeckte, ist ihm geschmacklos [A. f. d. H.]
Es stieg süfsliches Wasser in die Höhe, wie Würmer-Beseigen; dabei Ohrenbrausen [A. f. d. H.]

145. Heraufdämmern süfslichen Wassers mit Uebelkeit [A. f. d. H.]
Es kratzt ihr von der Herzgrube bis in den Hals herauf mit Uebelseyn und Weichlichkeit um die Herzgrube, als sollte ihr Wasser im Munde zusammenlaufen [A. f. d. H.]
Leeres Aufstofsen [A. f. d. H.]
Vergebliche Bewegung zum Aufstofsen; er will aufstofsen und kann nicht.
Durst auf Bier; hat sie es aber getrunken, so beschwert es ihr den Magen.
150. (Sie will nichts essen.)
Uebelkeit, Erbrechen, Durst, allgemeine Hitze und starker Schweifs mit Harnflufs [*Greding*, a. a. O.]
Sie bricht Spuhlwürmer aus [*Greding*, a. a. O.]
Erbrechen grüner Galle (n. 1 St.) [*Matthioli*, a. a. O.]
Erbrechen mit Blut gemischten Schleims, drei, vier Tage nach einander [*Greding*, a. a. O.]
155. Blut-Erbrechen [*Greding*, a. a. O.]
Weichlich, brecherlich in der Herzgrube, beim Sizzen schlimmer, beim Gehen fast verschwindend (gleich nach dem Einnehmen) [A. f. d. H.]
Ekel und weichliche Wabblichkeit (n. ½ St.)
Lang dauernder Ekel und verlorner Appetit.
Brecherlichkeit beim Gehen in freier Luft.
160. Brecherlichkeit zuerst in der Herzgrube, dann unter dem Brustbeine, zuletzt im Halse, ohne Speichelzuflufs.
Brecherlichkeit, gleich als ob er etwas ekelig Süfslichtes oder Fettiges gegessen hätte (n. 1 St.)
Nach Erbrechen blutigen Schleims, ein starker Schweifs [*Greding*, a. a. O.]
Erbrechen mit heftigem Durste darauf [*Moraeus*, in Königl. Vetensk. Acad. Handl. 1739. S. 41.]
— Vom künstlichen Erbrechen verschlimmerten sich die Zufälle [*Bacon*, a. a. O.]
165. Erbrechen mit Aengstlichkeit [*Richard*, a. a. O.]
Brecherlickheit mit starkem Durchlauf [*Greding*, a. a. O.]
Schlucksen [*Greding*, a. a. O.]

Sturmhut.

Früh, Schlucksen [*Greding*, a. a. O.]
Früh, lang dauernder Schlucksen [*Greding*, a. a. O.]
170. (Schlucksen nach Essen und Trinken.)
Drückender Schmerz in der Herzgrube, welcher zu Engbrüstigkeit wird (n. 2½ St.)
In der Herzgrube Drücken, wie von einem daselbst liegenden Steine, was bald darauf in den Rücken zog, mit einem zusammen klemmenden Gefühl, als hätte sie sich zu Schanden gehoben; wie steif [A. f. d. H.]
Magendrücken [*Rödder* *) bei *Alberti* in Jurisprud. med. Tom. VI. S. 724.]
Drückender Schmerz in der Herzgrube im Sitzen, Gehen und Stehen [*Ar.*]
175. Schmerz in der Herzgrube, als wenn sie innerlich geschwollen wäre, mit Appetitlosigkeit und anfallweise kurzem Odem.
Drückender Schmerz im Magen, wie eine Schwere (n. 1½ St.)
Drückender Schmerz wie eine Schwere in den Hypochondern (n. 1¼ St.)
Spannend drückender Schmerz, wie von Vollheit oder einer drückenden Last im Magen und den Hypochondern (n. 1½ St.)
Zusammenziehende Empfindung im Magen, wie von herben Dingen.

180. Empfindung von heftiger Zusammenschnürung in den Hypochondern.
Drückender Magenschmerz [*Hbg.*]
Bei mehrmals wiederholtem Erbrechen und öftern Stuhlgängen klagt er doch immer, dafs es ihm wie ein kalter Stein im Magen liege [*Richard*, a. a. O.]
Einziehen des Nabels, vorzüglich früh nüchtern.
Ein Brennen in der Nabel-Gegend.

185. Brennende Empfindung in der Nabel-Gegend, welche sie schnell überlief, und sich nach der Herzgrube hin verbreitete, mit dem Gefühl ängstlichen Pochens und Stechens daselbst; nach eini-

---

*) Alle die von *Rödder* beobachteten Zufälle entsanden von Auflegung des Saftes in eine Wunde.

ger Zeit überlief sie Frostschauder am ganzen Körper, mit Verschwinden des Hitz-Gefühls und der schmerzlichen Empfindung in der Nabel-Gegend (n. 1½ St.) [A. f. d. H.]

Kneipender Schmerz in der Nabel-Gegend [A. f. d. H.]

Zusammenpressen des Nabels; dann sogleich absetzendes Drücken im Nabel, wie Rucke [A. f. d. H.]

Greifen und Raffen in der Nabel-Gegend [A. f. d. H.]

Links über dem Nabel ein unschmerzhaftes Gefühl, als drängte sich da von innen etwas Kaltes (ein kalter Finger) heraus [A. f. d. H.]

190. Drücken in der Gegend der Leber, wovon das Athemholen beengt wird, dann gleich (kneipendes?) Bauchweh in der Gegend über dem Nabel. Gelbsucht.

Von beiden Seiten nach dem Nabel zu, ziehende Bauchschmerzen, die auch durch Zusammenbiegung des Unterleibes erregt werden.

Unter den Ribben ist sein Oberbauch mit einer gespannten, schmerzhaften Geschwulst besetzt [*Richard*, a. a. O.]

Angeschwollener, aufgetriebner Unterleib, wie Bauch-Wassersucht [*Richard* — *Matthioli*, a. a. O.]

195. Heftige Rucke (Stöfse) in der Leber-Gegend, bis zum Athem-Versetzen [*Hbg.*]

Einige Stunden früher, als gewöhnlich, aber harter Stuhlgang, wobei er stark pressen mufste.

Poltern und Knurren im Leibe, mit Rohheits-Gefühl [A. f. d. H.]

Poltern und Knurren im Unterleibe die ganze Nacht hindurch.

Ein gleichsam gährendes Knurren im Unterleibe.

200. Früh, im Bette, schreit er und weifs sich nicht zu lassen für unerträglichem (schneidendem) Leibweh und wirft sich im Bette umher (n. 16 St.)

Kolikartiges, ausdehnend spannendes und drückendes Bauchweh, wie von Winden.

Beim laut Lachen ein scharfer Stich in der rechten Seite, unterhalb der Ribben [A. f. d. H.]

Sturmhut.

Beim Einathmen dumpfe Stiche in der linken Seite, unterhalb der Ribben [A. f. d. H.]

Aus der linken Seite des Unterbauchs zieht es nach dem Rücken zu; beim darauf Drücken schmerzt die Bauch-Seite [A. f. d. H.]

205. Blähungskolik im Unterbauche, als wenn man eine, Blähungen erregende Purganz eingenommen hätte.

Sehr heifse Blähungen (n. 9 St.)

Unter Gefühl blofs einer abgehenden Blähung, unvermutheter Abgang dünnen Kothes (n. 4 St.)

Harter, mit Pressen begleiteter Stuhlgang [*Hbg.*]

Purgiren [*Stoerck*, a. a. O.]

210. Bald vor, bald nach dem Durchfalle, Uebelkeit mit Schweifse [*Greding*, a. a. O.]

Weiche, kleine, mit Zwängen begleitete Stuhlgänge, 3 bis 5 täglich.

Weifser Stuhlgang.

Weifse Stuhlgänge und rother Harn.

Wässeriger Durchlauf.

215. Der Unterbauch ist bei Berührung schmerzhaft empfindlich.

Schwäche der Gedärme, wie vom Mifsbrauche der Laxanzen zu entstehen pflegt.

Mastdarm-Schmerz (n. 1 St.)

Stechen und Drücken im After.

Vorübergehende Lähmung des Afters, unwillkürlicher Stuhlgang.

220. Fliefsende Hämorrhoiden.

Bei Durchlauf, reichlicher Harnabflufs und mäfsiger Schweifs [*Greding*, a. a. O.]

Drücken in der Blase, mit Harnverhaltung [*Greding*, a. a. O.]

Harnunterdrückung, mit Nadelstichen in der Gegend der Nieren [*Richard*, a. a. O.]

Harnflufs [*Greding*, a. a. O.]

225. Harnflufs, bei starkem Schweifse und häufigem, wässerigem Durchfalle, mit Bauchweh [*Greding*, a. a. O.]

Harnflufs und dabei beständiger Schweifs [*Greding*, a. a. O.]

Häufiger Harnflufs [*Stoerck*, a. a. O.]

Harnflufs unter Verdrehung der Augen und krampfhafter Zusammenziehung der Füfse [*Greding*, a.
a. O.]
Beim Urinlassen ein leises Gefühl (von Schwappern)
in der Blasen-Gegend [A. f. d. H.]
230. Schmerzhaftes Harndrängen; sie mufs sehr oft
harnen, weil sich die Blase schnell mit einer
Menge wasserhellen Harns füllt [A. f. d. H.]
Harndrängen bei Berührung des Unterleibes.
Schwierig abgehender Harn (Dysurie) (n. 12, 18 St.)
Aengstlicher Harndrang (n. 4 St.)
Drang zum Harnen; der Harn ging in ungewohn-
ter Wenigkeit ab; nicht ohne Schwierigkeit, als
wollte er nicht wohl fort, doch ohne Schmerz;
dabei leichtes Kneipen in der Nabel-Gegend (v.
Geruch der Tinktur) [A. f. d. H.]
235. Viel Abgang von Harn, welcher beim Stehen Blut
absetzt.
Ueberhingehende Lähmung des Blasenhalses, unwill-
kürlicher Harnabgang.
Brennen im Blasenhalse aufser dem Harnen.
Schmerz der Harnblase, beim Gehen (n. 4 St.)
Zwängen (tenesmus) des Blasenhalses (n. 4 St.)
240. Brauner, mit Brennen abgehender Urin, nachgehends mit ziegelfarbigem Satze.
Beim Gehen, Schmerzen in den Lenden, wie Wehen.
Jücken an der Vorhaut, was durch Reiben weicht,
aber bald wieder kömmt (n 3 Tag.) [*We.*]
Stechender und kneipender Schmerz in der Eichel,
während des Harnens.
Einfacher Schmerz im Hoden, so wie der, welcher
nach Quetschung desselben zurückbleibt (n. 2 St.)
245. Leises, nicht unangenehmes Kriebeln in den Geschlechtstheilen [A. f. d. H.]
Er bekommt verliebte Anfälle [A. f. d. H.]
(Sehr vermehrter Geschlechtstrieb mit Schlaffheit
schnell wechselnd) [A. f. d. H.]
Verminderter Geschlechtstrieb.
Mutter-Blutflufs.
250. Das den Tag vor dem Einnehmen beendigte Monatliche bricht sogleich wieder stark hervor
(n. ½ St.) [A. f. d. H.]

Häufiger, zäher, gilblichter Scheideflufs [*Stoerck*, a. a. O.]
Beim Ausbruche des Monatlichen, Wuth [*Greding*, a. a. O.]

Aengstlichkeiten, mit Gefahr zu ersticken [*Rödder*, a. a. O.]
Engbrüstigkeit [*Richard*, a. a. O.]
255. Oefteres gewaltsames Niesen mit Schmerz im Unterleibe [A. f. d. H.]
Kann nicht ausniesen, wegen Schmerz in der Ribben-Gegend linker Seite [A. f. d. H.]
Aeufserste Empfindlichkeit der Geruchsnerven; widrige Gerüche greifen sie sehr an.
Anfälle von Katarrh und Schnupfen (zwischen 8 u. 12 St.)
Früh-Heiserkeit (n. 8 St.)
260. Anfall von Schnupfen [*Greding*, a. a. O.]
Hüsteln von einem Kitzel oben am Luftröhrkopfe (sogleich).
Kurzer Husten.
(Husten bei der Körper-Hitze.)
Husten nach dem Trinken.
265. Von etwas Tabakrauch, gleich arger Husten (bei einem des Tabakrauches Gewohnten).
Er (ein geübter Tabakraucher) kann nicht rauchen, ohne stets zu kotzen und zu hüsteln, weil entweder der Kehldeckel Rauch in die Luftröhre einläfst, oder der Luftröhrkopf allzu empfindlich geworden ist (n. 6 St.)
Nach Mitternacht, alle halbe Stunden, ein kurzer Husten (Kaechekaeh) von einem Kitzel im Kehlkopfe; je mehr sie ihn unterdrücken wollte, desto öfterer und schlimmer kam er.
Bluthusten.
Trockner Husten [*Greding*, a. a. O.
270. Kurzer Odem im Schlafe, Nachmitternacht.
Durch die Nase unterbrochnes Athemholen, vorzüglich im Schlafe.
Stinkender Athem.
Geräuschvolles, lautes Athemholen bei offnem Munde.
Engbrüstigkeit mit starkem, lautem Athemholen.

275. Krankhafte Beschaffenheit (anfallweise Lähmung?) des Kehldeckels; Speisen und Getränke gerathen leicht beim Schlingen in die Luftröhre, so dafs sie Erstickung drohen und Husten erregen; er verschlückert sich sehr leicht.

Er verschluckt sich sehr leicht am Speichel [A. f. d. H.]

Bänglichkeit in der Brusthöhle und Beklemmung auf der rechten Brust-Hälfte, dann in der ganzen Brust [A. f. d. H.]

Zusammenklemmen der Brust, rechts neben dem Brustbeine; eine Art Engbrüstigkeit [A. f. d. H.]

Es ist ihm, als wäre ihm die Brust zusammengezogen [A. f. d. H.]

280. Zusammendrücken der Brust in der Gegend des Herzens [A. f. d. H.]

Angst, die das Athemholen hemmt, mit warmem Stirn-Schweifse.

Drückender Brustschmerz, welcher durch Zurückbiegen des Oberkörpers etwas nachliefs, aber sobald er sich gerade richtete, wieder kam (n. 12 St.) [We.]

Zusammenziehender Schmerz in der Brust, als wenn die Ribben von beiden Seiten gegen einander gezogen würden [Ar.]

Er fühlt eine Schwere in der Brust; es ist als wenn die ganze Brust von allen Seiten zusammengedrückt würde [We.]

285. Schmerzhafte Stiche in der rechten Brust-Seite, in der Gegend der letzten Ribbe, welche nach dem Kreutze zu gehen (n. 10 St.) [We.]

Stechend drückender Schmerz auf der rechten Seite des Brustbeins [We.]

Kneipend wühlender Schmerz in der rechten Brust-Seite, zwischen der dritten und vierten Ribbe, durch nichts zu ändern, bis er von selbst verschwindet [Ar.]

In der linken Brust-Seite neben der Achselgrube, beklemmende, stumpfe Stiche [A. f. d. H.]

Stiche in der Brust (beim Athmen) [A. f. d. H.]

290. Unter jedem Athemzuge, Stechen von der untersten Ribbe der rechten Seite bis in die Spitze

Sturmhut.

des Schulterblattes, mitten durch die Brust, bei klagendem Gemüthe.

Stechen in der rechten Seite, mit klägend weinerlichem Gemüthe.

Einzelne, grofse Stiche in der Seite nach dem Rücken zu (n. 24 St.)

Das Athemholen unterbrechender Schmerz in der Brust, wie ein Stechen.

Bei Angst und Verdriefslichkeit, ein Stechen in der Brust-Seite, hierauf Klopfen in der Brust-Seite, dann drückendes Kopfweh.

295. Ein brennend fein stechender Schmerz in der Brust.

Empfindung, wie von Eingeschlafenheit und Taubheit in der Luftröhre, unter dem Brustbeine (n. 8 St.)

Durch Berührung sehr vermehrter Schmerz, wie von Zerschlagenheit, in der untersten Ribbe, wobei der Kranke viel Beschwerden und Klage führt.

Auf der Mitte des Brustbeins, Schmerz, wie von Zerschlagenheit (auch durch äufsere Berührung zu verschlimmern).

Langsame Stöfse dringen in der Gegend des Herzens zur Brust heraus [A. f. d. H.]

300. Klemmender Schmerz in der Brust.

Drückend klemmender Schmerz in der Brust, unter dem Brustbeine.

Stechend bohrend wühlender Schmerz in der linken Brust-Seite, zwischen der vierten und sechsten Ribbe, zehn Minuten lang [*Ar.*]

Drückend einengender Schmerz in der Brust-Seite.

Ein kriebelnder Schmerz in der Brust.

305. Ein Krabbeln in der Brust, wie von Käfern.

(Vermehrte Milch in den Brüsten.)

Lendenschmerz [*Greding*, a. a. O.]

Drückender Schmerz im Kreutze, linker Seite [*Hbg.*]

Brennend ätzende Schmerzen neben den Rückenwirbeln, rechterseits [*We.*]

310. Heftig stechend wühlender Schmerz links am ganzen Rückgrate herunter bis in's Kreutz, der beim Einathmen so verstärkt ward, dafs ihm wiederholt Thränen in die Augen traten, 4 Stunden lang [*Ar.*]

Bei Bewegung schmerzhafte Steifigkeit des Kreutz- und Hüft-Gelenks; er ist wie kreutzlahm (n. 2 St.)

Schmerz, wie zerschlagen, im Gelenke des mit dem heiligen Beine verbundenen untersten Lendenwirbels; das Kreutz ist ihm wie abgeschlagen.

Spannend drückender Schmerz in den Lendenwirbeln, oder wie von Zerschlagenheit; zugleich mit Bauchweh, wie von Blähungskolik.

Vom Kreutze durch den Rücken bis in den Nacken, Schmerz wie von Zerschlagenheit (n. 4 St.)

315. Krabbelnder Schmerz im Rückgrate, wie von Käfern.

Ein Herumschneiden vom Rückgrate bis zum Bauche, über der linken Hüfte, in einem Zirkel.

Links neben dem Kreutze ein schmerzliches Bohren.

Ein von dem rechten Schulterblatte, nach der Brust vor, wühlend bohrender Schmerz, der durch Einathmen verstärkt ward, beim Ausathmen aber nicht und so auf keine Weise nachliefs, 12 Minuten lang [*Ar.*]

Im Nacken Schmerz, als wäre das Fleisch los, mit dem Gefühle, als hätte der Nacken keinen Halt und als wollte deswegen der Kopf vorfallen; bei Bewegung des Kopfs Stechen im Nacken [A. f. d. H.]

320. Rheumatischer Schmerz im Nacken, blofs bei Bewegung des Halses merkbar zwischen d. 5. u. 9. St.)

Feines Stechen äufserlich am Halse.

Einzelne Stiche im Nacken zu beiden Seiten [*Rt. d. ä.*]

Drückender Schmerz im linken Halswirbel [*We.*]

Ein nach innen, wie nach der Luftröhre zu, drückender Schmerz am Halse, wie ein Druck mit der Fingerspitze an dem Halse hinein [*Ar.*]

325. Schmerz am linken Schulter-Gelenke [*Hbg.*]

Einige flüchtige Stiche in der linken Achsel [A. f. d. H.]

Die Achsel thut ihr weh und will heruntersinken [A. f. d. H.]

Heftig, wie zerschlagen, bei der Berührung schmer-

zende Geschwulst in den Muskeln der Schulter (n. 4 St.)
Reifsender Schmerz von der Schulter, in dem Arme herab, bis in die Handwurzel, ja bis durch die Finger, fast nur bei jeder Bewegung; unter dem Schmerze ist die Hand blau (n. 1, 14 St.)

330. Nach dem Schlafe, ein Schmerz, bei Bewegung im Schulter- (und Hüft-) Gelenke, wie von Zerquetschung, oder als wenn das Lager gar zu hart gewesen wäre.
Einzelne Stiche in der Mitte des rechten Oberarms, auf der vordern Seite, in Ruhe, bei Bewegung und beim Daraufdrücken unverändert [*Ar.*]
Plötzlicher, ziehend stechender Schmerz an der hintern Seite des rechten Oberarms [*Ar.*]
Zittern der Arme und Hände (sogleich) [*Hbg.*]
Schmerz in dem Arme und den Fingern [*Rödder*, a. a. O.]

335. Eine Betäubung und Lähmung im linken Arme (und Schenkel), so dafs er kaum die Hand rühren konnte [*Matthioli*, a. a. O.]
Die Arme sind ihm wie zerschlagen und sinken kraftlos nieder [A. f. d. H.]
Frost und Gefühllosigkeit der Arme.
Schmerz auf dem Vorderarme, wie von einem starken Schlage [A. f. d. H.]
Ziehend stechender Schmerz im Vorderarmknochen, durch Bewegung erregbar.

340. Schwerheits-Gefühl in den Armen, vom Ellenbogen bis in die Finger; sie möchte sie sinken lassen; mit Eingeschlafenheits Gefühl in den Fingern, wenn sie etwas anfafst [A. f. d. H.]
In den Ellenbogen-Gelenken ziehender Schmerz [A. f. d. H.]
Lähmungs-Gefühl im rechten Vorderarme und der Hand (beim Schreiben), welches bei starker Bewegung verging, aber beim Schreiben und in der Ruhe bald wieder kam, doch schwächer [*Ar.*]
Klammartiger Schmerz im ganzen linken Vorderarme, durch nichts zu mindern [*Ar.*]
Ziehend reifsender Schmerz an der äufsern Seite des rechten Vorderarms [*Ar.*]

345. Wellenartig reifsender Schmerz im obern Ende des linken Vorderarms [Ar.]
Zuckend ziehender Schmerz im untern Ende der innern Fläche des linken Vorderarms über die Handwurzel nach der hohlen Hand zu [Ar.]
Ziehend lähmiger Schmerz im rechten Hand-Gelenke [We.]
Krankhaft zusammenziehender Schmerz in der hohlen linken Hand, so dafs er kaum die Finger ausstrecken konnte [Ar.]
Reifsender Schmerz in der Handwurzel.
350. Die eine Hand wird eiskalt und gefühllos, wie taub (n. 2 St.)
Kühler Schweifs der innern Handflächen.
Klamm-Schmerz in der rechten Hand [We.]
Geschwulst der Hände, mit öfterm Husten, bei gehörigem Appetite [Greding, a. a. O.]
Beim Auf- und Niederbeugen der Hand, eine zitternde Bewegung im Hand-Gelenke [Rt. d. ä.]
355. Klammartiger Schmerz mit feinen Stichen in der rechten Hand, durch Bewegung derselben vergehend [Ar.]
Einige pulsirende Stiche in der rechten hohlen Hand, wie mit einer spitzigen Nadel [Ar.]
Schneidend drückender Schmerz an der Seite des rechten Zeigefingers, nach dem Mittelfinger zu, in Bewegung und Ruhe [Ar.]
Schmerzhaftes Ziehen im linken Daumen [We.]
Zuckende Schmerzen im rechten Daumen [Ar.]
360. Wenn sie die Finger bis ans Hand-Gelenk beugt, sogleich heftige Stiche in den Ellbogen-Gelenken bis an die Hand-Gelenke herauf, an der äufsern Fläche des Arms hin [A. f. d. H.]
Lähmiger Schmerz in den Daumen [A. f. d. H.]
Schmerzhafte Bewegung des rechten Daumen-Gelenks, wie von Verrenkung.
Kriebelnder Schmerz in den Fingern.
Kriebeln in den Fingern, auch während des Schreibens [Hbg.]
365. Spannender Druck in den Oberschenkeln, wie von einer straff angezognen Binde, bei grofser Mattigkeit, im Gehen [Rt. d. ä.]

Sturmhut.

Nach dem Schlafe, ein Schmerz, bei Bewegung, im Hüft- (und Schulter-) Gelenke, wie von Zerquetschung, oder als wenn das Lager allzu hart gewesen wäre.

Im Schenkelkopfe des linken Fufses ziehender Schmerz, im Stehen und Sitzen, mehr noch im Gehen [A. f. d. H.]

Feine Nadelstiche im Muskelfleische des Oberschenkels [A. f. d. H.]

Nach dem Sitzen, eine fast lähmende Entkräftung in den Ober- und Unterschenkeln.

370. Kraftlosigkeit im Kopfe des Oberschenkels, oder Unfähigkeit zu gehen, wegen eines namenlosen, unerträglichen Schmerzes, fast wie von Zerquetschung im Kopfe des Oberschenkelknochens, welcher bald ab- bald zunimmt und nach dem Liegen und Schlafe entsteht (n. 5 St.)

Wankender Gang wegen Kraftlosigkeit und Schmerz im Kopfe des Oberschenkels.

Eine Betäubung, wie Lähmung im linken Schenkel (und Arme) [*Matthioli*, a. a. O.]

Reifsender Schmerz an dem äufsern Knöchel des linken Fufses herauf (n. 14 St.) [*Ar.*]

Unfestigkeit und Unstätigkeit in den Knieen; die Kniee wanken beim Stehen und Gehen.

375. Unfestigkeit der Kniee, besonders des einen; es knickt beim Gehen (sogleich u. n. 1 St.)

Schwere der Füfse (sogleich).

Schmerzen in den Fufs-Gelenken, mit verzweifelnden Gedanken und Todes-Betrachtungen.

Die Unterschenkel an ihren untern Theilen und die Unterfüfse sind wie taub und eingeschlafen [A. f. d. H.]

Tiefer, langsamer Stich über das rechte Knie [A. f. d. H.]

380. Schmerzhaftes Ziehen im Unterfufse vom Knie in die Ferse und wieder herauf [A. f. d. H.]

Zuckendes Reifsen an der innern Seite der Kniee [A. f. d. H.]

Lähmiges Ziehen im rechten Unterschenkel und an der Achilles-Senne, bis zur Ferse [A. f. d. H.]

Kälte der Füfse bis an die Knöchel, mit Schweifs der Zehen und Fufssohlen.

Empfindung an den Fufsknorren, als wenn sie mit einem Bande zusammengeschnürt wären, früh.
385. Ungeheurer Schmerz im Fufsknöchel, welcher durch äufseres Zusammendrücken sich mindert (n. 7 St.)
Kälte in den Füfsen, vorzüglich der Zehen [Rt. d. ä.]
Geschwulst des Theiles (worauf der Saft gelegt worden) und heifser Brand, worauf ungemeine Eiterung erfolgte [Rödder, a. a. O.]
Empfindung und Kriebeln und Brennen geht allmälig durch den ganzen Körper, vorzüglich durch Arme und Füfse [Bacon, a. a. O.]
Jücken am ganzen Körper, besonders an den Schaamtheilen [Stoerck, a. a. O.]
390. Feine Nadelstiche hie und da am Körper [A. f. d. H.]
Einzelne, lang anhaltende, mit Wundheits-Gefühl gemischte, zuletzt in reinen Wundheits-Schmerz sich endende Stiche hie und da.
Kriebeln, Jücken und Abschälen der Haut, vorzüglich an den leidenden Theilen.
Flohstichähnliche Flecken an den Händen, im Gesichte u. s. w.
Röthliche Blüthchen mit scharfer Feuchtigkeit angefüllt [Stoerck, a. a. O.]
395. Breite, rothe, jückende Blüthchen am ganzen Körper [Stoerck, a. a. O.]
Der ganze Körper ist bei der Berührung schmerzhaft; das Kind läfst sich nicht anfassen, es wimmert.
Empfindung, als wenn sie von einer schweren Krankheit eben genesete, und von einem schweren Krankenlager aufstünde (n. 6, 12 St.)
Lähmigkeits-Gefühl und Zerschlagenheit in den Armen und Füfsen mit heftigem Zittern am ganzen Körper, vorzüglich den Extremitäten, wovor er kaum gehen, schreiten kann; dabei höchst blasses Gesicht, erweiterte Pupillen, Ohnmächtigkeit, Herzklopfen, kalter Schweifs im Rücken und in den Schläfen auseinander treibendes Kopfweh — bald darauf brennende Hitze im Gesicht mit dem

Sturmhut.

Gefühl von Spannung und Gesichts-Röthe, Schläfrigkeit (n. d. Mittagessen) (n. 46 St.) (Nachwirkung?) [*A. f. d. H.*]

Bald verschwand die Lähmung auf der linken Seite und ging schnell in die rechte Seite über [*Matthioli*, a. a. O.]

400. Nach Verschwindung des Wahnsinns, Schmerz im Magen, im Kopfe, in den Kinnbacken, in der Brust und bald in dem einen, bald in dem andern Gelenke [*Richard*, a. a. O.]

Erschütterung der Gliedmafsen [*Greding*, a. a. O.]

Abends plötzliches Geschrei, Zähneknirschen, dann durch langes Schlucksen steife Unbeweglichkeit, wie eine Bildsäule (Katalepsie) [*Greding*, a. a. O.]

Allmälig werden alle Theile des Körpers schwarz, der ganze Leib geschwillt, die Augen treten zum Kopfe hervor, die Zunge hängt aus dem Munde heraus [*Pet. de Abano*, de venenis, Cap. 30.]

Alle Gelenke schmerzen (n. 7 St.) [*Richard*, a. a. O.]

405. Grofse Schwäche der Gelenke, vorzüglich der Knie- und Fufs-Gelenke, mit Zucken in den Flechsen, so dafs er kaum gehen kann [*Bacon*, a. a. O.]

Schmerzhaftigkeit des ganzen Körpers, mit erhöheter Schwäche [*Greding*, a. a. O.]

Schwäche und Unfestigkeit der Bänder aller Gelenke (n. 46 St.)

Unschmerzhaftes Knacken aller Gelenke, besonders der Kniee.

Müdigkeit in den Gliedmafsen, besonders den Füfsen, mit beständiger Schläfrigkeit und Verdriefslichkeit.

410. Früh beim Aufwachen, eine so grofse Mattigkeit, dafs er nicht aus dem Bette aufstehen wollte, die sich aber nach dem Aufstehen gab.

Er klagt über Müdigkeit des ganzen Körpers, grofse Schwäche und Herzdrücken (n. 8 St.) [*Matthioli*, a. a. O.]

Sinken der Kräfte [*Bacon*, a. a. O.]

Ungemeines Sinken der Kräfte [*Eberh. Gmelin*, Nov. Acta Nat. Cur. VI. S. 394.]

Ohnmacht [*Pet. de Abano*, de venen. Cap. 30. — *Rödder*, a. a. O.]

415. Zwei und drei schnellere Pulse und darauf Ohnmacht von gleicher Dauer [*Bacon*, a. a. O.]

Ohnmacht.

In der freien Luft ist der Kopf frei und alle Zufälle mindern sich [A. f. d. H.]

Bewegung ist ihr zuwider, sie sitzt lieber [A. f. d. H.]

Drang, sich zu legen [*Bacon*, a. a. O.]

420. Sie muſs sich niederlegen (zwischen d. 3. u. 5. St.)

Unverweigerlicher Hang, sich nieder zu legen (von 2. bis 5 St.)

Schläfrigkeit und Trägheit; selbst auf dem Spaziergange ungemein schläfrig [*Hbg.*]

(Unterbrochnes Gähnen; sie kann nicht ausgähnen.)

Gähnt oft, ohne schläfrig zu seyn [A. f. d. H.]

425. Gähnen und Dehnen [A. f. d. H.]

Schläfrigkeit, Schlaf (n. 2 St.)

Nachmittags groſse Schläfrigkeit, die Augen fallen zu, doch erwacht er leicht von gelindem Geräusch, schläft aber immer wieder ein [A. f. d. H.]

Nach dem Essen ungewöhnliche Schläfrigkeit [A. f. d. H.]

Leiser Schlaf (v. 1 bis 5 St.)

430. Schlaflosigkeit (schon in d. 4 St.)

Traumvoller Schlaf; verworrene, lebhafte Träume [A. f. d. H.]

Er kann nicht auf der rechten Seite, nicht auf dem Rücken liegen; er wendet sich im Bette mit Schmerzen von einer Seite zur andern.

Er liegt früh im Schlafe auf dem Rücken, die linke flache Hand unter den Hinterkopf gelegt.

Er schläft sitzend mit vorgeneigtem Haupte.

435. Langsamer Odem im Schlafe.

(Einathmen mit zwiefachem Rucke, wie Bock-Stoſsen, im Schlafe.)

Lange Träume, mit Beängstigung auf der Brust, die ihm das Athmen hemmte, so daſs er darüber erwachte (Alp).

Träume, in denen er viel sprach.

Sie hat ärgerliche Träume.

440. Er fährt schreckhaft zusammen, macht viele Bewegungen und redet im Schlafe.

Sie fährt im Schlafe auf und spricht, es fasse sie jemand an.

Er phantasirt wachend, entflieht aus dem Bette, und glaubt, Schafe zu treiben (n. 14 St.)

Abends nach dem Niederlegen und bei Tage im Sitzen träumt er wachend und ist in irrigen Gedanken, als wenn er weit von seiner Wohnung entfernt wäre.

Er träumt gegen Morgen sehr lebhaft einen Traum, welcher ihm genauen Aufschluſs über eine Angelegenheit giebt, die ihm im Wachen ein unerklärliches Räthsel war (n. 20 St.)

445. Er träumt die halbe Nacht über einen einzigen Gegenstand und er beschäftigt sich damit einzig auch nach dem Erwachen noch viele Stunden lang, so daſs nichts anders als dieser Gegenstand vor seinem Vorstellungsvermögen steht (wie eine fixe Idee eines Geisteskranken) was ihm sehr lästig ist und ihn quält.

Nachts, ängstliche Träume und mehrmaliges Erwachen mit Schreck [*Rt.* d. ä.]

Unruhige Nacht [*Greding*, a. a. O.]

Schlummer [*Moraeus*, a. a. O.]

Ruhiger Schlaf vier bis fünf Stunden lang [*Bacon*, a. a. O.]

450. Verlangen auf kaltes Wasser [*Matthioli*, a. a. O.]

Fieberhafter, oft aussetzender Puls [*Richard*, a. a. O.]

Empfindung, als wenn alle Adern erkalteten [*Matthioli*, a. a. O.]

Empfindung, als wenn der Blutlauf in allen Adern gehemmt wäre [*Bacon*, a. a. O.]

Er liegt ruhig, aber friert und schaudert und will mit vielen Betten zugedeckt seyn [*Bacon*, a. a. O.]

455. Früh beim Erwachen, düselig im Kopfe.

Früh beim Erwachen ist es ihm, als hätte er einen übel riechenden Athem.

Abends beim Niederliegen, Schauder.

Frostzittern und öfters Gähnen, früh nach dem Aufstehen [A. f. d. H.]

Aengstliche Frostigkeit (n. 3 St.)

460. Frost bei der mindesten Bewegung (n. 10 St.)

Frieren im Bauche [A. f. d. H.]
Es läuft ihr fortwährend die Arme und Füfse kalt herauf, auch am Gesicht hat sie Schauder [A. f. d. H.]
Schauder durchrieselt sie von unten bis in die Brust herauf [A. f. d. H.]
Es friert sie und sie schüttelt sich [A. f. d. H.]
465. Frostschauder über Rücken und Arme [A. f. d. H.]
Ohnmachtsanfall mit Frost.
Zuerst Kälte, Frost und Blässe der Fingerspitzen, dann in den Fingern, nachgehends Empfindung vom Klamm in den Fufssohlen und Waden, endlich Frost an der Stirne (n. ½ St.)
Kälte am ganzen Körper.
Fieber: **Frost des ganzen Körpers, mit heifser Stirne, heifsen Ohrläppchen und innerer trockner Hitze.**
470. Fieber: Kälte mit Steifigkeit des ganzen Körpers, Röthe und Hitze der einen und Kälte und Blässe der andern Wange, bei offenen, stieren Augen, mit verengerten Pupillen, die sich im Dunkeln nur wenig und langsam erweitern.
Gegen Abend, Frost und Kälte der Hände und Füfse, dann Brecherlichkeit in der Mitte des Brustbeins, welche selbst während des Genusses der Speisen anhält, welche gut schmecken, obgleich weder Appetit dazu, noch Abneigung dagegen vorhanden ist; nach dem Essen vergeht die Brecherlichkeit, worauf die Gesichts-Hitze erfolgt, von traurigen, verzweifelnden Gedanken begleitet.
Oeftere Anfälle (etwa eine Stunde um die andre), eine Viertelstunde lang, von äufserster Schwäche und Unempfindlichkeit, so dafs er weder Hände noch Füfse regen und nicht im Bette aufsitzen, noch auch den vorigen Schmerz fühlen, nicht sehen, nicht hören, auch nicht laut reden konnte; wobei die Schenkel ausgestreckt sind (n. wenigen St.)
Abwechselnde Anfälle (n. 3, 4, 6 St.): Entweder bei Backen-Röthe, läppische Lustigkeit, mit Hitz-Empfindung über den ganzen Körper und Kopfweh beim aufwärts und seitwärts Bewegen der Augen.

Oder, bei Backen-Röthe und Kopf-Hitze, Schauder über den ganzen Körper, bei richtigem Geschmacke im Munde;

475. Oder, bei Backen-Röthe, Schauder, mit Weinen und drückendem Kopfweh vergesellschaftet;

Oder, bei Backen-Röthe, ein hartnäckig widerstrebendes Wesen, Brennen in der Nabel-Gegend und drückender Kopfschmerz.

Höchste Backen-Röthe, mit einem mürrischen, kläglich weinerlichen Wesen (n. 3 St.)

Gegen Abend brennende Hitze im Kopfe und Gesichte, mit Backen-Röthe und herausdrückendem Kopfweh; dabei am ganzen Körper Frostschauder mit Durst (n. 14 St.) [A. f. d. H.]

Gegen Abend, trockne Hitze im Gesichte, mit Aengstlichkeit.

480. Heifs vor dem Kopfe, mit heifs anzufühlender Stirne, bei Frostschauder des übrigen Körpers, bei der geringsten Bewegung.

Gefühl von Hitze zuerst in den Händen, dann im ganzen Körper, selbst in der Brust, ohne merkbare äufsere Hitze (n. 4 St.)

Es überlief ihn einigemal den Rücken heifs [A. f. d. H.]

(Hitze mit Entblöfsung.)

Allgemeine Hitze mit Durst.

485. Bei der Hitze mäfsiger Bierdurst.

(Sie trinkt wenig in der Hitze und hat doch trockne Lippen.)

(In der Hitze beschwert sie der Husten.)

(Grofse Hitze von Abends 10 Uhr bis nach Mitternacht, mit kurzem Athem; sie wollte husten und konnte nicht, auch das Sprechen ward ihr sauer; dabei äufserste Unruhe und Schreien über Schmerzen in den Händen, den Füfsen, dem Unterleibe und im Kreutze; sie stampfte mit den Füfsen und liefs sich nicht angreifen.)

Schweifs mit Fieberschauder (n. 3 St.)

490. Gelinder Schweifs über den ganzen Körper.

Sauer riechender Schweifs über den ganzen Körper.

Matter Schweifs.

Gelinde Wärme mit mäfsigem Schweifse [*Bacon*, a. a. O.]

Bei starkem Schweifse häufiger Harnflufs [*Greding*, a. a. O.]

495. Bei starkem Schweifse, Durchfall und vermehrter Harnflufs [*Greding*, a. a. O.]

Grofse, innerliche Hitze mit Durst [*Rödder*, a. a. O.]

Duftung und Schweifs am ganzen Körper [*Stoerck*, a. a. O.]

(Gegen Mittag), Schweifs [*Greding*, a. a. O]

Heftiger Schweifs, ohne Ermattung [*Greding*, a. a. O.]

500. Bei dreister Sprache und lebhaften Augen, steht kalter Schweifs auf seiner Stirne und der Puls ist fast unfühlbar [*Matthioli*, a. a. O.]

Nächtliches, wüthendes Delirium; er läfst sich nicht im Bette erhalten; früh, ungeheurer Schweifs [*Dürr*, in Hufel. Journ. IX. 4. S. 108.]

Uebereilt verrichtet er allerlei, und läuft im Hause umher [*Helmont*, a. a. O.]

Kurzdauernder Wahnsinn [*Moraeus*, a. a. O.]

Verdriefslich, zu nichts aufgelegt, niedergeschlagen auch beim Spaziergange [*Hbg.*]

505. Verdriefslich, als hätte sie gar kein Leben mehr in sich (n. 2 St.) [A. f. d. H.]

Wird lustig und bekommt Neigung zu singen und zu tanzen (n. ½ St.) [A. f. d. H.]

Lustiger, aufgeregter als gewöhnlich (d. ersten St.)

Abwechselnde Anfälle entgegengesetzter Gemüthszustände [*Matthioli*, a. a. O.]

Bald hat er seinen völligen Verstand, bald redet er irre [*Matthioli*, a. a. O.]

510. Bald zweifelt er an seinem Aufkommen, bald ist er voll Hoffnung [*Matthioli*, a. a. O.]

Nach dem Erbrechen, sogleich Belebung der Hoffnung [*Richard*, a. a. O.]

Zittern und Neigung zu Herzklopfen.

Herzklopfen und Aengstlichkeit und vermehrte Körperwärme, besonders im Gesichte [A. f. d. H.]

Herzklopfen mit grofser Aengstlichkeit, Athembeklemmung und grofser Müdig-

Sturmhut.

keit in allen Gliedern; es steigt ihr von da in den Kopf und wird ihr wie betäubt von fliegender Gesichts Röthe [A. f. d. H.]

515. Angst und mürrisches Wesen mit feinem Stechen in der Brust-Seite; dann Klopfen in der Herzgrube und dann drückendes Kopfweh.

Untröstliche Angst und jämmerliches Heulen mit Klagen und Vorwürfen über (oft unbedeutende) üble Ereignisse (n. 5 St.)

Peinlich ängstliche Klagen, mit zagenden Befürchtungen, mit Verzweiflung, laut jammerndem Weinen und bittern Beschwerden und Vorwürfen.

Furcht, er möchte wanken, fallen.

Menschenscheu (n. 3 St.)

520. Er sinnt, und sitzt in tiefen Gedanken.

Ahnung: er sagt: eben jetzt muſs meine Geliebte (11 Meilen weit entfernt) die schwere Stelle, *) die ich eben sang, ebenfalls gesungen haben.

Kummer, Gram.

Das mindeste Geräusch ist ihm unerträglich (n. ½ St.)

Musik ist ihr unerträglich; es geht ihr durch alle Glieder, sie wird ganz wehmüthig (n. 24 St.)

525. Aeuſserste Schreckhaftigkeit (n. ¼ St.)

Er nimmt jeden Scherz sehr übel (n. 3 St.)

Sie ist äuſserst zur Aergerniſs aufgelegt (n. ½ St.)

Sie wird zänkisch (n. 6 St.)

Sie macht Vorwürfe (n. 4 St.)

530. Zänkerei, mit läppischem Wahnsinne von Stunde zu Stunde wechselnd — er schwatzt Kinderpossen und ist ausgelassen lustig.

Zornmüthigkeit.

Hartnäckigkeit.

Menschenhaſs.

---

*) Die Stelle aus Beethoven: ah! perfido — hatte sie wirklich, obgleich bisher gefährlich krank, doch diesen Tag zum ersten Male vorzüglich wohl, in ein Concert geführt, gesungen, nur 5 Stunden früher, als dieser ihr Bräutigam, der von Mesmerism vorzüglich erregbar war.

Gesetztes, standhaftes, obwohl nicht aufgereimtes Gemüth (Nach- und Heilwirkung) (n, 8 St.)

535. Lebhafte Einbildungskraft.

Bald scheint er zu weinen, bald trällert er [*Matthioli*, a. a. O.]

Wahnsinnige Possen [*Richard*, a. a. O.]

Befürchtung eines nahe bevor stehenden Todes [*Richard*, a. a. O.]

Von Zeit zu Zeit wiederkehrende Todesangst [*Matthioli*, a. a. O.]

540. **Klagende Befürchtungen eines nahen Todes** (v. 2 bis 12 St.)

Befürchtung, es möchte ihm ein Unglück begegnen.

Wohlverleih, (Arnica montana).

Die Wurzel dieses laubholzwaldige Berg-Ebenen liebenden Gewächses verliert an der Luft sehr bald einen beträchtlichen Theil ihres Geruchs und ihrer Arzneikraft, durch Kochen aber am meisten. Doch läfst sich das frisch bereitete Pulver, schnell und völlig im Wasserbade getrocknet, in wohlverstopften Gläsern mehrere Jahre in fast voller Kraft aufbewahren.

Alle künstlich gestellten Dogmen der gewöhnlichen, nach ihrer Art gelehrten Arzneikunst, alle ihre scholastischen Definitionen, Distinktionen und spitzfindigen Erklärungen waren in allen Jahrhunderten nicht vermögend, die specifische Heilkraft dieses Krautes zu entdecken oder für das, oft sehr gefährliche, allgemeine Uebelbefinden, welches von einem schweren Falle, von Stöfsen, Schlägen, von Quetschung, Verheben, oder vom Ueberdrehen oder Zerreifsen der festen Theile*) unsers Körpers entstehet, die wirksame Hülfe auszufinden. Der gemeine Mann mufste es für sie thun und fand nach unzähligen, vergeblich angewendeten Dingen die Hülfe endlich durch Zufall

*) Sie ist daher selbst in den gröfsten Verwundungen durch Kugeln und stumpfe Werkzeuge sehr heilsam — so wie in den Schmerzen und andern Uebelbefinden nach Ausziehn der Zähne, und nach andern chirurgischen Verrichtungen, wobei empfindliche Theile heftig ausgedehnt worden waren, wie nach Einrenkungen der Gelenke, Einrichtungen von Knochen-Brüchen, u. s. w.

in diesem Kraute und nennte es daher **Fallkraut**. Darauf theilte vor 200 Jahren ein Arzt (*Fehr*) diesen Fund der Hausmittelpraxis zuerst der gelehrten Arzneikunst mit (dann ward diefs Kraut panacea lapsorum von ihr genannt), der Arzneikunst, sage ich, welche eben so alle ihre übrigen, noch vorhandenen specifischen Heilmittel blofs aus dem zufälligen Funde der Hausmittelpraxis entlehnte, nicht aber selbst finden konnte, da sie die reinen Wirkungen der Naturkörper auf den gesunden menschlichen Körper zu erforschen, sich nie angelegen seyn liefs.

Alles Uebelbefinden von starken Quetschungen und Zerreifsungen der Faser hat, sich ziemlich gleich bleibende Symptomen und, siehe! diese sind, wie folgendes Verzeichnifs darlegt, in den Befindens-Veränderungen, welche Arnica in gesunden Menschen hervor zu bringen pflegt, in auffallender Aehnlichkeit homöopathisch enthalten.

Bei starken, grofsen Quetschungs-Verletzungen wird die Heilung sehr befördert, wenn man nächst einer kleinen Gabe innerlich eingenommener Arnica (wo nöthig, alle 3 Tage eine) auch äufserlich die Theile die ersten 24 Stunden über befeuchtet mit Wein oder, mit gleichem Wasser verdünntem Branntwein, ein Pfund von dem einen oder dem andern mit 5 bis 10 Tropfen der hundertfachen potenzirten Wohlverleih-Verdünnung gemischt und etwa 10 Mal stark zusammengeschüttelt.

Eben dieses Verzeichnifs ihrer reinen Kräfte deutet aber auch auf mehrere Krankheitszustände im menschlichen Leben hin, wofür das Wohlverleih sichre, homöopathische Hülfe darbietet. Sie ist ein vielnütziges Heilmittel und ob gleich ihre Wirkung, selbst in grofsen Gaben, nicht über sechs Tage reicht, so habe ich sie doch, selbst in den langwierigsten Krankheiten, als unentbehrliches Beihülfs- und Zwischenmittel angetroffen.

Nur muſs man sie nie in rein inflammatorischen, akuten Krankheiten mit gröſstentheils äuſserer, allgemeiner Hitze, und eben so wenig in Durchfällen anwenden wollen, wo man sie immer sehr nachtheilig finden wird, wozu die Gründe ebenfalls in ihrer eigenthümlichen Wirkungsart zu Tage liegen.

Gegen einige Arten unächten Seitenstichs aber ist sie desto hülfreicher, in denen nämlich, deren Symptomen den Symptomen dieser Wurzel in Aehnlichkeit entsprechen.

Am besten ists, wenn auch diese Arznei, zu innerm Gebrauche in decillionfacher Kraft-Entwickelung angewendet wird, so daſs, wo man die Pflanze grün haben kann, der frisch ausgepreſste Saft aus der, ihrer Blühe-Zeit nahen, ganzen Pflanze, mit gleichen Theilen Weingeist gemischt wird, wovon zwei Tropfen der durch Stehen abgehelleten Flüssigkeit, erst mit 98 Tropfen Weingeist durch zwei Schüttel-Schläge verdünnt und potenzirt werden und dann ferner, durch 29 andre Verdünnungs-Gläschen, immer ein Tropfen von der schwächern Verdünnung zu 100 Tropfen des folgenden Gläschens getröpfelt, dann zwei Mal geschüttelt und im letzten Gläschen bis zur decillionfachen Kraft-Entwickelung erhoben wird.

Wo man aber die Pflanze nicht grün haben kann, muſs man sich mit der Tinktur, aus 10 Gran feingepülverter, möglichst frischer Wurzel, mit 1000 Tropfen Weingeist binnen einer Woche, unter täglich einmaligem Umschütteln, ausgezogen, behelfen, wovon man einen Tropfen weiter mit 100 Tropfen Weingeist und zweimaligem Schütteln verdünnt und potenzirt und so fort bis zur decillionfachen Kraft-Entwickelung. Zwei, drei feinste Streukügelchen mit der höchsten Kraft-Entwickelungs-Flüssigkeit be feuchtet sind die gewöhnlichste Gabe zum innern Gebrauche.

Kampher ist das Gegenmittel grofser, im unhomöopathischen Falle angewendeten Gaben, Wein aber verschlimmert ihre nachtheilige Wirkung.

Die Abkürzungs-Zeichen der Namen meiner Mit-Beobachter sind: *Franz* [*Fz.*], *Grofs* [*Gfs.*], *Fr. Hahnemann* [*F. H-n.*], *Hornburg* [*Hbg.*], *Kummer* [*Kr.*], *Langhammer* [*Lr.*], *Wislicenus* [*Ws.*].

Wohlverleih.

Beim Mittagsessen plötzlicher Schwindel, als sollte er vorwärts fallen [*Gſs.*]
Beim Gehen schwindlich [Archiv f. d. homöop. Heilk. V. III.]
Schwindel in der Stirn, besonders beim Gehen, wo es ihr ist, als ginge alles mit ihr im Kreise herum und wollte mit ihr umfallen [A. f. d. H.]
Schwindel; wenn sie sitzt und den Kopf vorwärts hält, fast unmerklich; wenn sie aber den Kopf aufrichtet oder bewegt, sogleich Gefühl, als ginge alles mit ihr herum [A. f. d. H.]

5. Schwindel.
Eingenommenheit des Kopfs.
Eingenommenheit des Kopfs, Schwindel und Angst erhöhen sich durch künstliches Erbrechen.
Betäubender Kopfschmerz, früh.
Schwere in der Stirn (n. 1 St.) [A. f. d. H.]

10. Er sitzt in Gedanken, denkt aber eigentlich nichts [*Kr.*]
Gedächtnifsmangel; er vergifst das Wort im Munde [*F. H-n.*]
Zerstreutheit des Geistes; er kann seine Gedanken nicht lange auf einen Gegenstand richten [*Ws.*]
Bei Umnebelung des Kopfs und Eingenommenheit der Seitentheile des Schädels, verengerte Pupillen [*Fz.*]
Düster im Kopfe, ohne besondres Kopfweh (n. 2 St.) [*Kr.*]

15. Er verfällt leicht in ein wachendes Träumen [*Kr.*]
Innere Hitze, besonders im Kopfe, mit Schwere desselben, ohne Durst [*Ws.*]

Brennen im Kopfe, mit drückend ausdehnendem Schmerze.
Brennen im Gehirne, bei übrigens kühlem, wenigstens nicht heifsen Körper.
Hitze im Kopfe; bei übrigens kühlem, wenigstens nicht heifsem Körper.
20. Kopfweh [*de Meza*, in Samml. br. Abh. f. pr. Aerzte XIII. — Edinb. med. Comment. Dec. II. B. II.]
In den Schläfen ein drückendes Kopfweh (n. ½ St.) [*Kr.*]
Nach drückendem Kopfweh, auch in den Schläfen folgt klopfend drückendes Kopfweh.
Drückender Schmerz in der Stirne.
Drückender Kopfschmerz in der Stirne, welcher am warmen Ofen sich vermehrt, als wäre das Gehirn zu einem Klumpen zusammengeballt [*Fz*]
25. Drückender und ausdehnender Kopfschmerz, wie von etwas Weichem im Scheitel, mit Ziehen im Hinterhaupte und Rissen nach den Schläfen [*Fz.*]
Drückendes Kopfweh über den Augen nach den Schläfen hin, mit Gefühl, als würden die Stirnbedeckungen krampfhaft zusammen gespannt (n. 1 St.) [*Ws.*]
Erst drückendes Kopfweh in der Stirne, dann stechender und zuckend stechender Schmerz in der Stirne; unter Frost (n. 8 St.)
Drückend pressender Schmerz in der Stirne, besonders stark beim Gehen, Treppen-Steigen, Nachdenken und Lesen [*Hbg.*]
Drücken im rechten Stirnbeine, darauf Niefsen, worauf es sich erst in das linke, dann in das rechte Ohr zog (n. 2 T.) [*Hbg.*]
30. Drückendes, schmerzhaftes Ziehen in der linken Schädelhälfte, vom Ohre bis oben heraus (n. 3 St.) [*Hbg.*]
Drückender, betäubender Schmerz an der Stirne, mehr äufserlich (n. 5½ St.) [*Lr.*]
Drückendes Kopfweh äufserlich, oben auf dem Scheitel [*Ws.*]
Nach zweimaligem Niesen, ein Schmerz in der linken Stirn-Seite, wie nach einem heftigen Stofse [*Hbg.*]

Beim Husten, heftiges Stechen im Vorderkopfe (n. 7 St.) [*Lr.*]

35. Grofse Stiche im Kopfe beim Husten (n. 10 St.)

Kopfweh; Stiche aufwärts, welche sich beim Husten und schon bei Bewegung des Kopfs erneuen, und sich nur beruhigen, wenn er sich auf die schmerzende Seite des Kopfs legt.

Fein stechender Schmerz in der Stirne, welcher sich bei Aufhebung der Augen verschlimmert, mit Gesichts-Hitze und Durst.

Stechen in der Stirne.

In der Stirne ruckweises Stechen [A. f. d. H.]

40. Am linken Schlafe ruckweises Stechen [A. f. d. H.]

Kopfschmerz, als wenn ein Nagel in die Schläfe gestofsen wäre, bei allgemeinem Schweifse, um Mitternacht, worauf Mattigkeit folgt (n. einigen St.)

Von Zeit zu Zeit wiederkehrender, fein stechend reifsender Kopfschmerz in der linken Schläfe (n. 4 St.)

Schnell auf einander folgende Stiche in der Schläfe-Gegend, nach der Stirne zu (n. 4 St.) [*Kr.*]

Im linken Stirnhügel, ein schnelles Stechen, mit dem Gefühle, als wäre die Stirne blutrünstig [*Gfs.*]

45. Stechender Schmerz in der Stirne [*Hbg.*]

Stumpfe Stiche zu den Schläfen hinein (n. 1 St.) [*Ws.*]

Ruckweise stechendes Kopfweh beim Bücken, als wollte alles zur Stirne heraus; dabei üblig, weichlich ums Herz [A. f. d. H.]

Zuckend reifsender Kopfschmerz, der sich durch Bücken und Husten vermehrt.

Zuckendes Kopfweh im Vorderhaupte (n. 1 St.) [*Ws.*]

50. Reifsen in der linken Schläfe und beim Gehen im Freien, Wiederkehr des drückenden, ausdehnenden Kopfschmerzes (n. 10 St.) [*Fz.*]

Wiederholter, reifsender Kopfschmerz in der linken Schläfe [*Hbg.*]

Grofse innere und äufsere Hitze des Kopfs [*Baehr.*]

Vorübergehendes Brennen am Scheitel und Halse äufserlich [*F. H-n.*]

Kriebeln vorne in der Stirne.

55. Kriebeln über den Augenhöhlen.
(Blofs beim Liegen erträglicher, aber beim Aufrichten und Sitzen im Bette unerträglicher Kopfschmerz.)
Kriebeln auf dem Wirbel des Haupts, äufserlich.
Empfindung von Kälte an einer kleinen Stelle auf der Stirne, als wenn ihn da jemand mit einem kalten Daumen berührte.
Von der linken Seite des Kopfes, querdurch, ein Schmerz, als würde ein Messer durchgezogen, bis in die andre Hälfte; dann sogleich innere Kälte im Kopfe, dafs die Haare emporsträubten [A. f. d. H.]
60. Am Hinterhaupte an einigen Stellen Schmerz, als würden die Haare ausgerissen, oder wie elektrisch scharfe Schläge [A. f. d. H.]
Stechendes Jücken auf dem Haarkopfe, durch Kratzen nicht zu tilgen [Ws.]
Die Kopfhaut bis zu den Augenbrauen liegt fest auf dem Schädel auf und ist fast unbeweglich (n. 1½ St.) [Ws.]
An der Stirn-Seite, Blüthchen, zum Theil mit Eiter gefüllt (n. 3 Tag.) [Kr.]
Das Gesicht ist sehr eingefallen [*Thomas a Thuessink*, Waarnehm. Groning. 1805.]
65. Trockne Hitze im Gesichte gegen Abend bis hinter die Ohren, ohne Durst, bei ganz kalter Nase (n. 24 St.) [Hbg.]
Klammartiges Reifsen am linken Augenbraubogen [Gfs.]
Verengerte Pupillen (n. 2 St.) [Lr.]
Angst verkündende, stiere Augen.
Der Rand der obern Augenlider, wo er inwendig den Augapfel berührt, ist schmerzhaft bei Bewegung derselben, als wenn sie allzu trocken und etwas wund wären.
70. Verengerte Pupillen, bei Umnebelung des Kopfes [A. f. d. H.]
Scharfe, feine Stiche im innern Augenwinkel [A. f. d. H.]
Wenn er im Mittags-Schlafe die Augen zu hatte, so war's ihm wohl; beim Oeffnen Uebligkeit in der Herzgrube [A. f. d. H.]

Erweiterte Pupillen (n. 26 St.) [*Lr.*]
Stiche in den Augen [*Collin*, obs. circa morbos, IV. S. 5. und V. S. 108.]

75. Jücken in den Augenwinkeln (n. 27 St.) [*Lr.*]
Brennen in den Augen [*Collin*, a. a. O.]
Brennen in den Augen, ohne Trockenheit [*Baehr.*]
Zuweilen fliefsen gleichsam glühende Thränen, die wie Feuer brennen [*Baehr.*]
Das rechte Auge ist etwas zum Kopfe herausgetreten und höher und gröfser anzusehen, als das linke [*Baehr.*]

80. Ziehender Schmerz im rechten Augapfel (n. 2 St.) [*Kr.*]
Auf dem linken Augenhöhlrande, sehr schmerzliches, absetzendes, stumpfes Drücken [*Gfs.*]
Krampfhaft drückendes Zucken unterm linken Auge auf das Nasenbein, was sich mit über den Augapfel erstreckt [*Gfs.*]
Am linken Ohrknorpel, innerhalb Schmerz wie von Stofs oder Quetschung [*Hbg.*]
In beiden Ohren, in der Gegend des Trommelfells, absetzendes Drücken (n. 10 St.) [*Kr.*]

85. Stumpfe Stiche durch das innere Ohr hinein (n. 1 St.) [*Ws.*]
Es fuhr ihr stechend in's rechte Ohr, gleich darauf in's linke, zuletzt in die Augen, mit dem Gefühl in denselben, als würden sie gewaltsam aufwärts gedreht [A. f. d. H.]
Hitze und Brennen im Ohrläppchen [A. f. d. H.]
Gefühl, als wenn das eine Ohr heifs wäre, welches doch nicht ist (n. 1 St.)
Hinter dem Ohre, dumpfe, lange Stiche.

90. Erst Stiche, dann reifsender Schmerz im Ohre (n. 1 St.)
Drücken im Ohre.
Merklich vermindertes Gehör (n. 90 St.)
Weit feineres Gehör (n. 10 St.)
Ohrensausen.

95. Klingen im linken Ohre (n. 3 St.) [*Kr.*]
Sumsen in den Ohren (n. 7 St.) [*Lr.*]
Aeufseres Hitz-Gefühl am linken Ohre und in der Backe [*Hbg.*]

Pockenähnlicher Ausschlag auf den Backen; der meiste unter den Augen [*F. H-n.*]

Zuckendes Klopfen in der linken Wange (n. ⅜ St.) [*Ws.*]

100. In dem geschwollenen Backen, Klopfen und Kneipen, wie wenn zwei Hämmer zusammenschlügen, das Fleisch zusammenquetschend [*Baehr.*]

(Schmerz wie zerschlagen im rechten Kiefer-Gelenke, beim herüber und hinüber Bewegen des Unterkiefers früh (n. 20 St.))

Röthe und Brennen in der einen Backe, bei übrigens kühlem, wenigstens nicht heifsem Körper.

Rothe Geschwulst der rechten Backe von klopfend zwickendem Schmerze, geschwollene Lippe und grofse Hitze im Kopfe, bei kaltem Körper; nur die Füfse waren zuweilen heifs.

Ueberlaufende Hitze am Kopfe, wobei ihr der Schweifs im Gesichte zusammenläuft [*A. f. d. H.*]

105. Ueberlaufende Hitze im Gesichte, Abends (n. 36 St.) [*A. f. d. H.*]

Heifse, rothglänzende, steife Geschwulst des linken Backens [*Baehr.*]

Beim Gähnen, Klamm-Schmerz in der Wange (n. 1 St.) [*Ws.*]

Laufendes Kriebeln, wie Schauder ohne Frost, auf dem linken Backen, bis seitwärts zum Hinterhaupte (n. 6 St.)

Klamm-Schmerz an der Nasenwurzel (n. 2 St.) [*Ws.*]

110. **Die Nase schmerzt von oben herab, als wäre er stark darauf gefallen** [*Hbg.*]

Stechend reifsender Schmerz in der Nase.

Geschwulst der Nase.

Empfindung, als wenn die Nasenlöcher geschwürig wären; die Nase ist inwendig böse.

In der Nase und unter der Nase, Blüthchen, welche in ihrer Spitze Eiter bekommen, mit beifsendem Schmerze.

115. Hitz-Gefühl in der Nase; doch ist sie kalt anzufühlen [*Hbg.*]

Häufiges Nasenbluten [*Baehr.*]

Der Nasenknochen erleidet einen stumpfen Druck, mit Betäubung verbunden [*Gfs.*]

Wohlverleih.

Gefühl, als kröche neben der Nase ein Insekt; durch Wischen nicht zu tilgen [*Gfs.*]

Jückendes Kriebeln an der Seite der Nase, durch Reiben vergehend (n. 1 St.) [*Ws.*]

120. Jücken an der Oberlippe, was beim Reiben brennend wird [*Ws.*]

Der äufsere Rand rings um die Lippen, besonders um die Oberlippe, wird riebisch und wie aufgesprungen, gleichsam als von Kälte (n 8½ St.) [*Lr.*]

An beiden Seiten der Oberlippe, ein Blüthchen (n. 2 Tagen.) [*Kr.*]

Eine Ausschlags-Blüthe in der Vertiefung der Mitte der Oberlippe mit Röthe darum herum und spannendem Schmerze [*F. H-n.*]

Trockne, wie von Durst ausgedörrte Lippen.

125. Aufgeborstene Lippen.

Geschwürige Mundwinkel, mit brennendem Schmerze, besonders bei Bewegung dieser Theile.

Kriebeln in den Lippen, als wären sie eingeschlafen (n. 2½ St.) [*Fz.*]

Brennende Hitze in beiden Lippen, bei mäfsiger Wärme des Körpers [*Ws.*]

Dick aufgeschwollene Lippen [*Baehr.*]

130. Heftiges Zittern der Unterlippe [*Thuessink, a. a. O.*]

Anfangende Lähmung des Unterkiefers.

Geschwulst der Unterkieferdrüsen.

In den Muskeln am Unterkieferaste, drückendes Zucken (absetzendes Reifsen) [*Gfs.*]

Die Unterkieferdrüsen sind geschwollen und schmerzen vorzüglich, wenn er den Kopf hebt und wendet, besonders aber beim Befühlen (n. 4 Tagen.) [*Kr.*]

135. Die Halsdrüsen sind hervorragend geschwollen und aufserordentlich schmerzhaft schon für sich, am meisten aber bei Bewegung und beim Sprechen [*Baehr.*]

Rauhes Ziehen in den linken Halsmuskeln, mit Zerschlagenheits-Schmerz [*Hbg.*]

Reifsender Schmerz im Halse [*Collin, a. a. O.*]

Drücken in den Halsmuskeln, als wäre die Halsbinde fest umgebunden [*Hbg.*]

Der Kopf ist ihr so schwer, dafs sie ihn immer auf die Seite sinken läfst [*Baehr.*]

140. Der Kopf ist schwer und, wegen Schwäche der Halsmuskeln, so beweglich, dafs er leicht nach allen Seiten hinsinkt (n. 4 St.) [*Kr.*]

Schmerz in den Zähnen, als wenn an ihren Wurzeln mit einem Messer geschabt würde [*Baehr.*]

Im Zahnfleische Kriebeln, wie eingeschlafen [A. f. d. H.]

Schleimige Zähne (n. 1 St.)

Wackeln und Verlängerung der Zähne, ohne Schmerz.

145. (Zahnweh wie von ausgebissenen — verrenkten, wackelnden — Zähnen, drückend klopfend, als wenn sie durch das andrängende Blut herausgedrückt würden; sie schmerzen dann mehr bei Berührung.)

Drücken am untern, innern Zahnfleische, wie von einer Bleikugel [*Fz.*]

Beim Essen, reifsender Zahnschmerz der linken Oberbackzähne, nach dem Essen vergehend [*Fz.*]

Beim Kauen schmerzt das Zahnfleisch wie unterköthig, besonders auch die Stelle unter der Zunge [*Fz.*]

Trockenheit im Munde, ohne Durst [*F. H·n.*]

150. Trockenheit im Munde, mit grofsem Durste [*Baehr.*]

Ganz weifs belegte Zunge, mit gutem Appetite und richtigem Geschmacke (n. 2 Tagen.) [*Hbg.*]

Früh, Trockenheit im Munde, ohne Durst, bei fauligem Mund-Geschmacke (n. 14 St.)

Empfindung von durstiger Trockenheit auf der Zungenspitze, am Gaumen und an den Lippen, mit Schauder über die Arme und Oberschenkel (n. 2 St.)

Beifsende Empfindung auf der Zunge (n. 4 St.)

155. Empfindung von Wundheit der Zunge (n. 4 St.)

Zusammenschrumpfende Empfindung am Gaumen, wie von herben Dingen (n. 5 St.)

Drückender Schmerz an der Gaumendecke.

Brennen im Halse hinten, mit Gefühl von innerer Hitze, oder vielmehr derjenigen Bänglichkeit, die von Hitze entsteht (ohne bemerkbare, äufsere Hitze).

Stechen hinten im Halse, aufser dem Schlingen.

Wohlverleih.

160. Schmerz im Schlunde, als wenn etwas Hartes, Rauhes (z. B. eine Brodrinde) darin steckte, Nachmittags beim Niederlegen, welcher beim Aufstehn vergeht (n. 6 St.)
Geräusch im Schlingen.
Schlingen durch eine Art Uebelkeit verhindert, als wenn die Speisen nicht hinunter wollten.
Bittrer Geschmack im Munde früh nach dem Erwachen.
Faulig schleimiger Geschmack im Munde.

165. (Alles, was er geniefst, schmeckt sauer.)
(Widerwillen gegen Milch.)
Das (gewohnte) Tabakrauchen ist ihm zuwider, schmeckt ihm nicht.
Widerwillen gegen Fleisch und Fleischbrühe.
Verlangen auf Essig.

170. Appetitlosigkeit, Abends.
Appetitlosigkeit mit gelb und weifs belegter Zunge.
Schwieriges Schlingen [*Baehr.*]
Fauleier-Geschmack im Munde, aufser dem Essen [*F. H-n.*]
Schleim im Halse, der beim Ausrachsen bitter schmeckt (n. 12 St.) [*Fz.*]

175. Bittrer Geschmack im Munde (n. 4 St.) [*Hbg.*]
Unter dem ausgespuckten Speichel, Blut (n. 2 Tag.) [*Hbg.*]
Nach dem Essen, eine Art unterdrücktes unvollkommenes Schlucksen [*Fz.*]
Leeres Aufstofsen (n. ¼ St.) [*Hbg.*] — (n. ½ St.) [*Kr.*]
Neigung zum Aufstofsen [*de la Marche*, Diss. de arnica vera. Halae, 1719. S. 15 — 22.]

180. Beim Aufstofsen schwulkt ein bittrer Schleim mit herauf [*Kr.*]
Leeres Aufstofsen.
Früh, Aufstofsen wie nach faulen Eiern.
Bitteres Aufstofsen und wie nach faulen Eiern (n. 2 St.)
Salziges Wasser stöfst auf und schwulkt herauf.

185. Früh, Uebelkeit und Brecherlichkeit (n. 14 St.)
Soodbrennen [*A. Crichton*, in Samml. br. Abh. für pr. A. XIII. 3.]

Sie will immer trinken und weifs nicht was? weil ihr alles zuwider ist [*Baehr.*]

Halbabgebrochnes Aufstofsen [A. f. d. H.]

Uebermäfsiger Appetit des Abends und nach dem Essen sogleich Empfindung von Vollheit und ein kolikartiges Drücken in mehrern Stellen des Unterleibes, vorzüglich in den Seiten.

190. (Beim Essen, Mittags, eine fühlbare Wärme in der einen Backe.)

Nach dem (Abend-) Essen weint sie, ist verdriefslich, hört auf Niemand und will von nichts wissen.

Völliger Mangel an Efslust mit Uebelkeit [*Baehr.*]

Uebelkeit [*Murray*, Appar. Medicam. I. S. 234.]

Uebelkeit im Magen, mit leerem Aufstofsen [*Ws.*]

195. Uebelkeit ohne Erbrechen und ohne Stuhlgang [*de la Marche*, a. a. O.]

Beim anhaltenden Lesen wird's ihm schwindlich und übel [*Hbg.*]

Brech-Bewegungen [*Stoll*, Rat. Med. III. S. 162.

Heftiges Würgen zum Erbrechen [*Aaskow*, Act. soc. med. Hafn. II. S. 162.]

Erbrechen. [*Murray — Collin*, a. a. O.]

200. Erbrechen geronnenen Blutes [*de la Marche*, a. a. O.]

Leeres Würgen, vergeblicher Brechreitz (n. ¼ St.)

Sie mufs die Nacht heraus und sich zum Erbrechen würgen und kann sich doch nicht erbrechen; es liegt ihr schwer wie ein Klump in der Herzgrube.

Ueber der Herzgrube, im Brustbeine, heftiges Drücken [A. f. d. H.]

Heftige Rucke unter dem Magen [A. f. d. H.]

205. In der Herzgrube ein Wühlen; und Empfindung, als knäuelte sich da etwas zusammen [A. f. d. H.]

Nach dem Essen eine Vollheit in der Herzgrube und ein empfindliches Drücken auf einer kleinen Stelle tief im Unterbauche, gleich hinter dem Schambeine (in der Blase?) am meisten beim Stehn fühlbar, welches fast beständig zum Harnen treibt (n. 4 St.)

Der Magen ist wie voll; eine mit Ekel verbundene Sattheit.

Wohlverleih.

Drücken wie mit einer Hand in der Herzgrube; dies Drücken stieg allmälig herauf bis in den Hals; da ward es ihr brecherlich und es lief ihr das Wasser im Munde zusammen; nach dem Niederlegen verging dies und es drückte dann blofs im Unterleibe (n. 1 St.)

Ein kneipendes, krampfhaftes Magenraffen.

210. (Ein beifsender Schmerz im Magen) (sogleich).

Blähungen mit Magendrücken.

In der Gegend des Herzens Schmerz, als würde es zusammengedrückt, oder als bekäme es einen heftigen Stofs [A. f. d. H.]

Herzdrücken [*Crichton — Stoll*, a. a. O.]

Druck, als läge ein Stein im Magen (sogleich) [*Hbg.*]

215. Knurren im Magen und Kolik [*Hbg.*]

Schmerzhafter Druck über die Herzgrube quer herüber, mit Beengung des Odems [*Hbg.*]

Krampf in der Unterribben-Gegend (Präcordien) [*Collin*, a. a. O.]

Druck unter den letzten Ribben (n. 2 St.) [*Ws.*]

Wühlen in der Herzgrube (n. ½ St.) und Empfindung, als knäulte sich da etwas (n. 24 St.) [*Hbg.*]

220. Kneipen im Magen [*Hbg.*]

In der Milz-Gegend ein drückendes Herrauffahren, mit einem anhaltenden Stiche (was man Milzstechen nennt), im Gehen (n. 6 St.) [*Fz.*]

Stiche unter den falschen Ribben der linken Seite, die den Athem versetzen, im Stehen [*Hbg.*]

Links, zwischen der Herzgrube und dem Nabel, klemmendes Pochen [A. f. d. H.]

Schneiden über dem Nabel, besonders beim Tiefathmen und bei jedem Tritte, aber nicht gleich vor oder während des Stuhlgangs.

225. Schneiden im Leibe wie von Verkältung.

Ruhrartiges Bauchweh; ein Wühlen tief im Unterbauche, innerhalb der Hüften auf beiden Seiten, mit Uebelkeit und Schlummer verbunden (zwischen d. 2. u. 5. St.)

Ein Paar Stunden nach dem (mäfsigen) Abendessen, Spannung und Auftreibung des Unterleibes, vorzüglich des Unterbauchs, mit dumpfem, allgemeinem Drucke darin, besonders in der Bauch-Seite, ohne dafs sich die Blähungen deutlich darin regen, welches die Nacht über anhält, mit Hitze der Gliedmafsen und mit Träumen, welche das Nachdenken anstrengen; er wacht alle Stunden auf und die abgehenden, geruchlosen Blähungen machen keine Erleichterung.

Harte Auftreibung der rechten Bauch-Seite, für sich, in der Ruhe, schmerzend wie eine innere Wunde, beim Husten, Schnauben und Auftreten wie schmerzhaft erschüttert, zerrissen oder zerschnitten, und selbst bei geringer, äufserer Berührung schmerzend, als wenn man in eine Wunde schnitte, einzig durch Abgang von Blähungen erleichtert, täglich von früh an bis Nachmittag um 2 Uhr wüthend.

Beim Aus- und Einathmen wie ein Stein drückender Schmerz in der Leber-Gegend, als er auf der linken Seite lag [A. f. d. H.]

230. Ob sie gleich viel gegessen, war es ihr doch so leer im Leibe, als hätte sie nicht gegessen, wohl aber viel getrunken, wobei es ihr im Leibe herumquatschelte [A. f. d. H.]

Reifsen im Bauche über dem Nabel.

Heftiges Schneiden in der linken Seite des Unterleibes, welches bis in den Wirbel des Hauptes fuhr wie ein Stich, so dafs er auffuhr, wie von einem elektrischen Funkenstiche (n. 24 St.) [Hbg.]

Kneipen über dem Nabel [Hbg.]

Ein starker Ruck unter dem Magen [Hbg.]

235. Schmerz in der rechten Bauch-Seite, wie von einer jählingen Quetschung, im Gehen (n. 36 St.) [Fz.]

Links, zwischen der Herzgrube und dem Nabel, klemmendes Pochen [Gfs.]

Scharfe Stiche in beiden Lenden (n. 3 St.) [Ws.]

Nach innen, schneidender Schmerz in den Lenden, vorzüglich beim Bücken (n. 60 St.) [Ws.]

In der rechten Seite, unter den Ribben, stumpfe Stiche [Gfs.]

240. Scharfe Stöfse durch den Unterbauch von einer Seite zur andern (n. 3 St.) [Ws.]

Wohlverleih.

In der Leber-Gegend, schmerzhafter Druck (n. 2 Tag.) [Hbg.]
Brennend stechende Schmerzen in der Oberbauchs-Gegend [Collin, a. a. O.]
Einziehen des Nabels [Collin, a. a. O.]
Feines Reifsen in den Bauchmuskeln (n. 1 St.) [Ws.]
245. Feiner Stich in den Unterbauchmuskeln, der Jücken zurückläfst, durch Kratzen vergehend (n. 3 St.) [Ws.]
Leibschneiden; eine Stunde darauf Stuhldrang und endlich, mit untermischten Blähungen, Stuhl in abgebrochnen Stückchen [Gfs.]
Blähungen, Kollern im Bauche [Stoll, a. a. O.]
Bauchweh, als wenn Blähungen drückten.
Kolikartige Blähungsbeschwerden.
250. Knurren, Kollern im Bauche von Winden.
Gährende Blähungsbeschwerden im Unterleibe.
Lautes Knurren im Bauche, wie von Leerheit (n. 10 St.) [Lr.]
Knurren und gährende Blähungs-Bewegung unter der Nabel-Gegend (n. 1½ St.) [Kr.]
Unter Nöthigen zum Stuhle, Abgang von Blähungen, nach vorgängigem Knurren in den Gedärmen (n. 1 St.) [Fz.]
255. Blähungen, die wie faule Eier riechen (n. 3 St.) [Kr.]
Stuhldrang, worauf ein reichlicher, dünner oder breiiger, säuerlich riechender Stuhl, mit grofser Erleichterung folgt (vier bis fünf Mal täglich) [Gfs.]
Ein vergebliches Drängen zum Stuhle.
Sehr viel Drängen zu Stuhle, alle halbe Stunden, es ging aber nichts als Schleim.
Harter, schwieriger Stuhlgang mit einem Drücken im Unterleibe (n. 36 St.) [Hbg.]
260. Breiartiger Durchfall, mit Aufgetriebenheit des Unterleibes vor dem Stuhlgange (n. 24 St.) [Ws.]
Blutige, eiterige Stuhlgänge [Pelargus, Obs. I. S. 263. 264.]
Breiartiger, brauner Stuhl, mit Kollern im Unterleibe, als käme Durchfall (n. 1½ St.) [Fz.]
Im Mastdarme, ein drückender Schmerz (n. 6 St.) [Kr.]

Oeftere, kleine, blofs aus Schleim bestehende Stühle (n. 6, 7 St.)

265. Oeftere Stuhlgänge, nach deren jedem er sich legen mufs,
Weifse, durchfallartige Abgänge. *)
(Durchfall wie braune Hefen.)
Verstopfung.
Nächtlicher Durchfall, mit drückenden Leibschmerzen, wie von Blähungen.

270. Unwillkürlicher Stuhlabgang die Nacht im Schlafe.
Unverdaute, obgleich nicht flüssige Stuhlgänge.
Ein Drücken im Mastdarme.
Stuhlzwang im After.
Klemmen und Pressen im After, beim Stehen (n. 7 St.) [*Fz.*]

275. Blinde Goldader [*Collin*, a. a. O.]
Oeftere Neigung zu harnen, als gewöhnlich [*Kr.*]
Häufiges Drängen zum Harnen, mit vielem Urinabgange (n. 1 St.) [*Lr.*]
Wässeriger Urin [*Hbg.*]
Urinverhaltung mit Drücken und Pressen.

280. Harnzwang des Blasenhalses, vergebliches Harndrängen.
Harndrängen, mit unwillkürlichem Harntröpfeln (n. 1 St.)
Mufs beim Urinlassen lange stehen, bevor etwas abgeht [*A. f. d. H.*]
Ein Drängen zum Urine mit einem, etwas beifsenden Brennen, noch stärker aber nach dem Harnen, aber nicht während des Wasserlassens.
Schneidender Schmerz in der Harnröhrmündung, zu Ende des Harnens.

285. Stiche in der Harnröhre.
Stiche in der Harnröhre nach dem Harnen (n. 1 St.)
Oefteres Harnen eines wässerigen Harnes (n. 12 St.)
Abgang einer Menge Harnes, den er vorzüglich die Nacht lange halten kann (n. 30 St.)
Brauner, heller Harn, der sich gleich weifslich trübt (n. 48 St.)

---

*) Durchfall mit reichlichem Kothabgange scheint bei der Arnika blofs in der Nachwirkung zu liegen.

290. Brauner Harn mit ziegelrothem Satze.
Wenig rother Harn [A. f. d. H.]
Oefterer Abgang einer geringern Menge weifsen, wässerigen Urins, als er getrunken hatte, wovon er die letzten Tropfen nicht gut fortpressen konnte (die ersten 4 St.) [Fz.]
Er läfst früh sehr viel Urin, welcher aber langsam abfliefst, gleich als wäre die Harnröhre verenget (n. 24 St.) [Fz.]
Er harnet mehr dunkelrothen Urin, als er getrunken hat [Collin, a. a. O.]
295. Oefteres Drängen zum Harnen, mit wenigem, gelbrothen Urinabgange (n. 46 St.) [Lr.]
Jücken vorne in der Harnröhre, in der Gegend der Eichel, aufser dem Harnlassen.
Jücken oder jückendes Stechen in der Eichel.
Ein feiner Stich durch die Eichel.
Auf der Eichel, ein jückender, rother Fleck.
300. An der Vorhaut, ein jückendes Blüthchen.
Einzelne Stiche im Hodensacke.
(Ein unschmerzhafter Knoten am Hodensacke.)
Nach dem Erwachen, starke, anhaltende Erektionen, ohne Trieb zum Beischlafe und ohne verliebte Gedanken (n. 12 St.)
Starker Geschlechtstrieb und anhaltende Ruthe-Steifigkeiten (bei einem schwachen Greise).
305. Mehre Pollutionen in einer Nacht, bei wohllüstigen Träumen.
(Am Tage) bei verliebter Umarmung entgeht ihm der Samen.
Früh, im Bette, Gefühl von Schwäche mit schlaffen Hoden, als wenn er die vorige Nacht im Schlafe eine Samenergiefsung gehabt hätte, was doch nicht war.
Monatzeit-Erregung [de Meza, a. a. O.]
Bei einem übrigens gesunden, aber ein Jahr nicht menstruirten 20 jährigen Mädchen, gleich nach dem Einnehmen, Uebelkeits-Empfindung in der Herzgrube, worauf ein Klumpen dickes Blut durch die Mutterscheide abging [A. f. d. H.]

310. Niesen.
Starker Schnupfen.

Abends, bei Schlafengehen, Schnupfen (n. 3 St.), und früh beim Erwachen, Katarrh auf der Brust.
Erüb, Heiserkeit.
(Es knirrt in der Luftröhre beim Gehen und Abends im Niederliegen.)

315. **Faul riechender Athem geht aus dem Munde.**
(Beständiges Brennen an den Rändern der Nasenlöcher mit Reitz zum Niesen.)
Niefsen (n. 2⅓ St.) [*Kr.*]
Oefteres Niefsen (n. 48 St.) [*Lr.*]
Fauliger Dunst aus dem Munde, beim Ausathmen, zwei Tage lang [*F. H·n.*]

320. Der Athem deuchtete, bei seinem Ausstofsen, ihm eine empfindliche Kühlung in der Luftröhre zu verursachen, gleich als wäre die Haut derselben zu dünn [*Fz.*]
Gefühl von innerer Kälte in der Brust [*a Thuessink, a. a. O.*]
Trocknes Hüsteln wie von einem Kitzel unten in der Luftröhre, alle Morgen nach dem Aufstehen [*Lr.*]
Ganz trockner Husten von einem Kitzel am untersten Theile der Luftröhre (n. 4 St.)
(Husten mit Auswurf, der aus den hintern Nasenlöchern zu kommen scheint.)

325. Im Mittagsschlafe, Husten von einem jückenden Reitze oben am Anfange des Kehlkopfs (n. 4 St.)
Husten des Nachts, während des Schlafes.
Selbst das Gähnen erregt Husten.
Schreien bei Kindern unter Unwillen und Umherwerfen, erregt Husten (zwischen d. 7. u. 8. St.)
Nach Weinen und Wimmern, Husten bei Kindern.

330. (Beim Husten, Schmerz wie roh in der Brust und krallig in der Kehle.)
Bluthusten.
Erbrechen erregender Husten.
Husten, welcher Zerschlagenheit aller Ribben erzeugt.
Husten mit Stichen in der Bauch-Seite (n. 10 St.)

Wohlverleih.

335. Blutiger Auswurf aus der Brust [*a Thuessink,* a. a. O.]

Kurzer, keuchender Athem [*a Thuessink,* a. a. O.]

Beklemmung des Athems, schnelles Aus- und Einathmen [*Baehr.*]

Aengstlichkeiten und Schmerzen in der Brust [*de la Marche,* a. a. O.]

Brustbeklemmungen mit Aengstlichkeit, Schmerzen im Unterbauche und Kopfweh [*de Meza,* a. a. O.]

340. Höchste Schweräthmigkeit [*Fehr,* in Eph. Nat. Cur. Ann. 9, 10.]

Oefteres, langsames Tiefathmen, mit Druck unter der Brust [*Hbg.*]

Ein drückender Schmerz gegen das untere Ende des Brustbeins, besonders stark beim tiefen Athemholen (n. 12 St.) [*Kr.*]

Ueber der Herzgrube, unten im Brustbeine, stumpfes Drücken [*Gfs.*]

Drückende Stiche in der Brust [*Gfs.*]

345. Schneidendes Drücken aus beiden Seiten der Brusthöhle heraus, durch Einathmen vermehrt (n. 1 St.) [*Ws.*]

Stumpfe Stiche durch das Brustbein in die Brusthöhle (n. 2 St.) [*Ws.*]

Schmerz in der linken Brust-Seite, wie Nadelstiche (n. 29 St.) [*Lr.*]

Feinstechender Schmerz in den Brust-Seiten [*Hbg.*]

(Schnelles, schweres Einathmen, langsames Ausathmen.)

350. Stechender Schmerz in einer der beiden Seiten der Brust, mit einem kurzen Husten, der den Schmerz vermehrt unter anhaltender Engbrüstigkeit.

Fein und stark stechender Schmerz unter der letzten Rippe.

In der rechten Brust-Seite, Schmerz wie Nadelstiche.

In der Mitte der linken Brust, starke Stiche.

In der rechten Seite, neben den Ribben, stumpfe Stiche [A. f. d. H.]

355. Beim tief Einathmen Stiche in der linken Brust, neben dem Brustbeine [A. f. d. H.]

Stechen auf beiden Seiten unter den Ribben, wie von Blähungen (n. 1 St.)

Vorn auf dem Brustbeine drückend stechender Schmerz, besonders im Gehen.

Die Brust ist ihm wie angegriffen, wie roh, wobei er einige Male mit dem Speichel Blut ausspuckte; vorzüglich beim Gehen (n. 36 St.) [A. f. d. H.]

Alle Gelenke und Zusammenfügungen der zur Brust gehörigen Knochen und Knorpel schmerzen bei Bewegung und Athmen wie zerschlagen.

360. Stiche im Herzen von der linken zur rechten Seite [*Baehr.*]

Herz-Zwängen [*Baehr.*]

Das Schlagen des Herzens ist mehr ein Zucken zu nennen [*Baehr.*]

In der Gegend des Herzens, Schmerz, als würde es zusammengedrückt, oder als bekäme es einen Stofs (n. 36 St.) [*Hbg.*]

Die Bewegung des Herzens ist zuerst sehr schnell, dann plötzlich überaus langsam [*Baehr.*]

365. **Schmerz wie von Verrenkung in den Zusammenfügungen der Theile der Brust und des Rückens.**

(Ein ziehender Schmerz in der Brust, mit Aengstlichkeit.)

Bangigkeit quer über die Brust mit Brecherlichkeit (n. 2 St.)

Früh, beim Erwachen, scheint eine Last von Blut sich in der Brust angehäuft zu haben; nach einiger Bewegung wird es ihm wohler.

In der Mitte der linken Brust, eine zusammenschnürende, unschmerzhafte, den Odem verengende Empfindung, mit einem Schmerze in der Herzgrube bei Berührung, welche den Athem hemmt.

370. (Empfindung von Spannen über die Brust bis zum Halse, welche durch Liegen auf dem Rücken gemindert, durch Gehen vermehrt und im Stehen schmerzhaft wird) (n. 2 St.)

Ein drückender Schmerz in der (rechten) Brust, auf einer kleinen Stelle, welcher sich weder durch Bewegung, noch durch Berührung, noch auch durch Athemholen vermehrt.

Rother Schweifs über die Brust [*Vicat*, Mat. med. I. S. 20 u. 362.]

Stechendes Jücken in den Brust-Seiten und auf dem Rücken, durch Kratzen nicht zu tilgen (nach einigen Minuten) [*Ws.*]

Kriebelndes Jücken auf der linken Brust-Seite (n. 1 St.) [*Ws.*]

375. Im Kreutzbeine, Schmerz, wie nach einem starken Stofse oder Falle [*Hbg.*]

Das Kreutz schmerzt wie abgeschlagen [*Hbg.*]

Im Kreutze Schmerz, als sei inwendig etwas zerrissen [A. f. d. H.]

Schmerz im Kreutze; es stach darin, wenn er hustete, stark athmete oder ging.

Gichtartiger Schmerz im Rücken und in den Gliedmafsen.

380. Zerschlagenheits-Schmerz im Rücken.

Brenn-Schmerz im Rücken beim Ausgehen in die freie Luft.

Im Rücken fast unter den Schultern, Gefühl, als säfse da etwas, wie ein Klumpen, das bei Bewegung, nicht bei Ruhe, stumpf sticht [A. f. d. H.]

Bei jedem Einathmen, auf der rechten Rücken-Seite, ein Stich, von den letzten Ribben bis zur Achselhöhle herauf (n. 48 St.) [*Ws.*]

Gefühl als wenn das Rückenmark eingespritzt würde, mit einer Erschütterungs-Empfindung [*Collin*, a. a. O.]

385. Kriebeln im Rückgrate [*Hbg.*]

Kriebeln im Rückgrate, dann in den falschen Ribben bis zum Magen [*Collin*, a. a. O.]

In der Mitte des Rückgrats, schmerzliches Drücken (im Sitzen) [*Hbg.*]

Das Rückgrat schmerzt, als ob es den Körper nicht zu tragen vermöchte [*Baehr.*]

Drückender Schmerz zwischen den Schulterblättern (n. 2 Tagen.) [*Hbg.*]

390. Schneidende Stöfse zwischen den Schulterblättern hindurch in die Brusthöhle beim Gehen (n. 6 St.) [*Ws.*]

Stechendes Jücken auf dem Schulterblatte (n. 2 St.) [*Ws.*]

Am rechten Schulterblatte, nach dem Rücken hin, Schmerz wie nach einem starken Stofse oder Falle [*Hbg.*]
In dem untersten Halswirbel, Drücken und Spannen, wenn er den Kopf vorbiegt [*Fz.*]
Klamm-Schmerz in den Nackenmuskeln, nebst stumpfen Stichen nach innen (n. 2 St.) [*Ws.*]

395. In den Nackenmuskeln, klammartiger Spann-Schmerz beim Niefsen und Gähnen.
Seitwärts am Nacken, ein Blüthchen, was beim Befühlen stechend und wie Geschwür schmerzt*) (n. 48 St.)
Auf der linken Achsel, ziehend drückender Schmerz, beim Aufrechtstehen [*Fz*]
Breite, scharfe Stiche unter der Achselhöhle nach innen [*Ws.*]
Schründende Wundheits-Empfindung unter der Achsel [*Fz.*]

400. Die Arme sind lafs, wie zerprügelt, so dafs er die Finger nicht einbiegen konnte [*Hbg.*]
An der Vorder-Seite der Arme, Schmerz wie zerschlagen.
Rückwärts aufsteigender, ziehend klammartiger Schmerz in den Knochenröhren der Finger und des Vorderarms.
Kriebeln in den Armen [*Collin*, a. a. O.]
Schmerzhafte, fast wie elektrische Erschütterung oder Stöfse in den Armen [*Collin*, a. a. O.]

405. Empfindliche Stiche, wie Stöfse oben im Oberarme [*Gfs.*]
Im linken Oberarme, Zucken, als würde eine Nerve gezerrt [*Gfs.*]
Zucken in den Muskeln des Oberarms (sogleich) [*Ws.*]

---

*) Diese Art bei Berührung so schmerzhafter Blüthchen, mit einem entzündeten rothen Umkreise, welche die Arnica specifisch erzeugt, hat die gröfste Aehnlichkeit mit den bekannten Blutschwären (furunculi), und diese werden daher von der Arnica homöopathisch geheilt und an Personen, die ihnen sehr oft unterworfen sind, durch Arnica-Gebrauch verhütet und ihrer künftigen Entstehung vorgebeugt, wie mich die Erfahrung gelehrt hat.

Stumpfe Stiche in der Mitte des Oberarms, dafs er zusammenfährt [*Gfs.*]

Vom untern Theile des linken Oberarms nach dem Ellbogen zu, absetzendes, empfindlich drückendes Reifsen, wie im Knochen [*Gfs.*]

410. Kriebeln in den Vorderarmen [*Hbg.*]

Bei Biegung des Arms, Anspannung der Beugemuskeln des Vorderarms, so dafs ihm das Wiederausstrecken spannenden Schmerz verursacht (n. 2 St.) [*Fz.*]

Scharfe, breite Stiche unterhalb dem Ellbogen-Gelenke (n. 2 St.) [*Ws.*]

Langsame, stumpfe Stiche im linken Vorderarme, mit empfindlichen Schmerzen, als wäre er an der Stelle zerbrochen (früh im Bette) [*Gfs.*]

Reifsender Schmerz in den Armen und Händen.

415. Brennendes Stechen im Vorderarme [*Gfs.*]

Im Hand-Gelenke, Verrenkungs-Schmerz [*Gfs.*]

Im linken Hand-Gelenke, Schmerz, wie verstaucht (n. 2 Tag.) [*Kr.*]

Im Hand-Gelenke, scharfe Stiche, durch Bewegung verstärkt (n. 2 St.) [*Ws.*]

Schmerz wie von Verrenkung der Handwurzel (Brust, Rücken, Hüften).

420. Im linken Hand Gelenke, besonders beim Schreiben, ein reifsender Schmerz, der sich merklich auf dem Handrücken äufsert; beim Herabhängen der Hände mindert sich der Schmerz [*Kr.*]

Stechendes Reifsen in den Handwurzeln, am meisten in der linken (n. 3 St.) [*Kr.*]

Ein Kriechen und Kriebeln in den Händen [*Collin, a. a. O.*]

Aufgetriebne Hand-Venen, mit vollem, starkem Pulse [*Hbg.*]

Kraftlosigkeit in den Händen, vorzüglich beim Zugreifen (n. 2 St.) [*Kr.*]

425. Auf dem Rücken der Hand, schmerzliches Drücken [*Hbg.*]

Klamm in den Fingern der linken Hand [*Hbg.*]

Schmerz in beiden Daumenballen, als hätte man sie auf etwas Hartes geschlagen [*Hbg.*]

Feinstechendes Jücken an den hintern Finger-Gelenken, welches durch Kratzen gänzlich vergeht (n. 36 St.) [*Ws.*]

Ein Blüthchen zwischen Daumen und Zeigefinger, welches jückt, aber beim Betasten fein stechend schmerzt, als wenn ein Splitter darin stäcke (n. 40 St.)

430. Stiche in beiden Mittelfingern (und im Knie).
Stechend zuckender Schmerz im Finger.
Feine Stiche im vordern Gelenke des Mittelfingers (n. ¼ St.) [*Ws.*]
Jückende Stiche in der Spitze des Mittelfingers (n. 2 St.) [*Ws.*]
Scharfe Stiche in der Beuge des Mittel Gelenkes des Zeigefingers (n. 2 St.) [*Ws.*]

435. Zittern in den Untergliedmafsen [*Hbg.*]
Reifsender Schmerz in den Untergliedmafsen [*Collin, a. a. O.*]
(Abscefs des Lendenmuskels (psoas).
Einzelne Stöfse in den Hüften.
Schmerz wie von Verrenkung in den Hüften (Rücken, Brust, Handwurzel.)

440. Reifsender Schmerz in den Unter-Gliedmafsen.
Nachts thun die Untergliedmafsen weh, wenn sie übereinander liegen [*Baehr.*]
Ziehend drückender Schmerz am linken Hüft-Gelenke, bei ausgestrecktem Schenkel, im Sitzen (n. 5 St.) [*Fz.*]
Schmerz im Oberschenkel, beim Aufstehen und Auftreten.
Zuckende Empfindung in den Muskeln des Oberschenkels.

445. Anhaltendes Kneipen an der Aufsenseite der Oberschenkel (n. ½ St.) [*Ws.*]
Im Gehen, Schmerz an den Oberschenkeln, wie von einem Schlage oder Stofse [*Fz.*]
Beim Sitzen, ziehend klammartiges Pressen in den Muskeln des linken Oberschenkels (n. 48 St.) [*Lr.*]
Kneipendes Zucken oben am linken Oberschenkel, neben dem Hodensacke [*Gfs.*]
Stiche im Knie (und beiden Mittelfingern).

Wohlverleih.

450. Feine Stiche am Oberschenkel über dem Knie (n. ¼ St.) [*Ws.*]

An der innern Seite des Oberschenkels über dem Knie, jückende Stiche, die durch Reiben heftiger werden (n. 2 St.) [*Ws.*]

Am innern Oberschenkel, ein fein stechendes Jücken, wie Wundheits-Gefühl, durch Befühlen vermindert [*Fz.*]

Die Knie-Gelenke haben keine Festigkeit und wanken beim Stehen (n. 3 St.) [*Kr.*]

Die Kniee knicken ein, beim Stehen (n. 1 St.) [*Kr.*]

455. Zuweilen im Knie ein jählinger Mangel an Kraft; sie knicken einwärts, während die Unterfüße wie taub und empfindungslos sind.

(Im Knie und Unterschenkel, ein klammartiger Schmerz.)

Gichtartiger Schmerz im Fuße, mit einem Fieberchen gegen Abend.

Stehen erregt Schmerz.

Im rechten Kniee, beim Treppen-Steigen, ein Schmerz, wie wenn man sich gestoßen hat (n. 3 St.) [*Kr.*]

460. Am Kniee, bei Berührung, ein Stich, wie mit einer Nadel (n. 1 St.) [*Ws.*]

Drückendes Reißen unterhalb des linken Kniees [*Gfs.*]

Ueber der Wade des rechten Beins, Schmerz, wie nach einem heftigen Schlage, mit Müdigkeit der Unterschenkel [*Hbg.*]

Zuckend stechender Schmerz im Schienbeine, aufwärts (n. 6 St.)

(Drückender Schmerz im gelähmten Fuße.)

465. Eine kriechende, kriebelnde Empfindung in den Füßen.

Plötzliche Geschwulst des (kranken) Fußes.

Unnennbaren Schmerz im (kranken) Fuße, wie von innerer Unruhe und als wenn er überall zu hart läge, welche den Theil hie und dahin zu legen und zu bewegen nöthigt, Abends (n. 8 St.)

Reißender Schmerz, wie Bohren und Wühlen nach unten an der linken Wade; einige Zeit daselbst verweilet erstreckt er sich nach oben in den

Oberschenkel und von da, hinter dem Steifsbeine herum, und endigt sich am rechten Beckenbeine (n. 6 St.) [*Kr.*]

Heraufwärts-Spannen in den Wadenmuskeln und Ziehen darin, im Stehen (n. 7 St.) [*Fz.*]

470. Drücken auf dem Schienbeine, wie nach einem Stofse, blofs beim Gehen (n. 30 St.) [*Fz.*]

Glucksen im untern Theile des Unterschenkels von unten herauf, in der Ruhe (n. ¼ St.) [*Ws.*]

Wellenartig reifsender (fast stumpf stechender) Schmerz im Unterfufs-Gelenke [*Gfs.*]

Im Gelenke des Unterfufses, Verrenkungs-Schmerz [*Gfs.*]

Reifsen im Fufsknöchel.

475. Reifsen in der Ferse.

Stiche im Unterfufse durch die grofse Zehe hindurch.

Ein Stechen im rechten Fufse, über der Ferse, an der Achillsenne, blofs bei Ausstreckung des Fufs-Gelenks, doch nicht im Gehen (n. 2 St.) [*Kr.*]

Stiche auf den Fufssohlen, auf einer und derselben Stelle im Gehen, als wäre da ein Hünerauge (n. 36 St.) [*Fz.*]

Kriebelnde Stiche auf der Fufssohle, auf einer und derselben Stelle [*Fz.*]

480. Heftiges Brennen in den Füfsen [*Baehr.*]

Kriebeln in den Füfsen [*Hbg.*]

Klamm in den Zehen des linken Fufses (n. 36 St.) [*Hbg.*]

In einer der Zehen, dumpf pochender Schmerz [*Gfs.*]

In einer der Zehen, dumpfer (tauber), zitternder Schmerz [*Gfs.*]

485. Heftiges Stechen in den Zehen, beim Gehen [*Fz*]

Ein allmälig entstehender, stechend reifsender Schmerz in der Spitze der grofsen Zehe, beim Liegen zur Nachmittagsruhe.

Gegen Abend, ein podagrischer, tauber Schmerz, wie von Verrenkung im Gelenke der grofsen Zehe, mit einiger Röthe.

Einzelne, starke Stiche in der grofsen Zehe (n. 1 St.)

Ein dumpfer, langer Stich in der rechten grofsen Zehe.

490. Einzelne Stöfse in der grofsen Zehe.
Schweifs der Fufssohlen und Zehen.
Schmerzhafter Klamm in den Muskeln der Fufs-
sohlen.
Stechendes Reifsen an der untern Fläche der grofsen
Zehe, vorzüglich beim Auftreten (n. 4 St.) [*Ws.*]
Kriebelnde Empfindung in Händen und Füfsen und
stechende Schmerzen in verschiedenen Gelenken
[*Collin*, a. a. O.]
495. Hie und da in den Gliedmafsen, tief eindringen-
de, stumpfe Stiche [*Gfs.*]
Fein stechende Empfindung in der Haut [*Crichton*,
a. a. O.]
Stechende Schmerzen [*Vicat*, a. a. O.]
Feines Stechen an fast allen Theilen des Körpers,
besonders an der Nase, den Augenbrauen, Augen-
lidern, auch auf den Händen und Fingern.
Ein brennender Schmerz, bald an dieser, bald an
jener Stelle des Körpers in der Haut.
500. Ein Kälte-Schmerz, bald an dieser, bald an jener
Stelle des Körpers in der Haut.
(Hie und da in der Haut, ein stechend brennend
jückender Schmerz beim Niederliegen zur Mittags-
ruhe, welcher durch Kratzen und auch für sich
schnell vergeht.)
Brennende und schneidende Schmerzen hie und da
[*Collin*, a. a. O.]
Rucke und Stöfse im Körper, wie von Elektrisität
[*Crichton*, a. a. O.]
Nach Benetzung der Haut mit der Tinktur, ent-
steht ein jückendes Friesel.

505. Plötzliches Zucken einzelner Muskeln, fast in
allen Theilen des Körpers, besonders in den Gliedern, wodurch bald einzelne Theile, bald der
ganze Körper erschüttert wird [*Baehr.*]
Durch Sprechen, Schnauben, Bewegen und selbst
durch jeden Schall vermehren sich die Schmerzen [*Baehr.*]
Die, Reifsen ähnlichen Empfindungen finden sich
von Zeit zu Zeit fast an allen Theilen des Körpers ein, besonders aber an den Ober- und Untergliedmafsen; in den untern am meisten im

Sitzen; der Schmerz schien sich größtentheils nach oben zu verbreiten [*Kr.*]

Zuckender Schmerz im leidenden Theile (n. 2 St.)

Ein Zucken in allen Gliedern, vorzüglich in den Füßen und Achseln, bei Hitze der Füße.

510. Es deuchtet ihn alles am Leibe wie zu fest gebunden.

Unruhe im ganzen Körper, ohne geistige Aengstlichkeit; eine übertriebene Beweglichkeit, die in Zittern des ganzen Körpers ausartet.

Die Glieder der Seite, auf welcher er liegt, sind ihm eingeschlafen [A. f. d. H.]

Schmerzhafte Empfindlichkeit aller Gelenke und der Haut, bei der mindesten Bewegung (n. 4 St.)

Schmerzhafte Ueberempfindlichkeit des ganzen Körpers.

515. **Es liegt ihm in allen Gliedern; ein gleichsam lähmiger Schmerz in allen Gelenken und wie von Zerschlagenheit, bei der Bewegung** (n. 8 St.)

Ein dröhnender Schmerz in allen Gliedern, wenn der Körper (z. B. in einem Wagen) erschüttert wird, oder beim Auftreten.

Unangenehmes, kriebelndes, drückendes Gefühl in dem von Quetschung beschädigten Theile.

Reißender Schmerz in den Gliedern [*Collin*, a. a. O.]

Aeußerst heftige Schmerzen, so daß viele wie unsinnig mit den Nägeln in die Wand, oder in den Fußboden kratzten, welche jedoch nicht über eine Stunde anhalten (gleich nach dem Einnehmen) [*de la Marche*, a. a. O.]

520. Zittern in den Gliedmaßen [*de la Marche*, — *Collin*, a. a. O.]

Schmerz in allen Gliedern, wie Zerschlagenheit, in Ruhe und Bewegung (n. 10 St.) [*Lr.*]

Mattigkeit in den Füßen und Armen, beim Gehen in freier Luft (n. 2½ St.) [*Kr.*]

Mattigkeit, Müdigkeit, Zerschlagenheit, die ihn zum Liegen nöthigt [A. f. d. H.]

Zittrige Unruhe und Mattigkeit [A. f. d. H.]

525. Beim Gehen wird es ihm wie ohnmächtig, beim Stehen erholt er sich aber wieder.

Nach einem Gange ins Freie, matt in den Füfsen; die Kniee knickten; sobald die Mattigkeit in die Füfse kam, ward sie gleich schläfrig, schlief alsbald ein und träumte auch sogleich.

Die ganze rechte Seite, vorzüglich die Schulter, deuchtet ihm, beim Gehen im Freien, zu schwer und wie gelähmt herabzuhängen, wovon er aber in der Stube nichts spürt (n. 8 St.) [*Fz.*]

Schwere in allen Gliedern, wie von grofser Ermüdung [*Hbg.*]

In den Muskeln unter den Gelenken der Ober- und Untergliedmafsen, beim Gehen im Freien, Empfindung von Schwere und Druck (n. 8 St.) [*Fz.*]

530. Aufserordentliche Schwere der Glieder [*Baehr.*]

Schwere der Glieder.

Schlaftheit in den Gliedern, als wären sie alle zerdehnt [*Fz.*]

Lafsheit und Trägheit im ganzen Körper; die Unterschenkel vermögen kaum zu stehen [*Hbg.*]

535. Allgemeines Sinken der Kräfte; er glaubt kaum ein Glied regen zu können [*Hbg.*]

Gähnen (n. ½ St.) [*Kr.*]

Beim Gähnen durchzittert ihn heftiger Schauder [*Gfs.*]

Gähnen und Dehnen, bei erweiterten Pupillen, ohne Schläfrigkeit (n. 1 St.)

Oefteres Gähnen.

540. Abendliches, öfteres Gähnen, ohne Schläfrigkeit.

Schläfrigkeit (n. ½ St.)

Allzu zeitige Schläfrigkeit, Abends.

Er wird sehr schläfrig, wenn er lange im Freien gegangen ist, ist dann weder zum Denken, noch zum Sprechen aufgelegt, ohnerachtet er vorher sehr munter war [A. f. d. H.]

Viel Schlaf.

545. Schlaf voll Träume.

Schlaf voll Träume, welcher nicht erquickt; er glaubt gar nicht geschlafen zu haben.

Aengstliche, schwere Träume, gleich von Abend an,

die ganze Nacht hindurch, die den Körper sehr angreifen.

Fürchterliche Träume gleich Abends (nach dem Einschlafen) von grofsen, schwarzen Hunden und Katzen.

Er hat schreckhafte Träume, schreit laut im Schlafe, und wacht darüber auf.

550. Auffahren, Aufschrecken im Schlafe.

Erschrecken und Rückwärtsfahren mit dem Kopfe im Schlafe.

Wimmern im Schlafe (n. 2 St.)

Lautes, unverständliches Reden im Schlafe, ohne erinnerliche Träume.

Lautschniebendes Aus- und Einathmen im Schlafe (n. 24 St.)

555. **Unwillkürliches Abgehen des Stuhles im Schlafe.**

Ein die ganze Nacht hindurch dauernder Traum, wo auf die Person immerwährend hineingezankt wird und ihr beschämende Vorwürfe (wegen Liederlichkeit) gemacht werden; beim Erwachen konnte sie sich kaum besinnen, ob der Traum nicht wahr gewesen sei.

Ein mehrere Stunden im Halbschlafe fortwährender Traum, wobei der Träumende viel Unentschlossenheit beweist.

Sie schläft Abends ein Paar Stunden, bleibt dann schlaflos munter bis früh 5 Uhr, schläft aber dann gut bis 9 Uhr Vormittags.

Schlaflosigkeit und wache Munterkeit bis Nachmitternacht, 2, 3 Uhr; dabei hie und dort stechendes und beifsendes Jücken.

560. Tagesschläfrigkeit (n. 2 St.) [*Kr.*]

Er wird Abends allzu zeitig schläfrig [*F. H-n.*]

Schlafsucht [*a Thuessink.* a. a. O.]

Beim Einschlafen plötzliches Zusammenfahren wie von Schreck [*Lr.*]

Aengstliche Träume von schon ehedem gehabten Traumbildern [*Kr.*]

565. Die Traumbilder der vorigen Nacht kehren wieder [*Baehr.*]

Lebhafter, erst fröhlicher, dann ängstlicher Traum [*Lr.*]

Lebhafte, unerinnerliche Träume [*Lr.*]

Träume von schreckhaften Gegenständen, von Blitzeinschlagen, Todtengruften u. s. w. [*Ws.*]

Träume von geschundenen Menschen, was ihm sehr fürchterlich war [*Fz.*]

570. Lebhafte Träume gegen Morgen, in denen er laute Reden hält, so dafs er darüber aufwacht (den sechsten Tag.) [*Kr.*]

Oefteres Erwachen aus dem Schlafe mit Samenergiefsungen (die zweite Nacht.) [*Lr.*]

Während des nächtlichen Einschlafens, weckt ihn eine eigne Hitz-Empfindung im Kopfe auf, worauf Angst beim Erwachen folgt; — er fürchtet sich vor neuen Anfällen derselben Empfindung und glaubt, der Schlag treffe ihn (n. 10 St.) [*Hbg.*]

Frieren des Morgens im Bette, ehe sie aufsteht beginnend und den ganzen Vormittag dauernd [*Baehr.*]

Er kann Abends nicht einschlafen, schläft dann aber früh desto länger.

575. Schlaflosigkeit mit Aengstlichkeit, wie von Hitze, bis 2, 3 Uhr nach Mitternacht.

Früh, im Bette, Kälte-Empfindung auf der rechten Seite, anf welcher er lag (n. $\frac{1}{4}$ St.) [*Fz.*]

Ueberlaufende Hitz-Empfindung über das Gesicht und Empfindung angenehmer Wärme des Körpers (n. $\frac{1}{2}$ St.) [*Fz.*]

Grofse innere Hitze, bei kalten Händen und Füfsen, mit Frost-Schauder am ganzen Körper [*Baehr.*]

Trockne Hitze im Bette mit starkem Wasserdurste; die Hitze wird ihm unerträglich; er will sich aufdecken, beim Aufdecken aber, ja selbst bei der blofsen Bewegung im Bette, friert ihn.

580. Wenn er lange liegt, ohne sich zu rühren, so wird ihm heifs, besonders am Kopfe, den er bald dahin, bald dorthin legen mufs im Bette.

Ein innerliches, anhaltendes Frieren durch den ganzen Körper, beim Erwachen aus dem Schlafe, bei Tage und Nacht, doch ohne Schütteln.

Beim Gähnen durchrieselt ihn heftiger Schauder [A. f. d. H.]

Nach dem Erwachen früh, trockne Hitze über und über.

Ruckweise überlaufende Hitze im Rücken.
585. Mehre, ängstliche, flüchtige Schweiſse über den ganzen Körper, Nachts.
Nächtlicher, saurer Schweiſs.
Die Ausdünstung riecht sauer.
Nächtlicher Durst (n. 48 St.)
Wasserdurst.
590. **Durst ohne äuſsere Hitze mit wenig erweiterungsfähigen Pupillen** (n. 1 St.)
Er verlangt nach freier Luft.
Gefühl, als wenn ihm über und über kalt wäre, ob er gleich gehörig warm ist (n. 1 St.)
Frost im Rücken und dem vordern Theile der Oberschenkel, früh.
Frost, meist Abends.
595. Frühfieber; erst Frost, dann Hitzanfall.
Höchst widrige Schmerzhaftigkeit der Beinhaut aller Knochen des Körpers, fast wie ein Ziehen in allen Gliedern, wie bei einem Anfalle eines Wechselfiebers.
Fieber; Schauder über den ganzen Körper am Kopfe, zugleich Hitze im Kopfe und Röthe und Hitze im Gesichte, bei kühlen Händen und Zerschlagenheits-Gefühle in den Hüften, dem Rücken und an der vordern Seite der Arme.
Fieber; beim Gähnen vor dem Froste, viel Durst, viel Trinken; — dann in der Hitze auch Durst, wenig Trinken.
Schüttel-Fieberfrost, ohne Durst.
600. Kleine wiederholte Anfälle von Angst mit fliegender Hitze über den ganzen Körper.
Eine Stunde nach dem Kopfweh, äuſserer und innerer Frost und beständige Aengstlichkeit.
Abends, bei Düseligkeit im Kopfe, Wallung im Blute; er fühlt den Puls im ganzen Körper; (er hustet Stunden lang bis zum Erbrechen und wacht die Nacht oft davon auf.)
Hitze des ganzen Körpers [*de Meza*, a. a. O.]
Schweiſs [*Collin*, a. a. O.]
605. Beim Erwachen aus dem Schlafe, gelinder Schweiſs [*Lr.*]
Häufige Schweiſse [*Veckoskrift* for Läkare, VIII.]

Wohlverleih.

engstlichkeiten [*de la Marche, — de Meza, — Collin, — Hornburg,* a. a. O.]
Starke Aengstlichkeiten [*Vicat,* a. a. O.]
Angstvolle Besorgnifs über Gegenwart und Zukunft (den dritten Tag.) [*Lr.*]
610. Reizbares, empfindliches Gemüth [*Baehr.*]
Schreck und Auffahren bei unerwarteten Kleinigkeiten (n. 1½ St.) [*Kr.*]
Niedergeschlagenheit und Gedankenlosigkeit (n. 3½ St.) [*Kr.*]
Er wird, nach Gehen im Freien, unaufgelegt zu denken und zu sprechen, ungeachtet er vorher sehr munter war (n. 9 St.) [*Fz.*]
Mürrische Laune, wie nach einem Zanke [*Lr.*]
615. Heiter, gesprächig*) [*Lr.*]
Ruhiges, heitres Gemüth*) [*Hbg.*]
Hypochondrische Aengstlichkeit.
Hypochondrische Verdriefslichkeit; er ist zu Allem träge.
Ungemein verdriefslich, alles ist ihr zuwieder, alles ärgert sie [A. f. d. H.]
620. Unruhe des Körpers und Geistes (doch ohne eigentliche Aengstlichkeit), wie wenn man von etwas Nothwendigem abgehalten würde, mit gänzlicher Unaufgelegtheit zu Geschäften.
Es verdriefst ihn alle Arbeit; zu jedem Geschäfte ist er träge.
Gleichgültigkeit gegen Geschäfte; es ist ihm alles gleichgültig.
(Ueberthätigkeit, Neigung und Aufgelegtheit zu vielen und anhaltenden literarischen Arbeiten ohne Kraft, es ohne Nachtheil der Gesundheit auszuhalten.)
Ueberempfindlichkeit des Gemüths**), höchste Aufgelegtheit zu angenehmen und unangenehmen Gemüthsbewegungen, ohne Schwäche oder Ueberempfindlichkeit des Körpers.

---

*) Heilwirkung und Nachwirkung bei einer Person von entgegengesetzter Laune.
**) Diese kam einsmals später als die Ueberempfindlichkeit des Körpers zum Vorscheine, doch habe ich sie auch mit letzterer abwechselnd und auch zu gleicher Zeit beobachtet.

625. Ueberreiztheit; sie konnte leicht lachen, wo es auch nicht nöthig war und da man ihr etwas Verdriefsliches sagte, erbofste sie sich, dafs sie in lautes Heulen ausbrach.

Höchst verdriefslich und in sich gekehrt; sie spricht kein Wort.

Mürrisch, will erst mancherlei haben und verschmäht es dann doch.

Höchst verdriefslich, alles ärgert sie, alle sonstige Heiterkeit und Freundlichkeit ist verschwunden (n. 1 St.) [A. f. d. H.]

Zerstreutheit des Geistes, die Gedanken weichen unvermerkt von dem vorhandenen Gegenstande ab, und gehen zu Bildern und Phantasieen über [A. f. d. H.]

630. Er widerspricht, will's besser wissen; man kann ihm nichts zu Danke machen (n. 3, 12 St.)

Zänkische Aergerlichkeit.

Verdriefslich; er möchte sich mit Jedermann zanken.

Halsstarrige Widerspenstigkeit (n. 4 St.)

Mürrische Trotzigkeit und Befehlshaberei (n. einigen St.)

635. Schreckhaftigkeit.

Weinen.

Befürchtungen; ängstliche Befürchtungen zukünftiger Uebel.

Hoffnungslosigkeit.

Errata in diesem ersten Theile.

Vorrede	Zeile	1	statt eine,	lies:	keine
Seite 5	,	25	, alle,	,	ferner alle
, 6	,	19	, tartatus,	,	tartarus
, 9	,	21	, gemenisamen,	,	gemeinsamen
, 12	,	29	, acth,	,	acht
, 13	,	22	, kleinsten,	,	kleinstem
, 16	,	6	, nach liefsen, setze:		

Die abgekürzten Namen der Mitbeobachter sind: Gfs., Grofs; Htm., Hartmann; Hrn., Herrmann; Hbg., Hornburg; Kr., Kummer; Ln., Lehmann; Lr., Langhammer; Mkl., Mökkel; Rt. d. j., Rückert der jüngere; Stf., Stapf; Ws., Wislicenus. Die unbezeichneten Symptome sind von mir.

Seite 20 in der Anmerkung setze nach dem Worte „genannt": Augenlid, englisch: Eye-lid.

Seite 34	Zeile	23	statt der,	lies:	dem
, 95	,	13	, Antipsosica,	,	Antipsorica
, 132	,	25	, öfteren,	,	öfterem
, 159	,	40	, ie,	,	Die
, 185	,	19	, für,	,	vor
, 192	,	21	, letzteres,	,	letzterer
, 383	,	24	, für,	,	vor
, 391	,	17	, viel,	,	vielem
, 407	,	28	, Kalte,	,	Kälte
, 412	,	7	, für,	,	vor
, 416	,	19	, für,	,	vor
, 417	,	8	, für,	,	vor
, 427	,	11	, keim,	,	beim
, 440	,	8	, für,	,	vor
, 458	,	8	, krankhaft,	,	krampfhaft
, 499	,	18	, sls,	,	als
, 502	,	21	, Körper am Kopfe,	,	Körper.

Im zweiten Theile zweiter Ausgabe.

Seite 216 Zeile 12 statt Zinnplatte, lies Zinkplatte.
